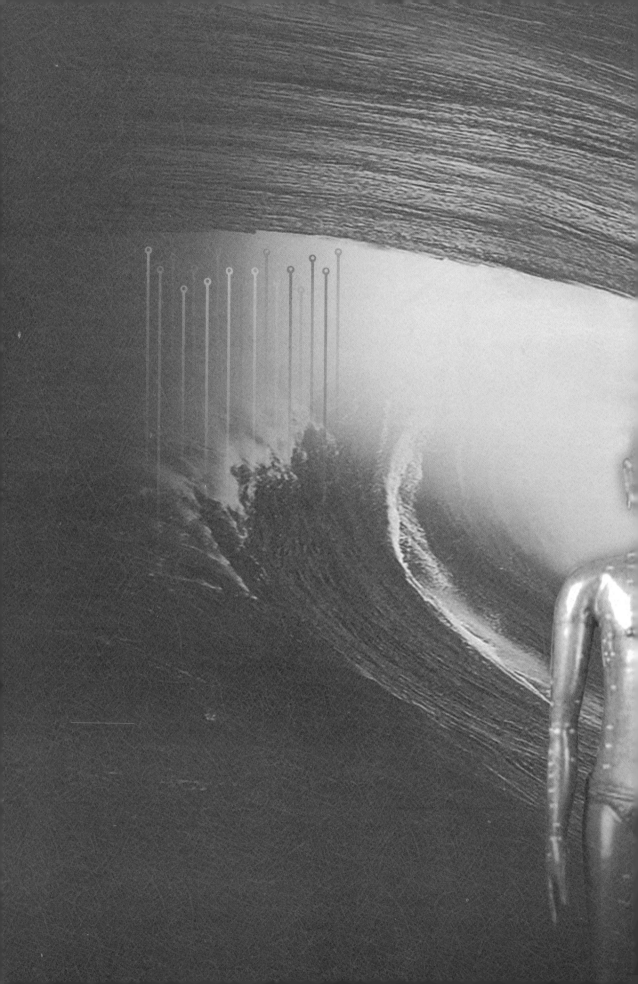

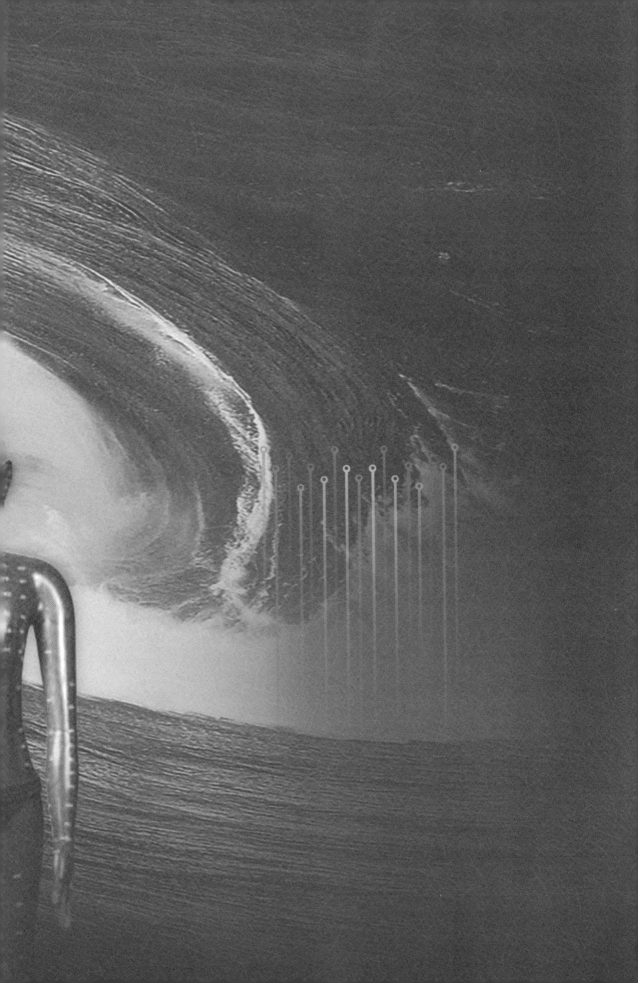

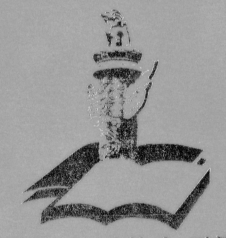

国家出版基金项目
NATIONAL PUBLICATION FOUNDATION

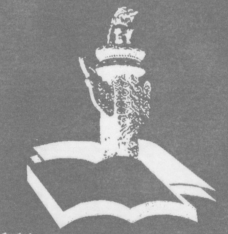

国家出版基金项目
NATIONAL PUBLICATION FOUNDATION

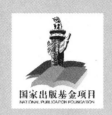

国家出版基金项目
NATIONAL PUBLICATION FOUNDATION

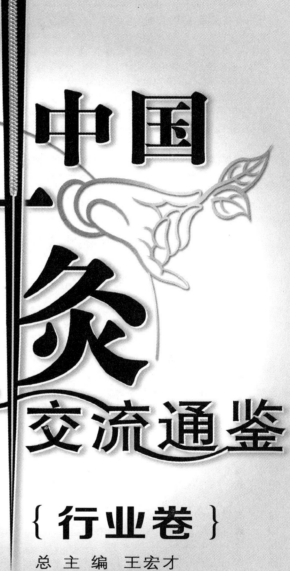

中国针灸交流通鉴

{行业卷}

总 主 编　王宏才

分卷主编　谭源生　朱海东

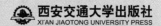
西安交通大学出版社
XI'AN JIAOTONG UNIVERSITY PRESS

图书在版编目(CIP)数据

中国针灸交流通鉴.行业卷/谭源生,朱海东主编.
—西安:西安交通大学出版社,2012.12
ISBN 978-7-5605-4716-9

Ⅰ.①中…　Ⅱ.①谭…②朱…　Ⅲ.①针灸疗法-
国际交流-科学交流-医学史-中国　Ⅳ.①R245-092

中国版本图书馆 CIP 数据核字(2012)第 282633 号

书　　名	中国针灸交流通鉴　行业卷
总 主 编	王宏才
分卷主编	谭源生　朱海东
责任编辑	李　晶　张雪冲

出版发行	西安交通大学出版社
	(西安市兴庆南路 10 号　邮政编码 710049)
网　　址	http://www.xjtupress.com
电　　话	(029)82668357　82667874(发行中心)
	(029)82668315　82669096(总编办)
传　　真	(029)82668280
印　　刷	陕西宝石兰印务有限责任公司

开　　本	787mm×1092mm　1/16　　**印张**　39.625　　**字数**　961 千字
版次印次	2012 年 12 月第 1 版　　2012 年 12 月第 1 次印刷
书　　号	ISBN 978-7-5605-4716-9/R·272
定　　价	115.00 元

读者购书、书店添货、如发现印装质量问题,请与本社发行中心联系、调换。
订购热线:(029)82665248　(029)82665249
投稿热线:(029)82665546
读者信箱:xjtumpress@163.com

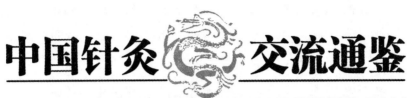

丛书编纂委员会

主 任 委 员 程莘农　石学敏　刘保延

副主任委员 林　全　王宏才　张　丽　杨金生　景向红　赵百孝　吴振斗
　　　　　　朱海东　王强虎

委　　　员（以姓氏笔画为序）

Amir Hooman Kazemi（伊朗）　　В. С. Гойденко（俄罗斯）

Elizabeth Heath（美国）　　　　Ruben Verwaal（荷兰）

Ricardo Tavares Valério（葡萄牙）

于　波　于　姝　于宏君　于明贤　万　欢　马　坤　马良宵

文碧玲　方潮波　王　卫　王　栋　王　璇　王　磊　王义安

王立平　王丽芬　王宝华　王莹莹　王笑频　王朝阳　王富春

王强虎　王燕萍　王宏才　邓良月　付　平　付　勇　付　梅

代金刚　田小野　白兴华　石　益　石　磊　石学敏　艾炳蔚

林　全　闫　超　刘　兵　刘　昊　刘　晋　刘成禹　刘佳琳

刘学莲　刘保延　刘雪利　关　玲　朱守洋　朱海东　朱彩霞

孙冬玮　李　丹　李　亮　李　铁　李　涛　李　晶　李　颖

李小萍　李丹丹　李江慧　李建彦　李柳骥　李禹草（韩国）

李桂平　李海双　李海玉　李素云　李维衡　杜元灏　励志英

肖红艳　吴齐飞　吴振斗　吴墨政　何　巍　何娇君　余玲玲
张　丽　张　骊　张　雪　张　楠　张　毅　张议元　张沛烨
张国雪　张明庆　张雪冲　杨宇洋　杨仲义（越南）　　杨丽红
杨金生　陈　亮　陈　晟　陈陆泉　陈泽林　陈畅宏
郑池惠（韩国）　　郑明德　　郑佩清（印度尼西亚）
尚建烽（澳大利亚）　范圣华　周　丹　周艳丽　周雅然　孟向文
洪佳男　姜　东　姜　涛　宫玮琛　赵　倩　赵　艳　赵文娟
赵百孝　赵建国　赵春海　郝　洋　胡　昱　胡　斌（新西兰）
荣培晶　贾　卉　侯中伟　贺　霆（法国）　　高　进　高　靓
高　颖　高希言　郭　义　郭永明　郭现辉　郭泉泉　唐　赫
秦立新　秦庆广　秦金霞　夏有兵　贾春生　贾蓝羽　柴　华
徐　晶　曹英夕　崔景军　黄　卫　黄　凤
符黛玲（印度尼西亚）　　景向红　程莘农　禄　颖　童伯瑛
董　琦　董　锐　甄雪燕　雷　黎　路方平　雎敏达　谭源生
裴　莹　裴景春　蔡慧玉　翟　煦　颜雪珍　黎　波　魏玉龙
魏立新

总　主　编　王宏才

执 行 主 编　白兴华　杜元灏　郭　义　王富春　荣培晶　杨金生　谭源生
　　　　　　朱海东

总　　　审　邓良月　李维衡

编纂委员会办公室

　　李　晶　张沛烨　秦金霞　赵文娟　张雪冲　王　磊　郭泉泉
　　石　益

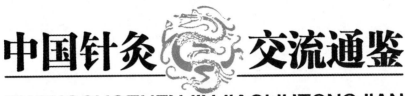

《行业卷》编纂委员会

序

　　夫针灸之为道也，圣而神；其为艺也，方以智。何以故？盖其理则际会三才，顺阴燮阳，赞彼化育而尽体仁怀者也；其妙则存乎心手，随气用巧，纵横捭阖而卒与法会者焉。则针灸之意，大矣夫！《易》曰："后以裁成天地之道，辅相天地之宜，以左右民。"得非其意之谓乎！明杨济时曰："疾在肠胃，非药饵不能以济；在血脉，非针刺不能以及；在腠理，非熨焫不能以达。"景岳子曰："药饵不及，古有针砭。九法搜玄，道超凡矣。"由是言之，其之属意，自具而足，圣神方智，咸有以也。

　　晋玄晏先生曰："黄帝咨访岐伯、伯高、少俞之徒，内考五藏六府，外综经络、血气、色候，参之天地，验之人物，本性命，穷神极变，而针道生焉。"肇自轩岐之语，或涉依托，而古奥渊微，咸称邈远。则针灸攸自，其来尚矣！

　　《诗》曰："周虽旧邦，其命惟新。"方诸针灸，理法尤然。故自《灵枢》垂典，《甲乙》标格以降，宋则王惟一有《铜人腧穴针灸图经》以会于目，元则滑撄宁有《十四经发挥》以著其微，明则杨济时有《针灸大成》以绾其大系，清则廖润鸿有《针灸集成》以汇纂诸家。林林总总，无不日新圣道，厚其渊海。则斯道之新命需泽，永锡噱类矣！

　　唯是针灸之新命需泽也，故不特传之久，亦且播之远。盖于隋唐之间，即已东渐于朝鲜日本；逮于大明，更则西渐乎中东欧陆；近世以来，则已遍及世界百馀国矣。则其之焰焰，自可称焉。然吾国人以恒期惟新之念，未尝以此自足也，复参以诸国之学，尤夫科技之进，日居月诸，遂有合以声、光、电、磁之新用，而收十全为上之奇功。是其之为道，溥矣哉！

夫历久弥新者，其道高；泽被四海者，其德厚。故世于针灸，莫不相重；而求其道者，辐辏于途。然载祀悠远，卷帙浩繁，星缀夜天，顾盼无端。取舍则论甘忌苦，讨简则功倍力烦，不免检卷失卷，望洋而叹。

吾师程公莘农先生者，斯道之时贤也，乃当世院士，国医大师，道艺咸臻乎至善，天下共仰。夙怀济世之宏愿，追古圣之遗风，藉中华文化复兴之盛时，会同石学敏、刘保延、王宏才诸先生，循其源而讨其流，察其本而辨其用，综核究竟，拢其渊海，举纲张目，纂成巨帙，名之曰《中国针灸交流通鉴》。帙凡九卷，曰《历史卷》上，曰《历史卷》下，曰《文化卷》，曰《教育卷》，曰《科研卷》，曰《行业卷》，曰《针法卷》，曰《临床卷》上，曰《临床卷》下。于针灸之无论渊源流变，今古道术，教育传承，文化精神，拟或养生调理，病症治疗，新论技能，行业诸事，莫不胪列备述，举总析言，复附以图说，以知著见微，诚所谓博而不繁，详而有要者也。循其名而责其实，亦无不名至而实归。愚于是役也，亦尝夙有抗志而才疏以置，遂寄望明哲而久自鹄首。及得程公见赐斯帙也，何喜如之，又何庆如之，竟至于抱卷而不释，掩卷而兴怀！乃叹程公及夫诸君也，若水之德已润，传心之火尤炽，则方将必有如太极动生之应而踵事增华者，而程公及夫诸君之心有安，针灸之道有幸焉！

是为序。

中国工程院院士
中国工程院副院长
第四军医大学校长
中华消化学会主任委员
岁次壬辰年畅月初七日
于古都长安

针灸,被定义为一种传统医学。按照世界卫生组织对传统医学的观点:传统医学是在维护健康以及预防、诊断、改善或治疗身心疾病方面使用的种种以不同文化所特有的无论可解释与否的理论、信仰和经验为基础的知识、技能和实践的总和。在世界上,传统医学有数十种,但是,从来没有哪一个传统医学能像针灸一样完整地流传下来,并能穿透不同的文化背景在160多个国家不同程度地使用和传播。针灸的发展,以及对世界卫生、文化的影响,在过去的几十年里得到了充分的印证和强化。

两千多年前,扁鹊治疗虢太子尸厥,是有文献可见的第一例针灸医学的病案,从那时起,针灸便散发着"神奇"的魅力,也给人们留下了无尽的想象。从历史来看,公元6世纪,针灸作为先进的医学疗法在亚洲地区传播;17世纪后叶,伴随着东西方的贸易往来,艾灸(1675年)和针刺疗法(1683年)分别由印度尼西亚和日本首次传入欧洲;19世纪初,由于现代医学的兴起,针灸在欧洲经历了大约百年的沉寂,之后于20世纪30年代又开始复苏,这次复苏发生在法国,这与早期法国耶稣会传教士所奠定的中法交流的文化基础有关。1971年针灸作为政治、外交的载体,点燃了针灸走向世界之路。如今的针灸,不仅是一个独特的传统医学,也成为中国在跨文化交流中的一个符号。

我们一直认为,针灸是中国的,也是世界的,针灸只有放置在全球的大背景下,通过跨文化的比较和交流,才能看清她的模样;只有放弃种种偏见,才能凸显她的独特价值。当然,这里的偏见也包括针灸行业内的一些偏见。历史是一面镜子,可以知兴替,所以,我们以历史真实的细节来梳理中国针灸的来龙去脉。任何医学都不是万能的,针灸也需要被客观地评价和科学地使用,所以,我们希望以科学的原则展现针灸学的最新成果;任何医学也不可能完全摆脱文化的影响,所以,我们以针灸的社会历史积淀视角来讲述其文化风景。这正是《中国针灸交流通鉴》这套丛书的动意。

《中国针灸交流通鉴》分为9卷,由《历史卷·上》《历史卷·下》《临床卷·上》《临床卷·下》《针法卷》《科研卷》《教育卷》《行业卷》《文化卷》组成。这几卷囊括了针灸领域中最活跃的几个方面。

《历史卷·上》主要分析了针灸是如何诞生在中国这块独特的人文地理上的,又是如何被1500年的历史文献所丰富和发展的。《历史卷·下》是关于针灸在世界传播的历史轨迹,透过书中那些生动的故事和事件,勾勒出世界针灸的历史画卷和地图,也依稀可现针灸在不同时期传播的特点,以及针灸起源之争的历史渊源。

针灸最实用的价值是防治疾病。《临床卷·上》和《临床卷·下》主要介绍了针灸临床的治病特点,诊治规律,特色优势,处方类型、原则,以及针灸的疾病谱。同时,用较重的篇幅讲解了200余种疾病的针灸治疗。这些内容都是建立在细致的研究基础上的。

针灸是一门实践性很强的医学,针灸方法的选择和技术操作,直接影响到防治疾病的效果。《针法卷》以其系统、全面的特点介绍了从古到今各种针刺技术,以及伴随着科技的发展,声、光、电、磁等物理技术在针灸领域的运用。

针灸为什么能防治疾病,长期以来这是针灸在跨文化交流中遇到的最大挑战。文化可以相溶,但科学似乎很难兼容。针灸走向主流殿堂的路虽然仍十分漫长,然而,这并没有妨碍针灸在科学的语境中不断地进行表达,《科研卷》正是以此而为。该卷以近年来国家自然科学基金委员会、国家重大基础研究发展计划("973"中医专项),以及国家科技成果针灸项目为主要内容,展示针灸科研取得的成就;并对国内外针灸科研发展及现状进行了系统分析和概述。

针灸的传承和传播,教育发挥了重要作用。针灸教育起源早,发展快,特别是是国外的针灸教育近年来本土化趋势明显。《教育卷》从先秦到当代,从国内到国外,以其详实的资料和分析,系统全面地展示了针灸的教育画面,提供了丰富的国内外针灸教育、传承及名家等咨询。

《行业卷》主要介绍了世界各国针灸行业的概况、学会和机构等对外交流情况,世界卫生组织关于传统医学指导性文件,以及世界针灸学会联合会的针灸行业标准等。

针灸不仅仅是一种医学,也是中国古人对自然界及自身认识和实践最具代表性的文化 表现形式之一。针灸在文化层面的交流,主要反映于针灸在政治、宗教、军事、文物、影

— 4 —

视、文体等方面的作用。《文化卷》在分析针灸本身的文化属性基础之后,展示了不同时期、不同方面、不同特点的针灸文化景观。

《中国针灸交流通鉴》历时两年的辛苦采编,由中国中医科学院针灸研究所、北京中医药大学、天津中医药大学、长春中医药大学、南京中医药大学、世界针灸学会联合会、首都医科大学及国外相关机构等的一线学者共同完成,是一次集体智慧和学术的展示。特别是从国外引进的一些珍贵的历史图片(在国内首次发表),以及一些作者的原创,为本套丛书增添了不少亮点。

《中国针灸交流通鉴》的问世,我们要感谢国家出版基金的资助,感谢中国工程院副院长樊代明院士为本丛书作序,感谢所有关心和帮助过本套丛书的同仁。同时要感谢西安交通大学出版社给予的重视和支持。西安交通大学出版社作为"全国百佳图书出版单位"、"国家一级出版社",其医学分社作为中国西部最大的医学出版中心,近年来承担了大量的国家及省部级医学出版项目,取得了良好的社会效益和经济效益。他们在国际合作方面也取得了一定的成果,与麦格劳 — 希尔公司等其他国家出版社建立了良好的合作关系,为本丛书后期的国际推广奠定了基础。我们希望本套丛书能在国际合作方面取得一定的成就。

当然,要想展现好一幅中国针灸交流的波澜画卷,并不是一件容易的事,我们也注意到本套丛书留下的不足和遗憾,我们也意识到部分内容可能会引起争议,但这正是"交流"的目的。我们认为,冲淡针灸的神秘而不破坏对她的好奇和价值体验,只有在交流中才能实现,这正是我们要进一步努力的。

《中国针灸交流通鉴》编纂委员会

2012 年 9 月

前言

自二战结束以来,无论是国内还是国外,针灸医学的发展都十分迅速,随着针灸从业人员的不断增加,各国纷纷成立针灸学会和协会,针灸行业渐具规模,尤其是 1987 年世界针灸学会联合会的成立,更是国际针灸行业确立的标志,近年来世界卫生组织和世界针灸学会联合会制定相应针灸国际标准,则是针灸行业进一步走向成熟的表现。虽然针灸医学为人类的健康事业做出了不可磨灭的贡献,但是,迄今为止,从来没有过从行业角度对针灸医学的发展进行系统总结。总结过去,有利于我们发现不足和更好地展望未来,因此,对于针灸行业发展进行全面总结,恰当其时,编委会虽然深知这是一件艰巨的任务,依然克服重重困难勉力为之。

明确了纵览针灸行业发展的重要性,那么如何向读者展现针灸行业的完整风貌呢?为了回答好这个问题,就有了各个章节。

首先,我们认为针灸不是一门孤立的学科,而是世界传统医学大家族中的一员,因此应该将针灸放在整个传统医学的大背景下来考察,这样更能明确针灸在整个传统医学发展中的坐标,这就是第一章。这一章概述了关于世界传统医学发展的状况,同时对世界针灸医学发展的背景和现状进行了归纳,希望读者通过这一章的介绍,能够对针灸行业的发展建立一个宏观概念。第二章理所当然应该介绍中国针灸对外交流的成果,近年来中国针灸对外交流取得的成就举世瞩目,可是由于内容太多,难免挂一漏万,因此,编委会决定以选取代表的方式,以点带面,通过个别典型的介绍,传达整个行业的信息,而不是全面罗列。例如教育机构、针灸培训机构、针灸的企业、针灸学会,针灸学会以中国针灸学会作为针灸对外学术交流的主体进行了介绍。最后,选取了"十一五"期间各中医药机构对外交流的总结。第三章主要介绍国外针灸的发展。自尼克松访华以来,西方国家掀起了"针灸热",很多国家不仅仅是个别针灸的应用，而是已经对针灸进行立法，部分国家针灸已经进入国家卫生保障体系，甚至有的国家已经开展研究生教育，这一章将选取一些具有代表性的国家进行介绍。而这一章的资料来源，采取文献检索与世界针灸学会联合会团体会员调查的结果相结合的办法。第四章主要介绍世界卫生组织的指导性文件。针灸行业的发展，尤其是国际针灸的发展受到世界卫生组织（WHO）的深刻影响，因此，选取具有代表性的指导文件，包括"讲话"、"宣言"、"指南"、"规范"以及"战略"各一。第五章主要介绍世界针灸学会联合会。这一章全面回顾了世界针灸学会联合会成立至今的发展历程，这个历程也是近二十年来整个国际针灸行业发展的缩影。第六章是笔者对针灸行业发展的思考。包括对行业发展的背景、特点及趋势分析，希望通过这种抛砖引玉似的分析，让更多的人关注针灸的发展，推动针灸行业更好的发展。第七章则是最近十年来发布的针灸国际标准汇编。从2003年世界卫生组织西太区正式启动制定《针灸经穴定位》标准，在针灸行业掀起了标准热，针灸标准的制定，特别是针灸国际标准的制定，是行业逐步成熟的标志，对于行业规范化发展具有重要作用，本章收集了5项已经发布的针灸国际标准。

针灸是中华民族文化中的瑰宝，曾经为中华民族的繁衍昌盛发挥过重要作用，而且，当今无论在中国还是外国，针灸医学的发展都还有很大的提升空间，且针灸的发展除了自身学术的发展，行业的推动作用不容小觑，希望通过《行业卷》的编撰，让更多的人关注针灸行业，让更多人参与进来，推动针灸行业的发展，让针灸为人类健康事业发挥更大的作用！

由于缺乏经验和时间仓促，书中错漏之处一定很多，欢迎各位同仁不吝指正。

《行业卷》编纂委员会

2012 年 9 月

目录

针灸行业概述

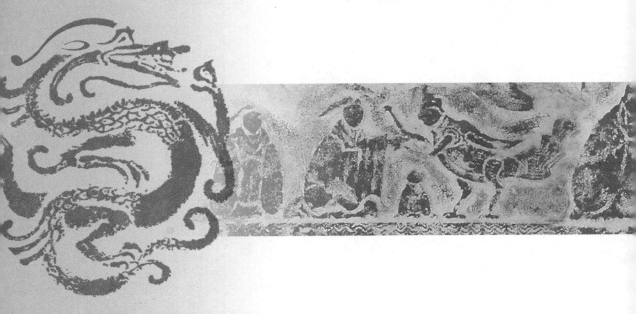

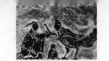

针灸医学是世界传统医学大家庭中的一员,将针灸医学的发展放在世界传统医学发展的大背景下来考察,通过横向比较,能够更加清晰地看到针灸发展的进程和特点,基于这个思考,本章引用了关于传统医学发展的研究成果,对世界针灸医学的发展现状进行了简单的归纳。

第一节　传统医学发展现状

一、概　述

传统医学是一个综合术语,指在不同文化背景下,基于本土理论、信仰和经验形成的用于预防、诊断、改善和治疗人体身心疾病(不论它是否可以被解释和说明),用于维护健康的知识、技术实践的总称。

传统医学防病治病的主要方法和手段包括传统药物和传统疗法。在一些国家中,传统医学常被称为补充医学、替代医学或非正规医学,因为这些国家的主体卫生保健系统以现代医学为基础或在这些国家中传统医学未被纳入国家卫生保健系统。

当代广泛应用的传统医学包括中医药学、印度医学、阿拉伯医学、各种土著医药、顺势疗法和整脊疗法。

(一)中医药学

中医药学(Traditional Chinese Medicine,TCM)是以中华民族传

统医药理论与实践经验为主体,研究人类生命活动中健康与疾病的转化规律,及其预防、诊断、治疗、康复和保健的综合性科学,具有社会人文科学和自然科学特征。它是中华民族长期与疾病进行斗争所积累的宝贵财富,数千年来为中华民族的繁衍昌盛做出了不可磨灭的贡献,是我国优秀民族文化的重要组成部分。

中医药学形成于公元前4世纪前后的古代中国(战国时期),以《黄帝内经》的成书为标志。《黄帝内经》的编纂者们运用当时盛行的自然哲学中的"气"、"阴阳"、"五行"的概念和原理,在广泛收集和系统整理前人以及当时各地医药经验和知识的基础上,经过理论升华,构建了体系完备的医药理论。以后,经过历代医药学家的不断发展和充实,使中医药学成为理论严密、内容丰富的医药学体系。

中医药学的基本理论包括阴阳学说、五行学说、藏象学说、经络学说、气血学说,它们被用来阐释人的生理活动、病理机制和疾病防治原则。中医药学的内容涉及生理(含解剖)学、病因病理学、诊断学、治疗学、药物学(含方剂)、临床各科和养生学。其中,基于经络腧穴理论的针灸疗法、舌诊与脉诊以及基于辨证论治理论的方剂彰显出中医药学与其他传统医学迥异的特质。

中医药学对周边国家和地区的医学有着深远的影响。其中朝鲜半岛、日本、越南很早就接受了中医药学,并把中医药学发展成为其主流医药学,且一直沿用至今。中医药学广泛传播到亚洲、欧洲、美洲、大洋洲、非洲的众多国家和地区,成为仅次于现代医学的一种医学体系,而其中的针灸实际上已成为一种世界性的医疗方法。

(二)印度医学

印度传统医学主要包括 Ayurveda(阿育吠陀)、Unani(尤纳尼)、Siddha(西达)、Yoga(瑜伽)和自然疗法。与中医药学一样,印度传统医学强调整体医疗,视身、心、灵为一个整体,人类通过与自然界和谐共存而达到肉体、心灵和情绪上的健康。由于印度医学理论发源于阿育吠陀,通常以阿育吠陀医学来指称印度传统医学。

印度医学的基本理论是五元素学说和三体液学说。印度药物学中包括的药物(植物、动物、矿物)达2,000多种,药物的剂型包括汤剂、散剂、丸剂、油剂等多种形式。值得强调的是古代印度医学的眼科和外科很发达,超过了同时期的其他医学体系。

古代印度文化有很强的辐射力,影响了周边许多国家和地区。印度医学不仅盛行于整个南亚次大陆,也传播到中国、斯里兰卡、蒙古,中亚、西亚和东南亚各国。其中,印度医学在古代向亚洲的传播主要是通过佛教这一载体。

(三)阿拉伯医学

与中医药学、印度医学分别原产于古代中国和印度所不同的是,阿拉伯医学在严格意义上来说应是欧洲古希腊-罗马医学的继承与发展。阿拉伯医学起源于古代希腊而形成于8—12

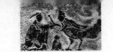

世纪的阿拉伯帝国,它以古希腊医学家希波克拉底和古罗马医学家盖仑的学说为基础,进一步加以演绎和完善,把阿拉伯帝国各民族、各地区的医药经验与知识加以整合,同时还吸收了中医学(如中医脉诊)和印度医学的部分内容,经过系统整理和创造性发挥,形成体系完整、内容丰富的医药学体系。阿拉伯医学在阿拉伯帝国时期即向外传播,帝国解体后向外传播的活动也并没有停止,传播的范围遍及欧洲、亚洲。

(四)顺势疗法

顺势疗法(homeopathy)是由德国医生 Samuel Hahnemann 于 19 世纪末创立。Hahnemann 在翻译"利用金鸡纳树皮治疗疟疾"时得到启发,在自己很健康的情况下服用大剂量金鸡纳并观察其效果。结果出现颤抖、心律不齐、极端寒冷等症。由此他得出"相似定律"(similitude),即能使健康人产生疟疾症状的金鸡纳能治疗疟疾,也就是说能使健康人体产生病理反应的物质可成为治疗相同症状疾病的药物。此后 Hahnemann 医生又对使用剂量进行大量试验,克服因剂量不合适而加重病症的原因,顺势疗法作为非常规医学开始在欧洲得到应用。

世界卫生组织的统计资料显示,在许多亚洲和非洲国家,有 80% 的人口依赖传统医学提供初级卫生保健;在一些发达国家,70%~80% 的人口使用某种形式的替代或补充医学(例如针灸、草药)。目前世界上已有 57 个国家建立了国家传统或类似的医药专家委员会,37 个国家有传统医学研究所,43 个国家有草药研究所。世界卫生组织在世界各地设立的传统医学合作中心已达 18 个,其中中国 7 个(复旦大学,中国中医科学院中药研究所、针灸研究所、中医药信息研究所,南京中医药大学,上海中医药大学,中国医学科学院药植所),美国、日本、韩国各 2 个,挪威、意大利、澳大利亚、阿联酋以及越南各 1 个。

在世界卫生组织(WHO)2000 年发布的《传统医学研究和评价方法指导总则》(General Guidelines for Methodologies on Research and Evaluation of Traditional Medicine)中将传统医学定义为在维护健康,以及预防、诊断、改善或治疗身心疾病方面使用的各种以不同文化所特有的理论、信仰和经验为基础的知识、技能和实践的总和。在一些国家,补充或替代医学与传统医学交叉使用,所谓补充与替代医学指的是并非该国自身传统固有,并且尚未被纳入主流卫生保健体系的一套广泛的卫生保健手段或方法。

第五十六届世界卫生大会(2003 年 5 月 28 日)公布的有关传统医学的 WHA56.31 号决议则进一步指出:WHO 已注意到"补充"、"替代"、"非常规"或"民间"医药等术语被用来涵盖多种类型的非常规卫生服务,涉及不同水平的培训和效益;注意到"传统医药"一词涵盖范围广泛的各种治疗方法和措施,各国和各区域之间的差异很大;意识到传统、补充或替代医药有许多积极的特征,传统医药及其行医者在治疗慢性病和改善患有轻微病症或某些不治之症的患者的生活质量方面起到重要作用;认识到传统医药知识是该知识发源地社区和国家的财产,应给予充分的尊重。并敦促各成员国根据既定国家立法和机制酌情调整、采用和实施世界卫生组织的传统医学战略,作为国家传统医学规划或工作计划的基础;同时酌情制定和实施关于传统医药及补充和替代医药的国家政策和条例以支持适当使用传统医药,并根据本国情况将其纳入国家卫生保健系统。

二、现 状

(一)欧美

1. 政策与管理

在欧洲,英国政府于 1950 年通过《顺势疗法行业法案》,正式认可了顺势疗法的法律地位。在 90 年代,政府又通过《整骨疗法师法案》(1993 年)和《整脊疗法师法案》(1994 年)规范了整骨疗法和整脊疗法,这两个法令被视为是英国传统医学史上的重大发展。2002 年,英国卫生部成立草药、针灸工作组,该工作组倾向于将中医药以及印度传统医药等归入草药医管理,而不是作为一个独立的补充医学体系进行注册。

法国医学会承认传统中医是合法医疗实践的组成部分,但中医师需要像针灸师一样,经过法国的针灸资格考试,取得资格证书,才能执业施诊。法国卫生部同意在法合办的中医院院内使用中药制剂。

在德国,中医被纳入补充医学、替代医学、自然疗法等非西方医学的范畴之内。在德国不存在行医立法垄断,有执照的非对抗疗法医生可以行医,所有有执照的医疗从业人员均可使用补充替代医学。2006 年德国卫生部批准采用中医针灸治疗慢性腰脊椎和膝部关节等疼痛的医疗费可以从医疗保险中支出。此外,德国卫生部批准可供使用的植物药约有 300 种。

在美国,相关政策由各地方政府制定。美国每一个州都制定了相关的法律对手法治疗进行规范管理,自 20 世纪 70 年代初开始对针灸进行立法管理以来,至今已有 42 个州制定了针灸、中医的法律法规,并有 5 个州正在制定相关法律。

加拿大不列颠哥伦比亚、艾伯特、魁北克等省都把针灸纳入其所规范的卫生专业中。萨斯喀奇万省和育空地区也制定了针灸开业指南。安大略省 2006 年 11 月底通过监管本省中医针灸行业的法案后,目前正在筹组过渡性的监管局。

2. 医疗

在 2006 年 6 月于日内瓦举行的 WHO 传统医学工作组会议上,各国代表分别就补充替代医学在本国的应用情况做了介绍。资料显示,有些国家已将补充替代医学纳入国家保健体系,受到国家医疗保险支持,而更多的国家正在将补充替代医学逐步结合到国家医疗保健体系中。在各种补充替代医学治疗方法中,人们接受程度相对较高的分别是针灸和中草药(见下表)。

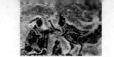

2006 年日内瓦会议上发表的各国使用补充替代医学的统计（至少用过一次 CAM）

国家	占人口百分比
德国	80％
加拿大	70％
法国	49％
澳大利亚	48％
美国	42％

曾经因 1993 年在《新英格兰医学杂志》发表文章 *Unconventional medicine in the United States. Prevalence, costs, and patterns of use*，首次披露补充替代医学疗法在美国的应用情况而轰动世界医学界的哈佛大学 Eisenberg 博士，1998 年在《美国医学学会杂志》再次发表文章 *Trends in alternative medicine use in the United States*，1990－1997: *results of a follow-up national survey*，详细介绍了 1990 至 1997 年美国补充替代医学的应用趋势。

文章中提到补充替代医学的应用者已从 1990 年的 36.3％上升到了 1997 年的 46.3％。调查中发现在许多慢性疾病如背部疼痛、焦虑、压抑、头痛等的治疗过程中，补充替代医学疗法的应用非常频繁。补充替代医学疗法应用于各科的比例没有明显的变化，例如 1990 年有 39.8％的补充替代医学疗法用于治疗内科疾病，而 1997 年则是 38.5％。此外，1990 和 1997 年应用补充替代医学疗法者的自费支付率也没有发生明显的变化（1990 年是 64.0％，1997 年是 58.3％）。

按美国总人口推算，就诊于补充替代医学疗法从业者的人数已上升到 46.3％（从 1990 年的 4 亿 2 千 7 百万人次增加到了 1997 年的 6 亿 2 千 9 百万人次），超过了全美看内科医师的总人数。1997 年共有 1 千 5 百万成年人采用了草药处方治疗和（或）高剂量维生素治疗（占所有用处方药人数的 18.4％）。

用于补充替代医学疗法的花费在 1990 年至 1997 年间上升了 45.2％，保守估计 1997 年的花费为 212 亿美元，其中至少有 122 亿美元是自掏腰包的现金支付，超过了 1997 年全美住院治疗的现金支付。另一项调查则显示，2002 年以来，美国年均医疗保健开支达 7,000 亿美元，人均近 3,000 美元/年，其中用于各种替代疗法的开支约 200 亿美元，草药市场就超过 40 亿美元。

之后，Eisenberg 博士所领导的研究小组在另一篇论文 *Tindle HA, Davis RB, Phillips RS, Eisenberg DM. Trends in use of complementary and alternative medicine by Us adults*：1997—2002 中进一步指出，补充替代医学疗法的应用率在 1997 到 2002 年间呈稳步增长的趋势。1997—2002 年间，最常用的补充替代医学疗法是草药疗法（占 18.6％）；其次是肌肉松解疗法（占 14.2％）和按摩疗法（占 7.4％）。在所有应用补充替代医学疗法的美国人中，有 41％的人在过去的一年中使用过两种或两种以上方法治疗。应用补充替代医学疗法最多的人群分别是：①年龄在 40－64 岁的人；②女性；③非黑人或非西班牙人种；④年收入不少于 65,000 美元的人。1997 年和 2002 年应用 15 种常用补充替代医学疗法的人数非常接近（分别是 36.5％和 35％）。但其中草药疗法的应用增长较快（从 12.1％增长到 18.6％），瑜伽疗法从 3.7％增长到 5.1％；而按摩疗法则从 9.9％下降到了 7.4％。

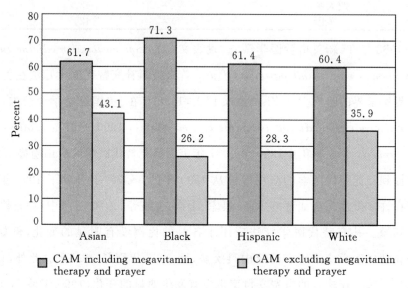

使用补充替代医学群体的种族比例

接受补充与替代医学诊疗的人群有着优越的生活背景，但比较而言受过高水平教育的人士和曾经住过院的人更喜欢传统医学，女性比男性、过去曾经吸过烟的比目前正在吸烟或从来没有吸过烟的人更容易接受补充与替代医学。另外从使用群体的种族来看，亚裔和白种人使用除维生素补充剂和祈祷以外的补充替代疗法的比例相对较高（见上图）。

2005 年美国医院协会（American Hospital Association，AHA）对全美 1,400 家医院进行的调查发现，有 27％的医院提供补充与替代医疗（CAM）服务，而这些医院中 68％在市区。在这些医院最常用的 6 项补充与替代医学疗法分别为下表所示。

针对住院患者的常用补充替代医学服务内容

住院病人 CAM 服务	医院百分比
推拿治疗	37
音乐/艺术疗法	26
治疗性接触	25
意象引导	22
放松训练	20
针灸	12

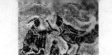

针对门诊患者的常用补充替代医学服务内容

门诊 CAM 服务	医院百分比
推拿治疗	71
太极、瑜伽或气功	47
放松训练	43
针灸	39
意象引导	32
治疗性接触	30

提供补充替代医学疗法的理由

提供 CAM 服务的理由	医院百分比
患者要求	87
医院的使命	62
临床疗效	61
吸引新患者	38
医生要求	37
与竞争者不同	28
可能节省成本	14
雇员要求	11
其他	9
保险覆盖	4

选择补充替代医学疗法的依据

医院选择 CAM 疗法的依据	医院百分比
患者要求	79
基于科学证据	65
从业者的有效率	53
市场调查	23

近期发表的美国国家健康调查报告（2007 *National Health Interview Survey*，NHIS）显示，在 2007 年大约有 38%（8300 万人次）的美国成年人使用过某种类型的补充替代医学，现金消费 339 亿美元。

NHIS 的统计数字显示，2007 年度全美用于医疗保健的总费用为 2.2 万亿美元，用于常规医学（现代医学）医疗保健的现金支出为 2866 亿美元；用于补充替代医学的 339 亿美元虽然只占全美医疗保健费用总支出的 1.5%，但却占全美医疗保健费用现金支出的 11.2%。

用于补充替代医学的 339 亿美元中，148 亿（43.7%）被用于购买鱼油、氨基葡萄糖和松果菊等非维生素、非矿物质类的天然产品；119 亿（35.1%）用于支付造访针灸、美式正骨、按摩和顺势疗法等补充替代医学专业人员的费用；41 亿（12%）被用于支付参加瑜伽、太极拳、气功等培训班的费用;29 亿(8.6%)用于顺势疗法;2 亿(0.6%)用于冥想等相关技巧的练习。除造访补充替代医学专业人员的 119 亿之外,更多的部分(220 亿)被用于购买天然产品、参加培训班等自我疗法的相关内容。所谓自我疗法就是患者可以自己做,而不需补充替代医学专业人员的治疗方法。

用于购买天然产品费用的比例基本上相当于常规医学现金支出中的约三分之一(476 亿美元)被用于购买处方药;造访补充替代医学专业人员费用的比例基本等同于常规医学总现金支出中的四分之一(496 亿美元)被用于看医生。

针灸疗法依然是中医药治疗方法中使用最多的一种,31% 的 HMO(健康维护组织)医疗保险覆盖针灸治疗。2004 年全美有 20 多个针灸医疗中心,有 22,671 名注册针灸师(2000 年为 11,290 名)。每年有 100 多万美国人接受针刺疗法,仅美国中医学院附设诊所每年就平均接待 2,000 多名患者,其中 90% 为白人。

目前全美大约有 6,000 万人服用中草药制品,其中 1,600 万人服用中草药食品补充剂,有各种中药店和含中药的保健品店 12,000 多家。据文献报道,1997—2002 年间,中草药疗法的应用从 12.1% 增长到了 18.6%。基于美国法律的规定,目前中草药在美国的应用还仅限于两类:一类是用中草药治病,一类是用中草药制成食品补充剂。

在德国,专门从事中医诊疗的机构约有 30 多家,其中,中德合作创建的魁茨汀中医院具有较大影响。医院于 1991 年经巴伐利亚州政府批准而成立,作为德国中医院的示范医院,承担中医的医疗、教学及科研三项任务。此外,还有 500 多家西医医院设有中医门诊部,有三分之一的西药房销售中药,中医诊治量每年约为 15 万~20 万人次。调查显示,90% 的德国人认为针灸可以作为一种治疗方法,39.3% 的德国人曾接受过针灸治疗,应用针刺麻醉的手术已达 3 万例。在德国约有执业针灸师 2 万名,有 3 万名西医医生经常应用针灸治病,已有不少保险公司承担部分针灸治疗的费用。

法国有 8% 的医生在临床实践中运用针灸、中医或传统医学疗法;超过 11% 的全科医师实施"特别行医方式",其中超过 1/3 采用针灸治疗的方法,门诊总量约在 527.9 万人次/年。从 1999 年起,法国便开始将中草药列入国家医疗保险,每年使用草药达 35,000 吨左右。一些社会健康保险机构也已同意支付针灸治疗费。在法国约有 2,800 个中医诊所从事中药、针灸和推拿等中医药诊疗服务,并成立了 45 个专业协会,参加人数达 1.2 万人。

英国目前约有 3,000 多家中医诊所,其中仅伦敦就有 1,000 多家,针灸医师 7,000 多名。这些中医诊所大多以提供针灸治疗为主,据统计,2005 年接受中医药治疗的患者总人数超过 100 万。针对注册的顺势疗法医生的一项调查显示,70% 的医生推荐患者使用针灸,64% 的医生推荐患者服用草药。

1992—1994 年期间,有 32.0% 的意大利人认为补充替代医学治疗有效,而 1997—1999 年,这个数字增长为 39.8%。大约 15.6% 的意大利成年人每年至少接受过一次补充替代医学的治疗。其中针灸是最受欢迎的,目前已有 261 个诊所的针灸治疗被纳入国家医疗服务体系中,罗马军医院于 2005 年正式开设了针灸科。运用中医药、针灸方法治疗疾病的医生约 12,000 人,年诊治病人逾 5 千万人次,用于中医、针灸等传统疗法的费用近 3 亿美元。

3. 教育

(1)政府认可的国家级传统医学教育情况

隶属于美国国立卫生研究院(NIH)的国立补充替代医学中心(NCCAM),除进行补充替代医学的相关研究外,还重点提供面向不同层次的补充替代医学继续教育和相关培训项目。

NCCAM 的培训对象主要为补充替代医学领域的研究人员,其中包括有意致力于补充替代医学研究事业的博士前及博士后研究生以及希望获得补充替代医学研究所需知识和经验,并有意致力于该领域科研事业的研究人员。此外,NCCAM 还资助七种不同层次的培训,包括:本科生、研究生、博士后研究人员,初次开展独立研究者及中、高级研究人员。

(2)综合性大学及医学院校开办传统医学课程情况

从 20 世纪 90 年代开始,美国的哈佛大学、耶鲁大学、加州大学等著名学府的医学院相继开设了传统医药课程。1998 年,哈佛大学医学院补充替代医学研究中心对美国 117 所医学院所进行的调查结果显示,共有 75 所(64%)医学院提供补充替代医学的必修课或选修课。哈佛大学医学院补充替代医学中心每年招收 2~3 名博士后进行中医及其他补充替代医学研究。

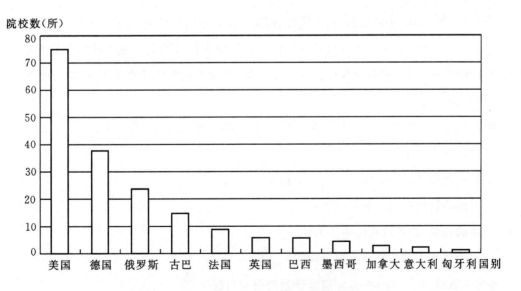

欧美地区综合性大学及医学院校传统医学课程情况

除美国外，目前在综合性大学及医学院校开设传统医学课程的国家还有俄罗斯（24 所医科大学开设了针灸课程）、加拿大（艾伯塔大学等 3 所大学开设了中医或针灸课程）、德国（慕尼黑大学等 38 所院校开设了针灸课程）、法国（9 所大学开设针灸课程，巴黎第十三大学波比尼医学院开展了中医文凭教育）、英国（中萨大学等 6 所医学院校开设了中医及针灸课程）、意大利（2 所大学开办了中医硕士课程）、匈牙利（1 所大学开办了中医药课程）、巴西（6 所医科大学设置了针灸课程）、墨西哥（4 所大学开设了传统医学专业或继续教育课程）、古巴（15 所医学院校开办了针灸课程）（见上表）。

（3）面向西医临床医生的传统医学继续教育

在美国越来越多的综合性大学及医学院校将传统医学纳入现代医学的继续教育课程，如哈佛大学、加州大学开设了包括针灸、中药、推拿、脊椎按摩等补充替代医学继续教育课程。

（4）私立中医学院教育

目前全美注册的中医学院有 80 余所，经教育部审查批准的达 30 所。全美已有 47 所经过针灸与东方医学院委员会（CCAOM）评审的针灸与东方医学院校。入学资格需有二年的大学学历，分三年制及四年制，专修传统医药和针灸。上课时间灵活，修完规定的学分即可参加本州或国家针灸与东方医学认证委员会（NCCAOM）的资格鉴定考试。每年总共有大约 2,000 名毕业生。

4. 科研

（1）美国

NCCAM 在 2000 年制定的《拓展医疗保健领域五年战略计划 2001－2005》中明确指出，包括中医药在内的传统医学是一代又一代的众多医疗工作者的集体临床经验和智慧的结晶，研究传统医学将为新兴的科学领域提供创新理念，帮助扩展现有对健康、疾病和治疗的理解。

①研究重点

◆NCCAM 在其 2005－2009 五年战略计划中将下列工作列为优先级：

— 增进身心健康；

— 控制疼痛及其他症状、残疾、功能损伤；

— 对治疗特殊疾病有显著效果；

— 疾病预防，提高自我防病能力；

— 减少特殊人群的选择性健康问题。

◆NCCAM 2005－2009 五年战略计划的研究目标

a. 国际合作研究目标

— 通过国际合作研究，进一步理解传统医学/本土医学体系；

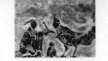

— 为保存不可替代的珍贵的传统医学/本土医学知识及资源做出贡献；

— 加强了解其他国家或美国国内是如何将补充及替代医学疗法安全有效地与常规医学（西医学）疗法结合运用的。

b.有关草药等的研究目标

— 确定补充医学/替代医学产品或食品补充剂生物学作用的作用机理；

— 确定补充医学/替代医学产品的药理学及药代动力学特性；

— 确保选择使用的补充医学/替代医学产品的安全性；

— 基于保健、防病及治疗病患的实践，确定选择使用的补充医学/替代医学产品的有效性；

— 检测并验证植物的成分。

c.基于手法的治疗手段（按摩、脊柱按摩）研究目标

— 阐明疗法的作用机理；

— 确定疗法的有效适应证以及选择该疗法的最佳状况；

— 研究这类疗法的潜在治疗保健作用；

— 确定哪类患者（有客观评价指标）期望优先采用该类疗法/对该类疗法满意。

d.替代医学体系（包括针灸、阿育吠陀、顺势疗法等）

— 充分理解这类体系，了解在其本土是如何运行、如何设置的；

— 用文献证明这类体系对治疗某些经选择的病证的有效作用；

— 阐明其潜在的成功多模式治疗机理。

e.卫生保健服务研究目标

— 确定补充替代医学在整个医疗卫生市场中的影响；

— 加强补充替代医学临床研究及临床试验的设计，增加数据采集的设备、手段，以收集卫生保健服务数据；

— 探索传统医学与常规医学相结合的卫生保健服务机构模式。

②资金投入

a.2004－2006年NCCAM研究基金应用情况统计如下表：

2004财政年度NCCAM对于不同病种的研究资助情况

病症	资助额度（百万美元）
肿瘤	1.2789
内分泌疾病	1.2269
精神卫生	1.1511
疼痛	1.0286
传染病	0.8945

续表

病症	资助额度（百万美元）
心血管疾病	0.8635
消化系统疾病	0.6952
免疫性/过敏性疾病	0.5804
泌尿系统疾病	0.4951
糖尿病	0.3364
肺疾病	0.3363
艾滋病/HIV 感染	0.2800
肥胖	0.2479
口腔疾病	0.0295
合计	9.4443

2004 年度，NCCAM 研究基金达 1.165 亿美元，资助的研究类别分别为：具有竞争性的项目资助（计 102 项）、非竞争性的项目资助（计 118 项）、小型商业研究资助（计 8 项）、研究中心资助（计 7 项）、CAM 教育项目资金（计 17 项）、会议资金（计 6 项）、职业研究者资助（计 40 项）、机构培训（计 9 项）、私人培训（计 11 项）、其他研究（计 12 项），共计资助 320 项补充替代医学的相关研究。其对中医药资助超过 9,500 万美元。

2005 年度，NCCAM 研究基金 1.213 亿美元，资助的研究类别分别为：创新和具有竞争性的项目资助（计 217 项）、小型商业研究资助（计 11 项）、资助研究中心（计 22 项）、资助职业研究者（计 48 项）、机构培训（计 9 项）、私人培训（计 17 项）、其他研究（计 37 项），共计资助 361 项补充替代医学的相关研究。

2006 年度，NCCAM 研究基金超过 1.20 亿美元，资助的研究类别分别为：创新和具有竞争性的项目资助（计 256 项）、小型商业研究资助（计 13 项）、研究中心资助（计 5 项）、职业研究者资助（计 46 项）、机构培训（计 8 项）、私人培训（计 20 项）、其他研究（计 28 项），共计资助 376 项补充替代医学的相关研究。

b. 近 10 年 NCCAM 科研经费投入情况如下表：

近 10 年 NCCAM 科研经费投入情况 （单位：百万美元）

参与机构/中心	1999 年实际	2000 年实际	2001 年实际	2002 年实际	2003 年实际	2004 年实际	2005 年实际	FY 2006 实际	FY 2007 实际	FY 2008 制定
国家补充替代医学中心	40.50	77.80	89.10	104.30	113.40	116.50	121.30	120.294	121.369	121.577

除 NCCAM 外，NIH 其他部门也资助了一些补充替代医学研究项目。2004 年以来，NIH 各部门对补充替代医学研究项目的年资助总额已超过 3.05 亿美元。其中美国国立癌症研究所（NCI）用于补充替代医学癌症治疗相关研究的经费投入如下表：

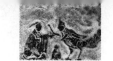

NCI 用于补充替代医学癌症治疗相关研究的经费投入　　　（单位：百万美元）

参与机构/中心	1999 年实际	2000 年实际	2001 年实际	2002 年实际	2003 年实际	2004 年实际	2005 年实际	FY 2006 实际	FY 2007 实际	FY 2008 制定
国家补充替代医学中心	40.50	77.80	89.10	104.30	113.40	116.50	121.30	120.294	121.369	121.577

③科研方法及管理

a. NCCAM 首选/推荐的研究方法/模式

NCCAM 以补充替代医学机理研究、探索性临床研究及Ⅰ、Ⅱ期临床试验以及在限定条件下的Ⅲ期临床试验作为首选/推荐的研究方法。

b. 科研质量管理

NCCAM 制定了有关补充替代医学使用的天然产物及安慰剂的政策和指南，建立了Ⅰ期临床试验的资源中心、虚拟分析资源中心以及产品质量工作组。

④研究特点

目前美国中医药研究机构约有 150 个。关于针灸研究项目达 200 多项，主要包括冠心病、高血压、糖尿病、关节炎、肥胖症、过敏性疾病、心功能不全，以及艾滋病的治疗等。

在中药研究方面，美国研究者更关注于中药的单体成分的提取与分离。目前热点集中于中药对艾滋病的治疗，并认为党参、当归、黄芪、熟地、百合、天冬、茯苓、杜仲、枸杞子、山茱肉、红枣、刺五加、五味子、菟丝子、生姜、麦冬、白术、西洋参、灵芝、白花蛇舌草、蒲公英、山豆根等具有抗人类免疫缺陷病毒作用。美国旧金山大学医院科研人员深入研究发现：天花粉萃取物能够辨认和攻击受艾滋病病毒感染的人体免疫系统的 T 细胞和巨噬细胞。

2000 年始，NIH 开始通过 NCCAM 拨款资助草药研究，并且当年接受资助的项目有 24 个以上，主要用于草药的临床研究、基础研究和博士后奖学金等。在美国进行草药研究的大学中，伊利诺伊大学（UIC）擅长药物机制分析，马里兰大学医院专于临床试验，哈佛大学善于成分分析等，总之，各个进行研究的机构均有自己的特长。

此外，在一些著名大学也相继设立了补充替代医学研究机构，如哈佛大学、哥伦比亚大学、加利福尼亚大学旧金山校、斯坦福大学、马里兰大学等。这些机构除了从事传统医学的医疗、科研工作外，还担负着专修或选修学生的中医教学和在职医师培训工作。

（2）英国

①研究重点

a. 对中医药疗效与毒副作用的研究

如对变异性皮炎的研究；对皮肤病患者服用中药与肝损伤的研究；对中医药治疗牛皮癣及其他皮肤病的研究；对中医药治疗慢性疲劳综合征的研究；对中医药治疗不孕（育）症的研究等。

b. 对中药某些有效成分的筛选、提取和制造当地临床适用的新制剂

中药在抗病毒、抗肿瘤、抗艾滋病等方面的研究一直是热门课题。目前对中医药抗疲劳，促进毛发再生等方面的作用也日益引起英国学术界的研究兴趣。

c. 对中医药在调整免疫，治疗免疫紊乱和缺陷性病症的研究

除了上述的筛选、提取和制造新药以外，一些英国科研人员也开始重视对传统经典方或疗效肯定的经验方的研究，并已经认识到对煎煮后的方剂混合成分进行研究的重要性。

c. 应用现代科学手段对针灸的理论与实践进行研究

计算机科学的介入，使对针灸的科研、教学和临床都耳目一新。

② 主要科研机构

a. 英国皇家植物园中草药鉴定中心

英国皇家植物园中草药鉴定中心成立于 1999 年，是西方首家中国药用植物鉴定中心。中草药鉴定中心的主要任务是利用现代鉴定手段，对中药成分进行鉴定。

b. 伦敦国王大学药物研发组

伦敦国王大学药物研发组主要从事天然药物生物学、医药化学和分子遗传学的研究工作，研究的目的是希望能够确定新药目标，进而开发出新药品。此外，该研究组还同英国皇家植物园合作，开展中草药质量控制的有关研究工作。

c. 剑桥大学药理系血管生成与中医药实验室

该实验室在应用中医药进行血管生成和调节方面具有较强的实力。他们成功地建立了研究中草药和其他天然植物血管生成调节效应的研究平台，特别擅长在细胞和分子水平上确定植物提取物的活性，试验其特性，进而阐明其作用机理。该实验室还同香港浸会大学合作，在利用植物调节人类内皮细胞的分芽繁殖、血管生成和基因表达等方面开展研究。

d. 伦敦都市大学健康与政策研究所应用草药医学研究组

应用草药医学研究组是伦敦都市大学健康与政策研究所同上海中医药大学合办的研究机构，重点研究领域主要集中在中医药标准化的研究，包括中草药鉴定；中草药质量评估；中草药新的生物活性和抗过敏成分的分析、评价和鉴定。主要研究基地包括双方的实验室以及建在上海张江高新技术开发区的研究基地。

（3）意大利

意大利卫生部每年投入 80 万欧元给全国的 15 个公立和 17 个私立研究机构，用于支持他们与中国大学和科研院所的医学合作，关于中医药的合作是以"与西医联系的传统医学和医药"的名义开展的。2004 年中国科技部与意大利卫生部签署了《传统医药领域科技合作谅解备忘录》，两国开始了在中医药领域的科技合作，并计划建立两国的中医药联合实验室。

主要研究机构及相应经费来源：

① 国家高等卫生院

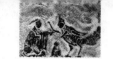

重点进行中药安全性与有效性药物学研究。从 1999 年起至今,每年向意大利卫生部申请
60 万欧元用于此类研究。

②罗马大学医学院

为较早开设传统医药研究的单位,其附属医院下设针灸科。目前主要从事中西医结合与
对比研究:针对过敏、临床免疫、传染病、妇科病、促进神经增长因子等方面的中西医结合治疗。

③米兰大学药学院

意大利最早开展中医药研究的单位之一。重点进行传统的中医理论和实践,如针灸、自然
疗法、植物药疗法、中药选取等中医药研究。最近 3 年米兰大学药学院向所在伦巴第大区申请
50 万欧元研究经费用于开展上述研究。

④佛罗伦萨大学药学院

主要从事药物的生物技术、药物药理分子机制研究、药物形态优化、中药植物种植与提取、
中药提取物片剂的药效转化研究,以及欧盟与意大利相关植物制剂的生产、加工、质量控制、使
用和注册等方面法令研究。自 2000 年起向教育大学研究部申请国家利益项目(PRIN)经费
25 万欧元,从私营公司获得 7 万欧元资助。

⑤SOWEN 研究中心

成立于 1972 年,致力于研究和推广针灸、推拿等治疗方法和中药的生产加工销售。与高
等卫生院合作开展艾滋病的针灸辅助治疗;利用针灸治疗神经紧张、失眠、泌尿系统疾病、多囊
卵巢综合征等疾病。近几年来分别从伦巴第大区获得 200 万欧元,从坎帕尼亚大区获得 800
万欧元的支持。

⑥西格玛-陶集团公司

主要进行青蒿素研究,中医药治疗肿瘤和糖尿病的研究。其青蒿素研究基金多来自世界
卫生组织和疟疾医学基金会的支持。

(4)加拿大

公立多伦多大学生理系教授 Bruce 从 1979 年开始研究"针灸对内啡肽的影响"。公立卡
尔加里大学的 Dr. Marja Verhoef 正在进行"应用中医替代治疗癌症"的研究,并发表了有关
"中医药对结肠癌患者的治疗效果"的论文。

私立中西医药研究所则从美国获得研究经费进行中医针灸对北美地区多发病症——更年
期综合征、骨关节炎疾病、类风湿关节炎及多发性硬化疾病等疗效研究。私立白求恩研究中心
则主要进行应用针灸治疗肥胖症、高血压、糖尿病等疾病研究。

5.产业

统计数据表明,1996 年全球天然药物的销售额为 160 亿美元,2000 年跃升到 430 亿美元。
多种渠道的信息显示,世界天然药物市场发展速度为 10%～20% 左右,其中欧洲为 10%～
15%,美国为 20%～50%。

欧洲是世界上最大的传统医药/天然药物市场,占全世界植物药销售额的40%以上。以德国、法国、英国、意大利、荷兰等五国为主所销售的天然植物药品约占欧洲天然植物市场70%,德国为欧洲最大的天然植物药品市场,其次为法国、英国。欧洲天然药物生产公司约2,400家,销售额在500万英镑以上的公司有32家,其中11家为德国所有。欧洲还有中医药产品进口批发商500多家。

德国制药工业发达,尤其在植物化学成分检测、组织培养和化学分类等现代药学研究方面处于国际领先地位。全德国有百余家天然药物厂。较著名的公司和产品包括Schwabe公司的银杏制剂Tebonin、Madaus公司的Echinacin(免疫促进剂)、Binorica公司的Sinupret(治疗鼻窦炎)、Bayer公司的贯叶金丝桃植物制剂、怡默克药厂的当归浸膏优美露。瓦格兄弟公司是德国主要的植物药或顺势药生产厂家,其主要产品在1995年已达188个。德国的银杏制剂年销售额已超过1亿美元。德产中药平喘剂碧桃仙(Piptalcin)也是热销产品,内含穿山龙、土茯苓、知母、甘草等十余味中药材。用大蒜、山楂、芦丁制成的青春活力片等在欧盟国家中的年销售额已达22亿美元。

法国是欧洲第二大传统医药市场。阿科菲阿麦(Arkopharma)公司是法国最大的天然药物制造商。其产品在天然药物胶囊营业额中占60%,在天然药物茶营业额中占10%。出口占该公司营业额的20%;主要出口至西班牙、意大利、美国、加拿大及日本等十几个国家和地区。

英国是欧洲第三大草药市场,整个市场值可达2.25亿英镑(包括人参及大蒜销售额、食品添加剂和顺势疗法药物)。已有175年历史的波特斯公司产品多达150种。

此外,据美国NBJ杂志报道,2001年,美国天然与传统健康业相关产品销售额达260亿美元,仅植物提取物及其制剂的销售额就达51亿美元。据2000年的统计,美国的植物药物公司(含以植物为主要原料的营养保健品公司)超过300家,其中80%是在20世纪80年代后期,植物药物大发展开始后组建的,绝大多数属于小型公司。销售额大于2千万美元的公司为8个,平均销售额为2.2千万美元;销售额在5百万至2千万美元的公司为15个,平均销售额为9百万美元,销售额小于5百万美元的公司127个,平均销售额为140万美元。近年来由于植物药物深受民众欢迎,一些传统的西药大公司也相继进入这个高速发展的高利润领域,如辉瑞(Pfize)、华纳兰伯特(Warner-Lambert)(以上两公司已于2000年合并)、美国家用产品(American Home Products AHP)(2002年正式更名为惠氏公司Wyeth)等。AHP的子公司Whitehall-Robins已用Centrum(善存)品牌,推出银杏、大蒜、人参、贯叶、连翘等产品。

在北美,除美国外,加拿大市场上约有3万种自然健康产品在销售,年销售额约为15亿加元,其中30%为草药,且正在以至少10%的年率增长。加拿大植物药制造商和天然保健产品制造企业共有6家,其中较具影响的是加拿大植物药制药公司(Canadlan Phytopharmaceuticals Corp),它是生产人参和西洋参提取物和复方制剂提取物的专业制药企业,在世界参制品和复方成分鉴别方面处于世界领先水平;Viva药业(Viva Pharmaceutical Inc)是加拿大另一

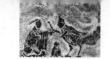

家较大的天然健康产品制造企业,该公司软胶囊的生产在加拿大首屈一指。

(二)韩日

1. 政策与管理

从 1945 年起,传统韩医 TKM(Traditional Korean Medicine)开始进入新的现代化进程,并创立东方医学协会。1947 年韩国设立第一所传统医药大学;1951 年 TKM 得到医疗服务法的支持;1987 年 TKM 进入国家健康保险体系;1993 年设立传统医药办公室;1996 年设立传统医药政策局;1998 年颁布国家 R&D 计划;2000 年设立 TKM 体系;2003 年实施传统医药发展法案;2005 年 12 月设立"韩医药发展审议委员会",并颁布了发展韩医药的长期综合战略计划——《韩医药发展第一个五年综合计划》。

2006 年 9 月,韩医师协会向国会提议,将 10 月定为"韩医月",10 月 10 日定为"韩医日"。2006 年 11 月韩国成立了"《东医宝鉴》发行 400 周年纪念事业促进委员会",并申请《东医宝鉴》为世界文化遗产。

日本没有专门针对中医药的法律文件,而是将其纳入普通医药管理规范。医疗专业人员的管理依据为《医师法》,药物管理依据为《药事法》。日本批准的处方药中有 148 种汉方药,均纳入健康保险;非处方药中有 210 种汉方药。但自 1985 年来,日本未再批准新的汉方药。

2. 医疗

韩国于 1986 年正式将传统医学的称谓由"汉医"改变为"韩医"。据 2000 年统计,韩国全国有韩医师 1.2 万余人,韩医医院 136 所、诊所 7276 所。设 16 个省和市级分会以及 218 个地方分会。而目前全国取得政府许可的韩医师资格的从业人员 16,184 人,其中有执照者 8,450 人。韩医学院也由 1986 年的 5 所增加到现在的 11 所。开设韩医院的大学有大田大学开设的附属汉方医院(以传统医药治疗为特色,病床 200 张);圆光大学校韩医科大学在理礼、全泉开设的韩医院;庆熙大学校韩医科大学在汉城设立的附属韩医医院等。

韩国的传统医学学会主要有大韩韩医师协会(The Association of Korean Oriental Medicine)、大韩韩医学会(Korean Oriental Medical Society)和韩国国际东洋医学会(International Society of Oriental Medicine)。韩国大韩韩医师协会创立于 1952 年。协会的主要功能:加强公共卫生和社会福祉;发展韩医学和科学研究;开展传统医学方面的国际交流与合作;维护韩医合法权益。大韩韩医师协会 1963 年下设的"大韩韩医学会",目前已经独立出来,致力于韩医学的学术、教育等的学问研究与普及宣传工作,下设韩医内科、针灸、眼耳鼻咽喉科、皮肤科、儿科等 40 余个分学会。1975 年创立的韩国国际东洋医学会,主要致力于"东洋医学"的学术研究,到目前为止共举行了 11 届国际学术大会。

在日本,据不完全统计,大阪大学医学部附属医院、庆应义塾大学医学部附属医院、富山大学医学部附属医院、金泽大学医学部附属医院、近畿大学医学部附属医院、东海大学医学部附属医院、千叶大学医学部附属医院、琦玉医科大学附属医院、东京女子医科大学附属医院、日本医科大学附属医院、岐阜大学医学部附属医院、明治针灸大学附属医院等相继开设了以"汉方医学"、"东洋医学"、"和汉医学"或"补充替代医学"为名义的传统医学门诊。而北里研究所附属东洋医学研究所和兵库县立尼崎医院东洋医学研究所则是在日本最早开设东洋医学门诊的医疗机构。从事传统医学诊疗的私立医院或个人诊所，以及各种针灸、推拿、指压、捏脊治疗院等遍布全国各地。

由于日本没有专门的传统医学医师资格，接受过现代医学教育的医师从事传统医学诊疗必须通过日本医学会委托日本东洋医学会，针灸师则必须接受3～4年的教育并通过国家考试方可执业。日本东洋医学会是日本级别最高的传统医学学术团体，目前共有会员8,602名（其中正式会员8,277名，赞助会员325名）。正式会员中有医生7,053名、牙科医生36名、药剂师836名、针灸师336名、研究人员15名。学会每年定期举办一次全国性的学术会议，除此之外所属各分会举办的小型学术会议或各种学术交流活动每年平均可达70余次。

日本东洋医学会的主要任务是承担学术会议的召开、学术杂志及其他出版物的发行，东洋医学专科医生的认定，有关东洋医学的调研，以及与国内外相关组织或机构的合作与交流等工作，现任会长是来自北里东洋医学综合研究所的石野尚吾。由日本东洋医学会出版、发行的学术刊物《日本东洋医学杂志》每年出版六期（其中一期专门刊登每年的学术会议论文）。日本东洋医学会的另一项重要职责是负责东洋医学专科医生的资格考试和认定。目前通过专科医生资格认定的东洋医学专科医生共有2,755名。

大约有150种中药方剂（成方颗粒制剂）在日本可以使用各种医疗保险，这些方剂大多源自张仲景的《伤寒论》和《金匮要略》。一项调查表明，1976年只有19％的医生选择使用汉方药，而2003年这一数字增加至90％（见下图）。此外，还有相当数量的药剂师通过"汉方相谈（咨询）"方式向患者推荐汉方制剂。在日本汉方制剂使用频率较高的有15种，其顺序是：小柴胡汤、六味地黄丸、葛根汤、小青龙汤、加味逍遥散、当归芍药散、桂枝茯苓丸、大柴胡汤、肾气丸、补中益气汤、五苓散、柴朴汤、柴胡桂枝汤、柴苓汤、麦门冬汤。

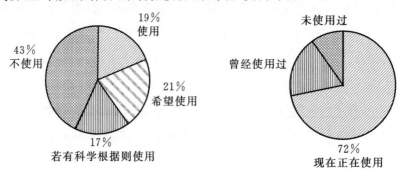

日本医生的"汉方制剂"使用情况

注：1976年选择"不使用"者占43％，"使用"者占19％，"希望使用"者占21％，"若有科学根据则使用"者占17％。2003年选择"未使用过"者占10％，"曾经使用过"者占18％，"现在正在使用"者占72％，总使用率达到90％。

3. 教育

韩国具备政府认可的国家级传统医学教育机构共有11所韩医科大学、3所韩药学大学，虽均为私立，但都包括在正规医学教育体系中。1962年传统医药大学的教育体系由4年制更改为6年制，1996年韩国开始在药科大学内设立草药系。目前的教育体系则变更为"4＋4"医药大学体系，具备完整的传统医学学士、硕士、博士课程教育。在现有的11所韩医科大学的基础上，2006年11月在釜山大学建立了国立韩医学专门大学院。

在日本，传统医学教育多在综合性大学及医学院校开展。日本文部省从1972年开始准许在综合大学医学部、医科大学、药科大学、齿科大学中开设传统医学教育课程。至2004年，日本80所综合大学医学部及医学院校已全部开办了传统汉方医学课程，多数药科大学也开设了传统医药学讲座，要求学生掌握一定的传统医学疗法和汉方药知识（详见下图）。富山大学、东京女子医科大学、北陆大学和北海道药科大学等均将汉方医学教育作为必修课纳入教学大纲。

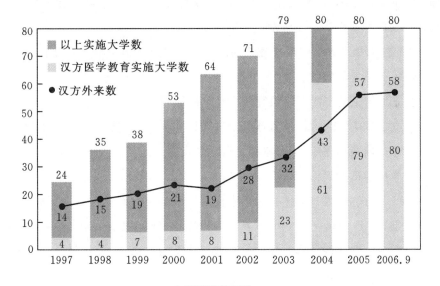

大学医学部总数

4. 科研

（1）日本

1972年日本政府投资建立的北里研究所中设立了东洋医学研究所，1979年国家科学技术厅制定了汉方医学研究综合计划，投入10亿日元进行证与经络实质、药材资源等研究。

日本20余所国立大学医学部、44所公立及私立医科或药科大学设有汉方医学研究部门，很多药学部均建立了专门的生药研究部门，从事汉方医药研究人员近 3 万。其中比较著名的有大阪大学生体机能补完医学讲座、庆应义塾大学医学部汉方医学讲座、富山大学医学部和汉诊疗学讲座、金泽大学补充替代医疗研究室和东海大学医学部东洋医学研究室、北陆大学药学部东洋医药学教研室等。

日本文部科学省曾于 1988 年开展了"关于科学阐明东洋医学的调查"项目。在厚生劳动省的支持下，10 多个西医药研究机构也建立了传统汉方医学的研究机构。日本医药界希望能够通过汉方医学再次吸收中医药学理论，并在吸收合并的过程中使自身的学术体系得到充实，从而形成具有东西方医学融合特性的"第三医学"。

①日本的汉方医学研究

日本的汉方医学研究多采用西医药的方法和手段，缺乏理论体系。其汉方医学研究主要有以下几个研究机构：

a. 北里研究所附属东洋医学研究所

研究所成立于 1972 年 6 月，是日本成立最早的东洋医学综合研究机构，1988 年被 WHO 指定为世界传统医学合作中心。主要任务包括汉方药及针灸的研究、探索汉方药的研究方法、制定汉方药制剂的质量标准、建立检索传统医学文献的图书馆和促进信息交流。

b. 近畿大学医学部附属东洋医学研究所

1975 年成立，为私立大学中较早建立的汉方医学研究机构。临床研究肝炎、神经官能症、动脉硬化、腰痛、关节炎等病种。

c. 兵库县立尼崎医院东洋医学研究所

研究所成立于 1977 年 4 月，属兵库县设置的公立临床研究机构。与北里研究所附属东洋医学研究所一东一西遥相呼应，为日本传统医学的发展做出了巨大的贡献。

d. 富山大学医学部和汉诊疗讲座（教研室）

教研室 1979 年成立，是日本国立大学中设立最早的汉方医学医疗、教学、科研综合机构。设有和汉诊疗部，并于 1988 年被 WHO 指定为世界传统医学合作中心。主要任务是开发、研究和评价汉方药治疗安全性及有效性的传统医学体系的方法论，设计医学部东洋医学示范课程。

②日本的中药研究

日本中药研究主要以企业为主进行。津村株式会社、Kanebo、武田制药等大企业都设有水平较高的汉方药研究部门。

（2）韩国

韩国 1994 年设立韩国韩医学研究院。1998 年，为促进韩医药的研究开发，韩国政府制定了支持韩医药研究开发活动的国家政策，其主要目的是支持基础技术研究，促进韩医药研究开发的商品化。韩医药的研发工作主要集中在医科大学、韩医院及韩药制药公司下设的研究所。

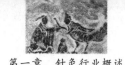

第二节　针灸行业发展现状

一、背　景

　　新中国成立后，由于政府重视祖国医学的发展，制订了一整套中医政策，采取了许多有力措施，中医针灸事业出现了前所未有的繁荣景象。自 1945 年 4 月，延安白求恩国际和平医院在我国综合医院第一次开设针灸科以来，许多西医院都相继开设了针灸科，并且部分西医院校也开设了中医针灸课程，部分省市还建立了针灸医院或分院。20 世纪 50 年代初期全国各地相继建立了中医院校、中医医院和研究机构，针灸学是中医院校学生的必修课程，针灸科是中医医院必设的科室。随着针灸事业的蓬勃发展，针灸教学、医疗和科研取得了丰硕的成果。50 年代前期，主要是整理针灸学文献，观察针灸适应证，用现代学科的规律阐明针灸学的知识体系。50 年代后期到 60 年代，专题深入的研究古代针灸文献，比较广泛地进行针灸临床疗效总结，并开展了实验研究，观察针灸对各系统器官功能的影响，揭示针灸的基本作用；开展了针刺麻醉。70 年代以来，应用神经生理学、解剖学、组织化学、生物化学、免疫学、分子生物学及声、光、电、磁等先进的现代科学技术手段，对针灸学的相关问题进行了深入地研究，尤其对于针灸治病机理和镇痛原理都有了更深刻的认识。80 年代初期，各中医院校先后建立了针灸系，使用了全国统一的针灸学教材，并逐渐开展了针灸学硕士、博士研究生的培养，形成了针灸教学、医疗、科研的完整体系。针灸治疗的病种也不断扩大，临床实践表明，针灸对内、外、妇、儿、五官、骨伤等科 300 多种病症有一定的治疗效果，对其中 100 种左右的病症有较好或很好的疗效。中国针灸的悠久历史传承，以及深厚的文化沉淀，为近半个世纪针灸的厚积薄发奠定了良好的基础。

　　在国际上，二战以后相对稳定的国际形势，科学技术有了新的发展，各国各地区之间交通及信息交流更加容易和快捷，全球化的进程由经济、政治层面逐渐深入到文化，推动了世界文明的大交流，促进了人类文明的共享，为具有突出传统文化色彩的针灸医学在国际上发展提供了良好机遇。西方社会愿意了解接受，并应用针灸医学，形成了一种国际化趋势。在针灸国际化进程中，起作用的关键因素有如下几个：

　　（1）国际文化背景的变迁，为针灸国际化奠定了基础。20 世纪西方医学迅猛的发展，逐渐突破原有模式，建立起了生物－心理－社会的医学模式，这与传统医学具有共通之处，为国际社会以开放的心态认识针灸奠定了基础，也为针灸与现代医学接轨敞开了大门。此外，二战以后，化学药物虽然红极一时，但其毒副作用逐渐引起人们的关注与警惕，饮食起居与环境污染等问题也使人们认识到不能盲目追求现代生活方式，要回归自然。在医疗上就要寻找既能解决疾病问题，又要有较小毒副作用的治疗方法，最终西方社会对传统医学尤其是非药物疗法产生了浓厚兴趣,针灸正好符合这些要求。同时,针灸自身的确切疗效,发挥了重要作用,随着越来越多的人使用针灸,即使针灸理论未能与现代医学接轨,很多国家民众也都从事实上接受了针灸。

(2)在针灸国际化进程中,中国发挥了关键作用。中国政府高度重视针灸国际化,并给予政策上的倾斜,大力推动针灸国际化的举措发挥了重要作用,如成立中医针灸高等院校与国际针灸培训中心等,都为扩大针灸医学在国际上的影响和向国际输送针灸人才做出了重要贡献。尤其是中国的针灸科研成果,起到了帮助外国人了解针灸的重要作用。因而针灸令西方很快接受,并呈现加速的发展。改革开放以来,随着中国国力的强盛,在针灸科研和国际交流方面投入的力度逐年加大,更多的科研成果,已经成为国际针灸界交流的主流。此外,中国的香港与台湾作为中国的特殊组成部分,由于与国际接轨早,基础条件好,培养了大量的国际针灸人才,为针灸国际化贡献了力量。

(3)世界卫生组织为推动针灸国际化进程,做了大量的工作。世界卫生组织总部设有传统医学办公室,管理各种传统医学,针灸在这里则占有很重要的位置。自从20世纪70年代以来,世界卫生组织先后在我国北京、南京、上海和日本、越南等地建立了针灸研究培训合作中心;在1987年帮助成立了世界针灸学会联合会;1979年公布了推荐针灸治疗的43种疾病;直接主持针灸标准化工作,1982年由WHO西太区发起针灸名称的标准化工作,制定完成后由日内瓦总部作为全世界的标准正式发布,确定了由汉语拼音、代号、汉字组成的穴位标准名称;并于1998年与世界针灸学会联合会建立正式工作关系,大大推动了针灸的国际化进程;2003年11月2日,西太区发起针灸经穴部位标准化工作,历时3年,于2006年制定完成《经穴部位》标准;世界卫生组织还主持制订了《针灸临床研究方法指南》及《针灸基础培训与安全规范》。

(4)世界针灸学会联合会自成立以来,就为针灸国际化发展,发挥了不可替代的作用。世界针灸学会联合会于1987年成立,经过20多年的发展,已经拥有50个国家和地区的142个会员团体,代表20多万名针灸工作者。世界针灸学会联合会每4年召开一次学术大会,每年召开一次研讨会,多数学术会议都是与世界卫生组织联合召开的。世界针灸学会联合会每年的学术大会成为世界针灸学术交流的最重要平台。世界针灸学会联合会还根据国际针灸发展的需要,组织制定针灸行业标准,现在已经制定完成艾灸操作规范等4项国际针灸行业标准。自1998年与世界卫生组织建立了非政府性的正式工作关系以后,世界针灸学会联合会不但可以派人出席世界卫生组织召开的世界卫生大会和地区性会议,还与之签订了每期3年的合作计划。由于得到世界卫生组织的支持,世界针灸学会联合会在国际上的影响越来越大,极大地促进了针灸国际化的进程。

二、特 点

针灸医学发源于中国,具有几千年的悠久历史,是经过历史检验行之有效的医学,随着针

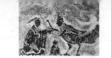

灸医学在世界范围内的广泛传播和应用,针灸医学形成了一些新的发展特点。大体而言,当今针灸医学有四大发展特点:针灸国际化的不断推进还有针灸发展的突出特点;针灸规范化是当前针灸发展的第二大特点;此外还有针灸应用范围扩大化和针灸科研的多元化两大特点。

(一)针灸国际化

在距今 1500 年前中国针灸就传入相临近的国家,如日本、朝鲜、越南等。20 世纪 50 年代起,以新中国成立为标志,针灸不仅在亚洲,而且开始向欧美和其他大洲发展,在 70 年代,以中国向全世界公布针刺麻醉的研究成就以及尼克松访华为契机,国际社会掀起一股渴望了解针灸和应用针灸治病的热潮,西方医学界开始接触到针灸临床实践,并通过对中国、日本、法国、前苏联等国的针灸研究情况的了解,逐渐消除了对针灸的误解,一部分人还对针灸产生了浓厚的兴趣,成为应用、研究与推广针灸的重要力量,在西方发达国家掀起了第一次世界"针灸热"。经过 30 多年的发展,针灸在世界各国都取得了长足的进步,世界范围内正在兴起以针灸进入大学教育体系,针灸标准与规范逐渐建立为标志的第二次"针灸热"。现在世界上开展针灸医疗的国家和地区已达 140 多个,针灸医学已经成为世界医学的一部分。如中国南极科学考察站中采用针灸治病,北极圈中也有中国人开的针灸诊所,针灸已经传播到世界各地。

(二)针灸规范化

针灸医学的规范化,包括针灸的法制规范化、针灸教育规范化、针灸行业标准建立等。

1. 针灸立法

越来越多的国家看到针灸医学的疗效,认可并愿意接受针灸医学。为了有序、安全、有效的应用针灸,很多国家或地区开始对针灸医学立法。有的国家虽然尚未对针灸立法,但是,由于人们,包括保险公司对针灸疗效的认可,普遍愿意接受针灸治疗,针灸已经进入医疗保险体系,对于接受针灸治疗发生的费用,也可以报销。

从整体上来说,针灸立法是向前推进的,但各国的立法情况又各有不同。一种是要解决生存权与发展权的问题。有的国家对针灸医疗行为采取暂不干预的态度,针灸开业只要到商业部门取得许可即可,不需要卫生部门的许可。这样就造成做针灸的人良莠不齐的局面,许多不是针灸医生的人也在做针灸。如果立法了,卫生部门必须进行管理,考察针灸医生是否合格,可以剔除不健康的因素,有利于保护针灸医生的合法利益,如果得不到法律承认,就不能保证针灸医学的生存权与发展权。另一种是要争取与西医的平等地位。在中国,中医与西医是平等的,针灸医生都称 Doctor,韩国、越南也是这样。但很多国家都不是这样,针灸医生和西医生地位是不平等的,例如日本,尽管日本很早就有针灸师,但针灸师比西医师低一等,没有享受到医师的权利。全世界范围内,争取立法的工作还在进行,争取平等的地位还是艰难的。

2. 教育规范化

首先是学历教育规范化,很多国家根据各自的教育体制,在大学开设针灸课程,设立针灸专业,开展正规针灸学历教育,培养了一批批具有专业理论和专业技术的高素质针灸人才。针灸医学的学历教育意味着针灸已经本土化,对于针灸在当地的发展具有重要意义。针灸教育发展较好的国家首推亚洲国家,除中国外,日本很早就有了针灸专门学校,目前有20多所,但只是培养针灸师,不是医师,近年来也成立了针灸大学,可以授予学士、硕士、硕士博士学位。韩国有专门的韩医学院,也可授予学士、博士学位。越南也培养硕士、博士研究生。西方国家的针灸教育开始不太正规,大多带有业余性质,不是全日制,近年来逐渐正规化向全日制发展。澳大利亚皇家理工大学、悉尼科技大学,已开始培养针灸硕士、博士研究生,德国法国都已经可以授予针灸硕士学位。只要开设了针灸学历教育,对于针灸立法就只有一步之遥。同时,开展学历教育,实现针灸教育的正规化,有利于提高针灸从业人员素质,从而提高针灸临床疗效。

其次是继续教育规范化。很多国家根据世界卫生组织的针灸教育培训标准,对已经从事针灸医疗的人员开展针灸继续教育与培训,并组织相关考试,对针灸从业人员系统培训与考核。如巴西中医针灸学会,根据世界卫生组织的针灸教育培训标准,开展了巴西针灸从业人员培训,并在世界针灸学会联合会的主持下进行了针灸从业人员资格考试,在巴西针灸界反响很大,受到巴西针灸从业人员的广泛关注与好评。

3. 针灸行业标准

ISO、WHO、WFAS都高度重视针灸标准的制定,各国针灸学术团体也积极制定针灸的相关标准。2010年ISO成立了新的中医药技术委员会TC249,专门用来制定中医针灸标准;WHO已经制定针灸相关标准4个;WFAS于2011年发布4个针灸行业标准。中国已经制定30多项针灸国家标准。这些标准的出台为针灸医学的国际化发展创造了更加规范的环境,也进一步推动了针灸医学标准化的进程。

(三)针灸应用范围扩大化

20世纪50年代,针灸治疗的病症200余种。而到70年代统计,这个数字已经上升到300种左右,其中约100种疗效显著,而且针刺麻醉也在临床得到了广泛试用。世界卫生组织公布针灸有效病症共计43种。而根据中国天津的学者统计,目前针灸适应证分为四级病谱,共计461种。针灸的常用范围,如对运动神经系统疾病、疼痛等症的疗效受到患者与医疗工作者的广泛认可。在此基础上,其应用范围逐渐扩大,目前内、外、妇、儿科等多科室都采用针灸疗法,比如针刺用于缓解分娩痛等;针灸应用于某些急症和重大疑难疾病,如癌症、肝炎、艾滋病、糖尿病等,或应用于某些重大疑难疾病的某个阶段或某个治疗过程,如河南中医学院采用艾灸治疗艾滋病腹泻获得显著疗效。事实证明,针灸有效的病症遍及临床各科,针灸传统优势病种阵地得到进一步巩固,新的领域也在不断拓展,针灸疾病谱在逐渐扩大。

(四)针灸科研多元化

针灸科研的多元化主要体现在针灸的多学科、多地域科学研究。

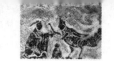

（1）多学科。对于基础理论研究,在传统文献研究基础上,进一步开展考古学研究,深入挖掘文献古籍的精髓,并采取古今结合的方式,将文献古籍与现代书籍研究相结合。比如,对经络实质的研究采用了多学科研究方法。

科研理念和科研技术的跨学科。在原有科研理论基础上,采用当今世界先进的科研理论,如混沌理论、量子物理。在声、光、电、磁等原有科研技术的基础上,引进先进的现代科研技术,如纳米技术等。

（2）跨地域。越来越多的国家开展跨国和跨地域联合研究,建立跨地域多临床研究中心,共同探讨研究方法、开展研究项目、分享研究成果。当代的针灸研究,已经在全球范围内广泛开展,并且日益表现出多学科介入、多地域合作的特征。例如,针灸的有效性研究,针灸穴位的特异性研究等。

（3）针灸科研经费不断增加。德国投入几千万欧元开展了针灸有效性研究,这在以前是不可想象的,这充分说明针灸医学的研究与发展得到越来越广泛的关注。针灸科研经费的不断增加,加速了针灸科研的多元化发展,继而促进了针灸医学的国际化和规范化。

三、现　状

（一）亚洲

1. 日本

针灸从中国传入日本距今已有140年以上的历史。据不完全统计,目前日本约有专业针灸医师5万人,除了许多针灸专科诊所提供针灸医疗服务外,约有71.7％的综合医院开展中药及针灸疗法。在医院中针灸应用率最高的科室为内科(71.8％),骨科次之(28.8％),再次为妇科(26.4％)和外科(25.2％)。在医院里,把针灸作为辅助性治疗手段的约为67.4％,作为主要治疗手段的约为13.6％,故临床上主要是以针灸和药并用为主。

在针灸教育方面,日本很早就有了针灸专门学校,目前日本有90多所中专或大专性质的针灸学校,近年来也成立了针灸大学,可以授予学士、硕士和博士学位。

在针灸基础研究方面,日本学者也做了大量卓有成效的工作,其研究工作包括:①针刺麻醉的原理及针刺镇痛机制;②针灸治疗疾病及预防保健的作用机制;③经络及循经感传现象的客观化;④穴位的形态学及其与皮下硬结、压痛点的关系;⑤良导点、良导络及电针治疗的作用机制;⑥针感传导的途径等。

2. 韩国

韩国针灸于1945年进入现代化新阶段。1947年,韩国成立了韩医学院,并于1951年对韩医医疗服务行为立法。韩国主要有两种类型的医生:西医医生和韩医医生。韩药与西医药具有等同的法律合社会地位,但韩医医疗行为只能由韩医医生执行,任何非韩医医生开具韩医处方,使用针灸等都是非法的。除韩医外,准医生,如接骨师、针灸师和艾灸师可以从事许可范围内的针灸医疗服务。截至 2009 年《韩医年鉴》统计,韩国注册韩医师数量为 18,333 人;截至 2011 年《韩国卫生福祉部年鉴》统计,其他可从事针灸许可范围的准医生数量为 8,190 人。2011 年韩国西医医生与韩医医生的数量,分别是 104,332 人和 19,846 人。韩医医生数量大约为西医医生的 1/5。西医医院和诊所数为 29,102 家(医院 1,633,诊所 27,469),韩医医院和诊所数为 12,229 家(医院 168,诊所 12,061)。大多数韩医医生在初级保健水平都是个体开业,主要提供针灸、草药、艾灸和拔罐疗法服务,其他还包括顺势疗法、气功、音乐疗法等替代疗法。

在针灸教育方面,韩国的韩医学教育大体上可分为三方面:一是大学本科教育;二是深化教育,即研究生(硕士和博士)教育和临床专科教育;三是继续教育。大体上可归纳为院校式和研修教育。

另外,在医疗保险方面,韩国的医保覆盖包括韩医诊断、针刺、艾灸,以及 56 种中药提取物为基础的药品。

3. 马来西亚

自从郑和于 600 年前来到马六甲,传统中医药即开始在马来西亚为人民健康服务,其中最受欢迎的是针灸、骨伤推拿、艾灸、拔罐等疗法以及中药材。马来西亚卫生部于 1998 年设立"传统与辅助医药委员会"(TCM),2001 年发布传统与辅助医药的政策法规,2004 年正式成立"传统与辅助医药管理局"。依据全世界很多国家的调查显示,超过 40% 的国民使用传统/辅助医药作为保健之用。于 2009 年底,马来西亚中医教育也被合法地纳入国家高等教育体系。

4. 印度尼西亚

在印度尼西亚从事针灸,必经通过该国国家卫生部组织的执业考试取得执业证书。中医针灸医师多数是本国的医师,可以自己申请开业,或到相应的中医针灸诊所执业。针灸诊所、针灸医师执业需经过印度尼西亚国家卫生部的监管考核。在行医中采用一次性针具,平均用 5～30 支/次,治疗费约 60 美元/次。

(二)欧洲

针灸医学在欧洲很多国家也得到了普及,其中包括英国、德国、西班牙、挪威等。在欧洲成立了一些专门的针灸中医组织与协会,其中比较著名的是欧洲中医基金会。该基金会 1989 年成立于西班牙,自成立以来,始终与中医界最领先的机构保持合作协议,为共同的目标努力,官方认可、发展、国际化,以及中医全球标准化。

1. 英国

19 世纪初,针灸医学逐渐流传到英国,20 世纪 90 年代开始迅速发展。据不完全统计,英国共有 4 家有关中医和针灸学术团体和组织:英国针灸师联合会(BACC)、全英中医药联合会(FTCM)、英国中医管理委员会(CMC)和英国中医执业医师学会(AC－MP)。目前从事针灸

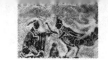

医疗服务的机构有公立医院、私立医院以及中国医生开设的连锁诊所等。从事针灸治疗的人员主要包括：通过与中国有关医疗机构合作从中国引进的专业针灸人才、英国公立医院的 GP 中在伦敦中医学院经过短期培训的针灸培训者、英国私人医院和私人诊所在中国进修学习后的英国医生等。

在教育方面，目前针灸教育只能进入卫生保健体系，英国现有 4 所大学在健康系下设中医针灸本科课程。

在医疗保险方面，在英国凡是到卫生保健体系（NHS）指定的医疗机构或医院诊病都不需要支付任何费用，包括针灸。

2. 西班牙

在西班牙从事针灸，必经通过中医院校或综合性大学的中医院系组织的执业考试，取得执业证书。参加中医针灸执业考试须获得中医针灸学历。中医针灸医师多数是本国的医师，可以自己申请开业，或到各医院设立的针灸科执业。针灸诊所、针灸医师执业需经过州或省级卫生厅的监管考核。在行医中采用一次性针具，平均用 20 支/次，治疗费约 15 美元/次。

3. 德国

在德国从事针灸者主要有三类人：①Heilpraktiker（海派客），是仅学过 3 年医学，只允许用自然疗法治病的治疗者，他们没有医学处方权，治病范围有限；②德国西医生；③中国针灸医生。参加中医针灸执业考试须获得西医学历。中医针灸医师多数是本国的医师，可以到医院设立的针灸科，或自己申请开业，或到相应的中医针灸诊所执业。针灸诊所、针灸医师执业须经过国家卫生部的监管考核。在行医中采用一次性针具，单独收取费用，平均用 18 支/次，治疗费约 70 美元/次。

在针灸教育方面，针灸不属于医学专业，大部分针灸师在针灸协会或中国的中医学院进行短期培训，随后边学边用。德国也有不少设置在大学的中医针灸工作小组、针灸协会和针灸培训点。其中有些机构可以提供 2 年以上的针灸课程，一般总计 18 个周末，其中 13 个周末上课，5 个周末实习。Witten-Herdeck 大学，是德国唯一的一家提供针灸课程的大学，提供 3 年针灸专业，共 24 个周末课。医生结业后可正式以针灸师挂牌。

在医疗保险方面，德国的医疗保险公司分两类，一类是国家医疗保险公司，另一类则是私人医疗保险公司，主要针对西医疗法。其中私人医疗保险可以涵盖部分针灸医疗费用。

4. 挪威

自 20 世纪 70 年代初，一位到中国南京中医学院（现南京中医药大学）WHO 合作中心学习针灸的挪威医生回国后开办了针灸学校，针灸传入了挪威。该校与南京中医学院建立了长期合作关系，每年组织一定数量的学生到南京中医学院 WHO 合作中心学习针灸、推拿、中成药、营养、药膳等内容，学期 3 个月至 1 年。30 年来，南京中医药大学为挪威培养了 2,000 多名中医药人才,普及到了挪威城乡,首都奥斯陆虽仅有约 60 万人口,却有 30 多个针灸诊所。挪威针灸学院在 2008 年 6 月份由挪威政府教育质量保证机构批准成为针灸本科学士学位点。同年 7 月,两校就联合培养中医药针灸硕士与博士学位又签订了意向书。

5. 瑞士

自 20 世纪 90 年代以来,针灸疗法在瑞士的普及程度明显提高。在瑞士从事针灸治疗工作的人员主要有以下几类:第一类是通过与中国有关医疗机构合作从中国引进的专业针灸人才;第二类是瑞士的一些西医医生;第三类人员是一些缺乏现代医学理论基础的治疗师,一部分是瑞士当地的针灸(中医)学校的毕业生,另一部分是取得瑞士国籍的外籍人士。以上三类人员都可以获得保险公司的支持。

在针灸教育方面,目前瑞士已经有数家取得政府教育部门认可的中医教育机构,这些中医学院(校)大多学制 3 年,一般都采取类似国内函授教学的方法,平时学生在工作之余先行自学,每个月学校进行一次面授教学,连续 2 天。瑞士联邦政府规定,医师和治疗师每年必须进行一定学时的继续教育,针灸治疗师每年的继续教育应不少于 20 学时。

6. 丹麦

在 20 世纪内,丹麦从事中医针灸工作的医疗人员主要包括三类:丹麦医生、治疗实践经验者和中国中医针灸医生。丹麦政府规定,必须有医师资格的人才能开医生门诊。丹麦人和在丹麦的中国人经过短期的培训即可应用针灸疗法治病,但治疗疾病的范围有限。

在针灸教育方面,丹麦有数十所中医针灸学校,如北欧中国针灸学院、哥本哈根大学针灸学校等,教材多为中国教科书,教师有从中国聘请的中医学院教师,也有在丹麦工作的中国医生,还有丹麦人在中国留学学习中医回国后从事针灸教学和临床工作者。学习时间多为晚上和周六、周日等业余时间,每次 2~4 小时。短期培训者 3 个月,长期学习者 4 年,并颁发毕业证书。

(三)大洋洲

1. 澳大利亚

中医针灸传入澳大利亚始于 19 世纪淘金热的出现,大量华人劳工的涌入也把中医药带入了澳大利亚。近年来,随着大量亚洲移民的引进及国际上"中医热"的出现,澳大利亚中医针灸诊所如雨后春笋般涌现。中医,特别是针灸基本被澳大利亚主流社会接受。目前澳大利亚大约有 5,000 家中医针灸诊所,每年门诊人数最少 280 万人次,80% 以上病人母语为英语。中医针灸协会的成立也大大推动了针灸在海外的发展,澳大利亚比较著名的中医针灸协会包括:澳大利亚针灸及中医药协会(AACMA)、澳大利亚全国中医药针灸学会联合会(FCMA)。

在针灸教育方面,澳大利亚中医药教育与欧美国家不同的是,他较早地进入了公立大学的教学体系。在墨尔本,有两所大学设有中医系:墨尔本皇家理工大学(RMIT)和维多利亚大学(VU),并可授予博士学位。其中成立于 1993 年的 RMIT 中医系作为西方世界大学中的第一

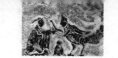

个中医系,更是为中医药教育在海外的规范化发展起到了重要作用。

在医疗保险方面,中医针灸虽然还没有纳入澳大利亚的全民医疗保障系统,但是各大私人保险公司都将针灸纳入他们的个人保险计划中,目前更有越来越多的保险公司将中医药开始纳入他们的个人保险计划。

(四)美洲

1. 美国

相对于其他国家,针灸传入美国的时间比较晚,但却发展迅速。1971 年美国资深记者詹姆斯·赖斯顿(James Reston,1909－1995 年)在《纽约时报》头版刊登文章,介绍他自己在北京阑尾炎手术后出现腹胀不适,针灸治疗后效果良好,掀起了一场"针灸热",引起了美国主流社会对中国针灸的关注。1972 年美国总统尼克松访华期间,总统的随行私人医生塔卡在华参观了针麻手术,塔卡回国后对针灸疗效的介绍,更让针灸一时轰动了西方,让美国患者对针灸治病都抱有了极大的希望。在过去的 40 年中,据不完全统计,美国执照针灸医师已经超过 3 万人,还成立了多个针灸/中医学会,包括:纽约执照针灸医师联合公会、美国中医药针灸学会等。他们致力于针灸的立法、针灸医学的发展、针灸疗法的推广,为针灸在美国的发展做出了突出贡献。

2. 加拿大

中医针灸医师多数是华人医师,可以自己申请开业。针灸诊所、针灸医师执业需经过州或省级卫生厅的监管考核。在行医中采用一次性针具,平均用 5～10 支/次,治疗费约 50～70 美元/次。

其中在安大略省中医针灸发展尤为突出,其历史可追溯到 19 世纪 80 年代。中医针灸在安省的发展,经历了萌芽阶段、20 世纪 70 年代的世界"针灸热"之后,迎来了发展高峰,于 2006 年 12 月"传统中医药法案"在安大略省议会通过。从此中医针灸专业和其他 23 个医疗专业一样受到立法规管,成为安省医疗系统的一部分。

立法规管后,安省将设立更加规范的中医针灸教育标准和操作程序,安省教育厅私立专上学院管理局,将会定期审查和监管各中医学院。目前该省比较著名的中医学院是加拿大安大略省中医学院。该学院始建于 1998 年,是目前安大略省仅有的两家全日制英、中文双语授课的学院之一,授课以英文为主,同时设有半日制及夜校课程。学院设有全日制四年(4385 学时)的中医专业、全日制二年针灸专业(2090 学时)、全日制二年推拿专业(1745 学时),和全日制二年医疗气功专业(现为 845 学时,将增加至 1000 学时)。安大略中医学院是北美唯一设有医疗气功专业的中医学院。

3. 阿根廷

中医针灸的发展在阿根廷经历了启蒙、普及及立法三个阶段。自 1997 年在阿根廷举行的

"国际针灸专业人员水平考试"后,除提高了各参试者中医针灸学术水平外,也带动了当地中医针灸界的学术研究活动与读书学习风气,并进一步取得了对中医针灸地位的共识,确认中医独特的理论体系和卓著的临床疗效。目前,阿根廷的中医针灸医师多数是华人医师,可以自己申请开业。在行医中针具采用专人专用,平均用 20 支/次,治疗费约 35 美元/次。

4. 巴西

自 20 世纪 80 年代初,受世界性的"中医热"影响,中医针灸疗法开始风行于巴西。自1981 年,中国祖传中医王钰医师到南美举办针灸师培训班及针灸研究班开始,中医针灸疗法在巴西逐渐开展起来。于 1996 年 8 月,巴西联邦医学委员会经过 10 年的观察和思考,承认了中医针灸的合法性。

目前,全巴西约有 1 万多名针灸师,仅圣保罗就有 2500 名。据巴西卫生部门统计,仅圣保罗一地,每年就有约 60 万人向中医求助。在巴西 12 所大学的附属医院和 37 个公共卫生站中,每月约有 8,000 人接受针灸治疗。圣保罗市卫生局新开设了一所传统疗法医院,主要采取针灸、推拿、理疗等疗法。该市还计划在全市 600 家小医院开设针灸科。现在,巴西除有私人开业的中医针灸诊所外,一部分医院也设置了针灸科。针灸被用于治疗各种疼痛、关节炎、面神经麻痹、血小板减少、精神紊乱症等多种疾病。

在针灸教育方面,自中医针灸疗法在巴西合法化以后,该国已有 6 所医科大学设置了针灸课程。例如,圣保罗医科大学是培养博士后的高等院校,该校设置了中医课培养中医高级人才,课程以针灸为主。巴西利亚大学已经在其医学院开设了针灸培训班,里约州联邦大学医学院和圣卡塔里那州联邦大学也开设了针灸课程。

(五)非洲

中医针灸传入埃及约有 30 年的历史,目前埃及从事针灸的临床者主要有三种形式:其一,国家医院的针灸门诊,即由埃及政府邀请并由我国政府派出中国针灸专家所在的门诊,如金字塔医院;其二,个体开业者的针灸门诊。现在埃及有了一些个体开业的针灸小门诊,一般是 2~3 张诊疗床,每周开诊 3~4 个晚上;其三,个别中国游医私下开设的针灸门诊或附属在埃及人诊所中治疗。埃及政府以前不批准外国人独立在埃办医院或开诊所,近几年政策有所改变,允许外国人开办一定规模的专科医院,但目前尚未批准开办中医类诊所或医院。

在针灸教育方面,目前,埃及尚没有正规的针灸教育体系。埃及人学习针灸的途径主要有四种:一是中国针灸专家在埃的针灸教学;二是到中国学习;三是去欧美学习,多以去西欧学习针灸为主;四是埃及医生办班传授针灸。少数理疗科或短期学习过针灸的医生自我招生办班,多是短期培训班,一般 1~3 个月。

中国针灸对外交流

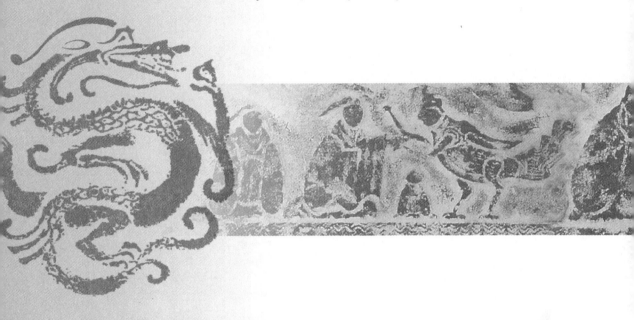

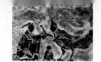

改革开放以来,中国针灸对外交流取得了巨大成就,这些成就离不开政府的指导和支持,所以首先介绍了政府对外交流的基本政策。中国针灸对外交流所取得的成就,表现在方方面面,不可能一一罗列,因此都是选取了一些代表,以期通过这些代表,管中窥豹,可见一斑。第五节内容,则是选取了"十一五"期间各中医药机构对外交流的总结,因为,中医对外交流实际上主要都是针灸交流,希望读者能够在具体文字中能够理解。

第一节　针灸交流政策

本节主要介绍我国政府在针灸交流中所颁布的基本政策,现将部分重要政策罗列如下。

中医药对外交流与合作十年规划

（国家中医药管理局 1997 年）

中医药学是我国人民几千年来与疾病作斗争的经验总结,是祖国辉煌灿烂的科学文化的结晶,为中华民族的繁衍昌盛做出了巨大贡献。

早在公元前 2 世纪,中医药就开始向朝鲜、日本、印度,以及东南亚、阿拉伯国家传播。在历史的长河中,又不断西传,既促进了世界人民的健康和医学科学的发展,也吸收了其他国家民族医药的经验和技术,不断完善和充实自己,形成了迄今为止世界上最为系统完整的传统医学体系。

新中国成立后,我国《宪法》规定了"发展现代医药和我国传统医药",并把"中西医并重"作为我国卫生工作的方针之一。在党和政府的重视与支持下,我国的中医药事业得到了很大的发展,在医疗、教育、科研、生产、贸易等方面具有了相当的规模和水平,已经成为我国社会主义卫生事业和医学科学的重要组成部分。

随着我国的改革开放,中医药的发展与成就日益引起世界的关注。越来越多的各国人士热衷于学习、研究、使用中医药,中医药的国际交流与合作进入一个蓬勃发展、前景广阔的新阶段。我们要紧紧抓住有利时机,顺应世界医学发展的总趋势,加强中医药的对外交流与合作,促进中医药更广泛地走向世界,不仅对于发展我国的经济,提高我国在国际上的地位,而且对于弘扬我国优秀的传统文化,提高中医药学术水平,繁荣世界医学,保障人类健康,都具有十分重大的意义。

现状与趋势

一、中医药走向世界取得了较大进展

(1)针灸推动世界范围中医药的传播。20 世纪 70 年代,我国针刺麻醉的成功,震惊了世界医学界。随着针灸原理的深入研究和国际交流的增加,针灸的国际影响不断扩大。目前,世界上许多国家已在不同程度地运用针灸治疗疾病,有些国家和地区明确规定了针灸医疗的合法资格,还将针灸纳入了医疗保险范围。

(2)国际天然药市场出现了蓬勃生机。随着人们对化学合成药品毒副作用的认识和药源性疾病的不断出现,世界上对传统医学、天然药物逐渐重视。天然药物的社会需求量大幅度增加,刺激了天然药品国际市场的繁荣与发展,也促进了中药的对外交流与贸易。目前,世界天然药品年贸易额已达 150 亿美元,并以年平均增长率 10% 的速度递增。至今,我国的中药已出口到 130 多个国家和地区,年出口额达 6 亿美元,并呈现不断增长的趋势。

(3)中医药引起国际社会的关注。世界卫生组织从 70 年代就开始介绍针灸医学,并推荐43 种针灸疗法适应证,组织制定了针灸经穴命名标准化方案。为了研究发展传统医学,世界卫生组织在一些国家建立了 26 个传统医学合作中心,其中在我国就有 7 个,主要进行中医药的合作研究,向世界各国提供发展中医药的经验。世界卫生组织还在我国建立了 3 个国际针灸培训中心,为世界各国培训针灸专业人员。

目前,全世界大部分国家和地区已有了各种类型的中医诊所、学校、中药贸易公司、研究中

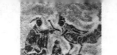

心。在许多国家成立了中医药学术团体,不断开展中医药的学术研究和交流活动。世界针灸学会联合会、世界医学气功学会等国际性中医药学术团体先后成立,中医药的国际学术交流活动空前活跃。来我国学习中医药的外国留学生不断增加,一直占学习自然科学留学生人数的第一位。

(4)中医药的对外交流与合作不断发展。我国实行改革开放以来,中医药的国际知名度逐步提高,影响范围不断扩大,中医药的对外交流与合作呈现良好的势头。自70年代以来,我国已为世界130多个国家和地区培训了万余名针灸专业人员。我国已与国际组织、外国政府和民间团体建立了一定的业务联系,并和40多个国家建立了政府间中医药交流与合作关系。此外通过派出医疗服务、组织学术交流、举办或参加国际学术会议、开展中药出口贸易与经济合作、进行中医药科研开发等多种形式,不断扩大中医药对外交流与合作的范围。中医药的对外交流与合作正从民间向政府、从低层次向高层次发展。

二、存在的困难和原因

(1)20年来中医药在全世界虽然有了很大的发展,但在世界各国的发展还很不平衡;在国外的非华人主流社会中,除针灸外,中医药的总体知名度不高,影响还小;中药贸易在国外主要集中在亚洲和其他国家的华裔市场上,我国中药的出口额在世界天然药品贸易额中所占比例较小;中医药文化在世界的传播还没有跨出华人社会的文化圈,真正融入大多数国家的主流社会;中医药在绝大多数国家还没有合法地位,不能全面参与该国医疗保健和社会保险体系。

(2)存在这些困难和问题的主要原因是:各个国家不同的文化背景和经济发展水平的差异,阻碍了中医药的传播;各国药品管理的法规和标准,限制了中药的进入;中药质量等问题和中药出口的混乱、失控,影响了我国中药的出口贸易;中医药的国际科学技术合作进展不快,特别是吸收国外的先进技术和方法还不够;缺乏强有力的中医药对外宣传和信息交流,对国外中医药的法规管理、市场动态研究不足;中医药外向型人才缺乏;中医药对外交流与合作的宏观管理机制还没有完全形成。

三、中医药必将走向世界——中医药对外交流与合作前景广阔

随着国际形势趋向缓和,和平与发展成为当今时代的主流。世界各国在致力于发展经济、增强国力时,都不同程度地把医药产业作为重要产业来加强。国际和平的环境,为人民休养生息提供了有利的条件,生活质量和生命健康越来越引起人们的关注,人类正在寻求新的医疗体系和保健方法,21世纪将是生命科学的时代。

世界大工业的发展和全球生态环境的改变,致使疾病谱发生了变化。现代疑难病、药源性疾病和化学合成药品的毒副作用,困扰着人们,影响着人类的健康。"回归自然"已成为人类追

求健康的潮流,用天然药物代替一些化学药品已经成为国际医药发展的重要趋势,天然药物、自然疗法越来越受到重视。中医药的特色和优势,顺应了世界医学的发展趋势,已经广泛引起了世界上许多有识之士的兴趣和重视。世界医药学界力求在中医药方面寻求新的药物和方法,有所发现,有所突破,促进世界医药科学、生命科学的发展。

中医药的对外交流与合作在国内发展的基础上,正面临着良好的国际环境和世界医药科学的发展机遇,中药的国际市场存在着巨大的发展潜力。通过不懈的努力,中医药必将进一步走向世界,为人类做出更大的贡献。

目标与方针

今后十年中医药对外交流与合作的目标是:

初步建立起中医药对外联系网络,基本形成多形式、多渠道、多层次对外交流与合作的格局;中医药的标准化建设和涉外法规较为完善;中医药在世界上的应用范围和使用率大幅度提高;世界各国对中医药的了解和认同程度大为增加;中医药在部分国家被纳入医疗保健服务体系和医疗保险体系。

实现中医药对外交流与合作的宏伟目标,促进中医药进一步走向世界,必须坚持"立足国内,以内促外;依靠科教,医药并举;因地制宜,双向接轨"的战略方针。

——立足国内,以内促外。要进一步发展我国中医药事业,大力吸收世界医学科学的先进技术和经验。建设好我国现有中医药机构,充分发挥中医药在我国卫生事业中的作用,提高中医药在国民经济和社会发展中的贡献率。增强中医药的可信度和辐射力。为世界各国树立榜样,扩大影响力,增强吸引力,促进中医药在世界各国的应用与发展。

——依靠科教,医药并举。要依靠科技进步不断提高中医药的学术水平和中医药的疗效。通过国际科技合作与交流这一重要途径,加速中医药的科技进步。进一步深化中医药教育改革,完善中医药教育体系,提高教学质量,培养和造就一大批各类中医药人才,满足世界中医药发展的人才需求。

中医中药密不可分。要通过中医特色和优势的宣传,使得中医药被国际社会更广泛地接受和认可,打开国际广阔的中药市场。通过针灸、推拿、正骨等中医非药物疗法的先行走向世界,进一步扩大世界对整个中医药的系统了解。同时,要依靠中医临床实践和基础研究,研制开发适应国际规范的现代中药新产品,打入国际市场,增加出口创汇,为发展我国经济服务。

——因地制宜,双向接轨。根据各国各地区不同的文化背景、经济发展水平等实际情况,中医药要主动适应各国国情,与当地各种类型的医学相结合,因地制宜,灵活机动地开拓各国市场。对于传统医药基础较好的国家和经济欠发达的发展中国家,中医药可以药品的形式进入;对于现代医药为主导的欧美国家和其他经济发达的国家,中医药可以保健食品及其他形式

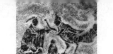

先行进入,再以药品方式进入。中医药要在实行国际间通用的标准等方面不断进行自我调适和自我完善。同时也要在不失中医药特色的基础上,建立起我国自己的标准体系,争取国际医药界的认同。通过宣传中医药的特色和优势,使各国人民对中华民族长期实践已经证明了的中医药的有效性和安全性有所认识,促进各国的医药法规标准和进出口政策对中医药的进入做出适应的调整,以期实现中医药与各国医药学的结合,共同促进世界医药学的发展。

任务和措施

中医药进一步走向世界是人类健康的需要,是世界医学科学技术发展的必然,既存在机遇又面临挑战。一方面,我国中医药事业迅速发展,取得了令人瞩目的成就,为中医药的对外交流与合作奠定了良好的基础。另一方面,随着医学模式的转变,疾病谱的变化,全球性寻找天然药物和非药物疗法的热潮方兴未艾。一些国家凭着其雄厚的财力和先进的技术装备,加强了对中医药的研究开发。再一方面,世界天然药物市场前景看好而竞争激烈,我国中医药还没有完全打开国际市场。我们必须审时度势,抓住机遇,迎接挑战。要坚持改革,扩大开放,认真研究对外策略,积极采取切实措施,为实现中医药更广泛地走向世界的宏伟目标而努力。

今后十年,中医药对外交流与合作的重点是:积极引进国际先进技术方法和设备,提高中医药的科技水平,在世界范围更广泛地传播中医药文化,推广中医临床诊疗技术和中药产品。具体内容如下:

一、扩大中医药的对外宣传,开展中医药的国际信息交流

(1)充分利用各种新闻媒介和宣传途径,加强中医药的对外宣传。发挥人民日报海外版、中国日报、北京周报、中央电视台国际频道、中国国际广播电台等对外宣传媒体的优势,扩大中医药的内容和版面。组织拍摄3部左右中医药外文专题录像片,分送世界有关国家电视台播放。要重点宣传我国的中医药方针政策、中医特色和优势、中医药的成就、名优中药等等,让世界更全面更广泛地了解中医药。

(2)加强中医药外文书刊的编辑和出版工作,扩大发行量。继续办好《中医杂志》英文版、日文版、西班牙文版、意大利文版和《中国中西医结合杂志》《中国针灸》英文版。再创办1种综合性的中医药学术刊物和1种科普读物的外文版。

(3)通过参加或召开国际会议,在境外举办中医药展览等多种形式,扩大中医药的国际影响。组织重要学术文章在国际权威学术刊物上发表,并每年在国内或国外举办一次中医药高层次的国际学术会议。积极利用计算机国际互联网络,开展中医药的国际信息交流。

(4)加强对国际组织和国外官方机构、上层人士的宣传力度,扩大对外宣传的领域。编辑中医、中药的外文宣传画册和资料,分送我驻各国使(领)馆、驻外机构、国际组织、各国医疗卫

生机构和新闻单位,并有计划地组织国外医药卫生人士参观中医药机构。

二、调动全社会的积极性,加强中医药的国际合作

(1)通过宣传我国对外合资、合作的优惠政策,充分调动境外各界人士的积极性,广泛吸引外资,引进国际组织设立的及其他来源的基金,力争吸纳各种外资 5 亿美元,开展中医药的各种合作。

(2)对中医药对外交流与合作的项目进行重点支持,鼓励有条件的单位、企业、个人到境外开展中医药的医疗服务、教育培训、科研开发、生产贸易等业务。以目前合作工作为基础,采取调整、加强、新建等方式,在一些国家中合作建立起 60 个左右政府认可并支持的具有一定规模的中医医疗保健、教育培训、科研和中药贸易机构。已建立友好城市的应把中医药内容纳入建设项目,结成一批中外友好(友谊)医院。

(3)巩固发展国际民间中医药交流与合作,支持国外各界人士开展中医药活动。发挥海外执业中医药华人的作用,建立海外华人中医药人才库,帮助其提高中医药业务水平,引导其向规范化发展。筹建世界中医药学会联合会,促进世界各国中医药界的团结与合作。

三、完善中医药涉外教育体系,大力培养外向型中医药人才

(1)积极开展中医药对外教育,逐步扩大对外教育规模。全国中医药留学生在校人数稳定在 3000 人左右。北京、上海、南京 3 个国际针灸培训中心共培训 5000 名国外针灸人员。

(2)加强对外教育培训基地建设,7 所中医药大学和有条件的中医药学院与国外大学合作建立 10 个纳入所在国教育体系的中医药教学机构。

(3)强化中医药院校的外语教学,加强外向型中医药人才的培养。在国内院校培养 2000 名熟练掌握外语的中医药人员。选择 1 所中医药院校作为国家中医药涉外人员培训基地。开展中医药翻译标准化的研究,编写多语种的中医药外文教材,编写出英文、法文、日文中医药本科教材和 1 套大型中医常用名词术语汉英词典。

四、组织中医药科研攻关,提高中医药技术水平

(1)积极引进国际上的先进技术、设备和人才,开展国际科技交流与合作。

(2)有条件的中医药研究院所和中医药院校在国外都要有中医药合作项目。

(3)组织进行中医药治疗世界性难治疾病的研究。争取在中医药治疗肿瘤、老年病、艾滋病等方面有所突破,并筛选一批中医药成果有计划地向国际推广。

(4)加速研制优质、高效、低毒的中成药,重点加强中药复方药物的示范开发研究、中医药标准和中药有效成分的研究;开发出能够进入国际药品市场的现代中药新产品。

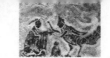

（5）设立必要的国际中医药大奖,以奖励在中医药研究方面有突出贡献的科技工作者。

五、确保中药产品信誉,增加中药出口贸易额

（1）以国际中药贸易需求为导向,采取灵活多样的贸易方式,鼓励中药企业更广泛地进入国际市场,积极探索有利于中药国际贸易的组织形式,加强中药企业外贸人才的培训,及时沟通中药国际贸易信息,拓宽中医药产品出口渠道,进一步开拓中医药国际市场。

（2）重点扶持 10 个左右中药外向型企业,提高中药出口产品附加值,发展外向型经济。巩固或建立中药材出口基地,提高年出口创汇额。

（3）积极引进国际先进的技术和设备,通过加强中药生产企业的 GMP 改造,提高产品质量,增强品牌意识,创立中国中药名牌产品,进一步树立中药产品的良好国际形象。

（4）采取措施,对影响中药出口的关键技术问题开展切合实际的科技攻关。完善中药标准,提高检测手段,加强对中药质量的检测,争取达到国际要求。

（5）加强中药出口的质量认证制度,禁止假冒伪劣产品流出国门,确保中药产品的国际信誉。

六、制定中医药涉外法规,健全中医药涉外管理机制

（1）设立中医药对外交流与合作的协调领导组织,开展中医药对外交流与合作的政策、信息、法规等方面的研究。成立中医药对外交流与合作政策信息咨询中心,开展国际规范、国际市场、国际合作、中医药应用国际化的研究和咨询服务。

（2）制定切实可行的各项涉外法规、制度,包括制定《中华人民共和国中医药涉外管理条例》,关于中医药在华涉外办学,境外办学、办医,举办国际会议和展览会,出境参加国际会议审批,外派人员管理,科技保密等方面的配套规章。逐步对中医药工作实行归口管理,使中医药对外交流与合作工作活而不乱、有法可依、有章可循,真正走上法制化、规范化、现代化管理的轨道。

七、密切政府和国际组织间交往,促进中医药对外交流与合作向高层次发展

（1）充分依靠我驻外使、领馆和其他驻外机构,介绍宣传中医药,沟通国际中医药信息,促进政府间的相互理解和支持。

（2）密切与世界各国政府卫生医药管理部门的关系,加强政府间高层次的往来。争取与我国建立政府间中医药交流与合作的国家达到 60 个左右。力争与各国的文化、科技、卫生等合作协议中都有中医药的项目,逐步扩大实质性项目所占比例。促进中医药的对外交流与合作向官方、高层次发展。

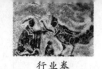

八、加强领导，突出重点，认真组织实施

为了保证本《规划》的实施，要充分发扬中央、地方、企事业单位几方面的积极性。注重全面推进和重点突破、战略与战术、远景规划和有限目标相结合。要着重抓好以下几项工作：

(1)具备条件的省、自治区、直辖市和中国中医研究院，要在国外各建立1个中医药中心。该中心根据实际情况，可以以某方面为主，也可以医、教、研、贸相结合。7所中医药大学及有条件的中医学院争取每个单位与国外大学合作，开办1个中医药专业或学院。

(2)中药"五十强"企业要争取每个企业从现有中药产品中选择至少1个品种进入国际市场。

(3)充分发挥世界针灸学会联合会的作用，并积极组建世界中医药学会联合会，加强与世界各国的民间往来和学术交流，广交朋友，推动中医药走向世界。

(4)国家中医药管理局管理中医药对外交流与合作规划的组织实施，并指导各地积极开展工作，同时充分发挥国家中医药管理局国际交流中心、国家中医药管理局台港澳技术合作中心的作用。各省、自治区、直辖市中医药管理部门具体组织本地区的中医药对外交流合作工作，特别是要抓好本省在国外办1个中医药中心的策划、筹备等工作。

(5)本《规划》是涉及中医药行业多方面的复杂的系统工程，投资巨大，所以决定了这项工作必须是以社会及企事业单位投资为主、政府投资为辅的投资政策。国家主要是宏观上给予指导，在政策上给予支持，将有限的资金主要投入科技攻关、信息服务和外向型企业改造等方面。社会各界及企事业单位必须根据市场经济规律，拓宽投资渠道，以多方筹集资金。在投资上要避免急功近利的短期行为，在考虑当前利益的同时，必须考虑中、长期效应。

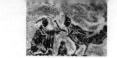

《中医药对外交流与合作十年规划》的指导意见

（国中医药发[2004]3号）

1997年,国家中医药管理局制定印发了《中医药对外交流与合作十年规划》(以下简称《规划》)。自《规划》实施以来,在各地中医药管理部门及各地政府有关部门的组织协调下,通过广大中医药工作者的不懈努力,中医药对外交流与合作的渠道和领域进一步拓宽,实质性的合作项目不断增加,多形式、多渠道、多层次的交流与合作格局初步形成,中医药在国际上的影响和地位有较大的提高。

进入新世纪以来,随着国际形势的变化和我国改革开放的不断深入,中医药对外交流与合作面临着新的机遇和挑战,提出了新的任务和要求。为了进一步落实好《规划》,促进中医药事业的发展和更广泛地走向世界,特提出以下指导意见。

一、充分认识新形势对中医药对外交流与合作提出的新要求

我国中医药事业蓬勃发展,要求加大对外交流与合作力度,开拓国际发展空间。2003年颁布实施的《中华人民共和国中医药条例》和2002年国务院办公厅转发八部门制订的《中药现代化发展纲要》,为中医药的可持续发展提供了法律保障和政策支持。一些地方政府将中药作为支柱产业、高新技术产业和战略产业来培育和扶持,促进其持续健康发展。国内中医药事业的快速发展,服务规模的不断扩大,生产能力的不断增强,要求拓展对外交流与合作的广度和深度,开辟新的国际市场,开拓更广阔的发展空间。

国际竞争日趋激烈,要求加强中医药国际科技合作,促进学术水平提高。随着经济全球化和我国加入世界贸易组织,中医药参与国际贸易与合作的机遇大大提高,同时也面临更加激烈的国际竞争。要求加大国际合作的科技含量,在政府指导下进行高等院校、研究机构和跨国企业集团间的实质性科技合作,探索资本与技术相结合进行中医药研发和生产、参与管理、知识产权与市场利益共享等新的合作模式,促进中医药学术进步,提高我国中医药在国际市场上的竞争力。

中医药在国际上迅速传播,要求把握时机,促进中医药纳入各国(地区)医疗卫生保健体系。当今国际社会越来越重视包括中医药在内的传统医药在人类医疗卫生保健方面的作用,更多国家的人民希望得到中医药保健,许多国家的专业人士在本国从事中医药临床、教学、研发和生产活动。要把握有利时机,通过交流与合作等形式,宣传展现中医药的科学性、安全性、有效性,使中医药取得更广泛的民众基础,得到世界各国(地区)政府及国际学术界的理解和认同,并逐步纳入各国(地区)医疗卫生保健体系中,使中医药发展在国际上得到更有效的保障和支持。

二、继续坚持中医药对外交流与合作的目标和方针

这些年来的实践证明,《规划》确定的中医药对外交流与合作的目标和方针是正确的,应当继续坚持。同时,要坚持与时俱进,不断结合新的形势赋予其新的内涵。

今后中医药对外交流与合作的奋斗目标是:以"三个代表"重要思想和党的十七大精神为指导,以促进中医药事业全面发展和推动中医药学术进步为依托,进一步提高交流与合作的质量和效益,发展已建立的对外联系网络,巩固已形成的多形式、多渠道、多层次对外交流与合作的格局;加强中医药的标准化建设,完善涉外法规建设;使中医药在世界上的应用范围和使用率大幅度提高,世界各国对中医药的了解和认同程度大为增加,中医药在部分国家被纳入医疗保健服务体系和医疗保险体系。

继续坚持中医药对外交流与合作的指导方针:立足国内,以内促外;依靠科教,医药并举;因地制宜,双向接轨。

——立足国内,以内促外。依靠我国中医药事业发展的优势,提高中医药对外交流与合作的能力。利用我国中医药事业发展的经验,促进国际社会理解和接受中医药。

——依靠科教,医药并举。以中医药科技进步和培养造就适应世界中医药发展的国际型人才为基础,提高中医药对外交流与合作的水平和效益。在推动中医医疗国际合作的同时,研制开发适应国际需求的中药产品进入国际市场,以医带药,以药促医。

——因地制宜,双向接轨。根据各国(地区)不同的文化背景、经济发展水平等实际情况,吸收当地医学的发展经验,建立科学、规范、适合中医药特点和各国(地区)具体情况、国际认可的中医药国际标准。创造有利于中医药进入国际市场的国际政策环境,促进中医药在世界各国(地区)的应用与发展。

三、实施标准化战略、知识产权保护战略和人才战略

(1)标准化战略。要利用我国加入世贸组织的有利条件,在国内有关技术标准的基础上,制定符合中医药特点、国际社会认同和接受的有关中医药名词术语、中医药教育机构设置、中医医疗机构设置、中医药诊疗技术、中医药从业人员和中药等国际标准,根据不同国家(地区)的实际情况逐步应用并推广,促进中医药被逐步纳入各国(地区)的医疗卫生保健体系。

(2)知识产权保护战略。知识产权保护是参与国际竞争的必要措施,可以为参与国际竞争创造条件,提高国际竞争的能力。中医药是我国数千年积累的宝贵财富,蕴含着丰富的自主知识产权和中医药资源。在开展中医药对外交流与合作中要增强知识产权保护意识,加强中医药知识产权保护研究,制定知识产权保护战略,加大对知识产权保护的资金投入,提高自主创新和专利产品研发能力。通过各方面的共同努力,形成比较完整的中医药知识产权保护体系。

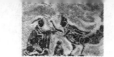

（3）人才战略。人才是开展对外交流与合作的基础。人才战略的目标是构建一支富有创新能力和协作精神、年龄结构合理、精通外语和中医药专业知识的复合人才、跨领域的高级经营管理人才、熟悉国内外专利及药品注册法规的专门人才，包括国际上知名的中医药科学家在内的高素质的中医药国际交流与合作人才队伍。

四、采取积极措施，进一步完成《规划》的各项任务

（1）加强政府间及与国际组织的交流。拓展与各国（地区）政府有关中医药及传统医药的政策法规、市场准入、市场监管等方面的交流与合作。建立与世界卫生组织、世界贸易组织等国际组织的对话及紧密合作机制，为中医药进入国际市场营造良好的国际环境。

（2）加强中医药的国际宣传。研究适合新形势的宣传方法，建立中医药宣传网络，充分利用现代信息技术和网络技术，构建对外交流与合作信息服务平台。召开中医药国际学术会议，加强与海外的各类中医药机构合作，采取多种方式宣传中医药，推广中医药。

（3）提高中医药国际教育水平和质量。支持我国中医药教育机构发挥人力、物力和技术资源优势，配合教育部门扩大接收来我国学习中医药的留学生的规模，提高受教育的层次。鼓励中医药教育机构在海外合作举办各级各类中医药教育，特别是开展当地政府认可的学历教育，组织学术机构编译国际适用的中医药教材，提高中医药国际教育水平和质量。

（4）鼓励国内社会力量，在条件成熟的国家（地区）建立或联合建立中医医疗机构，特别是运用市场机制建立示范性医疗中心，利用中医药在防治人类疾病中的独特疗效和中药产品安全有效的优势，扩大中医药的国际市场。

（5）注重科学技术在中医药国际交流中的作用，利用国内外科技资源，加强中医药科技创新体系的建设。研发一批疗效确切的中药新产品，改进中药传统剂型，提高质量控制水平，支持培育形成具有国际竞争力的大型中药企业参与国际合作与竞争，提高中医药对外交流与合作的水平和效益。

（6）加强中医药对外交流与合作中中医药资源保护的研究，正确处理中医药资源保护与国际市场利益的关系，制定与中医药发展相适应的资源保护方法和措施，加强与国际国内有关资源保护组织或机构的交流与合作，使中医药能够得到持续发展。

（7）支持民族医药的对外交流与合作。民族医药是我国传统医药的重要组成部分，结合国家区域开发战略支持我国民族地区，依据各民族传统医药特点，开展民族医药的国际交流合作，促进民族医药的发展。

（8）充分发挥中医药学术和中介机构的作用。建立中介评估制度，完善评估体系。鼓励和支持总部设在我国的世界中医药学会联合会、世界针灸学会联合会，制定和推行国际中医药行业标准，积极参与中医药知识产权保护事务。采取多种方式，加强与世界各国（地区）中医药学

术团体、世界各种医药学术团体间的交流与合作,不断扩大中医药在国际社会的影响。

(9)充分发挥港澳台地区在对外交流与合作中的作用。港澳台地区在人才交流、资本运作、基础设施、信息渠道、经营管理和与国际市场结合等方面具有独特的优势,近年来中医药得到很大发展,要与港澳台地区在人才培养、成果转化、开拓国际市场上互相交流合作,优势互补,加速中医药走向世界。

五、加强领导,全面推进中医药的对外交流与合作

国家中医药管理局要加强对全国中医药行业对外交流与合作的指导与协调,认真研究中医药对外交流与合作的规律,制定交流与合作的政策和战略规划,提供信息,努力构建服务平台。加强与世界卫生和贸易等国际组织的合作,积极参与世界卫生组织全球传统医学战略推进行动。巩固已有的政府间合作,促进与有条件的国家和地区建立新的政府间合作关系。

各省、自治区、直辖市中医药管理部门要协调有关部门发挥本地优势,调动中医药院校、医疗科研单位和企业的积极性,开辟信息渠道,鼓励支持其与有条件的国家(地区)建立合作伙伴关系。利用本地与世界各国(地区)友好城市等合作关系,加强政府层次的沟通对话,不断开拓新的合作领域,推动开展本地区重大合作项目。

各类中医药企事业单位是中医药医疗、教育、科研、生产和经营活动的主体,要利用现有对外渠道,进一步巩固合作关系,树立品牌意识,重视诚信,提高合作质量。同时要积极稳妥自主地开拓新渠道、新市场,扩大合作领域。

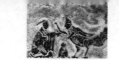

中医药国际科技合作规划纲要(2006—2020 年)

（国家中医药管理局 2006 年）

中医药是中华民族数千年与疾病进行斗争过程中积累的宝贵人类财富,它以独特的视角认识生命和疾病现象,在长期的实践中形成了抵御疾病、维护健康的有效方法和手段,是目前保存最完整、影响力最大、使用人口最多的传统医药体系。中医药学是最有望以我国为主导取得原始创新突破、对世界科技和医学发展产生重大影响的学科;中医药产业是我国具有原创性优势和巨大发展潜力的战略性产业。为充分利用全球科技资源,解决中医药现代化中的关键科技问题,推进中医药现代化和国际化进程,促进以中医药为代表的世界传统医药进入国际医药保健主流市场,并以此为突破口,带动我国科技竞争力的全面提升,促进中医药"走出去"战略的实施,特制定本规划纲要。

一、机遇与挑战

(一)战略机遇

1. 健康观念的转变使传统医药的国际市场需求不断增长

随着经济社会的发展和现代科技的进步,人类生存环境、生活水平发生了巨大变化,人类疾病谱、医学模式和医疗模式也正发生重大转变,人类对健康的认识不断提高,对健康的追求日益增强,传统医药的国际市场不断扩大,贸易额逐年增加。迅速增长的国际需求,为包括中医药在内的传统医药提供了巨大的市场发展空间。

2. 传统医药正受到世界各国政府和国际组织的重点关注

各国医疗费用的日益增长,现代医学仍然对许多重大难治性疾病良策不多,国际社会已经意识到传统医药,特别是中医药的健康观念、医疗实践的有效性与现代医学的结合将可能为人类提供医疗卫生保健新模式。世界各国纷纷从法律、标准以及市场准入等方面加大了对传统医药的支持。世界卫生组织(WHO)的数据表明,有 75 个国家已组建了有关天然药物管理机构;51 个国家制定了发展传统医学的国家政策;92 个国家颁布了草药产品注册的法律法规;54 个国家制定了传统医师注册法;61 个国家成立了关于传统药物的专家委员会,58 个国家至少有 1 所有关传统药物研究机构。WHO 强调,传统医药在实现"人人享有卫生保健"方面能够发挥重大作用。

3. 现代科技发展为中医药等传统医药发展提供了新的支撑

21 世纪以生命科学、生态科学、信息科学、复杂科学和系统科学为前沿的世界科学技术迅猛发展,自然科学与人文科学间的交叉、渗透、融合,导致新兴学科不断产生。现代科技的发展为中医药等传统医药的基本原理、核心理论及关键技术的重大创新提供了方法和手段。包括生物医学在内的生命科学，有着从分析向综合、从局部向整体的发展趋势，中医药理论和医疗实践的价值被重新认识。有效利用国际先进科学技术，解决中医药发展中的关键科学技术问题，将对生命科学及整个科学的发展产生重要影响。可以预见，中医药等传统医药将成为科技重大创新的源泉和基础平台。

4. 中医药国际合作基础已经形成

中医药在数千年的医疗实践中，积累了浩瀚的古典医籍文献与信息资源，蕴藏着世界上独有的、巨大的人类生命科学信息，是世界重大的科技成就之一。新中国成立后，随着我国国民经济不断发展和综合国力的不断提高，尤其是近10年来中医药现代化行动的开展，中医药现代化受到社会各界和海内外的热切关注和支持，中医药现代化水平明显提高。中医药基础研究、产品开发和标准化研究等方面都取得了显著进展，中医药创新能力明显增强，形成了一定数量有疗效、有市场的知名品牌和若干具有发展潜力的中药企业，建设了一批中药现代化基地，现代中药产业颇具规模，中医药医疗、科研、教育和生产体系已经形成。

中医药在世界范围的传播与影响日益扩大。截至2005年，我国与世界70个国家（地区）签订了含有中医药合作内容的政府协议；针灸在许多国家获得法律许可，中医先后在澳大利亚、南非等国家以法律形式得到承认和保护；近5年来我国中药产品出口稳步增长，已出口到个国家和地区，部分中成药品种已在一些国家通过国际药品注册正式上市；来华学习中医药的留学生人数一直居我国自然科学领域首位。中医药对外交流与合作从自发、分散的方式，逐步向在政府框架协议指导下，以多途径、宽领域、高水平为特点，以开展中医药教育培训、科学研究、医疗服务、文化交流为内容的合作方式转变。中医药医疗、教育、科研和产品开始逐步全面走向国际。

综上所述，我国实施中医药国际科技合作规划纲要的时机趋于成熟。

(二)问题和挑战

1. 中医药的科学内涵尚未被现代社会普遍理解和接受

由于历史、文化背景和思维方式的差异，中医学与现代医学有着显著的不同特点。实践中行之有效的辨证论治诊疗方法和中药炮制、配伍用药原理，尚未得到现代社会的正确评价和应用；中医药的科学内涵尚未被现代社会广泛理解和接受；中医药与其他传统医药及现代医药间缺乏相互交流的共同语言，对国际上理解、认识和应用中医药构成巨大障碍。

2. 具中医药特点的国际标准规范尚未形成

与现代西药和植物药相比，中医药的安全性、有效性的研究及其评价标准和方法更为复

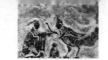

杂,这决定了中医药的质量控制、生产工艺、药理毒理、临床评价和产品注册等标准不能照搬现代西药和植物药的标准。具有中医药特点、被国际社会普遍认可的标准规范尚未建立,中医药在大多数国家还没有法律法规保障,未能进入国际医药保健主流市场,未能成为维护人类健康的现实有效的卫生资源。

3. 中医药现代化水平的提高需要新的技术和方法

虽然我国中医药现代化水平不断得到提高,但中药新产品少、中药产品科技含量低、中成药出口依赖老品种等问题,并没有得到解决;中药产品在国外药品注册仍没有取得实质性突破;中医药企业规模小、国际竞争力弱的局面,没有明显改观。为解决这些问题,满足人们对中医药不断增长的需求,必须要调动和利用国际资源,开展水平高、带动性强、能够解决制约中医药发展关键问题的国际合作,把我国中医药领域的独特优势与当今世界先进科技结合起来,为大幅提升中医药的国际地位和竞争力,推动中药现代化和国际化提供技术和方法学的支撑。

4. 发达国家正试图抢占中医药等传统医药的主导权

随着中医药等传统医药巨大市场潜力和医疗科研价值在世界范围内重新得到重视,以中医药为重点的传统医药领域科技、产业和标准的国际竞争正在全球范围内展开。

美国有 26 个医疗中心从事针灸研究,有关针灸研究项目达 200 多项。英国在皇家植物园中建立了专门的中药引种和质量鉴定中心。德国联邦卫生部拨专款支持针灸疗效的研究。荷兰利用系统生物学模型评价中医药疗效。丹麦开始利用包括分子生物学在内的技术研究中医药。日本学者已经提出通过再次吸收中医药学理论,创造"中医汉方医药学",实现东西方医学融合的"第三医学"。韩国制定了传统医药国家发展战略,印度等国家也在加速推进本国传统医药的国际化进程。发达国家利用资金和技术优势,在不断加大对中医药等传统医药的研究开发力度的同时,开始加强对传统医药标准和规范的控制,试图抢占国际传统医药的主导地位。

为应对日益激烈的国际市场竞争,保持我国在世界传统医药领域的领先地位,实施中医药国际科技合作规划纲要已迫在眉睫。

二、指导原则和战略目标

(一)指导原则

以科学发展观统领中医药发展全局,遵循"自主创新,重点跨越,支撑发展,引领未来"的新时期科技工作方针,坚持"原创性为根基,国际化为动力,人类健康为本,传承创新并重,医产学研结合,合作互利共赢"的指导原则,推动中医药走向世界,让全人类共享中医药文明。

(1)原创性为根基。以发挥传统中医药的原创优势作为中医药现代化和国际化的成功之本,选择我国中医药科技领域中优势突出项目开展国际合作,以我为主引导国际传统医药标准规范的制订,增强我国中医药在全球传统医药中的主导地位。

(2)国际化为动力。通过开展以我为主的国际科技合作,充分利用全球科技资源,攻克制约中医药现代化的重大科技问题,带动中医药科技的创新,发展具有自主知识产权的医药产业,通过许可认证、标准化和法律法规等方面的国际合作,扩大中医药产品出口和中医药文化的全球传播。以国际化促进中医药现代化,以中医药现代化进一步扩大国际化。

(3)人类健康为本。将促进人民健康作为根本使命,将治疗和预防危害人类健康的世界性重大疾病作为基本出发点,通过科技创新,充分发挥中医药的独特优势,建立预防养生为主,防治结合的健康保障体系,引导世界医疗健康模式的转变,为构建和谐社会、提高人类健康水平提供科技支撑。

(4)传承创新并重。在遵循中医药自身发展规律、继承中医药理论与临床实践精髓的基础上,运用现代科学技术方法和手段,丰富发展中医药理论。坚持双轨并重的推进策略,一方面传承"医药结合"优良传统,以现代科技手段提高传统辨证施治的可靠性,以现代技术和工艺提高传统中药生产水平和药品质量;另一方面运用生物技术和现代医药科技成果、现代化工艺和国际公认的标准规范,在传统中药基础上研制创新药物,加速现代医药产业发展。

(5)医产学研结合。坚持以政府为引导、市场为导向、企业为主体、利益为纽带的原则,以医带药,以药促医。积极鼓励采用产学研医结合的机制,研究开发新技术、新产品、新设备,培养更多中医药专业人才,共同促进中医药走向世界。

(6)合作互利共赢。根据世界各国特点和市场需求,在加大保护中医药知识产权的同时,尊重和保护国际合作中参与各方的经济利益和知识产权,互惠互利,合作共赢,让世界共享中医药文明成果。

(二)目标

《中医药国际科技合作规划纲要》的总体目标是:吸收和利用现代科技和人文成果,促进中医药理论和现代科学技术的结合与创新,深化对中医药科学内涵的认识,丰富和发展中医药理论;进一步提高中医药在国际市场上的竞争力,促进中医药进入国际医药保健主流市场,确立中医药在世界传统医药的主导地位;将具有现代人文思想和中国传统文化内涵的医疗康复保健理念推广到国际社会,在国际上广泛传播中医药文化,让中医药造福于全人类的卫生健康事业。

(1)中医药国际科技合作网络初步形成,中医药科技创新能力明显增强。建立有重要国际影响力的中医药临床研究中心、联合实验室、研发中心各 5～10 个;联合完成中医药临床疗效评价、作用机理、有效防治方法和新药研发课题 100 项;在国外完成 10 个具有市场潜力的中药品种的临床多中心研究;建立与 50 所国际著名医疗机构、大学、研究和生产机构等的多种形式的学术交流;中医药发明专利年度授权量和国际科学论文被引用数居世界传统医药领域第一

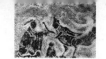

位;吸引、培养、集聚一批高水平的中医药国际化人才队伍,逐步形成若干具有较强创新能力的国际科技合作基地和研究团队。

(2)中医药产品国际市场竞争力得到提高,中医药进入国际医药保健主流市场有明显进展。促进培育一批具有全球竞争力的跨国中医药企业集团,以及一批出口型的中医药企业集团集聚中心;在国外建立一批大型中医药研发、生产(种植)和销售集团;引进、消化、吸收和集成中药制药所需的关键技术,完成一批中药生产企业的升级改造,形成具有中药生产特点、国际认可的现代中药生产技术和方法;研发和生产一批进入发达国家医药保健主流市场的中药品种并上市销售,中医药在发展中国家的医药市场份额明显增加,提高中医药产品在国际市场的份额。

(3)一批中医药国际标准基本形成,区域性注册协调体系初步建立。建立国际社会普遍接受和认可的国际标准和规范,以及多语种的译释标准。这些标准和规范适应中医药特点和各国(地区)具体情况,在疾病诊断、治疗方法、疗效评价、质量控制等方面适合于中医药的医疗、教育、研发和生产;形成以中医药标准规范为基础的区域国际传统医药注册协调体系。

(4)中医药文化得到传播。出版发行1~2种具有重要国际影响的中医药学术刊物;建立5个多语种的国际中医药信息区域中心,在中国建立传统医药国际信息中心;建立具有重大国际影响的中医药教育培训国际区域中心、示范中医综合医院各5~10个;完成一批用于中医药国际医疗、教育、宣传的中医药教材、古典医籍和现代研究成果的翻译和编撰工作。

三、重点领域和主要任务

(一)中医药防治重大疑难疾病国际科技合作研究

以中医药治疗具有的优势和特色病种为重点,应用临床流行病学、循证医学、信息技术等现代多学科的方法和技术,开展中医药对国际社会迫切需求的常见病、多发病及重大疑难疾病诊疗方法和诊断标准、治疗方法与方案、评价标准的基础与临床研究,并对行之有效的成果进行推广。

主要任务:神经精神性疾病、心脑血管疾病、自身免疫性疾病、代谢性疾病、消化系统疾病、心身疾病等重大慢性疾病,以及肝炎、艾滋病等重大传染性疾病的防治方法研究;证候诊断和疗效评价研究;证候信息识别与处理方法的研究;中医证候诊断系统和临床数据分析系统的研发。

(二)中医药在预防和养生保健方面作用的研究

在全面整理和挖掘中医药预防和养生保健方法和技术的基础上,针对世界不同国家民众医药健康需求特点,充分利用现代科学技术成果,研究中医药有效预防慢性病、亚健康状态的方法和作用机理,不断提高中医药预防疾病和养生保健水平,满足现代人类社会不断增长的健康保健需求。

主要任务包括:针灸、推拿按摩、食疗药膳和气功等预防和保健养生理论和方法的研究;行之有效、简便易行的预防和养生保健方法的国际推广。

(三)研发一批适应国际市场需求的中医药产品,培育一批具有国际竞争力的中医药企业

依据世界各地区特点和不同市场需求,充分利用数千年积累的中医药资源,结合现代科学技术,开展多种模式的中药新药研发、中医药产品的再评价和二次开发,研制开发一批适合国际市场需求的中医药产品,培育一批具有较强国际竞争力的中医药跨国企业集团,增加中医药在国际医药保健市场的份额,将中医药知识和资源优势转化为现实的经济优势。

主要任务:开发和生产疗效确切、质量标准完善、安全稳定、具有自主知识产权的中药新药,并在发达国家以药品形式注册和上市销售;以药理活性为导向的中药提取物及其组方的新药、保健品的研发和生产;基于中药方剂的现代中药研究;对现有名优中医药产品的内在质量、临床疗效和安全性进行再评价和二次开发。

(四)中药研发和生产过程中的关键技术方法的开发与应用

利用中医药的宝贵经验和巨大的信息资源,结合生物学、化学、计算机和信息学等现代科学技术,建立具有中医药特点的研发技术和方法;针对中药产业链长、成分复杂、质量控制难度大、生产工艺复杂的特点,有效引进、消化、吸收和集成国际先进技术和设备,建立中国特色的医药研发和生产体系。

主要任务:研究适应中药复杂体系特点的疗效评价、筛选、质量控制、安全评价的新技术和新方法;建立中医药传统经验与现代高技术相结合的新药研发模式,尤其是符合复方药物特点的新药发现评价方法和模式;建立适合中医药产品特点的种植、提取分离技术、制剂技术;生产过程的质量在线检测与控制技术;创制适合中药生产特点的工程化设备。

(五)中医药的传承和保护

利用国际资源,研究中医药有效传承的方法和技术;充分利用现代生物技术、信息技术,在中医药国际化过程中,保证中药资源的合理应用和可持续发展;建立适合于中医药特点的知识产权保护方法和手段,注重保护我国中医药种质资源,在世界范围内保护我国独特的中医药产品、方法与技术。

主要任务:中医药蕴藏的人类生命健康信息、有效防治方法,尤其是名老中医经验的挖掘与传承;古今重要文献的整理和保存;全球范围内的药用资源的引种与驯化;国际药用种质资源库、药用植物园、资源动态监测和预警系统的建立;建立适合中医药特点的知识产权保护体系。

(六)制定和建立中医药国际标准规范

以现有中医药标准为基础,参考国际医药标准规范,依据世界各地区特点和社会经济科技

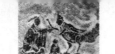

发展状况,建立具有中医药特色、适应不同地区特点的中医药标准规范,逐步形成以中医药标准规范为基础的国际传统医药注册协调体系。

主要任务:中医药质量控制、生产(种植)、药理、毒理和临床诊断、疗效评价以及注册、销售、监管等标准规范;以英文为主的中外文中医药术语译释标准;建立区域国际传统医药注册协调体系。

(七)构筑中医药国际科技合作网络

依据我国中医药研究的需求,以重点项目为合作载体,采用多种形式和途径,与国际上有影响的高等院校、研究机构、医院、生产企业合作,建立中医药国际合作网络,以我为主,结合不同国家和地区政府和科学界的兴趣点,从临床、实验及理论研究几个层面开展国际合作研究,促进形成中医药与其他传统医药、现代医药间相互交流的共同语言,从根本上突破国际社会理解、认识和应用中医药的文化障碍。

主要任务:建立双边或多边的中医药临床研究中心、联合实验室、产品研发和生产中心、安全评价中心、多语种如中英(外)文的中医药医疗、科研、教学、管理和市场数据库中心,以及世界传统医药法律法规数据库中心。

(八)推进中医药国际传播

中医药国际化是中国文化传播的有效载体。要依据世界各国的特点,建立多渠道、多层次、多模式的中医药国际传播体系,展示中医药发展成就和成果。促进中医药更广泛地走向世界,服务人类健康。

主要任务:在国外开展中医药教育、医疗活动;加强中医药科普教育和文化宣传;在国际上有影响的学术刊物上发表中医药文章;推广适宜的中医药技术和产品;支持国内中医药学术团体与世界各国传统医药学术团体的交流与合作。

四、实施措施

(一)成立实施规划纲要的组织机构

(1)成立中医药国际科技合作领导小组。科技部为组长单位,卫生部、国家中医药管理局等为副组长单位,并根据工作要求邀请相关部门参加。研究决策实施纲要工作中的重大问题,指导和协调部门和省市的中医药国际科技合作行动。

(2)建立国际专家委员会。在全球范围内聘请中医药及相关领域的著名专家,成立中医药国际科技合作计划专家委员会,统一协调中医药国际科技合作计划的重点领域和实施方案。

(3)成立国际理事会。科技部牵头协调有关国家政府和国际组织,组织实施《中医药国际科技合作规划纲要》。以我为主,成立国际理事会,在中医药双边合作的基础上,启动多边合作机制。

(4)以一批国内名牌中药产品的疗效机理的国际研究为突破口,启动计划的实施。以计划为纽带,建立国内有关部门及地方参与的协调协作机制。

(二)保障资金来源

(1)充分利用现有资金。以科技部现有国际科技合作经费为基础,协调、集中科技部内现有资金,支持中医药国际科技合作项目的实施。卫生部、国家中医药管理局进一步支持中医药国际科技合作项目。

(2)申请专项资金。积极向财政部申请《中医药国际科技合作规划纲要》专项资金。

(3)引导地方政府和社会各界资金。以政策引导、项目投入、建立中医药国际科技合作基地等方式,引导地方以及企业等社会各界资金投向中医药国际科技合作,形成支持中医药国际化发展的多元化、多渠道的科技投入体系。

(4)吸引国际资金。通过中外政府和国际组织的双边/多边协议,共同重点支持中医药国际科技合作课题,以项目形式吸引国际社会资金,尤其是发达国家设立的传统医药专项研究资金,开展中医药国际合作研究;支持国内中医药企业境外上市,有效利用境外资本市场;重视吸引在国际医药市场上有影响力的跨国企业资金进行中医药国际科技合作。

(三)制定促进中医药国际科技合作政策

从国家利益的高度出发,加强政策措施的跨部门协调、衔接和配套,抓紧制定具体办法,落实《国家中长期科学和技术发展规划纲要(2006-2020年)》及国务院《关于实施〈国家中长期科学和技术发展规划纲要(2006-2020年)〉的若干配套政策》,从科技政策、国家药物政策、知识产权政策、财税政策、外贸政策等多方面着力,加大对中医药国际化发展的政策激励和保障力度。要合理有效运用技术性贸易措施保护民族中医药产业,同时完善境外投资促进和保障体系,引导中医药产业"走出去"。积极推动将中医药产业纳入国际贸易自由化和便利化的谈判范围。积极通过政府间双边及多边合作,进一步加强国际间有关传统医药政策、法规的对话与协作,为推进中医药国际化创造良好的外部环境。

(四)实施高层战略

高层战略包括政府高层交往、高水平中医药教研机构和专家间的合作、高技术含量传统医药产品进入国际市场。

政府和国际组织间的高层交往,对于传统医药进入国际医药保健主流市场具有关键的推动作用。通过开展政府间、国际组织间的高层交往,加强双方高层官员的接触,拓展与世界各国(地区)政府有关传统医药的政策法规、市场准入、市场监管等方面的交流与合作,加强与世界卫生组织、世界贸易组织等国际组织的合作,以国家和政府的力量为传统医药进入国际市场提供强有力的支撑,推进传统医药进入国际医药保健主流市场。

支持社会各界在政府协议指导下,通过双边或多边渠道,与高水平的医疗、教育、研发和生

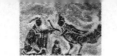

产机构以及学术团体开展传统医药合作。

依据不同国家和地区的特点,根据不同对象的不同服务需求,推出高质量的传统医药服务技术和产品,提高国际社会对中医药等传统医药在防治人类疑难病方面确实疗效的理解,促使接受和使用传统医药。

(五)建立区域研究团队

依据我国中医药研究的需求,结合不同国家和地区政府和科学界的兴趣点,由专家委员会选择合适的合作方式,有针对性地设立国际合作项目,建立区域研究团队。支持区域研究团队在研究世界各地区的特点、探索中医药进入国际医药保健主流市场的方法和途径工作中,发挥作用和体现创新特色。

1. 北美、欧洲和澳大利亚地区

美国、加拿大、欧洲拥有包括生命科学领域在内世界上最先进的科学技术和最尖端的仪器设备,汇集了现代科学领域内最杰出的科学家队伍,基础研究资金雄厚,可通过国内外联合申报对方政府资助的项目、我国资助引进技术和人才的方式,重点在中医药基础研究方面加强合作,在揭示中医药科学内涵、疗效评价标准和中药研发方法学上取得突破。利用欧盟目前制定传统草药名录的时机,联合研究、推荐中药名录。

2. 港台、东北亚和东南亚地区

该地区受我国传统文化影响较深,政府和民众对中医药尤其是中药复方产品接受程度高。可以中药复方产品为重点,设立国际科技合作项目,形成中医药区域标准,并力争该标准纳入所在国药品注册标准。

3. 南亚、中东/海湾、拉美和非洲地区

该区域有自己的传统医药历史,对传统医药注册标准非常重视,但研发力量弱,可以我为主,联合当地著名高等院校和研究机构,取得双方政府的支持,建立联合实验室,合作研究传统医药标准,以国际合作方式,形成所在国以中医药特点为基础的传统医药注册管理标准。

(六)培养国际化人才

开展中医药引智工程,促进国际、国内人才双向交流。鼓励利用多种方式和灵活机制,从海外引进核心人才及团队,注重吸引和培养熟悉国外法律法规、掌握传统医药知识产权与技术壁垒游戏规则的专门人才,使中医药现代化专业队伍呈现"国际化人才,人才国际化"的新局面。将创新团队的培育和尖子人才的培养作为本规划项目的重要实施内容和考评指标。把传承传统中医药学术有造诣的特殊人才、中医药学科以外的优秀学者纳入中医药现代化和国际化创新团队中。加强中医药科技成果转化所急需的复合型管理人才、中介人才的培育。

中医药对外交流与合作中长期规划纲要(2011—2020)

(国中医药国际发[2011]50号)

为贯彻落实《中华人民共和国国民经济和社会发展第十二个五年规划纲要》和《国务院关于扶持和促进中医药事业发展的若干意见》,进一步加强和指导中医药对外交流与合作工作,促进中医药事业科学发展,为国家经济建设和社会发展服务,为人类健康服务,制定本规划。

一、现状与趋势

进入新世纪以来,我国综合国力大幅提升,国际地位显著提高,中医药事业取得长足发展。多种形式的中医药对外医疗保健服务向全世界展示了中医药在医药卫生和人类健康促进中的独特优势,多途径,多形式,多层次的中医药国际教育合作已具有一定规模,一些中医药国际科技合作项目在国际医学界引起广泛关注,中药企业走向国际市场步伐加快,中医药产品和服务贸易稳步发展。目前,我国与外国政府及有关国际组织已签定了含有中医药合作内容的双边政府间协议96个,专门的中医药合作协议49个。第62届世界卫生大会通过了《传统医学决议》,敦促各成员国推动将传统医学纳入国家卫生服务体系中予以发展。国际标准化组织中医药(暂定名)技术委员会已经成立。"中医针灸"已列入"人类非物质文化遗产代表作名录",《本草纲目》和《黄帝内经》已列入"世界记忆名录"。60多个国家和地区的200多个团体会员参加了世界针灸学会联合会和世界中医药学会联合会两个国际中医药学术组织,世界针灸学会联合会已与世界卫生组织建立正式关系。对香港、澳门特别行政区和台湾地区中医药交流与合作不断得到加强。中医药在国际医学界的地位越来越重要,中医药对外交流与合作工作已成为我国外交工作和中国特色医药卫生事业发展中富有特色且不可或缺的重要组成部分。

随着健康观念和医学模式的转变,中医药的整体思维、辨证论治、"治未病"等核心思想,正逐步得到国际社会及多学科的认可和接受。近年来中医药在卫生应急和重大疾病防治方面的特色和优势作用正被越来越多的国家和地区认识。中医药已传播到世界上160多个国家和地区,许多国家明确了中医药(特别是中医针灸)的法律地位,将中医药纳入医疗保险范畴,部分国家成立了专门的中医药管理机构,中医诊所、针灸中心已成为许多国家提供传统医药服务的主要模式和场所。中医药正处在快速走向世界的战略机遇期。

同时,中医药对外交流与合作还面临着不少困难和问题。中医药科学内涵、地位和作用还没有得到国际社会的广泛理解和认可。许多国家的政策性、技术性壁垒限制了中医药为世界各国人民医疗保健服务能力的发挥。中医药在海外发展过程中存在良莠不齐的客观实际。科技支撑能力、人才队伍和中药企业国际竞争力和影响力还不能满足中医药对外交流与合作及中医药走向世界的需要。中医药对外交流与合作工作的任务仍十分艰巨。

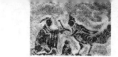

二、指导思想、基本原则和发展目标

(一)指导思想

以邓小平理论和"三个代表"重要思想为指导,深入贯彻落实科学发展观,遵循中医药发展规律,充分利用国内国外两种资源,两个市场,着眼于创新合作方式,建立合作机制,拓展合作领域,提高合作效益,统筹推进中医药医疗、保健、教育、科研、文化和产业的对外交流与合作,扩大中医药应用范围和国际影响,推动中医药理论和实践在世界范围内的丰富和发展,为国家总体外交和中国特色医药卫生事业发展服务。

(二)基本原则

(1)政府引导,社会参与。发挥政府在中医药对外交流与合作中的指导作用,统筹规划、搭建平台。巩固民间交流与合作基础,形成社会各方参与中医药对外交流与合作的格局。以内促外、以外强内。加强中医药的继承与创新,不断提高中医药在境外的发展实力。充分利用国际管理、科技、人才和资金等优势资源,推进中医药的现代化发展。

(2)突出特色,文理兼顾。重视中医药文化传播和科普宣传在中医药对外交流与合作中的先导作用,促进国际社会对中医药理论和医疗保健服务作用的认同,推进中医药的海外应用。

(3)因地制宜,分类指导。根据世界各国具体情况和对中医药的实际需求,结合国内对外合作单位的资源优势,以务实、灵活、高效的合作模式,推进中医药对外交流与合作。

(4)平等合作,互利共赢。尊重世界各国传统医学和当地风俗习惯,求同存异、相互包容,平等开展交流与合作,提高合作实效,推进世界传统医学、生命科学和医学科学的丰富和发展。

(三)发展目标

到 2015 年,与国际组织和外国政府间合作得到进一步巩固和拓展;中医药对外医疗、教育、科研合作的规模不断扩大,效益显著提高;中药产品出口额继续稳步增长,在中成药能够以药品形式进入国际医药市场方面取得进展;中医药国际标准制定取得突破,中医药文化的国际影响力明显增强;中医药民间对外交流与合作进一步得到加强,一批高水平中医药对外交流与合作基地基本建成,高素质中医药外向型人才队伍逐步形成;初步建立起适应中医药对外交流与合作的保障体系。

到 2020 年,中医药发展的国际环境得到明显改善;中医药医疗保健服务被更多国家和地区纳入医疗保障服务体系和医疗保险体系;中医药国际标准被更多国家认同;中医药文化传播和科普范围更加广泛;中医药对外服务范围和服务领域进一步扩大;对外交流与合作工作对中医药事业发展的贡献率显著提高。

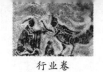

三、主要任务

(一)加强与国际组织间的交流与合作

建立与相关国际组织的长效工作机制,深化与世界卫生组织、国际标准化组织、联合国教科文组织的合作,积极参与国际组织发展战略、运行规则、政策动态和标准规范的研究与制定,推动建立有利于中医药发展的国际规则体系。

(二)巩固和拓展与外国政府间的交流与合作

建立政府间稳定的交流合作对话机制,密切高层接触往来,加强传统医学政策法规、人员资质、产品注册、市场准入、质量安全监管等方面的对话沟通和经验分享。促进相互理解与合作,为有条件的中医医疗机构、科研院所、高等院校和中药企业"走出去"搭建平台,营造良好的合作环境。

(三)大力发展多种形式的中医对外医疗合作

巩固现有中医对外医疗合作基础,鼓励有条件的中医医疗机构和社会资本与国外医疗机构、社会团体合作,在境外建立一批高水平中医医疗机构,提供中医医疗和养生保健服务。大力发展与旅游业相结合的对外医疗保健服务产业,鼓励有条件的中医医疗机构申请获得国际知名保险机构的认证。在援外工作中进一步发挥中医药的作用。

(四)全面推进多层次中医药国际教育合作

鼓励中医药高等院校、社会团体等机构与国外著名大学合作,扩大境外中医药学历教育和继续教育规模。优化教育结构、提高教育质量、推进中医药教育的国际标准建设。支持有条件的中医药院校拓展国际市场,吸引更多海外留学生来华接受学历教育。鼓励国内有资质的中医药机构为国际中医药人员提供来华短期培训和进修。支持中医药院校开展对外非学历远程教育,提高中医药从业人员的素质和水平。

(五)深入开展高水平中医药国际科技合作

支持有条件的中医医疗机构、科研院所、高等院校和中药企业与国际科研机构、知名企业、名牌大学开展科技合作。利用国际先进的现代科学技术和方法,联合开展中医药和知识产权保护。不断提高我国中医药自主创新能力,为中医药进入国际主流医药市场发挥支撑引领作用。

(六)扩大中医药产品和服务贸易

采用政府引导与市场机制结合的方式,整合国内外资源,支持中药企业在海外建立研究基地和营销网络,鼓励举办对外产品推介会、招商会及展览会,支持中药产品海外注册,依托行业

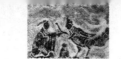

组织,扩大中药产品的国际贸易规模,积极拓展海外市场。

建立以跨境支付、境外消费、商业存在和自然人流动四种国际服务贸易提供方式协调发展的中医药服务贸易体系。实施中医药服务贸易多元化战略,建设一批集中医药医疗保健,教育培训、文化传播等功能于一体的中医药服务贸易示范机构。加强中医药服务贸易信息平台建设,建立和完善中医药服务贸易统计体系。利用多边,双边自由贸易区谈判,推动中医药服务贸易发展。

(七)积极参与中医药国际标准制定

积极参与中医药医疗保健、教育科学、科学研究和生产销售的技术标准和管理规范的制定。

在国际社会普遍认可的标准体系下,逐步开展中医医疗机构设置、中医药教育、中医从业人员素质及中药出口企业资质的国际认证认可工作。

(八)推动中医药科普知识和文化国际传播

利用现代信息技术和传播手段,推动中医药科普知识和文化的国际传播。推动将中医药科普知识和文化传播工作纳入国家对外文化工作相关规划,积极利用各种平台和方式,开展中医药文化海外推广工作。针对不同国家营造中医药医疗、保健、教育、科研、产业等侧重点不同的市场发展环境。继续开展中医药项目申报"人类非物质文化遗产代表作名录"和"世界记忆名录"工作。组织开展中医药海外文化推介和科普宣传工程,在境外举办中医药文化巡展和巡回科普宣传。

(九)密切与港澳台合作

通过建立和支持内地与港澳地区具体合作项目,加强政策法规、医疗保健、教育培训、科学研究、医药产品、文化传播、科普宣传等各领域的交流合作。扩大与台湾地区的中医药交流与合作,增加交流人次、提高合作层次、拓宽合作领域、推进务实合作,提高海峡两岸中医药服务能力。举办海峡两岸及港澳地区中医药学术交流大会,推进中医医疗、科研教育、产业及管理等全方位的合作,实现海峡两岸及港澳地区中医药事业的共同发展。

四、保障措施

(一)组织保障

发挥中医药部级协调机制的作用,加强政府对全国中医药对外交流与合作的领导,统筹协调全国中医药对外交流与合作。成立国家中医药管理局对外交流合作专家咨询委员会。聘请有国际交流与合作经验及影响力的专家、知名人士作为中医药对外交流与合作顾问。建立中医药对外交流与合作信息收集和分享平台。地方各级中医药管理部门建立健全管理结构,配备专、兼职外事管理人员,负责本地区中医药对外交流与合作工作的统筹和协调。建立执行和追踪评估机制,保障规划的有效实施。

(二)政策保障

积极推动将中医药对外交流与合作纳入国家外交、卫生、教育、科技、文化、贸易等发展战略中,建立健全中医药对外交流合作的法规体系。创造条件,对积极参与中医药对外交流与合作的结构和专业技术人员给予支持。进一步加强出国(境)管理,规范对外交流与合作项目的实施,保障中医药对外交流与合作工作的有序开展。

(三)资金保障

通过多种方式筹措资金,支持中医药对外交流与合作。各级中医药管理部门积极争取地方财政支持。争取国家对中医药对外交流与合作专项资金投入、引导,鼓励和带动社会各界加大对中医药对外交流与合作项目的投入力度,形成投资主体多元化、投资方式多样化的中医药对外交流与合作格局。

第二节　针灸服务贸易

一、教育机构

针灸的教育机构主要是中医类院校,在相关卷中已有介绍。

二、培训机构

北京国际针灸培训中心

1. 历史背景

上世纪 70 年代初,随着中美关系的解冻,针灸开始受到外国人的关注。越来越多的外国朋友要求来中国学习针灸,一些国际组织也多次表达希望中国尽早举办针灸学习班的愿望。为满足这一要求,1974 年中国卫生部、外交部、外经部联合就举办"外国医生针灸学习班"请示中央,这一请示得到了中央的积极回应和批准,从此也由此拉开了新中国有组织、有计划地开展针灸国际传播的序幕。

"外国医生针灸学习班"于 1975 年在京、沪、宁 3 地开展。北京的培训机构设在中国中医科学院针灸研究所(原中国中医研究院针灸研究所)。第一期"外国医生针灸学习班"准备历时一年,通过多变援助途径,使用了中国对联合国开发计划署的捐款,为来自亚洲第三世界国家的 34 位医生提供了为期 3 个月针灸培训。

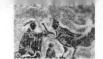
随着针灸在国际上的逐渐升温,"外国医生针灸学习班"已满足不了形式发展的需求。1983 年经卫生部 281 号文批准,原京、沪、宁 3 地"外国医生针灸学习班"同时升格为"中国北京国际针灸培训中心"、"中国上海国际针灸培训中心"和"中国南京国际针灸培训中心"。这 3 个中心的成立为扩大针灸在世界范围的传播和普及奠定了组织基础,也使得"三中心"在国际针灸领域享有了一定的影响。

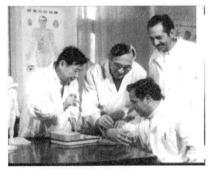

早期外国学员学习针灸

2. 历届主任

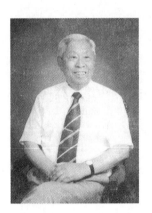

第一任主任王雪苔

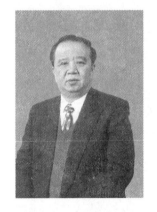

第二任主任邓良月

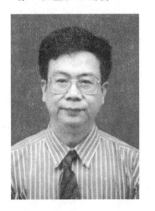

第三任主任朱兵

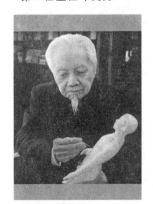

终身名誉主任程莘农

3. 中心校训

针灸传扬

4. 中心概括

团队:中国北京国际针灸培训中心历经 30 多年的发展,拥有一支以院士领衔,教授、博士等专、兼职专业教学队伍,和一支语种涉及英、意、德、日等 6 种语言的翻译团队,此外还有 11 家临床实习基地。

教材:核心教材为程莘农院士主编的《中国针灸学概要》《中国针灸学》。此外,朱兵、王宏才主编的 *Cases Studies from Chinese Acupuncture Experts*, *Basic Theories of Traditional Chinese Medicine*, *Diagnostics of Traditional Chinese Medicine*, *Meridians and Acupoints*, *Acupuncture Therapeutics*,以及一批主讲专家讲义等构成了中心的教材系列。

科目:中心的培训科目分 3 方面。

(1)基础班

通过学习,初步掌握针灸学基础理论、基本操作技术和 120 个左右常用穴位,并能简单应用经络辨证治疗 25 种左右常见病症。

(2)进修班

在基础班的基础上,比较全面地了解中医基础理论,系统地了解经络学说,熟练地掌握 250 个穴位的定位、主治和针刺操作技术,并能适当应用中医基础理论进行辨证论治,处方配穴和治疗 40 种左右临床常见病症。

(3)短训班

①针对某一专题开设的培训项目,如病因、四诊、八纲、辨证、头针、耳针、推拿、气功、太极拳等。

②针对某一病种如头痛,针灸美容等开设的短期培训。

③针对专家特色诊疗经验的学习班。

(4)诉求班

根据学员的要求设计培训课程。

5. 中心成就

(1)30 多年来,中心一直以普及传授针灸、中医理论和临床技能为宗旨,为世界上 106 个国家和地区的上万名医务工作者提供了针灸、中医等方面的培训。他们中间的许多人已经成为本国和本地针灸领域的带头人,有的还组织创立了针灸学术团体或研究机构,创办了针灸学术刊物等。

(2)与世界卫生组织保持密切的关系,出色地完成了世界卫生组织传统医学合作中心有关

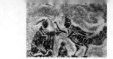
"完成针灸培训方法,为外国学员提供培训机会"的专项工作。

(3)中心的专家不断地被邀请赴美、英、日、法、瑞、荷等数十个国家从事针灸培训、医疗及学术交流等工作,并承担了中国外交部、国家中医药管理局等许多重大的外事医疗任务。中心翻译团队多次在重大的国际会议,部局领导出访等外事活动中出色完成任务,有力地支持了中医药的外事工作。

(4)作为国家中医药管理局及中国中医科学院重要的对外交流窗口,本中心接待国外政府、国际组织、医学机构、大学及民间行业学会等各类访问交流团数百余起,为中国的改革开放及中医针灸对外交流做出了贡献。

三、企 业

(一)苏州医疗用品厂有限公司简介和历史沿革

苏州医疗用品厂有限公司坐落于苏州古城中心,是我国针灸针和针灸器械生产的标杆企业和出口基地,针灸针国家标准和世界针灸学会联合会国际组织标准、针灸器械行业标准的起草制订单位,系同行业中唯一的国家二级企业、江苏省高新技术企业,迄今已有140多年生产针灸针和针灸器械的历史,被国家商务部认定为保护与促进的"中华老字号"。

物华天宝,人杰地灵。苏州在历史上就是一座举世闻名的城市,它不仅以东方水城、鱼米之乡、园林之都闻名遐迩,而且其评弹昆曲、刺绣工艺、吴门画派、中医医术等也蜚声中外,其中我国最古老的中医针灸器械也是苏州之一绝,杏林人语"北有同仁堂,南有华二房"。1862年间,太平天国攻打苏州时,常州东门外有一姓华名竹生,号仲仪的制针艺人参加太平军,随军来苏,因一目受伤失明而退伍定居苏州重操旧业,在护龙街(今苏州市人民路)接驾桥附近大铁局弄口开设"华家琢针店",产销缝衣针和针灸针。后来他二儿子华墨青继承父业对制针工艺悉心研究,使"华二房"针灸针以工艺精湛、美观耐用而远近闻名,深受中医针灸界的欢迎。1956年2月,在"华二房"基础上合并了华隆兴、任家记等作坊公私合营,成立"苏州土针生产合作社"。1953年在承淡安先生的倡导下,首开中国传统针灸针采用不锈钢丝生产的先河。1956年8月改名为"苏州针灸生产合作社";1961年改名为"苏州华二房针灸针生产合作社";1964年"苏州华二房针灸针生产合作社"与"中国针灸用品社"合并定名为"苏州华二房针灸用品生产合作社";1966年10月更名为"苏州医疗用品厂",主要生产"华佗牌"针灸针和针灸用品。1987年10月苏州医疗用品厂与中国中医研究院针灸研究所等联合组建了生产科研型的经营联合体——"苏州华佗针灸器械总厂";1992年与香港针灸气功研究所等合资成立了"中外合资苏州华佗医疗器械有限公司";2000年7月苏州医疗用品厂(第二名称:苏州华佗针灸器械总厂)改制组建"苏州医疗用品厂有限公司";2009年8月公司加盟上市公司江苏鱼跃医疗设备股份有限公司。

目前公司占地面积 17,200m²,建筑面积 10,700m²,现有员工 200 多人,其中具有扎实专业基础知识的大专以上工程技术人员和管理人员 88 人。生产工人经严格的培训合格后方可上岗,公司资产总额 7,000 多万元,建立了良好的生产和工作环境。位于苏州高新区科技城的占地 108,667m²、总投资 4.8 亿元的新的生产和研发中心已经奠基、开工建设。

"华佗牌"商标在 1979 年国家工商行政管理总局对全国商标进行清理时,恢复使用、注册。1989 年后工厂对商标文字字体和图形进行局部修改后再次注册,核定使用范围扩展为第 10 类全部商品和第 42 类服务,2000 年 7 月所有商标均核准转让至"苏州医疗用品厂有限公司"名下。

公司主要产品"华佗牌"针灸针、针灸器械、电子医疗保健器械和可吸收性外科缝合线等四大类医疗器械产品。主导产品"华佗牌"针灸针承载中国几千年的历史文化,是我国传统中医领域的名牌产品,选材讲究、工艺独特、制作精良、品质卓越,集"古、老、新、优、全"五大特点,满足了国内外中医针灸医生的各种临床需要,赢得了广大顾客的信赖和厚爱,被国际针灸界誉为"中国针灸第一针"。继 1979 年、1984 年、1989 年三度蝉联国家优质产品金质奖,1980 年获得"国家著名商标"称号,1992 年获得"江苏省著名商标"称号,1994 年又获"全国用户满意产品"称号,1994 年至今连续蝉联"江苏名牌产品"称号,2008 年又获得"计量合格确认证书",2009 年被认定为"江苏省自主创新产品"。并先后于 1995 年、1996 年、1997 年和 2004 年获得澳大利亚 TGA、美国 FDA、德国 TUV 等权威机构的 GMP 认证证书、ISO9001 质量认证证书、欧盟 CE 证书和 ISO13485 质量体系认证证书,每年均通过相关机构的监督审核,成为国内医疗器械行业首家通过欧盟 CE 认证的企业。"华佗牌"针灸针被世界针灸联合会和世界卫生组织确定为在中国北京、上海、南京的"国际针灸培训中心"指定用针。同时公司的电子医疗保健器械和可吸收性外科缝合线也分别于 2000 年和 2005 年通过欧盟 CE 认证。

公司也以不断完善的质量体系、严格科学的管理、良好的经营业绩和社会效益,先后获得"江苏省质量管理奖"、"江苏省质量管理先进企业"、"江苏专利百强企业"、"苏州市重合同、守信用企业"、"苏州市文明企业"、"江苏省医疗器械生产企业诚信单位"、"苏州市用户满意服务明星企(事)业单位"、"江苏省民营科技企业"等称号。1992 年起公司在南京中医药大学设立"华佗奖",并被确定为南京中医药大学教学实习基地。

公司技术创新、新品开发重点围绕市场,以市场接受为准绳,以产品质量为中心,利用与中国中医科学院、南京中医药大学、浙江中医药大学等科研院校的横向关系以及与国外公司的全面合作,成立了中医工程研发中心,通过技术引进和培训,提高了企业开发产品的技术含量和档次,也培养了一批具有实践经验和掌握当今中医针灸领域最新技术的专业技术人员,开创了

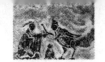
公司技术创新的新局面。一批新的中医针灸器械专利产品不断推向市场,促进和发展了传统中医针灸疗法。针刺手法针灸仪采用国家自然科学基金资助的《不同手法针刺引发的传入信息编码反应》课题成果,在完成实验研究和生物信息编码的基础上进行仪器的开发设计,设计新型的能准确表达各种针刺手法传入信息编码的针灸仪,使临床医生可根据病情选择不同的针刺疗法以适应针灸个体化治疗的作用,提高中医针灸临床疗效;在针灸科研中也可采用可以量化的译码针刺仪替代普通电脉冲针灸仪的作用,属原创性科研成果和原创性仪器设计,已申请两项国家发明专利,获得批准上市,被国家中医药管理局认定为中医诊疗设备促进工程"拟推广的中医诊疗设备",被江苏省科技厅、财政厅认定为"江苏省自主创新产品"。与中国中医科学院合作开发的"耳甲迷走神经刺激仪"被国家科技部列入"十一五"国家科技支撑计划项目。

　　长期以来,我国针灸器械生产的大部分工序为手工生产,是劳动密集型行业,制约着企业的发展和市场销量的进一步突破,也受到了来自日本、韩国等国家在这一领域的强有力挑战。苏州医疗用品厂有限公司的针灸针自动绕柄设备项目经过近20年的不懈努力,取得了关键技术的突破,采用机电一体化手段模仿人的精巧对细小零件进行加工得以实现,已获得实用新型和发明专利,填补了世界中医传统针灸器械自动化生产设备的空白。目前针灸针自动绕柄设备已有100多台投入正式生产,工效是原来手工生产的10倍以上,大大提高生产效率的同时,产品质量得到进一步改进和提高,保证了产品的一致性,为维护我国中医针灸宗主国地位,进一步扩大产品出口和企业腾飞奠定良好的基础。

　　早在1974年,苏州医疗用品厂受国家卫生部委托制定针灸针卫生部标准,1980年起草制定了我国第一部针灸针国家标准,其后进行了4次修订。为推动我国特色和技术优势领域的标准工作实现国际突破,将拥有我国自主知识产权的技术标准提升为国际标准做出了贡献。2008年国家标准化管理委员会确定苏州医疗用品厂有限公司起草制定针灸针国际标准,这是我国首次主动参与针灸国际标准的制定工作。2011年苏州医疗用品厂有限公司代表中国向ISO提交的针灸针新工作项目提案获得立项,成立了以我国为召集人的针灸针项目工作组,主导开展针灸针ISO标准的制定工作。这一工作的展开将有效地提升中国针灸器械的国际市场竞争力。

　　公司依靠科技进步和提高员工素质,以质量为核心,技术创新为根本,科学管理为手段,市场为导向,不断提供一流的产品和一流的服务来满足顾客的需求,赢得了广大顾客的信任,产品畅销全国和世界130多个国家和地区,长期稳居同类产品销售量和市场占有率全国首位,成为中医传统针灸器械第一品牌。

　　公司以"服务顾客,发展和繁荣医疗卫生保健事业"为根本宗旨,以雄厚的技术力量、传统与现代技术相结合的精湛工艺、先进的测试手段、一流的管理为保障,努力适应国内外医疗界不断增长的新的需求,在稳定提高产品质量的同时,社会和经济效益也日益提高。苏州医疗用品厂有限公司将一如既往遵循"创一流企业、创一流产品、创一流服务"的经营目标,为弘扬"中医针灸"这一非物质文化遗产,共同提高和增进人类的身体健康作出积极的贡献。

(二)吴江市云龙医疗器械有限公司简介及历史沿革

吴江市自古就有古运河畔"鱼米之乡"、"丝绸之府"的美称,境内水道纵横、湖荡密布、物产丰富、经济发达。吴江市位于太湖之滨、江苏省最南端,南连浙江省嘉兴市秀洲区、桐乡市和湖州市南浔区,北接苏州吴中区和昆山市,东临上海市青浦区,正当江苏、浙江和上海三省、市交界处,地理位置十分优越。在中国现代社会经济飞速发展的今天,吴江市拥有得天独厚的优势,2010年福布斯中国大陆最佳县级城市25强吴江位列第五名。2010年福布斯中国大陆创新城市吴江排在深圳、上海、北京、苏州之后位列第五名。

云龙公司始创建于20世纪80年代,创始人陈顺涌先生怀着对传统中医的敬仰之情,凭借自身敏锐的商业触觉和过人的胆识,致力于推广中国的传统中医文化,投资了中国传统针灸针器材行业,成立了云龙公司,并拥有了自己的品牌产品"云龙牌"一次性使用针灸针,从此揭开了云龙发展史上光辉的第一页,也初步实现了当初推广传统中医文化的梦想。

创业初期,云龙公司只有11名员工,生产规模很小,陈顺涌先生带领着大家,本着勤劳踏实、刻苦钻研、坚持不懈的精神,在1988年首先开始了"云龙牌"一次性使用无菌针灸针产品的生产和制造。90年代初期,云龙牌的针灸针先后敲开了国内和国际市场的大门,企业迅速发展,生产规模不断扩大,员工队伍也在不断壮大,产品的种类也开始多元化,所有产品均获得国内国际各项质量认证,为云龙未来的发展奠定了坚实的基础。

进入新世纪,云龙迎来了新的春天,在董事长陈悦婷女士(创始人陈顺涌先生之女,苏州大学计算机学和经济管理学双学士)的带领下,注重品牌的建立和推广,更加拓展了海外市场,赢得了国内外客户一致的高度信赖,迅速成为中国规模最大,环境优越的针灸针和艾制品生产厂家之一。诚信无价,品牌先行,作为中国针灸针制作行业最有影响力的品牌之一,云龙全情全力打造,并不断创造传奇的一刻。

数十载公司始终怀着将中国传统中医文化发扬光大的初衷,用两代人的青春和智慧,不断实现着一个又一个的梦想!

云龙整合生产各个环节,自成体系,采用先进的自动化机器、标准化生产模式,产品质量稳定、可靠,具有针尖圆滑、锋利、针体强度高、韧性好的特点,匠心独具的针柄、针体构造,有效的解决针体易与针柄脱离、松动的难题,更便于广大的针灸使用者施用各种手法。特殊工艺处理的针尖锋利坚挺,进针时阻力极小、入皮迅速、无疼痛,患者易接受,从而达到更好的医疗效果。

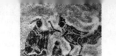

1. 整合的力量——生产链尽在掌握

现代化流水线生产特点，比以往更加强调生产链的控制，云龙重视整合的力量，企业自身拥有各个生产环节必需的硬件和设备，从最初的原料到最后的成品，不锈钢钢丝原材料的加工→钢丝磨尖成型→半成品针坯→绕柄→半成品针灸针→成品针灸针→包装→消毒，所有的生产过程全部由公司严格按照国内国际行业标准的生产要求和规范来执行。

每一个小小的针灸针上都铭刻着云龙制造，凭坚强实力将信心传递，使得全球消费者得享云龙牌针灸针的卓越品质与服务。

2. 流程控制——品质尽在掌握

精于制造，注重细节。云龙医疗器械始终追求科技进步，不断引进新的生产技术和设备，保持行业领先的地位。

作为传统中医文化的推广者，云龙医疗器械数十载竭力为用户创造完美的生活品质与超然享受。为了坚守这一承诺，他们的每一程序，每一细节都追求完美。甄选高品质原料，其质量在入库前严格把关，生产过程中进行质量检控，产品出库前要质量抽检。确保产品符合各项标准，更加可靠、安全、健康。产品从开发到制造全部应用最新的生产技术，同时配合科学规范的管理和严格有效的监督、控制，充分展现璀璨价值，成就品质之巅。

3. 满载征途，光辉闪耀

云龙医疗器械数十载专注于传统中医医疗器械产品的研发和生产，其产品不断获得国内国际各项质量认证：

1992年2月取得了美国FDA注册；1996年2月获得澳大利亚TGA证书；1998年5月获得德国TUV公司的ISO9002/EN46002体系认证。欧盟CE证书、ISO9001/EN、ISO13485：2000认证；加拿大ISO13485：1996等相关认证。

并不断创造多项专利技术：

2001年12月6日，陈顺涌董事长设计并申报了涂硅油针灸针专利技术，专利号为：ZL01276826.X；2006年10月11日，申请了一种美容按摩装置的专利，专利号为：ZL200620126383.8；2007年，申请了皮肤滚针的专利，专利号为：ZL200720035626.1；2007年陈顺涌董事长设计并申请了自动绕柄机专利技术，专利号为：ZL200520076365.9；2009年申请了针灸针外形专利，专利号为：ZL2009201489325.3；众多的认证和专利，给云龙奠定了坚实的竞争优势，在云龙的发展史上刻下了不朽的篇章。

4. 优质"针"品，名传千里

针灸疗法是传统中医的精华，具有鲜明的民族文化与地域特征，是基于民族文化和科学传统产生的宝贵遗产。随着中国社会经济的发展,针灸疗法被越来越多人了解和认可、接受。2010 年中医针灸还被列入"人类非物质文化遗产代表作名录",中国的针灸现已经在亚洲、西欧、东欧、拉美等 120 余个国家和地区得以应用。

云龙牌针灸针不仅赢得了国内市场,还凭借自身过硬的品质,使其完全符合国家标准及欧洲 MDD 要求,畅销欧洲、美洲、澳洲等几十个国家和地区,赢得外商的高度信赖。

如今云龙牌针灸针不断供应北美、欧洲、澳洲、东南亚的多个国家和地区,云龙的形象让千万名专业医疗工作者、接受针灸的消费者感受高品质、可靠、健康、神奇的传统中医针灸世界。

5. 好口碑,针精不怕火炼

诚信无价、品牌先行,数十载春秋,云龙牌针灸针以其积极的进取、先进的管理、过硬的生产、高品质的产品换取了使用者的好评如潮。

第三节　中国针灸学会近十年对外学术交流

中国针灸学会积极承办或协办世界针灸学会联合会国际针灸学术会议,每次会议都有近20 多个国家和地区的代表参加,会议规模在 400～2000 人。学会组织中国学术代表团参加国际针灸学术活动,主要活动如下:

1. 世界针灸学会联合会第六届会员大会暨澳大利亚世界针灸学术大会

2004 年 10 月 29－31 日,世界针灸学会联合会与世界卫生组织在澳大利亚黄金海岸共同举办了"世界针灸学会联合会第六届世界针灸学术大会"。此次大会由世界针灸学会联合会主办,澳大利亚针灸中医协会承办,交流论文 300 余篇,内容涉及针灸临床、政策法规、科研、教育、标准以及安全性等,来自 27 个国家 800 余名代表分享了大会的成果。其中,中国针灸学会组织学术代表团 32 人参加了会议,12 人在会上发言交流,6 人论文 POSTER 张贴,13 人论文进行了文字交流。参会代表撰写的论文整体水平比高,反响好。李振吉副局长的报告"国际中医药(针灸)从业人员资格(水平)考试初步方案"引起了代表们的广泛兴趣和关注。中国针灸学会秘书长李维衡教授在闭幕式上总结,认为本次学术大会是一次非常成功的大会,是一次展示当代针灸水平的盛会,也是世界针灸界空前团结、鼓舞士气、充满信心和希望的大会。

2. 世界针灸学会联合会、世界卫生 2005 年葡萄牙里斯本国际针灸研讨会

2005 年 11 月 4－6 日,世界针灸学会联合会 2005 年国际针灸研讨会在葡萄牙首都里斯本隆重召开。这次会议是由葡萄牙电针学会承办,会议的主题是"针灸新方法新世界,21 世纪的医学"。葡萄牙卫生部秘书长 Pignatelli Carmen 医生、世界卫生组织传统医学高级官员张

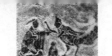

小瑞医生,世界针灸学会联合会高级顾问、中国保健协会会长张凤楼先生,世界针灸学会联合会高级顾问、中华人民共和国国家中医药管理局副局长房书亭先生,中国驻葡萄牙大使馆参赞辛世海先生,日本驻葡萄牙大使馆 Mr. ArakawaYoshihiko 部长,世界针灸学会联合会终身名誉主席王雪苔教授,世界针灸学会联合会前主席洪伯荣先生,世界针灸学会联合会主席邓良月,世界针灸学会联合会副主席李科元、李国瑞、伦伯、张金达、申泰镐,以及世界针灸学会联合会执委,葡萄牙电针协会创始人、历任主席、现任主席等应邀出席了会议。

开幕式上,张小瑞医生进行了主题演讲,介绍了世界卫生组织对世界各国政府传统医学政策的调查情况;房书亭副局长在开幕式上致贺辞,指出在人类进入 21 世纪的今天,随着人们健康观念的转变和对自然的医疗保健方式的需求,针灸医学作为有效而经济实用的技术体系,现在已经开始融入世界卫生保健体系之中,发挥着越来越重要的作用,针灸医学正在成为 21 世纪的医学的重要组成部分。邓良月主席在讲话中指出,世界针灸学会联合会自 1987 年成立以来,在促进世界针灸界之间的了解与合作,加强国际间的学术交流,进一步发展针灸科学,维护针灸工作者的权益,确立针灸医学在世界卫生工作中的重要地位,做出了很大的贡献。今后世界针灸学会联合会要根据制定的工作计划,围绕着一个目标、两个重点和三个平台建设开展工作。本次会议注册代表 250 多人,参会人数 400 多人,来自世界各国的 80 多位专家在会上进行了学术演讲和交流。

会议闭幕式上,王雪苔教授进行了总结发言,此次会议将促进提高针灸的合法权益,有益于更多的国家实现针灸合法化,对于葡萄牙针灸立法也将有重要意义,在葡萄牙电针协会的辛勤组织下,圆满成功,胜利闭幕。希望针灸界各位同道为争取我们的权益而共同努力。通过各位的努力,针灸医学在世界的影响将日益扩大,我们也祝愿对人类有好处的针灸青春永存。

3. 世界针灸学会联合会马来西亚 2006 国际针灸学术研讨会

2006 年 4 月 22－24 日,中国针灸学会协助世界针灸学会联合会在马来西亚吉隆坡召开"世界针灸学会联合会马来西亚 2006 国际针灸学术研讨会",此次大会的 1000 余名代表来自世界 20 多个国家。大会围绕"中医药及针灸提升中老年人的生活质量",对中医针灸近几年来在历史文献、基础理论、临床实践、技术开发、中医规范管理等各方面的成就进行了充分交流。有 4 名中国代表在大会上发言,进行针灸特色疗法演示,其学术交流的丰富内容得到国内外同行、专家的极大关注。

4. 世界针灸学会联合会印度尼西亚 2006 国际针灸学术研讨会

2006 年 11 月 24－26 日,由世界针灸学会联合会主办,印度尼西亚国家针灸联合会承办的为期 3 天的 2006 国际针灸学术研讨会在印度尼西亚巴厘岛召开。中国针灸学会组织学术代表团 12 人参加会议,有 5 名代表在会上作了高水平的发言和技法演示。在会议闭幕式上,李维衡会长代表中国针灸学会作了热情洋溢的讲话,宣布2007年"世界针灸学会联合会成立二十周年庆典暨世界针灸学术大会"将由中国针灸学会承办,并播放了中国针灸学会制作的多媒体宣传片,展示了中国针灸学术活动的蓬勃现状,和针灸科研成果的研究进展情况,进一步说明中国针灸学会具有承办能力和实力。

5. 世界针灸学会联合会成立20周年暨世界针灸学术大会

2007年10月20—22日,中国针灸学会承办"世界针灸学会联合会成立20周年暨世界针灸学术大会",此次国际针灸学术大会,参会代表达2,000余人,国外代表近400名,分别来自美国、德国、日本、韩国、巴西、比利时等28个国家。根据针灸学术和特色优势,设立了"针灸临床实践与评价"、"针灸与康复"、"传统医学立法管理与标准化"、"针灸教育与人才培养"、"经络与针灸机理研究"、"腧穴理论研究与应用"、"针灸特色诊疗法的发展与应用"和"针灸医疗产业发展"8个论坛,涵盖了针灸学科的各个发展领域。纵观这次学术交流,体现了如下特点:①大会论文汇编,收录论文的内容涉及广泛,包括临床、科研、教育、政策法规、标准化、行业管理、医疗产业等,全面展示了目前世界针灸医学的发展状况。②论文撰写质量充分体现了目前世界针灸医学的发展水平。无论是理论研究、机理探讨,还是临床研究、临床诊疗技术的发展,都体现出研究思路、研究手法有所创新;研究趋势从机理的研究发展到更注重临床疗效的提高,使针灸临床手段更加实用、更加有效。③针灸标准的研究、针灸临床实践评价的研究成为国内外针灸学术界关注的焦点,相关内容的论文数量明显增加,研究深度不断加大。④互动的学术交流方式,充分展现了针灸医学的特色,将大会的学术交流推向高潮。在各个学术论坛,针灸医生、专家们纷纷演示、讲解他们的针灸技术,引起了国内外代表们的极大兴趣。使针灸学术大会高潮迭起,学术气氛十分浓厚,学术交流取得了极大的成功。

6. WHO传统医学大会"针灸与人类健康卫星研讨会"

2008年11月7—9日,中国针灸学会作为"WHO传统医学大会"的协办单位,在北京举办了"针灸与人类健康卫星研讨会"大型国际研讨会。在此次国际研讨会的组织实施中,学会围绕"针灸与人类健康"主题,根据国内外针灸学学科发展需要,以及针灸专业技术人员所关注的热点学术问题,策划了学术交流的具体活动形式,设立了"针灸理论与实践"、"立法与管理"和"社区、农村适宜技术"3个学术论坛;向国内外的针灸同行和卫生行业管理人员广泛征集论文,编辑论文集;从针灸基础研究、临床运用和法规管理等方面,确定参会代表的发言内容,展示针灸研究领域的新思路、新方法,以及阶段性成果;主会场还特邀了8位国内外知名专家作大会主题报告,学术交流内容丰富,学术气氛活跃达到了预期效果。据初步统计,世界20多个国家,中国大陆及港、澳、台地区的300多名代表与会,共93位中外代表在论坛发言交流,中国大陆学者占53.76%。

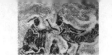

7. 世界针灸学会联合会第七届会员大会暨世界针灸大会

2009 年 11 月 5—7 日,中国学术代表团 52 人在法国斯特拉斯堡欧洲议会大厦参加了由世界卫生组织和世界针灸学会联合会共同主办,法国欧洲中医药发展促进会、法国全国针灸中医学术高级研究院承办,中国针灸学会协办的"世界针灸学会联合会第七届会员大会暨世界针灸大会",来自全世界 45 个国家和地区的参会官员和代表约 500 余人。按照规定程序中国针灸学会推荐了 6 位教授作为代表参加了会员大会的选举,世界针灸学会联合会第六届主席邓良月、秘书长沈志祥、司库李维衡以高票继续连任世界针灸学会联合会第七届主席、秘书长、司库。中国中医科学院副院长、中国针灸学会副会长兼秘书长刘保延教授当选为世界针灸学会联合会第七届执委会副主席,中国中医科学院党委副书记、中国针灸学会常务理事麻颖教授当选为世界针灸学会联合会第七届执委。世界针灸学术大会中国代表团 3 位专家作了精彩的主题发言,10 余名代表在针灸基础、临床、科研、标准学术论坛上发言交流,部分代表参加了特色诊疗技术演示和医疗器械展览,共提交论文 30 余篇。中国学术代表团应邀赴瑞士日内瓦拜访世界卫生组织总部,与世界卫生组织传统医学官员面对面交流,圆满地完成了国际学术交流任务。

8. 世界针灸学会联合会 2010 美国国际针灸学术研讨会

2010 年 11 月 6—8 日,中国学术代表团 73 人参加了在美国旧金山召开的"世界针灸学会联合会 2010 美国国际针灸学术研讨会",圆满地完成了国际学术交流任务。本次大会由世界针灸学会联合会和中国中医科学院共同主办,美国中医针灸学会承办,美国马里兰医学院、美国针灸研究协会和中国针灸学会协办,主题为"针灸研究、教育及临床实践"。来自 40 多个国家和地区近 700 名代表参加了会议,论文集共收录学术论文 280 篇。世界针灸学会联合会主席邓良月教授在开幕式发言中,指出本届学术研讨会是世界针灸学会联合会成立 23 年来在美国召开的第 2 次会议,是世界针灸学会联合会的又一次高水平的学术盛会,是美国中医针灸界的大事,它将进一步推动针灸在全球的发展与提高,为世界针灸发展带来积极的影响。中国针灸学会副会长兼秘书长、世界针灸学会联合会副主席、中国中医科学院副院长刘保延教授作了《中国针灸的临床进展》的主题发言,与会专家学者围绕会议主题分别就针灸机理研究,针灸教育标准,针灸立法发展,针灸临床安全性,有效性,针灸新技术、新成果,针灸美容,老年医学,预防养生,中药保健等诸多专题发表了演讲,中国代表团提交论文 30 余篇,20 余名代表在论坛上发言,部分代表参加了特色诊疗技术演示和医疗器械展览,圆满地完成了国际针灸学术交流任务。

9. 世界针灸学会联合会 2011 巴西国际针灸学术研讨会

2011 年 11 月 5—8 日,2011 年世界针灸学会联合会巴西国际针灸学术会议在圣保罗隆重举行,会议由世界针灸学会联合会、中国中医科学院共同主办,巴西传统中医药针灸学会承办,中国针灸学会协办。主题是"传统医学服务与人类健康——针灸研究、教育、临床实践"。巴西总统迪尔玛、前总统鲁拉等政要,中国驻巴西大使馆、圣保罗总领馆及世界卫生组织等为大会发来贺信。世界针灸学会联合会主席邓良月,国家中医药管理局副局长于文明,中国驻圣保罗总领事孙荣茂,世界针灸学会联合会高级顾问房书亭,北京市中医药管理局局长赵静、世界针灸学会联合会副主席、巴西传统中医药针灸学会会长惠青等,以及来自世界 50 多个国家的 980 名代表出席了开幕式。

会议由世界针灸学会联合会秘书长沈志祥教授主持。世界针灸学会联合会邓良月主席在开幕词中,总结了世界针灸学会联合会成立 24 年以来,在开展针灸培训班、针灸国际考试,广泛深入的学术交流,制订针灸国际标准,推动针灸在世界传播和发展方面所取得的丰硕成果。促进了针灸在各国的立法,扩大了针灸医学的影响力,推动了针灸的安全性研究,提高了针灸执业者水平和人们对针灸价值的认识,为针灸的发展奠定了学术基础。同时,对巴西传统中医药针灸学会在惠青会长领导下为承办这次大会所表现出来的非凡勇气、所付出的辛苦和贡献表示敬佩和感谢。孙总领事代表中国驻巴西大使邱小琪对世界各国的代表参加本次研讨会表示欢迎,并祝大会圆满成功。他说针灸的发源地在中国,是中国传统医学瑰宝,凝聚着中华民族的智慧。针灸在巴西的推广发展造福了广大民众,上至总统下至百姓深受欢迎和赞誉。惠副主席对来自世界各国的代表汇集巴西进行学术研讨与交流表示欢迎,同时感谢世界针灸学会联合会及中国驻巴西使领馆,巴西总统及卫生部对大会的关心与支持。于副局长、中国中医科学院代表也在开幕式上讲了话。

中国针灸学会组织了国内知名专家到会做主题演讲和论坛交流,中国学术代表团 50 余人参会。其中,3 位专家在主会场演讲精彩纷呈,丰富的内容引起参会代表的极大关注,并利用会间休息时间热烈研讨和交流;6 位专家在分会场交流,现场演示针灸适宜技术,吸引了众多的国外从业人员围观,通过 POSTER 海报展示,大力宣传我国制定的现行针灸国家标准,以及循证针灸临床实践指南方法学研究和发布进展情况,得到各国针灸同行的关注;国内几家大型针灸器械企业参展,张贴海报和实物宣传,使海外同行了解国内针灸设备的研究进展。研讨会经过两天多场的学术研讨和广泛的技术交流,使来自世界各国的代表分享了针灸医学研究成果,对针灸从业者的技术水平提高有所裨益。这次会议不仅增进了中巴人民的友谊,而且为推动针灸界的国际交流,促进针灸在全球的发展做出了贡献。闭幕式上,大会授予中国针灸学会组织奖,巴西总统迪尔玛亲自打来贺电,十分关心大会召开情况,并再次祝贺会议成功举行。

第四节　学术期刊

一、《中国针灸》杂志

(一)历史背景

在 20 世纪 70 年代,以中国向全世界公布针刺麻醉的研究成果为契机,国际社会掀起了一

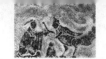

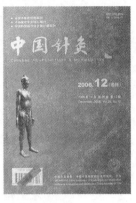

股渴望了解针灸学和应用针灸治病的热潮,这是一次世界性的针灸热潮。在当时全国针灸热的大好形势下和国家卫生部的支持下,积极响应党的号召,由中国针灸学会主办的针灸学术期刊——《中国针灸》杂志,于 1981 年 8 月正式创刊,编辑部设在中国中医科学院针灸研究所,至今已走过了整整 30 多个春秋。

中国针灸

20 世纪下半叶,针灸临床的侧重点在于观察与总结针灸临床经验,到了 90 年代,针灸的临床研究已经有了极大地扩展。目前针灸可以治疗的病症达 800 多种,其中 30%～40% 治疗效果显著。《中国针灸》杂志的创办,不仅为我国的针灸交流搭建平台,更对加强针灸学术的国际间交流起到了重要作用。

历届主编

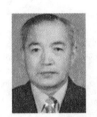
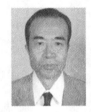
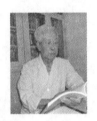
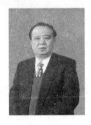
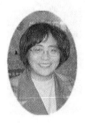

《中国针灸》杂志历任主编:左起王本显,魏明峰,王居易,邓良月,刘炜宏

(二)办刊宗旨

作为新中国成立以后创办的、直接以"中国"两字命名的针灸专业期刊,创刊伊始,就把自己定位在"全国性的、综合性的针灸学术刊物",提出了"提高为主,兼顾普及,丰富多彩,实事求是"的办刊宗旨。30 年来,沿着前辈们指引的方向,编辑部努力践行着这一宗旨,又自觉地把"弘扬祖国医学文化、沟通国内外学术交流、指导临床医生实践、扶助青年后学成长"的重担放到肩上。

(三)团队协作

为了保证学术质量,编辑部建立了严格的"三审定稿"制度,即编辑初审、专家外审、主编终审。在审稿中始终坚持科学性、新颖性、实用性的原则,优先采用研究方法先进、治疗方法新颖、语言表述规范的文章,努力提高刊发文章中各级各类研究课题的比例。从创刊到现在,《中国针灸》杂志的所有办刊人员一直把保证杂志的质量作为工作的首要,从未敢懈怠,在审稿中不媚庸俗、不徇私情,视文章质量为唯一标准,并以此为每个参与审稿的专家和编辑坚守的底线。

为了保证杂志的编校质量,编辑们可谓尽心尽力,认真严谨。除了有严格的管理校对流程和制度之外,还有编辑们强烈的责任意识。每位《中国针灸》的作者都有相似的经历,就是编辑们反复地要求修改稿件,核对数据、引文和参考文献。

本刊30年来坚持正确的办刊方向,树立严谨的工作作风,仔细认真地选用稿件、编辑加工;校对中采用三校互校、主编把关,错字率一直控制在万分之一以下,杂志的学术质量、编辑加工水平都在同类杂志中较高,得到了期刊界的好评。

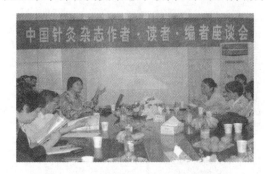

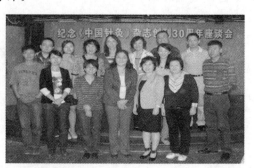

《中国针灸》杂志作者·读者·编者座谈会　　　　《中国针灸》杂志工作人员合影

(四)期刊成就

伴随着我国针灸事业的发展,《中国针灸》杂志也成长为一个成熟的、现代化的科学技术期刊,期刊在中医药界一直有很大的学术影响力。在国家中医药管理局举办的全国中医药优秀期刊评比中,曾先后获得二等奖、一等奖。在中医药105种期刊中,2009年被中国学术期刊评价委员会评为"RCCSE中国权威学术期刊"(5/105,A+)。

经过多年努力,《中国针灸》已经成为中国科技核心期刊、中文核心期刊、中国医学专业核心期刊、全国中医药优秀期刊、RCCSE中国权威学术期刊,并被《中文科技期刊数据库》《中国科学引文数据库》,及美国《化学文摘》(CA)、美国《医学索引》(MEDLINE)、日本科学技术文献数据库(JST)、波兰《哥白尼索引》(IC)和美国 ELSEVIER 等数据库收录。

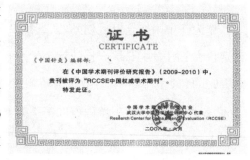

获奖证书

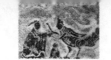

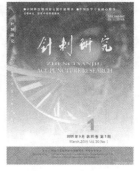

30 年来,《中国针灸》杂志无论是内容还是外观都发生了明显的变化,一步步地向着国际化精品期刊的目标迈进。"路漫漫其修远兮",30年的历程只不过是历史长河的一瞬间。作为我国针灸学术界的领军期刊,能够用自己的努力为中医针灸事业的发展添上小小的一笔色彩,是办刊人员的无上光荣与自豪。所谓"百尺竿头,更进一步",只要保持不懈的追求和不断地创新,《中国针灸》杂志的发展必将更加辉煌!

针刺研究

二、《针刺研究》杂志

《针刺研究》创刊于 1976 年,是由国家中医药管理局主管、中国中医科学院针灸研究所与中国针灸学会联合主办的针灸学术杂志。本刊以"基础实验研究为主,兼顾临床研究与报道"为特色,是我国唯一集中报道针灸作用机制的刊物。

(一)开辟的主要栏目

机制探讨、临床研究、理论探讨、学术争鸣、文献研究等。

(二)编委及编辑队伍

本刊具有一支国际化的编委会队伍,2009 年成立的新一届编委会由来自中国(18 个省)及美国、澳大利亚、日本等国家的针灸基础研究领域的领军人物组成;还具有一支热爱专业、学风严谨的编辑工作队伍,主编、副主编均是在针灸基础研究领域具有很高威望的学者,参与编辑的人员均为硕士研究生毕业,中西医基础理论知识扎实,熟悉现代医学实验技术,掌握医学统计学方法,能够严把学术关。

(三)发文及用稿情况

《针刺研究》为双月刊,逢双月 25 日出版,国际标准大 16 开本,每期 88 页,铜版纸彩色印刷。每年出版杂志 6 期,用稿率为 18% 左右,所发表文章中各级资助课题占总发表论文的75% 左右,反映出了针灸界最前沿的科研成果,具有较高的学术水平。

(四)学术指标评价情况

在历年《中国科技期刊引证报告》(核心版)统计中,《针刺研究》的影响因子,即年指标、平均引文数、基金论文比等指标均位居前列。2010 年,据《中国学术期刊影响因子年报》统计,《针刺研究》的复合影响因子、期刊综合影响因子、基础研究影响因子在 140 余本中医学与中药学期刊中均位列第一,其复合影响因子在 1300 余种医学类刊物(包括西医和中医)中位居第五。2011 年,中国科学技术信息研究所经过中国精品科技期刊遴选指标体系综合评价,授予《针刺研究》"2011 年度中国精品科技期刊"称号。

（五）数据库收录情况

《针刺研究》是针灸专业刊物中唯一同时入选国内几个数据库核心库的期刊（中国科学引文数据库核心库、中国科技核心期刊、中文核心期刊、RCCSE 中国核心学术期刊），另外，还被美国国立医学图书馆包括 MEDLINE 在内的 MEDLARS 数据库系统、美国化学文摘、波兰哥白尼文摘、世界卫生组织西太平洋地区医学索引等国外著名数据库收录。

三、《世界针灸杂志》

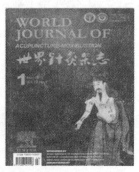

世界针灸杂志

《世界针灸杂志》创刊于 1991 年，由国家中医药管理局主管，世界针灸学会联合会、中国中医科学院针灸研究所、中国针灸学会联合主办，为英文版，并与意大利中医针灸学会合作出版意大利文版。

本刊开辟有临床研究、实验研究、临床观察与报道、针灸教育与学术讲座、医史文献、综述、消息报道、针灸仪器等栏目。在报道方面力图全面反映针灸学科各领域的最新研究成果，传递针灸学术的最新动态与消息，注重针灸医学的实用性，重点反映针灸临床各科的最新治疗经验，为全世界针灸工作者提供学习和经验交流的园地。

《世界针灸杂志》以推进我国针灸在国际上的广泛传播为宗旨，以提高我国针灸界在国际上的学术地位为目的，以全面反映国内外优秀的针灸研究成果为任务，努力挺进国际著名科学文献数据库。编委来自 13 个国家共 32 人。创刊 20 年来，不断努力，打造国际化精品期刊。据中国知网统计报告，《世界针灸杂志》已经进入 10 个国家和地区的著名机构的图书馆，其高端客户包括香港大学、澳门大学、香港中文大学、台中荣民总医院、台湾中国医药大学、哈佛大学、耶鲁大学、澳大利亚国家图书馆、法国国防部、牛津大学、韩医研究院、庆熙大学、日本国会图书馆、新加坡国家图书馆等。

《世界针灸杂志》是中国期刊全文数据库全文收录期刊，2012 年起被收入国际著名出版集团 Elsevier 全文数据库。

第五节　"十一五"期间中医针灸对外交流概况

一、对外交流机构

（一）北京市中医管理局

北京市中医管理局"十一五"期间，在北京市委、市政府的领导下，在国家中医药管理局、中

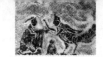

国中医科学院、北京中医药大学等单位的大力支持、帮助下,积极开展中医药国际交流、构建技术合作平台,取得显著成绩。

1. 加强对外交流工作的组织建设

随着中医药国际交流需求的不断增加,在北京市政府关心、支持下,北京市中医管理局适时组建了"北京市中医药对外交流与技术合作中心",由政府财政全额拨款,专职负责组织开展北京地区中医药对外交流与技术合作工作。几年来,通过加强交流中心人员配备,充实北京地区中医机构外事专职人员,定期进行专业培训等,在组织形式上得到保障,使北京市中医管理局对外交流工作驶入快车道,取得明显效果。

2. 抓住宣传契机,提高国际声誉

(1)让中医服务奥运会

2008 年北京奥运会,提供了在家门口进行国际交流的最佳契机,北京市中医管理局及时开展宣传交流活动,出现了许多奥运史上的亮点:

①奥运史上第一次出现了中医医院成为奥运服务的定点医院。2008 年北京奥运会两家中医医院先后为境外 30 多个国家和地区 409 人次提供中医药服务。

②在奥运志愿者队伍中,出现了 263 名经全市各中医机构严格筛选,具有中医针灸、按摩专长的志愿者。他们在运动场馆和奥运村诊所提供中医医疗服务 6172 人次,接待参观咨询8633 人次。

③应国际奥委会特别要求,为来自 200 多个国家和地区的奥运参赛队伍中首席医务官和队医举办"中国传统医学在运动学中的预防性应用"研讨会。

④奥运村中第一次出现了传统医学与奥运紧密相连的系列宣传展板《走进中医——历史与文化》。该展板被国际奥委会医疗委员会主席安尼·林奎斯特教授永久收藏在瑞士的国际奥林匹克博物馆。

通过这届奥运会,中医第一次全面介入奥运会的医疗保障服务,让世界更多的人体验中医、了解中医。正像国际奥委会医疗委员会主席安尼·林奎斯特教授所说,北京奥运会开启了奥运会期间传统医学在运动医学中应用的先河,具有重要的历史意义,象征着中国传统医药与现代奥林匹克结合的开始。

(2)举办中医药国际论坛

北京市政府高度重视中医药对外交流工作,在市领导关心、支持下,2010 年北京市中医管理局创办了"北京中医药国际论坛"。正式组建了北京中医药国际论坛组织委员会,制定了《北京中医药国际论坛组织委员会章程》,设计通过了北京中医药国际论坛标志,发布了《北京中医药国际论坛宣言》。

2010年10月16日，以"开放的北京，发展的中医"为主题的首届北京中医药国际论坛在北京成功举办。来自美国、法国、日本等14个国家和地区的30位政府官员，从事中医教育、医疗、科研的300多名中外专家代表出席了此次盛会。国家卫生部领导、北京市政府领导亲临大会，并做了重要的主旨演讲，17位中国专家和15位外国专家在大会上就各自的研究成果做了专题报告。

论坛分为政府论坛和三个分论坛，分别从中医药在公共卫生体系中的作用、中医药的国际教育、针灸临床研究新热点和糖尿病及其并发症的中医药治疗四个角度进行探讨。论坛期间还进行了中医药图片、壁报展示交流，组织外国专家到北京中医医疗机构进行实地考察。通过论坛，扩大了中医药的国际影响，成功打造了中医药国际交流的高端品牌，建立起政府指导下中医药学术交流与合作的主渠道，为首都中医药走向世界奠定了坚实的基础。

3. 加强双向交流，深入沟通理解

(1)积极组团出访

"十一五"期间，北京市中医管理局主要出访情况：2007年组成三人代表团，参加首届香港服务贸易洽谈会。2008年局里13人与北京市商务局、北京市科协一同参加坎帕尼亚—北京科技经贸周。2008年11月随北京市科协，在意大利举办中医药成就展。2009年北京市中医管理局在多伦多举办"中医药学术交流会"。2010年北京市中医管理局与北京市商务局、北京市科协一同参加坎帕尼亚—北京科技经贸周。2009、2010年分别三次，共组织87名首都中医药专家，赴台参加"海峡两岸中医药学术交流活动"。

(2)多方合作交流

2005年10月，北京市中医管理局承办了"亚太地区中西医结合学术论坛"，在心血管、老年病、内分泌、肿瘤等疾病防治方面进行学术交流；2007年10月，与世界针灸学会联合会等单位合作，举办了"世界针灸学会联合会成立20周年暨世界针灸学术大会"；2008年协助国家中医药管理局，承办了世界卫生组织主办的"世界传统医药大会"，展示了北京中医药发展成就和中医药在社区卫生服务工作中的特色优势。

4. 利用多种形式，丰富宣传内容

(1)把中医在人类发展史中的作用、中医相关知识等拍成《走进中医》宣传片，利用出国访问、奥运会、国际论坛、文化周等契机进行宣传。

(2)组织中医专家，编写《首都市民中医健康指南》一书，向全体市民发放。同时将其翻译成英文版，作为礼品赠送给外国友人和奥运期间参会的奥委会官员、各国(各地区)奥运官员与参赛选手。

(3)利用"御生堂中医博物馆"的资源，组织奥运会官员和境外媒体参观，并举办了"领略中

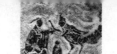

医文化,体验中医养生——中医药文化展示"活动。

（4）组织中医专家,为中外媒体记者进行《中医药文化与养生》专题讲座,现场施法体验,给他们答疑解惑,加深媒体从业人员对中医文化的理解。

（5）充分利用互联网形式宣传。建立了"北京中医药数字博物馆"和"北京中医药国际论坛（英文）网站"。

（二）首都医科大学附属北京中医医院

首都医科大学附属北京中医医院经过多年的发展,医疗技术水平逐步提高,医院综合实力逐渐增强。为了推动业务的发展,医院采取各种措施,努力开辟对外交流与合作渠道,广泛开展高层次的国际交流,促进医院的全面发展,向外展现中医医院风采,弘扬祖国传统医学。

2009—2010 年,医院共办理因公出国人员出国手续 4 人次,接待美国、加拿大、日本等国学员来医院学习进修、培训共计 206 人次,接待外宾来医院参观、考察共 819 人次。

1. 安全第一,工作到位

随着国内外形势的变化,安全工作凸显重要。医院领导对安全工作极为重视,不仅在各种会议上强调安全工作,而且多次对安全工作进行检查。在外事工作方面,安全工作更是重中之重。所以,工作人员时刻把安全工作放在首位。在每一次接待工作中,都严格按照工作程序去做,与各有关部门紧密协作,确保外事工作万无一失。

2. 开辟国际交流渠道,弘扬祖国传统医学

为扩大医院在海外的知名度,促进中医药事业的繁荣发展,2009—2010 年,医院加强了对外的国际交流活动。

①承办了商务部技术援外项目"发展中国家康复保健技术培训班"、"发展中国家医院管理培训班"、"非洲国家护理技术培训班"、"几内亚医院管理医护人员培训班"。培训班共有来自哥伦比亚、蒙古、菲律宾等 30 多个国家的 133 名学员参加了学习。为做好培训班的工作,医院自接受该项目任务后,高度重视,认真执行制定的培训计划,从课堂教学、临床见习、考察参观、饮食起居及组织各项活动都作了周密的安排。使各国学员们不仅学到中医的基础原理和技能,而且还实实在在地感受到了中国政府和人民的友好与真情。学员们对医院在培训中的组织管理、教学内容、生活食宿和安全措施的各种活动安排都非常满意,给予了较高的评价。

②举办了美国、日本、土库曼三国的针灸培训班,加拿大首医分院培训班,日本星火中医药培训班,培训学员 52 人次。

③安排接待了来自美国、加拿大、朝鲜、马来西亚、瑞典、埃及等国,及中国澳门的零散学员来院学习进修达 21 人次。

④接待外宾来医院参观、考察达 819 人次。其中成功接待土耳其外交部长夫人为首的一

行 6 人代表团;埃及国家研究中心常务副主席 Esmat 女士;北京中医药国际论坛一行 18 人的代表团;吉尔吉斯斯坦比什凯克市市长久列耶夫·纳里曼为首的一行 7 人代表团;20 多个非洲国家的政府卫生官员代表团;瑞士政府官员代表团来医院的考察访问。还接待了美联社、美国新闻周刊、CNN、BBC、路透社、俄新社、日本共同社、东京电视台、汉城电视台等 35 家境外媒体来医院的参观采访。

3. 加强国际交流,促进医院发展

2009—2010 年医院中医专家赴国外参加国际学术会议及进修达 2 人次。办理因公出国人员出国手续 4 人次,出访的国家和地区有奥地利、瑞士、俄罗斯、德国、美国、加拿大。通过高层次的、国际性的交流,学习并吸纳了先进的管理信息和理念。为今后进一步提高医院的管理水平起到了积极的作用。

(三)河北省中医药管理局

1. 加强领导,深化管理

在中医药对外交流与合作的开展过程中,对于如何在现有条件下把中医药领域对外窗口的作用更好地发挥出来,充分展示河北省的良好形象,河北省中医药管理局对具备对外交流合作的中医机构提出了具体要求。例如,河北省医疗气功医院,该院作为卫生系统对外开放的一个窗口,专门成立外事接待领导小组,由院长任组长,设立办公室专人具体负责管理,在对外交流工作中做出了突出成绩。

2. 走出去、请进来,努力扩大对外影响

为拓宽国际市场,加强对外交流合作,管理局坚持走出去、请进来的方法,大力支持各医院与国外的交流与合作。其中,河北省医疗气功医院为提高在国际气功界的形象,广泛开展国际间的学术交流与合作。2004—2008 年先后有 5 人多次赴德国、法国、奥地利、美国、日本等国家传授太极拳、太极剑和医疗气功,参加学术交流等活动,宣传医疗气功在防病治病、养生健身方面的独特功效,进一步弘扬了中国传统医学。

近年来,中医药、针灸受到国外公众的普遍关注。为了让中医药造福人类,2005 年 5 月 19 日唐山市中医医院在新加坡开设了新加坡唐山中医院,医院以中医药为主,开展了中医、针灸、推拿按摩、健康咨询和零售中药等项业务。四年多来,病人、门诊量明显增加,得到了当地政府和人民的好评,使中医药走出了国门,使唐山市中医医院在新加坡有了一定的影响,为新加坡人民的身体健康做出了我们贡献。

近几年来,河北医疗气功医院接待了来自二十多个国家和地区的外宾团队前来进行医疗气功的学习、中医药保健治疗及观光考察等活动。另外,唐山市中医医院、石家庄市中医院等医院也在省中医药管理局的领导下，积极参加中医医疗援外工作，与国外积极开展科研合作等，大大促进了河北省对外交流工作的开展。

3. 发挥中医特色，吸引国外宾客

石家庄大德中医门诊部（前身是石家庄传统医学国际交流中心）的郭纪生主任曾多次走出国门，到访过许多国家和地区。每到一处，除了参加学术活动之外，最重要的是用独特的方式为外国朋友解读中医文化的博大精深，展示中医诊疗技术的神奇。比如，在法国访问期间，治疗一个重症帕金森病的患者，此人已经不能行走，生活不能自理，通过针灸和按摩治疗 7 天，震颤缓解，可以独自行走近 10 米，患者家属惊呼，"针灸太神奇了！中国医生太神奇了！"从此对中医心悦诚服，要带病人到中国来继续治疗。再比如，在美国访问期间，一人突然病倒，持续高烧 39 ℃不退，抗生素治疗无效，解热镇痛治疗无效，病人情况很危急，郭纪生运用自己最为擅长的温病学治疗原则，马上为他用上中药，奇迹在 30 分钟后发生病人体温平稳下降，又连续服药 5 天，病人完全康复，连他的主治医生都感到不可思议。在十几年的时间里，这样的例子还有很多很多。哮喘病患者、硬皮病肌萎缩的患者、抑郁症的患者、风湿疼痛的患者、神经性头痛的患者，这些已经失去生活的勇气和乐趣的人，又从中医身上看到了新的希望。事实证明，疗效是最好的沟通方式，是打开交流之门的金钥匙。从不了解到了解，从感兴趣到信任，从初步体验到热情投入，使外国人一步步成为中医文化的信徒奥秘所在还是疗效！语言不通，文化不同，但中医的魅力无法阻挡，中医神奇的疗效就是最直接强有力的证明。

通过全省各医院的不断努力，河北省的对外交流与合作工作取得了一定的成绩。在今后的工作中，河北省中医药管理局将在国家中医药管理局的正确领导下，为弘扬中医药文化，扩大对外交流继续努力。

（四）河北省医疗气功医院（河北省北戴河疗养院）

2009 年以来，河北省医疗气功医院在省卫生厅的正确领导下，积极开展中医药对外交流与合作，较好地完成了对外中医药医疗气功教学及保健治疗工作，取得了较好的成绩。现将该院中医药对外交流合作情况汇报如下：

1. 加强领导，深化管理

在中医药对外交流与合作的开展过程中，医院领导高度重视，由院长主管，设立办公室专人具体负责管理。院领导努力从自身做起，带头加强理论学习，进一步加强中医药交流的外事管理，加强对职工进行对外交流知识和服务的培训工作。两年来接待了来自法国、德国、日本和美国等多个国家外宾团队前来进行医疗气功的学习、中医药保健治疗及观光考察等活动。

2. 走出去、请进来，努力扩大对外影响

作为医疗气功的发源地，两年来，医院坚持临床、教学、科研相结合的发展方向，为国际医疗气功的交流提供了平台。每年，日本、法国、德国、美国都有学习团队到医院学习医疗气功，特别是法国团队连续17年、日本团队连续14年组织学员到医院学习内养功和太极拳。良好的教学效果，赢得了学员的赞誉，扩大了医院对外交流的影响，使更多的人前往北戴河。两年来共接待来自美国、日本、法国、德国等国的学习、治疗团队28批410人次。

为拓宽国际医疗气功市场，广泛开展国际间的学术交流与合作，医院积极采取"走出去、请进来"方针。根据医院的工作特点，医院的医务人员利用冬闲时节，应邀到日本、德国、奥地利等国家传授医疗气功和太极拳，让更多的外国人了解中国、了解中国的传统中医药文化，为在国际上推广和普及中医药和医疗气功的发展奠定了良好的基础。

2004年以来，院长王凤桐应东京日本医科大学和放射线医学综合研究所的邀请，多次赴日本进行气功机理与人体科学等方面的研究，被聘任为东京日本医科大学客员研究员，日本产业创造研究所（IRI）主任研究员，日本放射线医学研究所客员协力研究员。在日本讲学、访问期间曾应日本政府特邀到日本国众议院为国会议员作专题讲座，介绍中国传统医学知识和医学气功。在日本国国会组织的第46次专题演讲中，《医疗气功的应用》的专题讲座深受到会议员们的欢迎和好评。刘亚非副院长多次被法国、德国、英国、日本等国家邀请前往进行中医医疗气功传功讲学及学术交流，经过多年不懈的努力，确立了河北省医疗气功医院在国际气功界的学术地位。该院的内养功作为医疗气功的代表功法，成为法国"东方文化传播中心"三年制气功学校和德国"奥登堡大学PTCH科研中心"医学专业成人教育班的必修课程；"日本气功科学研究所"也将内养功作为首选功法向全日本进行推广和普及。2004年，刘亚非副院长除完成在德国奥登堡大学的内养功授课外，还应德国气功协会、奥登堡大学、波恩气功养生学会和英国伦敦中医气功学校的邀请赴德国、英国进行中医气功学术交流活动。在德国第6届气功大会上，介绍了河北省和北戴河的概况，作了题为《内求法在气功修炼中的作用及应用》的学术报告，同时进行了内养功功法交流，受到与会代表的欢迎。

为加强医学气功科学研究，提高医疗气功在临床应用中的作用和国际形象，中日五家团体就共同研究开发医疗气功事业国际化，在日本设立相应的医疗气功研究所及制定医学气功教育流程等事项，2009年9月8日—9月25日，院长王凤桐和副院长刘亚非应邀赴日本东京参加"日中气功成立大会"并进行医学气功的研究普及等学术交流活动。在大会上，王凤桐院长作医疗气功学术演讲，刘亚非副院长作医学气功功法表演，受到参会人员的一致好评。

气功康复科冯益建科长应德国太极养生协会、德国太极道协会及美国国际气功基金组织的联合邀请，从2005—2010年每年定期赴德国和美国进行太极拳的教学培训。

（五）山西省卫生厅中医管理局

按照国家中医药管理局《中医药对外交流与合作规划》，近几年，积极拓宽渠道，在中医药

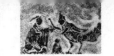

培训教育、学术交流、科学研究、医疗保健服务等方面多层次开展交流与合作，促进山西中医药走向世界。

1. 做好政府间的中医药合作项目

在教育方面受国家商务部委托，山西省多年来一直承担着国际针灸的培训任务。截至目前，已经有来自 70 多个国家的 380 名学员参加了国际针灸班的培训。经过几年的教学实践，建立起了一支高素质的中医药外向型人才队伍。通过对国外学员的言传身教，既突出了山西省中医药防病治病独具的特色和优势，也扩大了山西中医药在国外的影响。

在医疗方面，按照卫生部和外交部的安排，山西省连续二十多年向非洲国家派遣医疗队，其中中医人员占到较大比重，为非洲人民提供了优质的中医药医疗、保健服务，为中医药在非洲国家推广应用建立了良好的基础。省针灸研究所文洪副院长在援外期间，为喀麦隆总统诊治疾患，得到总统认可，为中喀两国建立友好外交关系起到积极的促进作用。长治市中医医院先后两次到法国勃利耶玛铀医院进行交流不但增进了友好关系，重要的是学到了法国的医疗技术、医疗管理及先进的理念。医院还多次派遣医师赴刚果、吉布提进行医疗援外。医务人员援外期间，诊治病种约 70 余种，接诊人次达万余人次，手术千余人次，使我国的中医国粹得到了传播，使外国人更进一步地认识到中医药的神奇与伟大。

2. 积极开展中医药对外交流与合作

近几年，山西特别邀请了国内外中医药界、外交界人士探讨如何加快山西中医药走出国门。先后 2 次邀请中国驻南非开普敦领事馆前总领事陆苗耕先生和澳洲全国中医药针灸学会联合会会长林子强先生来山西省就拓展中医药合作进行了交流，为山西中医药对外交流与合作拓宽了渠道。

山西中医学院、山西省中医药研究院等单位与日本、澳大利亚、新西兰、意大利、匈牙利、乌克兰等国家的医疗、教育、社会团体等机构就中医注册、医疗服务、人员培训、科技项目等方面进行了广泛的交流、洽谈、合作。省中医药研究院与日本东洋医学综合研究所和长崎大学药学部建立了长期合作关系，共同合作开展了提高党参生物学品质的育种研究，并且以中医药国际化为题，在日本共同举办了三届日、中、韩三国中医药国际学术会议，山西省专家的学术报告在日本产生极大反响。山西中医学院与日本埼玉县建立医疗援助交流项目，与乌克兰卢甘斯克国立医科大学签署友好合作意向书，与新西兰 Massey 大学建立校际合作关系，提升了中医药合作层次和水平。山西九针中医院、太原市类风湿病医院、运城市头针研究所等民营中医医疗机构也通过多渠道开展对外交流合作，头针、腹针、新九针等具有山西特色的针灸疗法，从上世纪 80 年代开始走出国门，在欧美、东南亚国家建立了多个培训机构，为 20 多个国家培养了一批针灸技术服务人员，为山西中医药特色疗法向世界推广发挥了积极作用。

3. 加强中医药对外交流合作基地建设

山西中医学院自 2008 年被国家中医药管理局批准为中医药国际合作基地以来，成立了专职管理机构，加强自身能力建设，明确了中医药对外交流合作工作的发展目标，制定了可行的实施方案，多层次开展对外交流与合作，并取得初步成效，展示出了良好的发展前景，为基地建设奠定了坚实的基础。

在科技合作方面，山西中医学院与新西兰国际医疗中心合作的国际科技合作项目"糖耐量低下的中医干预方法研究及其国际连锁健康服务体系建设"已经科技部批准立项，并进入实施阶段；与新西兰梅西大学就建立功能牛奶研究中心达成了协议；与新西兰 Sylait 公司合作的功能牛奶的研究开发项目进展顺利；与韩国东医疗法卡法院合作的"山西道地药材中药黄芪指纹图谱研究"；与新西兰国际医疗中心合作的"IGT 的中医干预方法研究及其国际连锁医疗服务体系建设"；与美国 Ateve Brothers Cororatio 合作的"中药复方葛根胶囊关键技术开发研究"等项目均进展良好。在中药国际注册合作方面，山西中医学院已经与马来西亚有关单位合作，在马来西亚合作组建了三晋(药)有限公司，并已经启动了在马来西亚注册中成药的工作；在教育合作方面，山西中医学院与新西兰 Otago 大学基督医学院和新西兰梅西大学就合作开展中西医结合高等教育达成初步协议。

(六)吉林省中医药管理局

近年来，在国家中医药管理局的有力推动下，吉林省中医药管理局坚持突出特色，促进共赢，不断加大对外宣传力度，拓展对外交流领域，实施对外合作项目，外事工作得到长足发展，初步形成了多形式、多渠道、多层次中医药交流与合作工作新格局，为推动全省中医药事业发展发挥了重要的积极作用。

1. 基本情况

吉林省位于东北地区腹地和东北亚跨国经济圈中心，是连接辽黑两省的桥梁，与日本、韩国、俄罗斯、朝鲜、蒙古等国家交流广泛。多年来，吉林省基于特殊的地理位置，以及中药材资源贮备、中医药人才培养、中医药研究开发、中医药产业发展等方面的特色优势，确定了"立足周边，放眼世界"的中医药对外交流合作的根本原则，主动加强与日本、韩国、俄罗斯等周边国家及台港澳地区的中医药友好合作，积极开展与新加坡、马来西亚、泰国等东南亚国家和美国、英国、德国等欧美国家的中医药合作交流，10 年来，共接待来访团组 29 个，外宾 260 余人，派出短期团组及各类研修人员 270 余人，取得了积极成效。

2. 主要做法

（1）加强专业领域合作，推动中医药学术交流与进步

吉林省中医药高等院校及省、市级中医医疗、科研单位，与亚洲周边国家开展了多种形式的学术交流，就中医药研究现状、针灸临床应用、抗肿瘤药物研发、保健食品与药品研发等，进行了深入细致的合作研究，并以此为议题定期举办国际性中医药学术研讨会。长春中医药大学定期主办的"中日21世纪人类与健康"学术研讨会，为中日两国专家搭建了中医药合作交流的桥梁，活跃了学术交流氛围；延边民族医药研究所与韩国四象医学研究会合作开展学术交流，每两年召开以"四象医学"、"朝医学"、"体质标准化"、"体质治疗学"为主题的国际体质医学研究学术会议，取得了较好的效果。

（2）基于互利互惠共赢，促进中医药友好姊妹单位发展

近年来，吉林省前郭县中医院与韩国釜山金海福音医院建立了友好姊妹医院关系，珲春市中医院与韩国首尔特别市慧堂韩医医院、韩国束草市正韩房医院建立了友好姊妹医院关系，长春中医药大学与韩国世明大学、韩国光州女子大学、美国Millikin大学建立了友好姊妹学校关系。各单位基于互利互惠，与姊妹关系单位真诚往来，中医药交流领域和范围不断拓展，并取得了实质性成果。如长春中医药大学近年来积极接待美国Millikin大学中国文化体验团、韩国光州女子大学短期研修团，与日本东京药科大学、日本琦玉大学、韩国朝鲜大学、韩国松湖大学、韩国东义大学、美国东洋医学院全面开展各类长期和短期学术交流项目，促进了中医药国际传播，实现了共赢。

（3）珍视政府合作平台，加强港澳地区中医药交流合作

近年来，香港连续举办"国际现代化中医药及健康产品展览会"，其宗旨是通过政府搭台，促进内地与香港中医药企业、世界各国医药界间的经贸合作交流。按照政府要求，吉林省中医药管理局会同省商务厅，每年都组建政府代表团、中医药商务代表团参会，并举办"吉林省中医药及健康食品产业推介会"，推介吉林省中医药特色优势，促进了吉港两地合作。如，2006年吉林省中医药科学院与香港浸会大学中药学院签署的"中国长白山林下参商品标准研究合作协议项目"，新华社、香港大公报、香港凤凰卫视进行了专题报道。2008年，以香港特区卫生署长林秉恩、香港中医药管理委员会主席范佐浩等一行回访吉林，考察了吉林省部分中医医疗机构、中药材种植（养殖）基地、中药饮片炮制与加工基地，为促进吉港两地中医药领域的深层次、广范围、宽领域合作与交流，奠定了坚实基础。

（4）发挥社团组织作用，拓宽中医药对外交流合作渠道

吉林省注重发挥中医药学术团体作用，促进中医药合作与交流。2007年，省中医药学会与省商务厅等单位协办了由香港特别行政区政府投资推广署、商务部对外经济合作司和中央

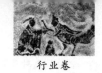
人民政府驻香港特别行政区联络办公室主办的"香港助内地中医药企业走向国际介绍会",组织中医药人员赴台湾佛教慈济医院、澳大利亚悉尼中医学院西兰鹿产品研究所考察中医药教育、科研、产业等发展情况,并达成合作意向。2008年,省民营中医医疗机构协会组织人员赴印度尼西亚考察中医药发展情况,与华佗传统医疗保健中心促成合作事项。

(七)上海市中医药发展办公室

上海市政府历来十分重视中医药领域的国际合作与交流。加强中医药国际交流与合作,对于促进上海中医药事业的全面发展,具有十分重要意义。自20世纪80年代初起就建有WHO的2个传统医学中心,2007年又创建了国家中医药管理局的2个国际合作交流基地。近年来,上海市中医药发展办公室在上级外事部门的领导下,坚持以邓小平理论和"三个代表"重要思想为指导,全面落实科学发展观,深入贯彻有关外事工作精神和要求,按照"继承、创新、国际化、现代化"的工作思路,本着"积极稳妥、健康有序、规范管理、突出重点"的原则,依托上海已有中医药国际合作平台,拓展国际交流的渠道,在中医药国际交流与合作方面取得了丰硕成果。据不完全统计,2009-2010年上海中医药接待境外访问团组103批次1,080余人次、派出中医药团组372人次,科研合作项目11个,招收境外留学生约2,000人次。中医药国际与合作的国家不仅有东南亚,还有北美、欧洲等地区,中医药国际与合作的地区范围不断扩大,一批标志性的中医药国际化项目取得重大进展。

1.发挥优势,推动中医药国际化

近年来,上海中医药工作努力适应新形势、新任务的要求,适应中医药在国际上广泛传播的需求,抓住机遇,发挥人才优势,承担中医药国际化重大项目;通过举办各种形式的研讨会、论坛,开展高层次互访和传统医学的交流,初步形成了对外开放的格局。

(1)承担重大项目,推动中医药国际化

近年来,上海中医药对外交流合作呈现出良好发展态势,国家中医药管理局多个项目落户上海,并承办重要国际会议。上海市中医药发展办公室先后承担了国家中医药管理局2个重大项目,即世界卫生组织ICD-11传统医学疾病分类工作和国际标准化组织TC249秘书处工作。

①国际标准化组织TC249(ISO/TC249)秘书处顺利开展工作

2009年在国际标准化组织正式批准成立国际标准化组织中医药技术委员会(ISO/TC249)以后,国家中医药管理局和国家标准化委员会正式将秘书处设立在上海。国际标准化组织TC249秘书处工作既是国家标准化发展和中医药发展战略的需要,有利于提高我国传统医学的国际地位和话语权,也是弘扬中华民族优秀文化、发掘中医药学宝贵财富、维护国家和民族利益、推动中医药国际化,具有十分重要的意义。

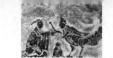

2010 年 1 月为了顺利召开第一次全体成员大会,在上海召开了有近 20 个国家参加(成员单位)的工作会议,为 ISO/TC249 第一次全体成员大会的顺利召开奠定基础。2010 年 6 月 7－8 日,ISO/TC249 第一次全体成员大会在北京召开。来自 15 个成员国的 72 名代表出席了此次大会,卫生部副部长、国家中医药管理局局长王国强也出席大会。TC249 第一次成员大会围绕名称、工作范畴以及与各国际组织之间建立联系等内容展开了讨论。会议上为了确保我国在中医药国际标准化的主导地位和话语权,在坚持基本原则的前提下,进行了大量的工作。最后会议基本上通过了现阶段委员会的工作范畴,并仍以暂定名传统中医药(TCM)开展工作。目前按照国际标准化组织要求,正积极筹备第二次正式会议。

②WHO"ICD－11"项目取得重大进展

世界卫生组织是国际疾病分类标准制定、推行和监督执行的国际官方组织。世界各国根据世界卫生组织制定的国际疾病分类标准(ICD),将各种疾病的发病、诊治等信息进行收集、分析,为此形成了国际间统一的疾病信息收集、分析、加工和开展相应研究的平台。由于传统医学在世界各国医疗保健领域的影响越来越大,2009 年世界卫生组织开始着手将传统医学纳入《国际疾病分类第十一版》(ICD－11)中,项目简称 ICTM。这一决定对传统医学来说意义深远,因为一旦纳入 ICD,传统医学就有了一个信息化平台,在这一平台上世界各国只要运用传统医药的方法,开展医疗健康的干预,其所有的数据和信息将形成统一规范的数据库,利用形成的传统医学数据和信息可以开展各种交流和科学研究,这将极大地推动传统医学的发展。

上海在中医药国际标准化研究方面起步较早,在传统医学疾病分类标准研究项目中投入了大量的人力、物力。早在 2009 年 3 月份项目启动之际就选派专家参与其中,并且受国家中医药管理局委托主要负责该项目的具体推进和实施工作。目前该项目在国内中医药专家组的指导下,以其扎实、严谨的工作态度正积极推动此项工作。

2010 年 12 月 7 日在日本东京举行"WHO 国际疾病分类传统医学部分会议"中,鉴于我国在会前进行全国专家论证,汇集了专家的集体智慧,基础准备工作扎实,提出的病证结合模式和参数设置是根据 WHO 标准模式和中医体系为依据,结合传统医学的理论框架基本上同时包含日、韩有关内容的病证结合方案。因此,中国提出的方案得到了认可。实现了既要保持中医特色同时又要符合国际需要的工作目标,在世界卫生组织国际分类传统医学部分的相关工作内容中,体现中医药理论特点起了决定性作用,为促进中医药等传统医学在世界范围内的广泛传播和应用奠定了基础平台。同时为中医药在国际传统医学领域中发挥引领作用迈出了关键一步。

(2)建立合作机制,促进中医药对外交流工作

上海市充分发挥中医药整体实力较强的优势,积极促进与海外医疗、教学和科研的合作,

大力推进与政府组织、医疗机构之间的交流与合作,产生了较好的国际影响。

①中泰合作

上海市卫生局、泰国卫生部泰和替代医学发展司联合主办中泰传统医学研讨会,迄今已连续举办三届。随着中泰两国全方位战略合作的不断深化,上海市每年召开两次会议,共同确定研讨会的主题,围绕中泰传统医学研讨会、学术交流及人才派遣,国际疾病分类研究,泰国针灸书籍等合作进行深入探讨。2008年5月,来自美国、瑞士、英国的200多名嘉宾参加了研讨会。在工作会谈中,双方回顾了已开展的合作项目,商讨了下一阶段泰国针灸师培训、泰国常见病针灸诊疗规范、中药炮制技术规范等传统医药领域的合作。目前,泰国卫生部已经陆续开设了中医针灸、推拿等多个培训班。此外,泰国泰国华侨崇圣大学与上海中医药大学开设中医学学院。

②中日合作

2008年是上海与日本大阪府友好城市缔结28周年,为了推动两市的传统医学的交流,根据上海市人民政府和日本大阪府签署的共同未来项目关于进行中医药(汉方)交流的安排,上海与日本大阪府进行了互访。访问期间,双方代表团听取了两市的中医药情况介绍,并参观了中医药医疗机构、传统医药研究所和企业,双方进行了座谈和交流,双方了解了有关涉及药品进入国内市场的问题,提议今后将加强在中医药产品的合作。

③中法合作

根据中法两国政府签署的《关于在中医药领域合作的协议》,中法中医药合作委员会第四次会议连续两年在上海召开。2010年世博期间,原计划由法方承办的中法中医药合作委员会第四次会议,根据国家中医药管理局的要求,由上海承办。会议期间,上海中医药大学附属曙光医院与法国医疗机构签署了合作交流协议,为中法中医药合作实质性推进增加新的内容。

(3)开展学术交流,提升中医药在国际上的影响

①承办第二次世界卫生组织传统医药服务运行与监测研讨会

根据2009年5月世界卫生大会通过的《传统医学决议 WHA62.13》要求,为了相互学习将传统医学服务纳入医疗服务工作体系的方法,分享传统医学管理和服务监测方面的经验,由世界卫生组织和国家中医药管理局共同主办、上海市中医药发展办公室承办的"世界卫生组织第二次传统医学服务及卫生系统监测研讨会"于2010年6月21—24日在上海举行,来自世界卫生组织总部、西太区,以及13个国家的卫生和传统医学专家、官员53人出席会议,就进一步落实《传统医学决议》在医疗卫生体系中更好地发挥传统医学作用,以及传统医药服务的运行监测等专题进行深入讨论。各与会国代表之间相互进行交流和学习,并共同探讨传统医学/补充替代医学整合进入卫生体系的模式和方法,同时通过访问设在上海的中医医院医疗质量监

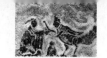

测中心和三个监测点,详细了解中医医院医疗质量监测中心的工作方法和流程,中医监测网站的使用、数据挖掘、综合评价等系统的运作情况,分享中国在传统医学监测方面的成功经验,WHO 的官员充分肯定了监测中心的工作,同时对海量监测数据的分析利用等情况表示了极大的兴趣,并提出要在其他国家传统医学的监测中进行借鉴。

②医药系列国际会议形成品牌

为大力弘扬祖国传统医学、不断增进世界各地中医药界的沟通与交流,上海市长期以来举办了一系列中医药国际学术会议,有气功研讨会、国际针灸学术会议、国际肛肠病学术研讨会、国际中西医结合肝病学术会议等。例如,气功研讨会以加强世界范围内中医药的学术交流和合作为宗旨,以气功为主题,既具有鲜明的时代性,又契合了中医药发展的趋势,受到与会代表的广泛响应和普遍赞誉。共有来自 10 多个国家和地区的 200 名代表参加了大会。大会交流踊跃,影响深远,充分展示了世界范围内中医药在医疗、教育、研究等领域内所取得的最新成果。上海市中医药学会、上海中医药大学联合主办的"2010 上海中医药学术国际论坛",上海曙光医院主办的"曙光传统医学国际论坛"都已成为具有一定国际影响力的国际学术交流品牌。上海市商务委员会与上海市中医药发展办公室主办的"上海传统医学与健康博览会",扩大了社会影响力,也已经成为上海市每年的一次重要的中医药国际学术交流活动.

(4)整合各方资源,依托基地开展对外交流与合作

充分依靠三级中医医院和社区卫生服务中心作为中医药对外交流合作的资源优势,加强中医药对外交流合作。上海中医药大学附属曙光医院是国家中医药管理局命名的中医药对外交流合作基地,通过积极发挥医院优势,成功开展了中泰传统医学研讨会,这对于推动中外传统医学的交流,促进沟通与合作发挥了重要作。2007 年 11 月,上海申康医院发展中心与新加坡保健服务集团联合投资 280 万元新币的"宝中堂"中医门诊部在新加坡中央医院开业,2010年卫生部陈竺部长亲自视察了"宝中堂"中医药中心。创办三年的"宝中堂"已全面盈利,成为上海中医医疗服务贸易具有标志性的里程碑。此外,上海与泰国华侨崇圣大学中医学院和啦嘛帕庄甲盛大学替代医学院开展了合作,每年有留学生到上海曙光医院和龙华医院实习进修。2008 年,美国卫生部长率团来华访问参观了曙光医院,并对中国的传统医学医院给予了高度评价。2010 年,全球瞩目的中国 2010 世界博览会在上海举行,国内外宾客齐聚上海,在世博会举办的期间,上海中医界抓住契机,充分弘扬中医文化。除了三级中医医疗机构承担外事接待外,上海市还充分发挥社区卫生服务中心的作用。上海市长宁区新泾社区卫生服务中心被上海市委外宣办确定为 2010 年世博会"对外介绍上海世博科技与城市发展"的新闻媒体采访点和参观点。截止到世博会结束,该中心已接受了 35 批 1560 人次的采访。宣传"治未病"的健康理念,打造"治未病"信息数字网络平台,进一步探索中国特色健康保障服务全新模式。世

界卫生组织总干事陈冯富珍于8月中旬视察了新泾社区卫生服务中心。

(5)加强队伍建设,提高对外交流合作的能力和水平

加强对外合作交流人才队伍建设,为对外交流合作的顺利开展提供组织保障,是中医药对外交流合作工作的重中之重。近年来,上海依托重点学科、科研基地、国际科技合作与交流项目、重大科技专项和重点建设项目,已建立了一支懂业务、懂外语、熟悉国际规则和外交礼仪的高素质的人才队伍。2009年底,国际标准化组织 TC249 秘书处正式落户上海,一批既懂标准化业务和中医药专业知识,又精通英语或法语,热心从事标准化工作的人才逐渐成长。这支团队承办了中医药标准化国际研讨会、ISO/TC249 第一次全体成员大会和世界卫生组织第二次传统医学服务与监测研讨会,在重大国际会议中发挥了至关重要的作用,展现了上海对外交流合作的新形象。

(6)强化服务意识,加强对外交流工作的规范管理

随着中医药对外交流业务拓宽,出访活动日趋频繁,上海市严格执行有关因公出差管理规定,注重中医药加强出访人员的教育管理,要求严格执行有关外事纪律,维护党和政府良好形象。在加强出国规范管理的同时,坚持管理与服务相结合,不断更新服务理念,转变服务方式,提高了工作效率,节省了人力财力。近年来,上海在中医药对外合作交流中扩大了交流,增进了感情,加深了友谊,为中医药事业的发展奠定了坚实的基础。

(八)江苏省中医药局

多年来,在国家中医药管理局的指导和关心下,江苏省不断加强中医药对外交流与合作,交流合作水平逐步提高,中医药国际化进程明显加快,中医药现代化建设稳步推进,有效地促进了全省中医药事业的全面协调发展。现将江苏省中医药对外交流与合作工作情况汇报如下:

围绕以开放促发展的总体目标,江苏省中医药对外交流与合作不断深入开展,对外交往的地区范围进一步扩大,除亚、美、欧等传统合作地区外,与非洲、南美、中东和澳洲等地区之间的国际交流与合作明显增加,交流内容日益丰富,合作领域不断拓展,中医药对外交流与合作取得了一定的成效。

1. 全面落实《规划》,促进中医药对外交流与合作深入开展

在推动江苏省中医药自身实力不断壮大的基础上,江苏省认真落实《中医药对外交流与合作十年规划》,以提高交流合作的层次、质量和效益为重点,积极推进中医药医疗、教育、科研等方面的对外交流与合作,在整体工作局面上努力实现全方位、多层次、宽领域。各地根据工作实际,调动有利因素,为扩大对外交往搭建新的平台。中医医院对外交流的意识日益增强,纷纷利用当地经济、旅游等有利资源,开展多种形式的对外交流与服务,取得了丰硕成果。江苏

省中医院医院伦理委员会于 2007 年上半年通过了 WHO 的审核,是全国中医系统中唯一一家获国际认可的医疗机构。2008 年,南京中医药大学、江苏省中医院、昆山市中医院等 3 家单位被评为"国家中医药管理局中医药国际合作基地"。

2. 学习先进技术与经验,提升中医药科学研究水平

在对外交往的过程中,江苏省重视和加强中医药科研领域的交流与合作,学习和借鉴国外医学发展的先进经验,利用现代科技手段,深入开展中医中药防治重大、疑难疾病的研究和理论探索。省中医院积极开展以中医药科学研究及学术交流为主要内容的对外交流与合作,派出交流团组逐年增加,平均每年超过 30 批次。江苏省中西医结合医院作为全国重点建设的中西医结合医院、国家药物临床试验机构,充分利用科研优势和中西医结合的临床特点,与美国、丹麦等国家积极开展合作,通过国际合作取得科研项目 19 项,多项课题研究成效显著。通过科研交流与合作,江苏省中医药科研创新能力明显增强。

3. 立足自身发展,努力培养中医药高层次人才

据统计,近年来江苏省中医药机构(不含南京中医药大学)派出人员 365 批,约 650 人次;接待来访团组 183 批,约 3,000 人次。中医药人才队伍建设在对外交往工作中不断加强和完善,一大批中医药人才通过对外交流与合作得到锻炼和提高。在对外交往的过程中,江苏省不仅向先进国家和地区学习经验,而且更注重在学习中提升中医药行政管理、医疗、教育、科研等相关人员的素质和能力。通过"走出去"、"请进来"的方式,中医药管理干部进一步开阔了眼界,拓宽了思路,学习了科学的管理理念,对做好中医药管理工作很有帮助;医疗人员相互学习、切磋,中医药临床诊疗技术水平日益提高;科研人员与国外共同开展更高层次的科研合作,学术研究取得了重要进展,为提高中医药自主创新能力做出了努力。与此同时,一批精通业务、具有较强外语沟通能力、熟悉国际交流与合作、外事工作经验丰富的中医药人才脱颖而出。这些都为推动江苏省中医药事业更好更快发展发挥了积极的作用。

4. 发挥特色优势,推动中医药文化传播

江苏中医药源远流长,历史底蕴深厚,历代名医辈出。吴中医派和孟河医派,对中医药事业的发展产生了深远的影响。长期以来,江苏省一直重视中医药文化建设,努力挖掘中医药文化资源,加强具有地方特色的诊疗技术和江苏省名医、名科的培育,研究江苏省历代名医、流派的学术特点和思想,具有江苏特色的中医药文化优势已逐步形成。在中医药对外交往工作中,江苏省将文化建设与对外交流合作有机地结合起来,积极宣传中医药文化,推广中医药理念精髓,让更多的国家和地区了解、认识中医药。例如,苏州作为吴门医派的发源地,充分利用吴文化背景和吴门医派学术成就,结合本地旅游资源,开展中医药国际交流与合作。为振兴中医药事业、弘扬吴门医派传统文化,苏州设立中医药博物馆,自开馆以来,已吸引了包括 WHO 世界健康城市联盟秘书长中村桂子、美国中医研究院院长、德国康斯坦茨市议员、荷兰卫生管理代表团等大批外国团体和个人前来参观访问,使外国友人更直观地了解、感受了中医,使中医药文化走向世界。

5. 积极开展多种形式的长期合作,扩大中医药国际影响

近年来,江苏省充分发挥中医药整体实力较强的优势,积极促进与海外医疗、教学和科研的合作,一方面大力推进与不同国家和地区政府组织、公立医疗机构之间的双边交流与合作,另一方面也广泛开展与境外中医药民间团体、学校等机构的交流,产生了较好的国际影响,中医药国际交流与合作的水平和层次明显提高。1994 年 4 月,我国与马耳他政府的合作项目"地中海地区中医中心"正式成立,至今已顺利运作了 16 年,江苏省先后派出以中医为主的医疗队 8 期,为当地居民提供临床各科的多种常见病、多发病的中医药诊疗服务。建立并加强中医药医、教、研长期国际合作关系,目前江苏省南京、无锡、常州、苏州等地分别在新加坡、马来西亚、瑞士、澳大利亚、美国、德国、意大利等国家和地区及中国香港、澳门设立了中医医疗中心或诊所,建立了长期的中医临床基地,每年定期派人赴中医医疗中心或诊所开展工作,使中医药服务走出国门,提高了中医药在国外的影响力。每年,省中医院等多家单位还接受一些短期来华进修中医的人员,已逐步成为体验中医药、实践中医药的平台和基地。与此同时,其他中医药对外交流与合作工作也进展顺利。为增进世界各地中医药界的沟通与联系,江苏省积极开展中医药对外学术交流,主办或承办了国际中医药论坛等一系列中医药国际学术会议,充分展示了中医药医疗、教育、研究等领域在世界范围内取得的成就,也为世界许多国家和地区的中医药及相关人士搭建了相互交流、相互学习的平台,受到广泛响应和普遍赞誉。江苏省中医药管理局还每年从中医专项经费中安排外事专项经费和外向型人才培训经费,用于局机关独立组团和参与国家中医药管理局和省卫生厅组团活动,以及外向型中医药人才的选拔培养。

(九)浙江省中医药管理局

浙江省是中医药大省,中医药学源远流长,历代名医辈出,为我国的中医学发展作出了重要的贡献,尤其是通过认真贯彻实施《浙江省发展中医条例》,全省中医药特色和优势得到进一步发挥,科技创新能力持续增强,人才队伍不断壮大,基础条件得到改善,对外交流合作日益频繁,各项工作在全国保持前列。近年来,全省各中医医疗、科研、教学机构充分发挥中医药优势,抓住机遇,积极开展多形式、多渠道的中医药对处交流与合作的工作,有力地促进了浙江省中医药事业的快速发展。让中医药更多地走出国界,让世界更多地了解灿烂的中医药文化已成为中医药界的共识。

1. 五年来的主要成绩

学术交往日渐频繁,互访人员大幅提高。五年来浙江省中医药系统先后接待了来自美国、

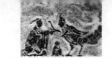

加拿大、瑞士、巴西、英国、德国、法国、荷兰、日本、韩国、马来西亚、澳大利亚、以色列等30多个国家和地区,以及中国台湾、香港的6,000余人次。同时,浙江省各单位积极走出国门,先后选派有关学科的专家学者6,000余人次赴30多国家和地区参加国际学术会议、技术培训、合作研究、考察访问、项目洽谈及医疗援外等。

科技合作日趋紧密,协作项目数量层次显著提升。近年来浙江省共开展各类各级中医药国际科技合作项目30余项,涉及国家和地区有美国、英国、法国、日本、葡萄牙、澳大利亚、比利时、马来西亚、奥地利,及中国香港、台湾等,项目内容涉及中医临床研究、中药药理研究、活性成分筛选、药效综合评价、提取技术优化、中药新药开发等,项目发展势头良好。

对外培训卓有成效,培训人员明显增多。近五年来,浙江省先后与美国、俄罗斯、澳大利亚、日本等国家和中国香港地区的有关机构密切开展中医药对外培训工作,并已与22个境外教育、科研、医疗单位建立了长期、稳定的合作关系。目前已接收各类中医药留学进修人员5,000人次,培训内容和质量受到学员们的普遍好评。

援外工作稳步发展,中医药技术广受欢迎。近年来,共有9家省中医医疗单位参与援外医疗工作,派驻中非、马里和纳米比亚等国,其中援纳米比亚医疗队为纯中医医疗队,其派遣任务完全由有关中医单位承担,主要负责总统保健和为当地居民提供中医针灸医疗服务,中医技术受到当地政府和人民的普遍欢迎。

2. 主要做法和体会

(1)加强中医药对外交流合作的组织机构建设,全面推进中医药国际合作

近年来,各地区、各部门和各单位对中医药对外交流与合作越来越重视,省、市级中医药医疗、科研、教学单位均加强了中医药对外交流的领导,健全了中医药对外交流的组织和队伍建设,并在全省中医药对外交流合作的组织、规划、管理、协调等方面做了大量工作。在1997年浙江省制定《发展中医条例》对中医药对外交流工作提出了发展思路和要求的基础上,去年省政府又出台了《关于进一步促进中医药事业发展的意见》,对中医药对外交流合作工作做了明确具体规定,省属中医医疗单位、科研院所及中医药大专院校和一些有条件的市级中医医疗单位都将这项工作纳入单位重要议事日程,建立了相应的职能部门,配备了专职人员具体负责和落实中医药对外交流事务。

为了强各单位对外交流工作的协调,浙江省先后成立了浙江省中医药国际交流中心和浙江省中医临床国际交流中心,分别挂靠浙江省中医药研究院和浙江省中医院。浙江省中医药研究院设立了院外事办公室,为独立职能科室设置。浙江省中医院专门成立国际交流中心办公室并配有专职人员2名,兼职人员16名,具有独立开展外事交流能力的人员18名(其中英语17名、日语1名)。

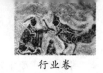

通过政府部门与各中医药机构的共同努力,全省参与中医药对外交流业务的单位不断增多。除省级中医医、教、研单位外,全省11个地市均根据各自的优势和特色开展了不同形式和内容的对外中医药交流活动。同时,一些综合性医院、西医院校、科研机构也纷纷依据各自的优势,开展中医药对外交流合作。如浙江大学医学院等相关学院及其所属的各大医院近年来开展了中西医结合基础、临床研究、中药新药开发等方面的国际科技合作,取得了一些进展。一个全省性的、多学科参与的、多行业介入的中医药对外交流与合作新格局已初步形成。

(2)整合大学、科研院所和中医院优势资源,建设好中医药对外培训基地

浙江省现有中医药大学1所,三级甲等中医院5所,中医药对外培训起步较早。近年来,浙江省特别重视对发挥这些龙头单位的作用,充分整合这些大学和三甲医院的培训基地的学科学术优势,带动全省的对外培训工作整体水平。自国家中医药管理局于1997年公布了第一批41所对外开办进修教育机构,浙江省的浙江中医药大学、浙江省中医药研究院、浙江省中医院、杭州市中医院、浙江省中西医结合医院等5家单位名列其中,这些单位能很好地发挥自身的特色与优势,多渠道、多层次地开展了形式多样的对外中医药培训工作。如,浙江省中医药研究院自1998年9月以来,与德国国际中医药协会(SMS)合作,先后举办了4期"德国中医师培训班",取得了圆满成功。参加学习学员来自德国、瑞士等国,大多数均在本国接受过正规的西医学历教育,并参加过SMS举办的中医函授培训。该院还与SMS建立了长期的互惠培训关系,不定期派出专家前往该组织讲学、指导,促进了该院与德国中医药界同行间的交流。此外,该院还与澳大利亚中医协会(AACMA)合作,举办了多期培训班,有数十名澳大利亚、新西兰学员接受了培训;与韩国国立釜谷病院建立包括医院管理和传统医学的院际合作关系,目前已开展人员互访、学术交流等。浙江中医药大学针对国际上逐渐升温的中医药热潮,积极开展多层次、多规格的对外进修、培训及学历生教育,已先后招收了来自40多个国家和地区的3000多位留学生来校学习进修中医、针灸、推拿、中药等专业,目前在该校有来自美国、加拿大、英国、澳大利亚、以色列、瑞士等20多个国家和中国的港澳台地区的各类学生(包括汉语生、专科生、本科生、硕士研究生、博士研究生、进修生)250人。浙江省中医院利用医院现有的规模、中医特色、技术、人才、地理等优势,努力提高中医临床进修培训质量,采取分类教学方式,制定详细的教学计划。并注重教学方法采用大课与小课相结合、理论与实际相结合、专业辅导与个别辅导相结合,使培训学员学有所长、学有所获、学能致用,获得了较好的学习效果。许多老师深入浅出的讲解,使外国学生对中医学的望、闻、问、切及辨证论治理论有了较好的理解,也提高了他们的兴趣,该院近年共接待外国学生850人次。近五年杭州市中医院针灸科、推拿科、中妇科、皮肤科等科室共计接收美国、英国、澳大利亚、巴西、荷兰、以色列等国,及中国香港的短期留学生500余人次。目前浙江省已形成了一批具有较高学术水平和带教经验的中

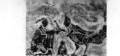
医药国际学生带教师资力量,并经过多种形式的培养和招收院外翻译,初步建立了一支由专兼职人员组成的翻译队伍,培训的学科门类也逐步增加,目前已涉及针灸、推拿、内、外、妇、儿、骨伤、肿瘤、神经、肾病、心血管、内分泌、中外、皮肤、五官、消化、中药等科。目前,浙江省已经建立起以大学为依托,以医院为基地的一大批中医药对外培训基地。

(3)大力扶植国际合作项目和产品,开展多种形式的中医药科技交流合作

科技合作是促进中医药科技进步,提高中医药学术水平和临床疗效,促进中医药标准化、现代化、国际化的重要手段。浙江省有关单位积极行动,以项目、产品为纽带和切入点,以点带面,努力拓宽中医药学术交流与科技合作领域。如,浙江省中医院中西医结合血液病研究所与澳大利亚新威尔士大学共同申请取得和完成的澳方资助的中澳机构合作项目"中草药治疗难治性血液病",用人参皂甙(GS)胶囊治疗难治性血液病再障、血小板减少和中性粒细胞减少等的有效率分别达到89.6%、69.7%和77.4%,疗效优于常规疗法,且无明显副作用,成果已获浙江省中医药科技进步一等奖;与新加坡开展的中药成分的磁共振波谱定性和定量分析国际合作研究也取得较大进展;与日本静冈县立大学合作治疗异位性皮炎的中药新药开发研究,取得明显实际效果,已获国家中医药管理局中医药科学技术进步奖。研究、开发能进入国际药品市场的现代中药产品,是中医药走向世界,实现双向接轨的战略重点之一。为此,浙江省依托一些中药开发的重大研究成果,抓住机遇,开展国际联合中药研发合作,取得了突破。康莱特药业集团先后与美、俄等国合作,进行抗癌新药"康莱特"的临床研究,并作为中国第一个中药处方药被美国FDA批准通过Ⅰ期临床试验。俄卫生部已批准康莱特上市应用,为中药制剂进入国际市场做出了突出贡献。

到境外开办中医诊所、培训机构是近年来中医药对外合作的一个新的热点。浙江省各大中医药机构都进行了与境外机构合作办医、办学的尝试,如以技术输出的形式,派遣中医人员前往境外诊疗机构和学校工作,其中浙江中医药大学先后与马来西亚中医学院、奥地利多瑙大学中国保健中心、葡萄牙自然顺势疗法学院、香港大学中医药学院等机构建立了长期合作关系,定期派遣专家前往开展教学、医疗工作,均收到了一定的成效。温州医学院积极利用"孔子学院"这一平台,在东南亚一带开展中医药学术交流活动。浙江省中医院与美国"健走行动"国际慈善救援组织联合举办了美国洛杉矶"健走行动"浙江行活动,活动包括手术及讲学。来自芝加哥西北大学的知名医生、护士、康复师及医院医护人员一起开展学术交流活动,为52名关节病致残瘫痪病人进行了关节置换手术,受到了病人的好评,同时提高了中医院医务人员的医疗技术水平。

(4)培育外向型研究人才,拓展中医药学术交流与合作领域

中医药事业发展越来越需要能站在国际舞台上交流合作的外向型的研究人才,因此逐步

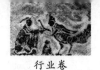

建立一支能积极参与国际合作的中医药人才队伍对中医药事业的可持续发展是非常关键的。为此,浙江省十分重视发挥一些有国际声望的优秀中医药人才的作用,鼓励拓宽合作领域,采用"派出去,引进来"等多种方式,并重视开展多途径、多层次、多形式中医药涉外人员的培养。浙江中医药大学近年来已先后选派了300多批500多人次赴20多个国家和地区参加国际学术会议、技术培训、合作研究、考察访问、项目洽谈、医疗援外等。通过出访活动,出访人员都感到开阔了眼界,增长了见识,促进了自身教学、医疗、科研工作的改革及学术水平的提高,同时先后接待了来自30多个国家和地区的国(境)外友人900多批4,000多人次。浙江省中医院积极与国外的一些先进医院建立友好关系,开展人才与项目合作,如与澳大利亚布里斯班玛特医院、荷兰海牙中央医院、美国俄亥俄州医学院都签订了双方专家互换交流及在医疗领域开展合作研究的合作意向备忘录,这些合作项目交流内容涉及肿瘤、免疫、儿科、妇科、创伤急救等领域。还有浙江大学程翼宇教授为学科带头人的中药科学与工程学系多年来注重中药科研方面的国际交流与合作,目前已与美国、英国、法国、德国等10个欧美国家的著名大学与科研机构建立长期合作关系,每年均派出教师参加学术交流、短期合作研究或讲学,并派出博士研究生进行联合培养。另一方面,浙江省还积极与旅居海外的一批中医药人才保持联络,通过他们的中介和桥梁作用,与国外的机构组织建立合作关系。如浙江中医药大学客座教授何嘉琅先生旅居意大利,现为意大利中华中医学会主席,心系浙江,牵线搭桥,努力为家乡中医药对外交流与合作献计献策,发挥了积极的贡献。

(5)以中医药文化为载体,向世界展示中医药的神奇魅力

为了大力弘扬中华民族的优秀文化,让中医药走出国界,向世界宣传中医药文化,浙江省特别重视利用多种形式对外宣传中医药文化,包括接待境外旅游观光代表,如杭州市中医院被杭州市旅委列为首批56家"国际旅游访问点",医院精心安排了一条专供国外访问团参观的路线。为了更好地彰显我国博大精深的中医文化,营造浓厚的中医氛围,2005年该院在杭州市政府、市旅委的支持下,在杭州名宅"梁宅"开设了广兴堂国医馆,将其作为传播、整合中医文化精髓,倡导健康、科学生活方式,宣传、弘扬中医养生、保健效能,接受、体验疾病防治知识和休闲场所的一个中医对外"窗口",开创了医疗与旅游相结合的新尝试。同时,医院对接待参观旅游的相关科室环境,进行了重新装修,同时在显著位置张贴历代名医、养生保健格言等,营造浓郁中医文化氛围,室内的布置也更具人性化,并在医疗用房极为紧张的情况下,专门辟出了颇具中医传统建筑风格的"名中医馆",聚集国家、省、市级名中医为中外患者搭脉诊病。由杭州市中医院广兴堂国医馆与三台山庄合作的广兴堂三台山庄养生保健中心计划为中外疗休养人士精心设计一条寓医疗、养生、保健、休闲于一体的旅游线路。为了更好地扩大中医药宣传,也注意到在国际高端人士中的文化传播,以提高中医药文化的知名度。如接待英国利兹市市长

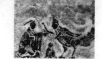

一行、澳大利亚中国工商业委员会副主席一行、瑞士汝拉州副州长兼经济部长一行、英国亨利大学 MBA 代表团一行、美国"国际论坛"成员一行、来杭参加"世界多元化文化"国际论坛的前厄瓜多尔总统杰米尔·马华德、联合国教科文副助理总干事科拉尔一行等。参观者被我国博大精深的中医文化以及古老的建筑所深深吸引,其中一些还现场请名老中医把脉诊病。通过参观交流,在一定程度上扩大了我国中医药在国外的影响。浙江省还将以省政府名义开展海峡两岸学术交流活动,其中中医药文化作为重要的活动内容受到各方关注。

(6)以优质服务为内涵,积极架构完善的中医药对外交流服务体系

浙江省各地都加强了对中医药国际交流合作的硬件和软件建设,提供人性化服务,努力创造优良的对外交流环境,做到有的放矢,使国外学员在医院学习期间学有所获。涉外培训单位在细致了解学员所掌握的中医理论和实际操作水平的基础上,制定周密的实习和讲课安排,选择具有较高带教水平和丰富带教经验的老师进行临床指导和授课,以此吸引更多的境外人士前来学习、研究中医。如浙江省中医院在医疗用房极其紧张的情况下,专门腾出一个楼层作为外籍学员休息和生活的场所,并配备了优良的设施。杭州市中医院与旅游机构进行合作,组织境外一些针灸中医培训团前来进修学习,收到了良好成效。浙江省中医药研究院、省中西医结合医院等单位为适应中医药对外交流的需要,实行个性化培训服务,根据学员的情况和爱好安排学习计划,在生活上尽可能多地给予关心,体现人情味。在有学员生日时,不忘记送上鲜花和蛋糕;在周末,会安排游览活动,让学员领略杭州美丽的山水;遇上学员身体不适,总不忘让其体会一下中药和针灸的疗效。这些细致周到的服务受到了学员们的一致好评。

(十)安徽省中医管理局

近年来,安徽中医学院两所附属医院在接待外国政府机构、友好团体的领导、专家、学者来院参观、访问、考察外,同时组织医院专家赴国外参观、访问、学习、讲学和参加国际学术会议,取得了显著的成绩。

1. 走出国门,扩大交流,传播中医药文化

五年来,安徽中医学院第一附属医院先后派遣 37 批 48 人次的专家、学者赴法国、德国、波兰、美国、加拿大、澳大利亚、韩国、瑞士、也门、日本、新加坡等 11 个国家和中国台湾、香港、澳门地区进行考察、交流和援外医疗。

安徽中医学院附属针灸医院一方面坚持走"突出中医特色,发挥针灸优势"的发展之路,提出"对传统针灸技术尽可能保留、尽可能应用和尽可能发展"及"疗法上创新,疗效上突破"的学术理念,在内、外、妇、儿等科广泛应用针灸疗法,做到科科用针灸,人人会针灸。并在此基础上建立"特色针灸治疗中心"、"中风治疗康复中心"、"颈肩腰腿痛治疗中心"等能集中反映传统中医,特别是非药物诊治疾病的重点专病专科,不断巩固和发展针灸特色;另一方面,不断扩大医

院在海外的影响,促进中医药事业的世界繁荣。医院多次派出中医药专家、学者参加国际针灸学术交流与技术合作等国际医疗活动,10多人次参加卫生部、省政府、安徽中医学院组织的外事访问团赴新加坡、伊朗、韩国、美国、澳大利亚、意大利、德国、荷兰、波兰、瑞士等国家讲学、参观访问;长期选派医务人员赴也门共和国参加援外医疗,在援外医疗中该院医师以精湛的医术和神奇的针灸疗效受到被援国人民的欢迎和称赞,有数人受到受援国卫生主管部门乃至总统的表彰。医院通过国际中医药交流合作和外事友好互访宣传了自身的中医药优势和特色,同时也把中医特有的整体辨证针灸疗法和养生保健理念带向了世界各地。

2.热情接待,增进了解,展示中医药精华

在2004年至2008年期间,安徽中医学院第一附属医院接待了韩国瑞山新闻社考察团、澳大利亚国际中医学院院长、香港大学中医学院院长、西瑞典省格拉丝托普市的商务部长在内的西瑞典代表团、世界针灸学会联合会秘书长沈志祥,及美国、德国留学生等13个国家和地区的234名专家、学者、留学生来医院参观、考察、访问和进修学习。

(十一)福建省卫生厅中医药管理处

1.概况

福建地处东南沿海,与台湾隔海相望,最近处只有72海里,约有8万台湾同胞的祖籍在福建,同时福建还是众多华人华侨以及港澳同胞的祖籍地。20世纪80年代中期以来,福建省利用位置优势,在中医药教育、学术、政策研讨,以及提供中医医疗保健服务等方面,开展了以对台为主,面向台港澳及国际的交流与合作。据不完全统计,1996—2010年期间,福建省中医医疗、教学机构共选派600多人次分赴美、日、法等国家和中国台、港、澳等地区访问考察;接待海外来访共计1,500多人次;接收海外学员来闽教育培训4,000多人次;合作开展中医药科研课题7项。1996—2010年,全省共承担台胞中医药人才培训2,000多人次,中医药人员赴台考察、讲学200多人次,举办两岸中医药学术交流40余次,引进台资发展中医药事业近1000万元。

2.主要做法与成效

(1)以中医药教育为载体,大力弘扬祖国优秀传统文化

福建省面对海外的中医药教育平台主要有三个:一是福建中医学院(2010年3月经教育部批准更名为福建中医药大学)及其附属医院;二是厦门大学医学院中医系;三是厦门国际中医培训交流中心(以厦门中医院为临床实习基地,并挂靠厦门中医院培训部)。

20世纪80年代中期,在省委、省政府的关心支持下,福建中医学院应对台胞学习中医药学的需求,积极开展对台中医药教育。1987年开办了对台中医药培训班;1988年开始试招台

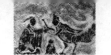

湾本科生;1989年福建省教委同意福建中医学院试招台、港、澳学生;1990年国家教委正式批准福建中医学院招收台湾生;1993年国家教委批准福建中医学院招收台、港、澳研究生;1998年教育部批准福建中医学院对台湾实行单独招生,即要求来学习的台湾学生,可以直接向学院报名,由省教育厅组织命题,学院单独组织考试,单独录取,向教育都报备,大大简化了台湾学生来闽报考的手续。菲律宾华侨善举总会董事长李逢梧等人访问厦门,邀请厦门组织中医师前往菲国义诊,并宣传中医药文化。2006—2009年,海沧区政府连续举办了四届"保生慈济文化节",弘扬保生大帝吴真人(北宋名医吴夲)的慈济精神。文化节期间除民俗活动外还组织了义诊、闽台中医药交流研讨会等活动。

厦门国际中医培训交流中心成立二十余年来,与东南亚、欧美等国家和中国港、澳、台地区的中医药组织建立了良好的合作互动关系,经常开展中医药交流活动。中心还设立了厦门、台湾中医师联谊总会,并在台北、台中、台南设立了三个分会,发展会员80多名。总会为台湾会员在厦门投资兴业提供咨询服务,寄赠相关学习资料,介绍大陆中医药新技术、新经验、新成果,并互通信息、加强联谊、开展培训。2006年5月,国家中医药管理局和厦门市人民政府在厦门联合主办了"首届海峡两岸中医药发展与合作高峰论坛"。参加论坛的代表共109人,其中来自台湾的中医药专家、学者、企业家和管理人员代表有48人,港澳代表5人。论坛就中医中药标准体系问题、中医药从业人员资格和标准问题,以及海峡两岸中医药产业发展规划问题等进行广泛的交流。全体与会代表发出《倡议书》,倡议建立中医药长效交流机制,构建两岸中医交流合作平台,携手推进中医药走向世界,造福全球华人乃至全人类。论坛期间举办了中医药国际商贸博览会,特设台港澳专馆,加强两岸乃至国际中医药界文化、商贸的交流、展示与合作。本次论坛,中医药研究和生产方面的优势互补成为了两岸合作的共同话题,标志着闽台中医药交流开始步入深层次阶段。之后到2010年,又连续在厦门成功举办了4届海峡两岸中医药发展与合作论坛。论坛成为两岸中医药交流合作的重要平台,得到国家中医药管理局、国务院台湾事务办公室、福建省政府和厦门市政府高度重视,得到海峡两岸中医药业界积极参与。2008年起,连续3年被列为国台办30项对台交流重要工作之一,并连续两年纳入海峡论坛作为重要配套活动之一。

2008年7月,台、港、澳中医药交流合作中心、厦门市中医院、厦门市医学会三家单位共同出资,在厦门成立海峡中医药合作发展中心(简称"海峡中心")。经市政府常务会议研究,明确由海峡中心统筹相关资源开展中医药对台交流工作。厦门市政府专门成立海峡中心工作协调领导小组,由副市长任组长。组织起草了海峡中心及五个工作平台的五年发展纲要。海峡中心工作人员、经费落实到位,市编办核准新增2名人员编制用于海峡中心协调领导小组办公室,市财政核拨海峡中心每年30万元的工作经费,一次性安排3年。2009年11月,"海峡·

海西中医医院院长沙龙"，来自海峡两岸（包括上海和台湾地区）、海峡西岸经济区4省（包括福建、浙江、广东、江西）的31家中医院的院长出席。沙龙围绕"加强两岸中医药交流、促进海西中医院发展"主题，分别就如何加强海峡·海西中医医院合作、如何搭建合作交流的框架及平台等议题进行了讨论，并达成一些共识。

1990年，农工党福建省委牵头创立福建省中医药研究促进会。20年来，该会始终坚持"弘扬瑰宝，造福桑梓，促进交流，增进友谊"的立会宗旨，把对台交流与合作作为工作的重点，以感情为基础、以文化为纽带，同台湾中医药界建立了广泛的联系与合作，长期积极弘扬中华医药和中华文化，拓展海峡两岸联谊，不断提升交流与合作层面。到2010年已成功举办了九届海峡两岸中医药学术交流大会。据不完全统计，参加历届学术交流会的海内外学者累计达2,000余人，其中台湾来宾达356人次，组委会收集到的两岸作者论文累计约900篇，其中约600篇收录至历届学术交流大会《论文集》之中。这些学术交流会对促进中医药学的研究发展和两岸中医药界的互相学习、互相借鉴、取长补短、共同提高，起到了较好的推动作用。2010年3月12日该会组团赴台北市，参加台北市中医师公会举办的"2010台北国际中医药学术大会"，同时参加了台北市中医师公会创会60周年庆典活动。14日下午签订了《福建省中医药研究促进会与台北市中医师公会互相交流合作协议书》，双方表示愿为发展中华传统医药文化不断合作与努力，让中华传统医学成为世界的主流医学。协议书还涉及了双方共同主办《海峡健康导报》和《海峡健康网》的内容。协议书的签订标志着双方友好往来更加常态化，交流合作更加规范化。该会还创办中医中药报刊，促进两岸医界信息沟通。20年来坚持编发《杏林信息》80余期，每期都向台湾以及东南亚中医药同仁寄赠。2008年初出版了面向大陆和台湾地区发行的《海峡健康导报》，目前已发行了100期。该报专门开辟了台湾和港澳地区的版面，加强两岸医界信息的互动式交流，深受两岸读者的欢迎。

1991—2009年，泉州市成功举办了九届"泉州—东南亚中医药学术研讨会"，有马来西亚、泰国等东南亚国家和中国港、澳、台等地区以及国内中医药界专家学者参加。在第三届研讨会期间，举办了第一次"泉州—台湾中医药学术交流会"，会议聘请惠安籍台湾武园集团总裁、台湾中国民俗疗法协会理事长黄善德先生为泉州中医药学会名誉理事长，搭建了泉州与台湾中医药界学术交流的新平台。福建省中医药学者的很多学术著作，如《中草药图谱》《中医骨伤科学》《图解点穴疗法》等已在台湾出版。2002年初，连江县领导组织该县科学技术文化交流访问团一行40多人到台湾马祖访问，向马祖医药界人士赠送《中医儿科诊治要诀》和《连江县民间单验方集锦》，增进了相互间的了解，深受台胞的好评。

2009年5月9日，由国家中医药管理局和福建省人民政府联合主办的"中医中药中国行"福建省活动在福州启动。根据中医中药中国行福建省活动实施方案安排，7月29日，阮诗玮

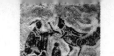

副厅长率领由国家组委会成员和新闻媒体代表组成的中医代表团一行 9 人赴马祖开展为期 3 天的两岸中医药文化交流活动。7 月 30 日,"2009 两岸中医业务交流研讨会"在马祖连江县成功召开,台湾"行政院卫生署"中医药委员会技正、台北市卫生局局长、中医临床医学会理事长、中医师公会理事长,以及金门县卫生局局长等专程赶来参会,阮诗玮副厅长在开幕式上致。3 位福建代表团成员和 3 位台湾代表团成员在研讨会上做了主题发言,会议气氛热烈,两岸互动融洽。交流活动期间,代表团一行还在马祖"连江县卫生局局长"的陪同下前往马祖连江县医院和北竿乡卫生所参观,听取当地卫生工作和中医药工作情况介绍,并实地参观医院各临床和医技科室、药房等,台北医师支援基层的运作模式和远程传输医学影像、会诊等给代表团留下了深刻印象。

2009 年 11 月、2010 年 9 月,中华中医药学会和中国中药学会联合台湾宜兰县佛光大学、台湾义守大学等单位,在台湾召开了两届"海峡两岸中医药合作发展论坛"。福建省卫生厅积极响应国台办号召,分别组织了 29 人、36 人的专家学者交流团,赴台参加论坛。

(2)以合作办学、办医、科研为契机,努力拓展中医药国际合作新领域

福建中医学院集教育、医疗、科研、开发等多种功能于一身,作为一所高等中医药学府,充分利用自身载体,积极探寻各种渠道、各个层次的国际以及港澳台地区的中医药合作项目。先后与澳大利亚、德国、美国、瑞典、丹麦、芬兰、日本、加拿大、荷兰、新加坡、马来西亚等国家和中国台湾、香港地区建立了合作关系,并就联合办学、医疗咨询、科研合作、成果开发和经营等达成了一批协议或意向。2010 年,该校与德国艾博国际康复医疗集团就合作开办康复医院达成合作意向。该校与台港澳及国外的一些医疗机构已建立起良好的合作关系,定期选派教师赴境外开展医疗咨询服务。

该校与海外的大学以及相关机构建立了良好的合作关系。2006—2008 年,该校与马来西亚怡保佛教仁爱医院联合开办首届中医专业硕士研究生班;与澳大利亚澳华中医学会联合开办首届骨伤、针灸专业硕士研究生班;与新加坡中华医学会联合开办首届骨伤班专业博士研究生班。2008 年至今每年与澳大利亚澳华中医学会联合开办中医专业本科班。2009 年 12 月与美国生命大学签订学生交换、师资培训合协议。2010 年,该校与丹麦哥本哈根城市中心大学康复学院开展康复领域合作项目,邀请对方老师到该校教授康复专业课程。此外,还与芬兰应用科学大学、瑞典林奈大学、丹麦哥本哈根城市中心大学建立了长期的友好合作关系,合作培养护理本科学生。

在开展合作办学合作办医的基础上,还积极拓展对外科研合作项目。2003 年,学校与中国台湾中国中医药大学合作,开展闽台两地痤疮患者数字化辨证体系的建立及相关机理的研究,合作期 3 年。2008 年开始该校与马里兰大学中西医结合中心合作开展"益气养阴中药增

行业卷

强消化道肿瘤患者术后免疫功能的研究"合作项目。该项目申报了国家科技部国际科技合作项目并获批准,这是在中医药项目中的第一项,也是福建省2008年度医药项目中唯一的一项国际合作项目。

为进一步推进海峡两岸中医药界在医疗、科研、教育及产业等方面实质性交流与合作,在国家中医药管理局和厦门市政府的大力支持和积极推动下,2010年6月20—21日厦门海峡中医药合作发展中心举办了2010年"海峡论坛——海峡两岸中医药发展与合作研讨会"的重要配套活动"首届海峡两岸中医医院院长讲坛",来自国内的50多家中医院以及台湾地区13家中医医疗机构近100余位院长和有关领导出席了会议。会议期间,厦门海峡中医药合作发展中心与台湾中医诊断学会、台湾红崴科技集团分别签订了《合作意向书》,标志着两岸将在中医医疗、保健、科研、教育、产业文化各个领域进行更加广泛和深入的合作。

(3)以提供中医医疗保健服务为纽带,不断加深同胞手足之情

随着大陆改革开放的不断深入,台湾同胞回祖籍探亲访友、旅游、办企业的越来越多。目前,在闽居留或旅游的台胞有数十万人。福建与台湾语言相通、习俗相同、病种相似,且多数台胞笃信中医药。为适应其寻医问药需求,1997年福建省卫生厅中医处与《马祖新报》记者曹原彰先生合作编写了《福建名中医探奇》一书,以指导金门马祖人民就近赴大陆就医。地处我省沿海地区的福州、厦门、漳州、泉州、莆田等地中医院先后开设台胞暨外宾门诊、台胞暨外宾病房。2003省卫生厅批准,澳门市中医院增挂了"中国厦门华侨医院"的牌子,设立了"港澳侨台胞诊疗中心",推出一系列举措,为在厦的台侨资企业员工提供方便、优质的基本医疗服务,也为在厦投资的台侨胞提供特需服务。还设立"厦门华侨医院台侨医疗教助基金",凡户口在厦的台侨胞,若在"港澳侨台胞诊疗中心"就诊住院时遇到实际困难,可由台侨医疗救济基金给予临时性救助等,为台胞就医提供便利。福州市连江县与台湾马祖仅8000米之隔,两岸渔民往来频繁,为发挥中医特色优势方便台湾同胞就医,该县黄歧、苔菉等乡镇卫生院特设立中医诊室,运用针灸、推拿、中草药等传统疗法为台湾同胞诊病,既宣传了中医药,又加深了同胞手足情。

(4)以爱心活动为催化剂,有效增进中华民族认同感

近几年,随着闽台中医药交流工作的开展,两岸医学界人士已不仅仅满足于学术技艺的切磋,双方共同都有一个强烈的愿望,就是以中医药为载体,开展更加广泛的交流沟通。为了增进同胞情谊,增强中华民族认同感,闽台双方均开展了丰富多彩的爱心活动。

从2005年开始,厦门思明区医院就与台北药师公会充分酝酿,举办一个大型的医学文化艺术交流活动——"用爱造就未来—海峡两岸大型医学文化艺术交流活动"。该活动于2006年5月在厦门举行,台北药师公会组织台湾医药界人士60余人访问厦门,活动安排了系列节

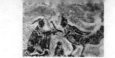

目。一是举办大型文艺晚会,晚会以"用爱造就未来"为主题,海峡两岸医学界的人士同台展现风采,营造出和谐、温馨的氛围,表达了海峡两岸医学界人士向往祖国和平统一的良好愿望。晚会为敞开式公益活动,有很多市民前往观看,现场气氛温馨热烈。二是举办学术讲座,由两岸各派出代表就双方感兴趣的中医学课题,展开讨论,并与听众互动交流。三是进社区义务活动,组织两岸医学界人士到厦门市思明区辖区内的大型居民区进行社区义诊活动,为需要帮助的民众提供周到的医疗服务,并为现场咨询的民众量身定制预防保健方案及发放宣传资料。四是走访养老院,组织两岸医学界人士走访了厦门几个主要的养老院,慰问养老院的老人,向老人们宣传中医药知识,制定个性化的保健方案,让老人们感受到同胞情谊,手足之爱。五是组织游览厦门市美丽风光,让台湾朋友们在紧张的活动之余放松身心,也让厦门旖旎的风光为台湾的朋友们送上最深刻和美好的记忆。

福建中医学院在做好教学工作的同时,积极创造条件安排台湾学生参加各类有益活动,让台湾学生感受祖国山川的辽阔和壮美、感悟中华文化的深厚底蕴。如鼓励台湾学生踊跃参加校运动会、歌手大奖赛、球类比赛、"杏苑杯大学生普通话比赛",参加"全国青年台胞传统文化爱国主义教育夏令营"、"客家文化之旅"、"妈祖文化考察活动"、"山西古文化之旅"、"畲乡民族风情漂流"等活动。该校从 2001 年开始,陆续与福建省台办、台联联合组织了"福建中医学院专家、台生义务医疗咨询"系列活动,赴台胞祖居地、贫困农村、居民社区等开展义诊咨询。2010 年 7 月主办了"2010 年海峡两岸青年联欢节·中医药传统文化研习营"活动,来自台湾慈济大学和台湾嘉南药理科技大学的 32 名学子及福建中医药大学的部分学生代表参加了此次为期 2 周的研习营活动。这一系列活动增加了台湾学生与大陆学生交流的机会,增进了两岸大学生之间的相互了解。这些举措受到省级和国家级媒体的广泛关注,在海峡两岸均引起了很大反响,取得了良好的社会效应。

不少台胞热心于慈善事业,钟爱中医药,慷慨解囊扶持家乡中医事业发展。1992 年,祖籍在漳州龙海市的台湾高雄路竹乡庙宇龙发堂住持释开丰法师(俗名李焜泰),捐赠 420 万元人民币给龙海中医院兴建一栋 10,000 平方米,可容纳 250 张病床的中医脑病病房大楼和购置医疗设备。1995 年,台湾林弘先生出资 120 万元人民币与龙海市中医院合作建筑"玉珠楼",加强中医脑病专科建设。台湾赖女士感恩于长汀"民间草医"传人林荣书医生为她治好癫痫病,捐资 30 万元人民币兴建癫痫专病门诊。还有一些台胞给中医院捐赠医疗设备。据不完全统计,改革开放以来,福建省中医院共获台资近 1,000 万元人民币资助。

(十二)江西省中医管理局

进入新世纪以来,中医药在政府间的交流与合作、国际教育、贸易等方面日益活跃。江西省中医药系统紧紧把握这一良好势头,加快全省中医药的国际教学、医疗、科研等方面的交流与合作,加快中医药走出国门步伐,提高中医药的对外传播速度,增进世界对中医药的了解和认同。

1. 高度重视中医药对外交流与合作工作

中医药是我国重要的、独具特色的医疗卫生资源,是世界传统医药的一朵奇葩,为中华民族的繁衍昌盛和人类健康作出了不可磨灭的贡献。江西省历来高度重视中医药的对外交流与合作工作,早在2000年,江西省人大常委会就颁布实施了《江西省发展中医条例》,其第四章"科学研究与对外交流"中,专列了第二十五条和第二十六条,对全省中医药对外交流与合作进行了规定,以地方法规的形式加以保障。进入新世纪、新阶段以来,江西省中医行政管理部门更加注重中医药的对外交流与合作工作,主要领导亲自抓相关工作,确保中医药的对外交流与合作取得良好成效。

2. 中医药对外交流与合作呈现良好势头

江西省根据地方中医药资源实际,鼓励开展中医药学术、人才、技术的对外交流与合作。积极拓宽中医药对外交流合作的渠道,通过多种途径,进行政府、国际组织和民间的中医药交流和合作。2004年,江西省有8人次前往日本、澳大利亚等国家和地区开展中医药交流活动。2005年,有19人次前往美国、加拿大、新西兰、法国等国家和地区开展中医药学术交流,江西省中医药研究院还选派2名专家赴瑞典开展"胸苷激酶抗体合作研究"。2006年,江西省有2人次前往巴西、阿根廷、新加坡等国家和地区访问、交流。2007年,有2人次前往英国、希腊、美国等国家和地区进行医疗卫生考察和医学考试考察。2008年,有1人次前往美国执行培训任务;接待香港地区10名医院观摩代表参观江西省中医院。通过访问、交流与合作,进一步扩大中医药的知晓度和影响面,加深了境外人员尤其是境外医疗同行对中医药的了解和信任,为中医药的进一步交流与合作奠定了坚实的基础。

3. 中医药医疗援外工作成效突出

近年来,江西省中医药系统充分发挥自身的特色和优势,积极组织开展中医药医疗援外工作。江西省从省中医院等医疗机构先后选派了中医药人员23人次,前往突尼斯、乍得等国家和地区开展针灸教学和治疗等医疗援外工作,共培训当地医生30余名,治疗患者近10万人次。其中,2004年,选派9名中医药人员前往突尼斯开展针灸教学和治疗等援外工作,培训突尼斯医生15名,治疗患者44,170人次。2006年,选派了7名中医药人员赴突尼斯开展为期2年的医疗援外工作,培训突尼斯医生15名,治疗患者36,027人次,为中医药赢得了良好的声誉。2007年,选派1名中医药人员赴乍得公立医院开展为期2年的医疗援外工作,截至2009年4月底,针灸治疗病人达6,750人次。2008年,选派6名中医药人员前往突尼斯开展针灸教学和治疗等医疗援外工作,在仅仅半年的时间内,针灸治疗患者达10,884人次。江西中医

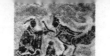

药尤其是针灸在突尼斯、乍得等国家和地区享有很高的声誉。

4. 积极搭建中医药交流与合作平台

为适应新时代中医药对外交流与合作的需要,江西省中医行政管理部门采取有效措施,积极创造条件,为中医药的进一步交流与合作搭建更好平台。一是针对江西中医学院外籍留学生数量较多的特点,选编适合留学生教育的中医药教材,采取易于接受的授课方式,切实使他们掌握中医药的知识和技能。二是加强中医药涉外人员的培养,在中医院校师资队伍和广大中医药从业人员中,积极培养一大批既懂中医药、又熟悉外语和外贸业务的专业人才。三是通过多种途径广泛宣传中医药,使对外交往中的境外友人、民众全面、准确地了解中医药、相信中医药、使用中医药。不断提升中医药在国际上的学术地位和群众影响力,拓展交流渠道扩大合作领域。

(十三)山东省中医管理局

近年来,山东省中医药国际交流合作工作,坚持以邓小平理论和"三个代表"重要思想为指导,全面落实科学发展观,紧紧围绕中医药事业发展的中心任务,积极推进中医药在医疗服务、教育培训、科学研究等方面的对外交流与合作,为发扬和传播祖国传统医学,扩大中医药在国际上的地位和知名度做出了积极的贡献。

1. 加强领导,中医药国际交流合作工作有序开展

认真贯彻落实国家中医药管理局《中医药对外交流与合作十年规划》及《进一步落实〈中医药对外交流与合作十年规划〉的指导意见》精神,加强领导,科学规划,将中医药对外交流合作纳入到全省国际交流合作和卫生外事规划中。在制定山东省"十五"、"十一五"中医药事业发展规划时,始终把中医药对外交流工作作为重点工作之一,对其进行合理规划,明确发展目标和主要任务,保证了全省中医药国际交流合作工作有序发展。山东省多次召开的"全省卫生外事工作会议"中,都将中医药国际交流合作工作作为卫生外事的重要内容,进行了统筹规划和部署安排。中医药国际交流合作工作还得到了其他部门广泛地的关心和支持。省科技厅根据科技部的要求,会同省卫生厅共同制定了"山东省中医药国际化规划纲要"及"实施方案",推进全省中医药国际化进程。各部门采取积极措施,密切配合,为中医药对外交流合作工作顺利开展营造了良好、宽松的政策环境,全面提升了山东省中医药对外交流与合作水平。

近五年来来,在省委、省政府的领导下,在其他各部门的关心支持下,通过全省中医药工作者的共同努力,山东省中医药国际交流合作稳步发展。截至目前,与山东省开展中医药国际交流合作的国家已达 40 多个;山东省已与 10 多个国家签订了含有中医药条款的卫生合作协议,另外还签订了专门的中医药合作协议 5 个;与德国、瑞士等近 20 个国家开展了中医医疗合作;与马来西亚开展了异地合作办学项目;与俄罗斯、韩国等国家开展了中医药科技合作项目,通过这些项目的实施,推动了政府间在中医药管理、科教医疗等方面的合作。中医药国际学术交流日趋繁荣,中医药机构接待的国(境)外访问团组批次及人次、派出的中医药团组批次及人次在整体上均呈上升趋势。2004年以来,来访团组100多批,约4,000人次;中医药派出人员150多批,约2,000多人次。通过积极开辟交流渠道,努力拓宽合作领域,全省中医药国际交流合作工作已初步形成了多形式、多渠道、多层次的发展格局。

2. 突出重点,中医药国际交流合作质量和效益不断提高

山东省中医药国际交流合作工作始终以促进中医药事业全面发展和推动中医药学术交流为依托,高度重视政府间的合作交流,推动中医药国际交流合作的质量和效益不断提高。

一是积极开展中医药医疗国际交流合作。山东省在中医药防治重大疑难疾病、常见病和多发病等方面有较高的临床疗效水平,特别是在针灸、推拿等传统非药物疗法方面有突出的优势,中医药医疗国际交流合作频繁,先后在瑞士、德国、法国、美国、加拿大、澳大利亚、日本、马来西亚等国家和地区开展了中医医疗合作与交流工作。许多国家政府与山东省签订医疗合作协议,并建立长效合作机制。如,山东省自1995年与瑞士签订中医药医疗合作协议,每年派遣中医师赴瑞士开展中医药医疗工作;2001年,山东中医药大学附属医院与欧洲最大的康复医疗中心德国约翰纳斯巴德康复医院股份有限公司进行中医药医疗合作,派遣7名医生定期从事医疗工作,每隔两年选派2名针灸医生赴德国从事针灸工作;2005-2007年,山东中医药大学附属医院共选派18名中医专家赴马来西亚开展中医临床与教学工作,受到了当地的普遍欢迎。同时,山东省每年接待国(境)外中医药来访官员、学者访问团体500余人次,临床带教及培养国外留学生1,000余人次;还积极承担国际援外医疗队任务,向坦桑尼亚、塞舌尔、尼日利亚等国家派出援外队员近50余人次。

二是积极开展中医药教育国际交流与合作。教育培训和外向型中医药人才培养是中医药国际交流合作顺利开展的保障。山东省一直高度重视中医药教育的国际交流合作工作。充分发挥山东中医药大学人力、物力和技术资源优势,不断扩大接受来山东省学习中医药留学生的规模,提高中医药国际教育水平和质量。2001年,经教育部批准,该校与马来西亚中医学院进行本硕连读、硕博连读异地合作办学项目。此项目在全国中医药院校中外合作办学项目层次高、声誉好。现在已招生六届,招生近120余人,至项目结束时,预计能为该校带来700多万元的经济效益。近年来,又先后与荷兰青白中医学院和美国太平洋中医学院合办了中医经典师资培训班,需要四年完成。同时,山东省的中医药留学生教育不断扩大。目前在省中医药大学的长期留学生和台港澳学生达300多人,主要来自韩国、日本、马来西亚等国家的华侨后裔。每年呈上升趋势。还接待短期进修生100余人次,来自美国、加拿大、英国、奥地利、瑞士、瑞典、意大利、德国、荷兰、挪盛、澳大利亚、新西兰、巴西、委内瑞拉、埃及、以色列、日本、韩国等

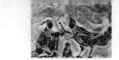

20多个国家和中国香港、澳门、台湾地区。

三是积极开展中医药科技国际交流与合作。中医药国际科技合作是中医药对外交流与合作的重点内容。山东省根据国际中医药科技发展情况,结合自身中医药科技优势,统筹安排,扎实推进中医药国际科技合作,不断提升中医药对外交流与合作的质量和效益。山东中医药大学与德国柏林自由大学签订协作合同,开展"中西医疗法及诊断比较"课题研究;与美国明尼苏达州立大学共同开展"经期综合征辨证分析与疗效研究";与日本横滨市立大学医学部、美国纽约州立大学医学院共同进行"中风康复效果对比研究—现代康复/传统康复"的研究。山东省中医药研究院与卫生部运动医学中心、俄罗斯狄纳莫协会、奥林匹克委员会三方进行了会谈,签署了"增加运动成绩天然植物协议"共同研制适合体育医疗植物制剂,现已完成药学、药理学、药效学、临床试用等方面的工作,通过运动员临床试用,证明该制剂对于青年运动员提高训练质量、促进身体恢复和提高运动成绩等方面均具有较为明显的效果。根据中朝科技合作委员会第四十一届会议议定书的要求,该院与朝鲜医学科学院药物研究所就"抗癌药物的提取与分离、特别是高丽参提取化合物抗癌作用机理"进行广泛的学术交流,签订了合作意向书。山东省还先后委托省中医药研究院,成功举办了三届中医药抗病毒国际培训班。

3. 依托优势,中医药国际交流合作迈上新台阶

山东省毗邻韩国,我们充分依托地理优势,与韩国开展了广泛、深入地国际交流与合作。山东中医药大学附属医院与韩国合作建立了"中韩东方医学研究中心",由韩方提供100万美元,用于购置先进的仪器设备和支持双方专家的交流活动,并于2004年、2005年和2006年承办了三届中韩东方医学学术交流会。烟台市与韩国光州尚武六乂株式会社接洽合作,成立了中医医院中韩康疗保健中心,接代了韩国南北统一协会组织的查体保健治疗团,赴烟台接受中医药治疗和保健。青岛市举办了两届"青岛韩国周",韩国周期间,举办了系列中医药国际交流活动。

山东省还以友好省州(城市)关系为依托,积极发展中医药国际交流与合作。如,在山东省与日本山口县友好省县关系的基础上,自1995年以来山口医科大学免费培养山东中医药大学附属医院4名研修生。2008年第四次友好省州领导人峰会卫生合作洽谈会在山东举行,山东省代表积极宣传中医传统特色文化和优势,与外方代表治谈了学术、医疗、人才培养等事项,并与德国拉文瑟格·温戈顿大学签订了合作意向书。依托地理优势和友好城市关系优势,山东省中医药国际交流与合作工作不断迈上新台阶。

(十四)山东省中医院

近年来,随着社会的发展,山东省中医药现代化水平明显提高,中医药基础研究、产品开发和标准化研究等方面都取得了一些进展,中医药创新能力得到增强,中医药国际化进程显著加快,国际交流与合作的水平和效益不断提高,初步形成了多形式、多渠道、多层次的交流与合作格局,促进了全省中医药事业的发展。山东省中医院是山东省中医医院的龙头单位,也是山东省中医药领域对外交流与合作的重要窗口。多年来山东省中医院认真贯彻中共中央、国务院关于"积极创造条件,使中医药更广泛地走向世界"的指示,积极落实国家中医药管理局《中医药对外交流与合作十年规划》(1997)和《山东省中医药事业发展"十一五"规划》,与时俱进,开拓创新,紧紧围绕卫生外事工作为国家外交方针服务,为山东省中医药事业的发展做出了积极贡献。

1. 工作开展情况

山东省中医院充分发挥中医药整体实力较强的优势,积极促进与海外医疗、教学和科研的合作。在广泛开展与境外民间中医药团体、学校、医院进行交流的基础上,还大力推进与政府组织、公立医疗机构之间的交流与合作,产生了较好的国际影响,使得中医药国际交流与合作的水平和层次明显提高。

(1)高层次多形式的中医药国际学术交流日趋活跃

山东省中医院充分发挥医疗、教学、科研为一体的综合优势,每年接待国外、境外来访官员、学者、参观访问团体100余人次。迄今为止,医院共邀请并接待了来自美国、俄罗斯、日本、韩国、法国、德国、英国、澳大利亚、加拿大、瑞典等10多个国家和中国港澳台地区大学、医院、专家学者,其中有的是来院访问、短期讲学,有的进行项目合作等。仅以2008—2010年为例,接待了以弗·叶·伊利内赫副州长为首的俄罗斯托木斯克州政府代表团,俄罗斯客人参观了医院针灸科、督灸室和药学部的制剂室、中药自制剂陈列室、中药真伪陈列室等,对独具中医特色的针灸治疗和督灸治疗手法及中医药治疗的优势表现出浓厚的兴趣;接待了德国巴伐利亚拉文瑟格·温戈顿大学比尔吉特·福赛勒教授和阿尔塞尔·奥拉夫·凯恩教授一行,并与德国拉文瑟格·温戈顿大学签订了合作意向书;邀请国际著名胚胎学家、生殖内分泌学家,原英国埃塞克斯不孕中心实验室主任H. Ingolf. Nielsen教授来院进行学术演讲,Nielsen教授就目前生殖医学领域中的前沿热点问题"未成熟卵母细胞体外成熟(IVM)技术"与"人卵子与胚胎的玻璃化冷冻与复苏"做了学术报告;接待了由台湾长庚大学传统中国医学研究所所长、长庚纪念医院副院长、台湾中医诊断学会理事长张恒鸿教授任团长的台湾长庚大学访问团一行15人,并就医师互访、医疗技术协作、管理协作等方面达成合作意向;接待了由新加坡中医管理委员会主席郑民川带领的访问团一行7人来院进行参观访问;接待了台湾中药商业同业公会全联会理事长王瑞参和中药发展基金会董事长林承斌一行36人访问团,双方就进一步加强在中医药领域的交流与合作进行了友好会谈。特别是2010年4月17日,由山东省中医院承办的世界中医药学会联合会脉象研究专业委员会成立大会暨首届中医脉象国际学术大会在济南顺利召开,填补了国际上无权威脉象研究专业学术交流平台的空白,对传统中医脉学的发展具有重要意义,是当代脉学发展史上的重要里程碑。原国家中医药管理局副局长李振吉,国家中医药管理局国际合作司副司长王笑频,澳大利亚全国中医药针灸学会联合会会长、世界中医药学会联合会副主席林子强,山东省卫生厅副巡视员于淑芳,山东中医药大学校长欧阳兵,世中联副秘书长徐春波,山东省卫生厅中医药综合处处长董树山等作为特邀嘉宾参加会议。来自中国、澳大利亚、新加坡、马来西亚、日本、法国等国家和中国台湾地区的100余人参加了会议,其中境外人数达到30余人,参会代表表现出了对中医脉诊的极大的学习热情。大会还开设了脉象工作坊,由脉学专家现场指导、演示具体脉诊脉法。同时世界各地代表就自己的脉象经验进行了广泛的交流和探讨,收到了良好的效果。世界中医药学会联合会脉象研究专业委员会为从事和致力于脉学研究的医务人员提供了一个学习和交流的学术平台,是目前全球关于传统脉象的首次国际性的学术会议。

另一方面,医院利用各种机会派出了多批学者、管理干部赴国外考察、交流与进修学习。去年,医院派了三位访问学者赴澳大利亚维多利亚大学健康保健中心短期学习。在澳期间,他们不但认真学习澳洲的先进医学理念与技术,还将中国的传统医学、针灸学带去交流与展示,在该大学医学院举行了多场中医和针灸学讲座并为纷至沓来的患者诊疗治病。这些活动引起当地同行、百姓和媒体的极大兴趣和关注,当地报纸、电视台纷纷报道针灸医术的神奇功能,掀起了一股中国风。2009年医院又派出了获得省政府自筹资金资助项目的2名专家赴国外研修。与此同时,积极邀请国外学者来访,开展中医药国际学术交流活动,分别于2004年、2005年和2006年承办了三届中韩东方医学学术交流会。通过这些高水平的国际交流,向全世界展示了中医药防病治病的特色,促进中医药走向世界。

通过走出去、请进来的互动交流,不仅使学者、管理人员开阔了眼界,转变了观念,提高了专业技能和管理水平,同时也提升了医院国际化水平,促进了医院的建设和发展,对外交流与合作得到快速发展。

(2)发挥中医药专家人才优势,为我国外交做贡献

医院充分发挥专家人才和中医药特色优势,每年为国外患者提供医疗服务60余人次,通过有效的医疗服务,为我国的外交做出了应有的贡献。医院与俄罗斯丘明市开展医疗协作,运用中医传统疗法帮助俄罗斯患者治疗风湿病等寒带地区的高发病,稳定的疗效和优质的服务获得了俄罗斯患者的广泛好评。自2005年以来,已接待俄罗斯患者四批150余人次。目前,还有6名俄罗斯患者正在医院接受治疗。下一步医院将按照国家中医药管理局"对俄实施中医药服务贸易"的精神,安排赴俄进行合作考察,与俄方签订中医药服务合作意向,进一步扩大对外影响。

(3)开拓创新,积极拓展多、双边多渠道的国际合作

医院一直以来十分重视与国外医疗、教育、科研等有关组织机构建立长期稳定的中医药临床科研合作关系。与德国弗莱堡大学外科医院建立学术合作关系,2003 年 10 月 30 日—11 月 5 日,杨传华院长带队赴德国弗莱堡大学医院进行了为期一周的考察学习。期间与弗赖堡大学外科医院教授、院长 Hopt 先生签订了学术合作协议书。德国同意每年接受医院一名外科大夫临床进修,时间 3~4 个月,并提供每月 600 欧元的生活费用。同时,Hopt 教授也希望引进中国的针灸和推拿技术。2005 年 8 月 Hopt 教授在医院进行了精彩的学术演讲。医院与香港东华三院建立医疗协作关系,2005 年 8 月,东华三院主席王定一先生一行 4 人访问医院,签署医疗合作协议书。2006 年 11 月,医院薛一涛副院长带领医院专家回访,出席了"王定一中西医结合学术研讨会"。2008 年 3 月,医院郑心主任医师赴港参加了第四届"王定一中西医结合学术研讨会"。此外,还与韩国庆熙大学校韩医科大学韩方病院、韩国安东琉璃韩方病院、德国巴伐利亚州施瓦宾医院、法国阿真特乐尔医院建立友好合作关系,双方互相为对方进行。医务人员的培训,开展中医药学术交流与活动。

在国家科技部、山东省教委的直接领导下,医院与韩国国际协力团联合成立了中韩东方医学研究中心,双方同意在平等互利的基础上,共同合作开展中医和韩医基础理论、药物、临床等研究项目,以促进两国医学基础理论的发展;与德国约翰斯巴德医院股份有限公司开展医疗合作,2004 年 1 月医院郭伟星教授赴欧洲撒尔施莱福尔中医中心开展为期半年的合作研究项目,与澳大利亚针灸学会联合会建立医疗合作关系,2007 年 8 月,澳世界针灸学会联合会林子强会长带队到医院参观访问,并与医院签订了合作意向书,希望在医疗、教学、科研、管理等方面进行广泛合作,并分享合作成果,互派学者讲学式研修。此外,医院与马来西亚中医学院、韩国建阳大学、韩国中部大学、巴西中医学院建立了学术合作关系,定期选派临床教师赴韩国讲学和进行学术交流、研修等,受到师生的一致好评。

友好省州领导人峰会是由山东省和德国巴伐利亚州领导人于 2000 年共同倡议,目的在于推动多边合作,促进共同发展。2008 年 8 月,第四次友好省州领导人峰会卫生合作洽谈会在山东大厦会展中心举行,医院杨传华院长、李伟副院长、针灸科主任谭奇纹教授参加了此次洽谈会。参加此次卫生合作洽谈会的成员除了山东省医疗卫生机构的部分单位外,还有德国巴伐利亚州、奥地利上奥州、南非西开普省、加拿大魁北克省等的医疗卫生机构和企业。洽谈会上,谭奇纹教授做出色的现场演讲,详细介绍了医院发展历史与概况,推介了针灸科、推拿科、周围血管病科、妇科、口腔科、外科、药学部等科室的合作项目。会上医院代表积极宣传中医传统特色文化和优势,与外方代表洽谈了学术、医疗、人才培养等事项,并与德国拉文瑟格·温戈顿大学签订了合作意向书。随后德国拉文瑟格·温戈顿大学护理系比尔吉特·福赛勒教

授和阿尔塞尔·奥拉·凯恩教授参观了医院针灸科、推拿科、药学部、保健科,详细了解了中医特色诊疗技术和中医文化,对今后的长远合作奠定良好的基础。

2010年10月15日,受杨传华院长委托,李伟副院长参加了在上海召开的中法中医药合作委员会第四次会议,介绍了医院在国家中医临床基地建设过程中与法国的合作意向,引起了法方代表团成员的关注。法方主席、法国国家工程院荣誉院长Francios Guinot(佛郎索瓦·基诺)提出会后将择机专程到医院进行访问,商谈有关合作事宜。

在国家中医临床研究基地建设期间,医院进一步围绕高血压病等优势病种,就中医药临床与基础研究、开发中药新药、培养科技人才、传播中医药科技成果等方面内容与国外医疗机构和科研院所,特别是中法之间开展实质性合作。中法中医药合作委员会是依据中法两国政府签订的中医药领域合作协议于2010年成立的,成员由两国卫生、科技管理、科研和生产机构的代表共同组成,任务是指导和监督两国开展中医药合作。

(4)中医药对外培训卓有成效

作为山东中医药大学附属医院,医院每年接受国外学员培训200人次左右,学员主要来自日本、韩国及东南亚各国。对于外国留学生的培训工作,除留学生外,尚有世界各国的医务人员慕名而来,到医院进行针灸或中医药学的专业培训,并与多个世界知名大学建立了合作培养中医药人才的长期、稳定的关系。由于医院重视教学质量,已经建立起一支业务精干的外事管理、专业教师队伍,保证了高质量的教学,得到了学员的好评。

在做好来院外国留学生工作的同时,积极拓展对外学术交流。从早期的单纯劳务输出逐渐向科技合作和项目合作的方向转化,如医院于2005年3月与马来西亚中医师公会和马来西亚中医学院签订合作协议,定期派遣资深教授赴马进行中医教学,提高马来西亚的中医药学术水平,此项目已经开展5年,派遣讲师30余人赴马,获得较好评价。境外办学不仅宣传并体现了中医药防病治病的特色及优势,同时为所在国人民的卫生保健做出了巨大贡献。

(5)积极承担国际援外医疗队任务

2008年11月7日,山东省援外医疗40周年纪念大会在济南市南郊宾馆隆重召开。大会全面回顾了山东省援外医疗光辉历程,总结成绩,交流经验,部署今后一个时期的援外医疗工作,山东省中医院作为中医药援外医疗单位也参加了会议。医院自1968年开始向坦桑尼亚派遣援外医疗队,承担起援外医疗任务,至今已40周年。40年来,医院以国家利益为重,克服困难,认真做好援外医疗工作。根据省卫生厅的安排部署,医院从1978年始向坦桑尼亚派出援外医疗队员,随着援外医疗工作的深入开展,1994年又开始向塞舌尔派出援外医疗队员。除此两定点国家之外,还曾承担向尼日利亚派出援外医疗队员的任务。迄今为止,医院已先后向坦桑尼亚派遣了6批、向塞舌尔派遣了2批、向尼日利亚派遣了1批援外医疗队员,共计15

人,其中内科 3 人、骨科 2 人、针灸 8 人、翻译 1 人、厨师 1 人。根据卫生部的安排,山东省第 13 批援塞舌尔医疗队于 2010 年 7 月 26 日赴塞舌尔执行援外医疗任务,医院骨科李杰同志作为队员被派往塞舌尔执行任务。医院援外医疗工作者胸怀祖国,不畏艰辛,努力工作,以精湛的医术和扎实的工作作风,赢得了受援国政府和人民的高度赞扬,圆满完成了党和国家交给的援外医疗任务。

(十五)河南省中医管理局

中医药是中华民族的瑰宝,是中国特色卫生事业的重要组成部分,在世界医疗卫生领域享有独特的地位。近年来,河南省不断加强中医药对外交流与合作,进一步扩大中医药在海外的知名度,取得了一定成效。

1. 河南省中医外事工作的基本情况

河南省中医药对外交流与合作主要从中医援外、科研合作、接待访问交流三个方面开展工作。

(1)中医援外

2004 年 12 月至今,河南洛阳正骨医院派遣医生远赴非洲进行医疗援助。2005 年,河南省中医院派遣医生远赴非洲赞比亚进行医疗援助。

(2)科研合作

2005 年 6 月河南中医学院第一附属医院与韩国大邱医院签订院际业务交流关系协议书,为加强双方交流搭建了良好的平台。2005 年 10 月河南中医学院第一附属医院与新加坡中医学院毕业医师协会、新加坡新医协会签订了中医药传承教育进修意向书。2006 年洛阳正骨医院与圣彼得堡市国立 37 号医院开展合作项目,在俄方医院内组建"洛阳正骨中俄国际医疗中心",开展专科医疗服务。这一举措不仅加强了两院间的学术交流,同时也提升了中医药在国际上的影响。

(3)访问交流

2004 年河南洛阳正骨医院派遣专家分别前往瑞士、奥地利、法国及中国台湾地区进行学术交流、工作考察。2006 年河南中医学院派遣专家赴日本进行学术交流,取得圆满成功。2004 年匈牙利派遣 9 名医学专家组来河南中医学院第一附属医院进行交流合作。2004 年日本新泻县整体疗法研究所派遣专家组来河南中医学院第三附属医院进行学术交流,并重点探讨了金针疗法。2005 年美国气功协会、德国康斯坦茨市立医院附属中医自然疗法中心、韩国代表团等专家来河南中医学院第三附属医院进行学术交流活动。并与韩国制定了《耳针耳穴名称和部位的国家标准》。近年来,香港天邻基金会与郑州市中医院多次开展康复医学的技术合作与学术交流,从而使康复技术、肢具矫形技术达到了与国外同步的技术水平。意大利、韩国、俄罗斯、日本、乌克兰、瑞士等国分别派遣留学生来河南省学习中医,提升了中医药在国际上的影响。

2. 与时俱进,开拓创新,积极探索中医外事工作新途径

随着中医药对外交流与合作的不断深入,给河南省中医药事业对外发展提出了新的要求,面对新形势,新发展,河南省积极探索中医外事工作的新途径。

(1)广泛开展国际交流与合作。组织举办中医药国际学术研讨会,加强对外交流与合作。在境外合作开办有一定规模和影响的中医医疗机构。

(2)加强中医药信息化建设。配合国家中医药管理局做好"三网一库"建设,推进信息公开。

(3)实施"三名"战略。开展名医、名科、名院创建活动,扩大河南医圣张仲景故乡的知名度,广泛宣传河南中医。

(4)大力引进国外先进经验和技术。不断促进河南省医学科技进步和卫生事业发展。继续做好援外医疗工作。充分发挥中医药优势,加强中医药对外交流。

3. 把握中医外事重点,努力推动中医外事工作再上新台阶

经过多年努力和实践,河南中医外事工作取得了长足的发展,但也存在着不足和问题。面对新的形势和任务,河南省将继续发挥中医药优势,把握中医外事重点,积极利用河南中医药资源,借助已有的工作基础,进一步开拓创新、勇于进取,以新的思路和举措,开创河南中医外事工作的新局面。

(十六)湖北省中医管理局

1. 加强领导,提高认识

在湖北省委、省政府的领导下,在国家中医药管理局和省卫生厅的领导和支持下,湖北省中医药对外交流与合作工作,坚持以邓小平理论和"三个代表"重要思想为指导,以科学发展观为统领,本着全方位、多层次、宽领域的工作思路,积极拓展湖北省中医药对外交流与合作,使中医药成为对外科技文化交流与合作的重要内容。湖北省是伟大医学家李时珍的故乡,非常重视中医药对外交流与合作,始终站在弘扬中华民族优秀文化的角度,努力使中医药走向世界,使之立于世界文化之林;利用国际交流的平台,推进中医药的继承、发展和创新。省卫生厅党组高度重视此项工作,在每年全省中医药工作会议上,厅领导反复强调中医药对外交流与合作的重要性,明确指出,此项工作不仅是弘扬民族文化、服务人类生命健康的需求,而且是维护世界文化多样性和创造性,促进人类共同发展的需求,同时,也是建设社会主义先进文化,贯彻落实科学发展观和构建和谐社会的需求。分管厅领导要求各级卫生行政部门切实加强中医药对外交流与合作的组织领导和工作指导,完善工作机制,充分发挥和调动广大医务人员的积极性,认真做好援外医疗队选派和对外交流与合作。以促进中医药在全球范围内的广泛传播。省中医管理局为使此项工作贯彻落实,每年安排了一定的对外交流与合作的工作经费,使此项工作扎实、有序、不断向前推进。

2. 认真做好援外医疗工作

援外医疗工作是我国对外工作的重要组成部分,是一项具有长期战略意义的政治任务。湖北省中医院是国家医疗援外工作首批承担援外医疗任务的中医医疗机构,也是湖北省援外任务的重点单位。湖北省中医院先后共派出援外队员 140 余人次,涉及专业有内、外、妇、儿、放射、检验、皮肤、麻醉、护理及翻译等。先后有八位队员分别被评为全国及全省援外先进个人、先进管理工作者。湖北省中医院 2003 年度被评为全国援外医疗工作先进集体。2002 年派出的援外队员张瑛同志在阿尔及利亚工作期间,不仅出色完成了本职医疗工作,还积极参与当地的抗震救灾,不仅治病救人,还是活跃的民间大使,为传播中阿两国的友谊做出了积极的贡献。2004 年 2 月张瑛同志作为援外医疗队的代表,在总书记胡锦涛访阿期间受到了亲切接见。2009 年 3 月 28 日,我国援非医疗队获得由凤凰卫视、凤凰新媒体、北京青年报、中国新闻社等 10 余家中国内地、香港和东南亚及欧美富有影响力的媒体共同评出的在"2008 年影响世界华人大奖",湖北省中医院张瑛同志受卫生部派遣,作为中国援外医疗队员代表之一,参加了盛典颁奖典礼并发表了获奖感言,为湖北省的医疗援外获得了巨大荣誉。2007 年 7 月,武汉市中医医院委派针灸科副主任医师谌先召同志赴南非莱索托进行为期两年的援外医疗工作。这些援外医疗队员不仅是可爱的白衣天使,同时也是促进世界各国人民友谊的外交使者。他们高超的技术水平和勤奋的工作精神赢得了中外领导人和受援国广大人民的高度赞扬。

3. 积极开展国际医疗项目合作

中医药在历史长河中逐步融入中华民族传统的文化精神,形成了今天的中医药理论,它历经数千年发展依然生机勃勃、枝繁叶茂。继承、弘扬和传播中医药文化是当代中华民族的战略选择,也是每一个炎黄子孙的历史责任。2008 年武汉市中西医结合医院被评定为国家中医药管理局中医药国际合作基地(国中医药外函[2008]38 号),以医疗、教育、科研为主体,承担国际合作的任务,开展中医药医疗、教育、科研、产业和技术服务等国际合作交流,成为承担政府间合作项目、高水平国际合作的平台,以及展示中医药现代化与国际化的窗口和中医药国际化高层次人才的孵化源地。该院重视国际合作,与美国加州大学、澳大利亚悉尼大学附属西米德医院、澳大利亚南威尔士感染性疾病和微生物中心、汉诺威门诊外科中心、巴特·皮尔蒙特市巴蒂尔迪士医院、明斯特医科大学附属医院、汉诺威医科大学附属医院、杜塞尔朵夫医科大学和德国汉诺威中医学院先后建立了良好的科研协作关系。

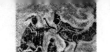

一是针灸科、中西医结合脑血管病中心与美国南加州大学签订了中风康复项目长期合作项目,每年两次互派学者进行合作交流,由此带动了该院中西医结合卒中单元的长足发展和武汉地区中西医结合康复事业的发展,收到了较好的社会和经济效益。二是国家级重点专科——中西医结合皮肤科与美国斯隆-凯特琳纪念肿瘤中心、澳大利亚悉尼大学附属西米德医院、澳大利亚南威尔士感染性疾病和微生物中心建立了良好的科研协作关系,聘西米德医院微生物中心的孔繁荣教授(澳籍)为医院的感染性实验室主任(兼),每年必须在该院工作1月,每年选送1~2名技术骨干到澳洲工作1年。目前,已完成3人次的交流,现有2人仍在澳洲的实验室,两年共发表SCI收录的文章12篇。三是与汉诺威门诊外科中心、巴特·皮尔蒙特市巴蒂尔迪士医院、明斯特医科大学附属医院、汉诺威医科大学附属医院和杜塞尔朵夫医科大学签订了合作意向书,双方组建的德国汉诺威中医学院,由中方担任院长。四是与德国宝升国际贸易有限公司合作开发华夏小葱保健品合作协议,目前已完成安全性检测,正在进行后续相关项目的合作。

4. 进一步拓宽中医药文化的国际交流

中医药有着悠久的历史、科学的理论、独特的方法及良好的疗效,为中华民族繁衍生息做出了巨大贡献。也深受世界各国人民的欢迎。武汉市中医院针灸治疗妇科不孕症、疼痛性疾病疗效好,蜚声海外。2005年9月,德国杜伊斯堡市亚洲之门商展中心经理汉斯·岳根率团访问武汉市,提出武汉市中医医院同德国杜伊斯堡市中心医院进行医疗合作协议,并就"亚洲之门商展中心"建立中医医疗中心的问题进行了商讨。

2006年11月,杜伊斯堡市市长德斯勒先生来到武汉,同武汉市卫生局及武汉市中医医院签订了互派人员进修、交流的协议。2006年7月17日,奥地利圣伯尔腾市保健心理医务人员2人,来该院进修针灸、推拿专业。近年来,武汉市中医医院接待各国医生进修、交流近百人次。

2005年4月3—5日,新西兰纳尔逊市妇女代表团参观黄石市中医院,双方就医疗、护理、科研及医院管理等方面进行了交流,新西兰纳尔逊医院与黄石市中医医院结为友好医院达成初步意向。2006年5月12—18日,黄石市中医院成功访问新西兰纳尔逊医院,并与新西兰纳尔逊马博区健康委员会主席苏珊妮·文代表中新双方签订了《新西兰纳尔逊医院与中国黄石市中医医院姐妹医院协议书》。通过加强双方的医疗护理技术的合作,为湖北省中医药走向世界搭建了一个良好的平台,促进了中西文化的融合。

湖北省中医院充分利用外事活动的契机,派出了许多针灸医生到欧美发达国家交流、行医,还培养了大批外国留学生,将中医药技术传播到了海外,形成了较好的影响。2008年10月,由湖北省人民政府台湾事务办公室、湖北省卫生厅等单位共同主办的"海峡两岸李时珍医药文化与产业发展研讨会"在湖北武汉开幕,来自港澳台的 500 多名中医药同仁共聚一堂,共谋中医药发展大业。研讨、发掘和传承李时珍医药文化,对于弘扬中医药文化内涵,领略中医药的科学贡献,促进两岸现代医药产业交流与合作,推动两岸关系和平发展有着重要的意义。

中医药是中华民族几千年来认识生命、维护健康、防治疾病的思想和方法体系,是人们在长期劳动实践中不断汲取当时社会的哲学、文学、数学、地理学、天文学等多种学科知识的营养,将中华优秀传统文化融入自身发展之中形成的。我们要进一步推进中医药对外交流与合作,让世界人民都能分享到中医药的独特魅力。

(十七)湖南省中医药管理局

1.基本情况

湖南省中医药对外交流工作从 20 世纪七八十年代的医疗援外活动开始,主要是根据国家任务派出少量中医临床技术人员到非洲国家的公立医疗机构从事临床医疗与援助工作,一般为派出国家和地区服务 2～3 年。90 年代之后对外交流活动日益频繁,交流的内容和形式不断扩展,涉及的国家地区范围不断扩大,在继续以政府间合作的形式,向发展中国家派出援外医疗队员的同时,湖南省有关中医药医、教、研单位与国(境)外的组织机构间的民间交流活动呈现繁荣发展。对外交流的国家和地区从主要以第三世界国家为主发展到以美、欧、日等发达国家和地区为主,从以中医临床技术人员派出为主发展到开展中医科研、医疗和教育培训的合作,从技术领域逐步拓展到文化社会领域。

2004—2008 年,湖南省共实施中医药对外交流与合作活动 81 次,派出中医临床、科研、教学及管理人员 228 人次,接待国(境)外来访 41 批次,培训来华学习中医药留学生 137 人,对外交流与合作的国家和地区主要有澳大利亚、新西兰、西班牙、俄罗斯、马来西亚、印度尼西亚、英国、美国、瑞士、日本、韩国、挪威、加拿大、瑞典、津巴布韦、塞拉利昂、巴基斯坦、印度等国家和中国台湾、香港和澳门等地区,内容以医疗、科研和教育为主,也包括管理的交流和合作。

2.主要成果

(1)湖南中医药大学第一附属医院与国(境)外中医药合作项目

①与英国元田公司合作项目。1998 年 6 月,医院与英国元田公司建立合作关系,合作的内容是中医临床医疗服务和学术交流,从 1998 年 8 月开始至今,先后派遣眼科、内科、皮肤科、中医外科等专家前往英国进行医疗服务和学术交流,目前,仍有 4 名医生在英国从事学术交流。

②与香港东华三院合作项目。2002 年 10 月,在国务院港澳事务办公室和国家中医药管理局的亲切关怀和大力支持下,医院与香港东华三院建立了合作关系。合作内容是中医临床医疗服务和学术交流,医院先后派遣针灸科、推拿科、皮肤科专家赴港,现仍有 2 名医师在香港从事学术交流。

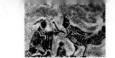

③与瑞士中医中心 TCM swiss 合作项目。2005 年 12 月—2007 年 12 月,受瑞士中医中心 TCM swiss 的邀请,医院与其建立合作关系,合作内容为中医针灸的学术交流和临床指导。

④与美国宾州大学、加州大学、明尼苏达大学合作项目。自 2004 年至今,医院先后与美国加州大学、明尼苏达大学建立了稳定的学术交流合作关系,共同开展肿瘤化学预防和中医药康复研究;2008 年与美国宾州大学建立合作关系。2004 年以来已成功召开双边学术研讨会 8 次;聘请了 DavisW. Eisele 和 H. BryanNeel. Ⅲ博士为客座教授;田道法教授被聘为国家中医药管理局国际合作专家,承担多个国际合作项目;创建了我国首个鼻咽癌中医药综合防治国际协作形式。2005 年,美国宾州大学鼻咽癌转移研究专家 ErleS. Robertson 邀请本学科 1 位博士后前往其实验室进行了为期 2 年的合作研究。

⑤与美国加州脊柱医疗中心合作项目。2007 年 6 月,受美国加州脊柱医疗中心的邀请,医院与其建立合作关系,合作内容是中医药及传统治疗应用于脊柱病微创手术的研究,并积极筹建美国加利福尼亚湖南中医药大学第一附属医院脊柱微创手术中心。湖南省名中医、骨伤科博士生导师姚共和教授受邀前往美国进行为期三个月的学术交流。

⑥与香港浸会大学合作项目。2007 年 7 月,医院与香港浸会大学建立合作关系,合作内容是中医临床医疗服务和学术交流,医院神经内分泌科汪艳娟教授赴在港进行医疗服务和学术交流。

(2)湖南中医药大学与国(境)外中医药合作项目

①与俄罗斯摩尔曼斯克 AIF 公司的合作。在俄罗斯的合作项目开办了九年,当地没有华人也没有华人文化背景,全靠中医的疗效在当地站稳脚跟,当地报纸、电台曾对中医作过正面积极的报道,证明中医在没有华人背景的地方也能开花结果。

②承办了世界中医药学会联合会第二届第四次理事会及第三次监事会会议,并举办了中国长沙首届中医药标准化国际论坛,来自美国、荷兰、澳大利亚等多个国家和中国港澳台地区的中医药专业人士近 200 人来湖南省参加了会议,产生了良好的国际影响。

③与新加坡中医学院建立了合作关系。湖南中医药大学成为新加坡中医学院的临床实习基地,每年该学院都派遣学生来湖南省进行专业进修及临床实习,两年来共派遣了 40 余名教师及学生来学习或实习,湖南中医药大学也先后派出多批老师赴对方讲学、交流。新加坡中医学院很重视与湖南中医药大学的合作与交流,曾三次派出代表团来访、参加学术会议,今年其院长专程赶来参加湖南中医药大学"50 周年校庆"。

④湖南中医药大学与香港东华三院合作,在香港设立中医药临床医疗中心,派出的 4 位专家在香港工作已经近九年,每年诊治的病人数在万人以上,在香港产生了良好的社会效益。

⑤与香港浸会大学建立了合作关系,湖南省湖南中医药大学派出专家在香港浸会大学从

事临床医疗及带教工作,合作已持续了五年,在香港反响良好。

⑥与越南城西大学签订了合作协议,双方拟合作培养越南中医药人才。

近几年来,湖南中医药大学每年聘请外籍教师 4 名,留学生及港澳台华侨学生人数分别为:2008 年 409 人,2009 年 357 人,2010 年 312 人。

(十八)广东省中医药局

广东是改革开放的前沿阵地,毗邻港澳,中医药资源丰富,是我国的中医药大省和侨务大省,具有开展中医药对外交流与合作的地缘和人缘优势。在国家中医药管理局的指导下,广东省认真贯彻落实《中医药对外交流与合作十年规划》,坚持"立足国内,以内促外;依靠科教,医药并举;因地制宜,双向接轨"的战略方针,积极开展中医药对外交流合作,初步形成了多形式、多渠道、多层次的交流与合作格局,岭南中医药在国际上的影响和地位进一步提高。

改革开放 30 年来,广东中医药的长足发展为广东省中医药对外交流合作奠定了雄厚的物质基础。多年来,广东省充分发挥改革开放先行作用和毗邻港澳地缘优势,大胆探索,积极创新,政府搭台,中介推动,市场导向,多方参与,推动中医药对外交流合作。

1. 以内促外,促进中医药走出国门

近年来,通过做实基础、提高水平,进一步提高中医药在全省经济社会发展贡献率的同时,利用广东与世界各国(地区)友好城市等合作关系,推动技术交流和重大项目合作,鼓励在条件成熟的国家(地区)建立或联合建立中医医疗机构,扩大中医药的世界影响。2003 年"非典"期间,应香港医院管理局的邀请,广东省派遣中医专家赴香港开展"非典"医疗合作,参与"非典"病例会诊,制定中医临床研究方案。中医药防治"非典"方案取得了显著成绩,取得了香港政府的认可。2004 年以来,香港医院管理局多次派员考察广东省中医机构,寻求合作,发展香港的中医药医疗保健服务。目前粤港已合作在港开设了 6 个门诊部,标志着中药进入香港医疗卫生的主流。广州中医药大学也先后在澳大利亚悉尼、瑞士开设门诊部、医疗点,让外国的公众和医生直接感受到中医药文化的博大精深和神奇的疗效,提高中医药的认同感和认知度,促进中医药在全世界的传播。积极推进广东自主创新抗疟药物"疟特快"在非洲的推广应用,今年省政府投入项目经费 1,500 万元支持青蒿素复方药物国际化和产业化,取得重要进展,广东抗疟工作深受科摩罗总统及国民称赞。

2. 构筑政府间交流平台,推进粤澳高层次、宽领域交流合作

2006 年,在粤澳联席会议机制的促进下,广东省中医药局牵头组建粤澳中医药产业合作专责小组,出任粤港澳高新技术合作专责小组的成员单位。粤澳先后于 2007 年、2008 年签署《粤澳中医药产业合作框架协议》和《粤澳双方共同推进中医药产业合作项目协议》,在医疗服务、教育培训、中药新药开发、科技创新技术、科研平台建设等方面开展合作,搭建了中医药产

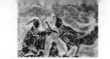

业合作、药品安全监管、信息沟通与交流的新平台,10 个项目取得了较好的进展,部分已取得了阶段性成果·2010 年粤澳联席会议上,广东省又与澳门签订《关于探讨粤澳双方共建中医药科技产业园的备忘录》,中医药科技产业园筹建工作获得进展,澳门已经成立中医药科技产业园筹建办公室,珠海方面在横琴管理委员会成立了领导小组进行对接,重点推进粤澳双方在横琴共同投资建设中医药科技产业园,争取将产业园建设成为以健康精品开发为向导的,集中医医疗、养生保健、科技转化、会展物流于一体的,功能相对完善的国际中医药产业基地,打造成绿色道地中药和名优健康精品的国际交易平台。通过澳门的国际平台将中医药逐步向葡语系国家推广。

3. 建立多层次沟通机制,巩固扩大粤港澳台中医药合作领域

随着 CEPA 协议的贯彻贯彻落实,粤港澳卫生行政主管部门的沟通机制进一步健全,信息平台建设日趋完善,中医药专业技术人才交流日益密切。在甲型 H1N1 流感爆发后,启动应对新发、突发传染病防治合作体系,省中医药局、省中医院派出专家到澳门,采用纯中药治愈了甲流患者。澳门卫生署与粤方建立合作机制,将甲流防治成药用于社区甲流预防,收到了显著效果,产生了良好的社会反响。推动广东中药制剂澳门注册,先后有 20 余个中药制剂在澳门成功注册上市。实现了医护人员定期互访,进行医疗技术、科研、教学学术数据等方面的定期交流和产学研联盟共建。在澳门已合作建立了肿瘤中心与"治未病"中心。一批关键技术研发和新药创制项目合作取得重要突破,在 17 个粤澳中医药合作项目中,已有 6 个结题,取得了较好的成果。积极推进中医药对外服务贸易,2010 年 7 月,广东省中医药局会同省外经贸厅在香港成功举办了"粤港中医药服务论坛暨推介洽谈会",提升了岭南中医药的影响力。2010 年 8 月,在省卫生厅副厅长,中医药局局长彭炜同志的带领下,成功举办了"台湾·广东周"中医药活动,增强了粤台业界的交流。各级中医医院特别是省级中医医院和珠江三角地区中医医院成为香港、澳门医学院校的中医药临床教学基地,为港澳中医药人才培养提供有力的支持。中医医疗服务、香港和澳门医师获得内地医师资格认定取得新突破,中医药局和省卫生厅制定了《港澳服务提供者设置门诊部实施细则(试行)》,进一步给予港澳服务提供者来粤设立独资、合资、合作门诊部提供指导和方便。在广州、深圳等 7 市开展审批符合条件的港澳服务提供者申办中医、民族医门诊部工作。目前,港澳服务提供者在广东省独资设置并已领取《设置医疗机构批准书》的诊所和门诊部共 6 家。在《粤港合作框架协议》中,纳入"推广中医药适宜技术"、"共建粤港两地居民共享的中医药预防保健服务网络"等内容。珠三角有关市向港澳开放医疗市场,民间、社团交往活跃,协力推动粤港澳交流合作广泛开展。

4. 实施"走出去"战略,促进中医药合作向广度深度发展

2006 年以来,雷于蓝副省长几次率领省卫生及中医药考察团赴韩国、日本、新加坡、巴西、智利、澳大利亚等国家,开辟建设中医药强省工作的国际合作渠道。彭炜局长带领中医药考察团赴澳大利亚出席第 21 届新南威尔士—广东联合经济会议,加强与澳国新州政府在中医药方面的交流,进一步拓宽了中医药合作领域。近年来,中医药对外交流合作重点取得了以下成效。广州医药集团与韩国十大企业集团之一的斗山集团技术研究院签订了在中医药等领域合作的意向书;省中医研究所、省第二中医院和广东一方制药有限公司与新加坡中医师公会属下的中华医院、新加坡中医学院分别签署了合作意向书,双方在中医药科研、临床和制药制剂研发加工等领域展开交流与合作;组织了中医药讲学团到印尼开展以中医药保健养生、康复理疗和防治多发病为主题的中医药专题知识讲座,受到了当地业界的广泛好评。广东省中医药科学院与墨尔本皇家理工大学开展了国际多中心中医药临床和循证研究。深圳市中医院与美国、德国、香港多家大学建立了中医教学、科研、临床协作交流关系。中山大学药学院与澳大利亚悉尼大学建设中澳中医药研究中心。据不完全统计,广东省先后与越南、韩国、日本、新加坡、印尼、澳大利亚、美国、莱索托、马拉维、赞比亚等国家和中国香港、澳门地区加强了交流合作。1997 年以来,先后与 30 多个国家和地区进行了人员互访和学术交流,开展的中医药交流项目共有 334 个,交流人数达 4,961 人次,合作项目共有 42 个。

(十九)广西壮族自治区中医药管理局

近十年来,广西壮族自治区在卫生部、国家中医药管理局的指导下,全面贯彻落实科学发展观,坚持中西医并重,坚持继承与创新,加强中医药国际交流与合作,取得了一定的经验与成效。

1. 工作开展情况

1997—2007 年广西壮族自治区共派送专家、学者出国访问学习 247 人次;接待国外代表来访 457 人次;参加国外教育培训 37 人次;接待来华参加教育培训 279 人次;获得科研合作项目 8 项;中医医疗援外 8 人次。

(1)医学教育方面

几年来,广西壮族自治区加强了对外中医教育水平和实力。广西中医学院自 1984 年开始招收外籍进修生和 1994 年招收外籍硕士研究生以来,先后招收和培养外国留学生及港澳台学生 600 多人,形成了东南亚国家和港澳台地区为主,覆盖 20 多个国家和地区的对外中医药教育格局。自 1995 年招收本科留学生起,有来自越南、马来西亚、日本、中国香港和台湾地区修读中医学本科学生共 133 人,目前已毕业 6 届 11 人,在读 106 人;自 1994 年招收外国及港澳台硕士生起,有来自德国、英国、瑞典、瑞士、澳大利亚、奥地利、越南、新加坡、中国香港和台湾地区修读中医内科、针灸、骨伤等专业的硕士生共 111 人,目前已毕业 8 届 72 人,在读 39 人。广西中医学院拥有大型中医药会展中心,该中心有人体解剖、中医医史、校史、中药饮片标本、药用植物浸泡标本、中成药等 6 个大型展厅和 1 个多功能会议室,是对外宣传中医、开展对外

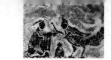

交流活动的一个平台。针灸推拿学科是国家重要管理局重点专科建设单位，多项研究成果达到国内领先水平，先后接收英国、德国、法国、澳大利亚、瑞士、奥地利、新加坡、韩国、泰国、以色列等国的外国进修生 300 多人。

（2）学术交流方面

近 10 年来，广西壮族自治区以友好访问、讲学、合作办学、交换学者、互派留学人员等方式加强了与国外和港澳台地区的合作。广西药用植物园共接待了来自世界卫生组织、英国、美国、越南、泰国、印尼等 30 多个国家和地区的官员和学术团体来园参观考察和学术交流，并与泰国卫生部、印尼卫生部建立了长期合作交流关系；常年保持与法国、英国、德国、美国、日本、荷兰、波兰等 12 个国家和地区交换种子，平均每年获得国外赠送种子 300 多种。从 2001 年派送科技人员到泰国参观访问起至今，广西药用植物园先后派了 10 多人到英国、法国、印尼、日本等国家参观考察。广西中医学院曾应邀到新加坡、马来西亚、印尼、泰国、越南、澳大利亚、美国、德国、奥地利、瑞典、俄罗斯、日本等国家及中国港澳台地区讲学或学术交流，派出洽谈教育、医疗、科研对外合作事宜的出访团组或个人 100 多次，接待国外及港澳台地区的来访人员 200 多次。广西民族医药研究所先后送出近 10 人次出国留学或进修。广西中医药研究院与日本富山医科药科大学和汉药研究所、美国 Oxford 大学、英国 Royal. CotanicGardens、Royal-Bolamrbordan、越南国家传统医药研究院等院所、科研机构进行学术交流达 70 余人次。

（3）科研项目合作方面

通过国际交流与合作工作，广西壮族自治区的中医药科研机构已与泰国、印尼、美国等国家签署了科研项目合作协议。广西中医药研究院与美国东方生物技术有限公司、美国加州大学伯克莱分校签订了"金鸡胶囊按 FDA 标准二次开发"合作协议；与日本琉球大学 EM 研究机构开展"有效微生物生物活性研究"合作近 10 年；与越南国家传统医药研究院签订了"中越传统药物（中药、越南植物药）的合作研发"；与英国 Drandherbs 公司签订了"关于开展中药质量控制和中医药在英国传播技术协作协议"。广西中医学院与泰国孔敬大学联合实施国家科技部长期合作项目"开发治疗老年相关疾病及保健特色植物药"；2006 年完成了"中泰抗病毒天然药物药效筛选及人才培养基地建设"和"针刺治疗肥胖和能量平衡的调节"2 个国家科技部短期交流项目。广西药用植物园与印尼签订了合作开发抗疟疾天然药物灭疟灵擦剂治疗疟疾的项目，以印尼作为灭疟灵擦剂的临床实验基地。

（4）国际会议方面

2006 年 8 月，广西药用植物园成功承办了第九届国际传统药物学大会。这次大会汇聚了海内外 800 多位传统药物学专家、学者和企业家，他们分别来自英国、美国、德国、瑞典、南非、日本、朝鲜、巴西、秘鲁、澳大利亚、巴基斯坦等 29 个国家和地区，其中海外与会者有 200 多位。

大会围绕"传统药物学与天然健康产品"这一主题开展研面讨论,邀请了20多位国内外著名的传统药物学专家作大会报告,安排了传统药物的资源保护与可持续利用,传统药物的管理等3个专题讨论会,共有100多位代表在专题讨论会上作了报告。这次大会有力地促进中国传统药物研发水平和产业能力的提高,提升中国医药产品在国际上的知名度,也进一步带动了广西中草药产业的发展,变资源优势为产业优势,促进广西中药、民族药、民间药走向世界。同时,通过第九届国际传统药物大会,扩大了药园和世界各国医药产业界、科技界合作渠道,促进药园和世界各国医药产业的国际交流合作。

2006年11月,广西中医学院成功举办了首届"中泰传统医药和天然药物研究学术研讨会",该会议将每年轮流由双方在各自国家举办。会议吸引了中泰两国多个大学和科研机构的200多位专业人士出席会议,就以传统医药和天然药物的发展和现代科技为主题,代表了中泰两国在传统医药和天然药物研究方面的最高水准。

2. 经验与成效

(1)以中国—东盟博览会为契机,高度重视中医药国际交流与合作工作

广西南宁作为中国—东盟博览会永久落户城市,给广西的经济和贸易发展提供了广阔的舞台优势,利用中国—东盟博览会作为发展平台,加强与东盟国家的中医药合作、交流,举办如"泛中医论坛"等大型中医药宣传、交流活动。

政府在组织研究市场主流趋势和需求的基础上,在较高层面上通过制定战略目标和相应的配套政策,设立相应的引导专项资金,创造良好发展环境,宏观引导中医药产业发展的方向,加强中医药国际交流与合作,加快中医药国际化进程,推动中医药进入国际主流市场。

(2)制定与完善相关政策法规

依照国家《中医药创新发展规划纲要(2006—2020年)》,制定与完善适合广西壮族自治区中医药发展的国际交流与合作优惠政策,充分利用广西壮族自治区资源优势、区位优势与人才优势,使中医药理论和实践得到国际社会的公认,使中医药服务和产品逐步进入国际医药和保健主流市场,中医独特的医疗保健康复模式及其价值逐渐被国际社会所理解和接受,在国际上争取中医药的合法地位。

(3)培养适应中医药国际化发展的对外合作与交流人才

建设一支高水平、高素质的人才队伍,是开展中医药国际科技合作的基本保证,既要有专业技术人才、外语人才、经营人才,也要有制订方针政策并组织实施的决策者、管理者。通过国际科技合作,自治区一方面吸引人才,另一方面利用发达国家提供的条件派遣研究生、研究人员,以及自己培养人才,加快了人才储备和人才库的建设。目前广西中医学院拥有的国际教育人才队伍中,教授和副教授20名、讲师50名、助教30名、翻译30名,同时还聘请了多名国外

知名大学或机构的客座教授和来自美国、澳大利亚的拥有教育学专业学位的外籍教师来校授课；每年都派出专家学者和教授赴国外进行学术交流，并多次派出针灸学、中医基础理论、方剂学、骨伤学、推拿学等专业教师赴欧洲、澳洲、东盟地区等国家和中国港澳台地区的合作单位授课讲学。

（4）加大中医药文化的宣传力度，多种渠道争取合作机会

积极利用电视、报纸、网络的媒体向海外特别是中国港澳台地区、东盟国家开展宣传，以提高我国中医药文化的知名度，并积极争取国际交流合作的机会。2006年12月，广西壮族自治区卫生厅领导亲自带队与自治区内中医药领域的学科带头人前往印尼、泰国、越南等东南亚国家开展基础调研活动，宣传中医药文化的同时寻求与东盟地区交流合作共同开展中医药研究的机会。目前自治区已经与印尼、泰国签订了长期合作的协议，并且签订了一些项目合作协议。

(二十)海南省三亚市中医院

三亚市中医院作为对俄中医药服务贸易试点单位和国际中医药合作基地，近年来积极开展对外交流与合作。

1. 工作开展情况

自2002年以来，医院以特色促发展，结合海南三亚得天独厚的地理环境及旅游资源，大力发展"中医疗养游"，加强了与国外传统医药领域的合作。目前，已先后有奥地利、瑞典等医学生来参加中医针灸、推拿及传统中医药知识的培训；与俄罗斯、瑞典、奥地利、哈萨克斯坦等国家签订了中医疗养和带教合同；与俄罗斯首都莫斯科2个大型医疗所签订了中医疗养联络协议；世界500强企业之一的俄罗斯国家石油天然气集团公司经多次考察，也与医院签订了中医保健疗养合同。每年，合同国或合同单位负责输送数批疗养团到医院进行疗养，医院也组织了一批专业水准高、责任心强的中医专家及技术人才成立医疗小组，运用传统中医医疗及保健如内服中药，外采取针灸、推拿按摩、拔火罐、牵引、药浴等手法对客人们精心诊治或疗养，客人们每天上午观光旅游，下午就到医院接受中医疗养，使他们真正感受到传统中医学"绿色疗养"的神奇魅力。

尤其是近年来，俄罗斯、哈萨克斯坦等国家专程包机来医院进行疗养。2002年以来，医院共接待了数批俄罗斯客人及10余架哈萨克斯坦包机客人，包括哈萨克斯坦、塔吉克斯坦总统在内的疗养团万余人来三亚疗养，疗养后，他们纷纷留下感激之词。受此影响，许多俄罗斯、哈萨克斯坦、塔吉克斯坦政府高官也纷纷来三亚接受疗养，如俄副总理茹科夫、俄罗斯与白俄罗斯联盟秘书长博罗金、俄驻华大使拉佐夫夫妇等。此外，医院还被邀请去大连、北京为俄前任总统梅德韦杰夫做中医治疗等。

2006年5月,受卫生部委托,医院为震惊世界的"别斯兰恐怖事件"第一批受害儿童做中医康复治疗,在市政府的领导和支持下,来华儿童安全住宿、安全饮食、安全治疗,并结合生态旅游、学习活动等辅助治疗,儿童们心身逐渐康复。别斯兰儿童的带队医生和陪同家长对我国政府及医院深表感谢,他们说:"能来中国的孩子是非常幸运的",医生阿兰说:"你们的医生给孩子们这么大的帮助,我们的孩子会永远记住你们的。"短暂的28天中医康复治疗,别斯兰与三亚结下了深厚的友谊,儿童团送医院的赠匾留言:"祝三亚市中医院事业蒸蒸日上,愿中俄友谊长存!"医院在别斯兰的医疗实践赢得广泛赞誉,不仅为增进中俄友谊做出了新的贡献,成为中国"俄罗斯年"又一亮点,也为中医疗法走向世界提供了又一个成功范例。2006年12月,医院获得俄罗斯联邦政府总理颁发的"为中俄友谊作出贡献"奖状。

2008年3月,医院为"别斯兰恐怖事件"第二批受害儿童做中医康复治疗,受卫生部委托,医院做好了该项工作的方案,并安排好了工作日程,让这些儿童得到了良好的治疗,身心得到了很好的恢复,也让中国医学在俄罗斯建立了稳固的信任,让中国医务人员和俄罗斯普通公民、高层官员建立了深厚的友谊。根据俄罗斯联邦卫生和社会发展部部长令,为表彰中方对别斯兰恐怖事件受害儿童进行康复性治疗所做出的贡献,授予刘德喜、萨仁托亚"俄罗斯联邦卫生和社会发展部荣誉奖"。为了感谢中国为20名别斯兰恐怖事件受伤儿童进行精心治疗,俄罗斯联邦政府也因此作出了邀请2,000名四川灾区受灾中小学生到俄罗斯休假并治疗的决定。2010年3月,习近平副主席访俄期间专程考察了灾区儿童的疗养情况,并宣布,中国政府将邀请1,000名俄罗斯中小学生到中国参加夏令营活动,这也使得友谊之树扎根在中俄孩子心中。

2009年,受俄方邀请,为执行国家对俄开展中医药服务贸易相关精神,医院随政府代表团前往俄罗斯考察并与俄方签订了中医药服务合作意向和中医疗养合作意向,拟将中医带到俄罗斯;2010年,为加强中俄卫生交流合作,医院再次跟随政府代表团前往俄罗斯考察,准备正式签署有关合作协议。

(二十一)四川省中医药管理局

近年来,四川省中医药管理局认真贯彻中央、省委、省政府的卫生和中医药外事工作方针、政策及有关规定,采用多种途径扩大合作领域,努力拓展中医药国际合作内容,促进了四川省的中医药事业发展,极大地提升了四川省中医药的国际声誉。

1. 四川省中医药对外交流与合作工作的概况

以《中医药对外交流与合作十年规划》为主线,采取"走出去、请进来"的办法,10年来,与29个国家和地区进行了中医药交流与合作,部分建立了长期的合作关系。其中,全省出访的中医药专家共计500余人次,参加国际会议、讲学、授课和临床教学;有6000余人次的不同国

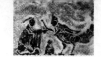

家和地区的人员来四川省进行学术交流、访问和学习传统中医药。

2. 四川省在中医药国际交流与合作的具体做法

全省中医药对外交流与合作从自发、分散的方式,逐步向政府指导下的多途径方式转变,结合四川省中医药自身优势和特点,开展以中医药人才培训、科学研究、医疗服务、文化交流为内容的合作方式。

(1)健全制度,履行外事程序。四川省中医药管理局成立于1986年,建局时组建了外事处,负责中医药在政府和民间的多边、双边合作交流,接受省政府外事办公室和国家中医药管理局国际合作司的业务指导和监督。对全省中医系统国际合作交流职责分工、因公出国管理工作、局属单位外事邀请和接待等内容作出了具体规定,严格履行外事程序,使中医药外事管理工作有章可循。

(2)政府指导,整合中医药资源,加强国际交流合作。四川省中医药管理局积极与省外办、侨办等外事部门沟通,取得政府支持,加强与各国、地区间政府,以及国际组织和非组织间的交往。在工作中四川省中医药管理局调动全省中医药医疗、科研、教育等单位的积极性,整合本地中医药人力、物力和技术资源,抓几个重点的具有示范作用的项目,在巩固合作关系、提高合作质量的同时扩大合作领域,以点带面,推动本地区中医药对外交流与合作工作全面发展。

(3)搭建中医药国际交流平台。四川省中医药管理局作为承办单位之一,于2002年、2005年、2010年举办三届"中医药现代化国际交流大会"和"中医药国际科技博览会",大会系统总结展示了近几年国内外中医药现代化和国际化的发展进程和研究成果,仅2010年的大会,有来自东盟8个国家,亚洲、欧洲的9个国家,WHO、ISO和ASEAN组织的2000余名政府、学术、医疗、大学和企业的代表参加了这次盛会,其中政府论坛有来自权威部门、著名大学和研究机构,相关国际组织的官员、学者和企业家的26篇专题报告与会进行演讲,整个大会内容涵盖了中医药政策、管理、科研、教育、医疗等多个方面,对于大力弘扬中医药传统文化,改造我国传统医药产业,加强中医药国际化能力,提高各国和各地区中医药学术水平等方面将产生深远的影响。

3. 四川省在中医药国际交流与合作取得的成效

经过多年的努力,四川省的中医药医疗、教育、科研开始逐步走向国际。

(1)创建实体,增进中医医疗的国际交流与合作

①选派高水平的中医专家到境外开展中医诊疗活动,传播中医药文化。10年来,全省向境外选派专家教授进行出访、交流、援外和医疗合作计500余人次。如2005年,以四川省5位中医专家为主体的中医义诊团,在毛里求斯、南非两国共进行了11天的义诊,每天工作近10小时,共接待华侨华人1,500人次。在为当地人民义诊的同时,还应当地中医团体和有关政府

医药卫生部门的要求,积极进行学术交流,对毛求里斯、南非两国中医药事业的发展起到了积极的推动作用。

②鼓励有条件的中医医院在境外兴办中医机构。先后与新加坡、德国、美国等 16 个国家和地区开展了中医医疗合作,在香港东华三院、德国蒂尼星、瑞士温特图尔等地建立了近 10 个长期中医医疗点。其中,自 2003 年,四川省中医药管理局与香港东华三院签订了合作协议,建立了"黄大仙医院中医药临床研究服务中心"。该中心由东华三院投入建设,四川省选派中医药专家,合作从事中医药临床医疗、科研、教学工作,专家娴熟的中医药技术和良好的医德,获得了当地病人的好评,在当地反响较大,对四川省与香港的中医药交流合作起到非常重要的作用。

③吸引境外医学机构到四川省合作办医。2004 年,由哈萨克斯坦高丽科学技术协会出资,在四川省的遂宁市中医院组建了中、哈、韩三方合作的国际高丽中医药研究机构及附属国际肝病专科中心医院;2006 年,同哈萨克斯坦卫生部合作,在遂宁市建立了肝病研究院,其《高丽肝康治疗肝硬化临床应用研究》被列为省政府、遂宁市重点科研项目。

(2)重视教育,培养多层次国际中医药合格人才

①重视内涵建设,提高教育质量。据统计,来四川省接受中医药教育和培训的留学生人数一直居我国自然科学领域前例。10 年来,培训了 4,000 余人次的国外中医药人员。利用四川省中医药高等教育资源优势,采取多形式、多层次、多学科的教育格局,长年在成都中医药大学进行学习的境外学生保持在 300 人左右。专业学科已从针灸扩展到中医、中药、气功、整骨、按摩、养生、食疗保健等。以短期培训为主,也有部分外籍学员攻读本科、专科和研究生学历教育。在师资、教材、课程设置、教育方法、科学管理等方面,结合各国学生的特点,注重中医思维培养,强化既传统又灵活变通的临床实践,逐步充实留学教育的内涵建设,确保教育质量的提高。

②积极探索境外建立中医药学校的办学模式。境外开展中医药教育,以教学为中心,理论联系实践为各国培养合格的中医药人才,能够不断扩大中医药在世界的影响。在四川省政府与葡萄牙政府的共同努力下,2007 年经教育部批准,成都中医药大学在葡萄牙里斯本建立了分校,举办五年全日制系统的学历教育,在师资、临床、管理、实习等诸多方面进行投入,提高了境外办学的层次和规模。

(3)拓展合作领域,加强国际中医药科研合作

①充分利用四川省在中药栽培种植、新药研发、保健品开发等方面几十年的技术积累,不断开拓合作领域。10 年来,先后与日本、美国等国家和中国澳门、台湾地区的高校、科研单位及制药企业建立了稳定的合作科研关系,开展国际科研项目近 20 项。对外合作主要涉及生药学、药用植物化学、新药探索、保健品开发和现代美容化妆新产品的研究开发。

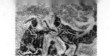

②在中药新药领域进行纵深合作研究。四川省中医药科学院与日本津村株式会社建立了长期的合作关系,在中药资源及栽培领域内进行技术合作;与瑞士罗式和日本玉川大学合作培养真菌并评价真菌天然代谢产物的潜在药物价值,从而进行新药探索;与日本资生堂合作开展针对过敏皮肤进行研究。

③大力开展保健品及其他相关产品的研究。针对近年来国际天然产物的不断升温和人们对保健品的强烈需求,抓住机会,先后与数家国际知名企业进行合作。四川省中医药科学院与日本花王株式会社利用川产道地药材,合作研究开发现代美容化妆新产品。将中医药理论活用于改善皮肤质量和美白皮肤的实践中,与其共同开发护肤美白产品。

④积极探索相关领域合作。在继续发挥中药新药研究、保健品开发等领域的优势外,还在其他相关领域内积极探索合作项目。四川省中医药科学院与美国山友中医药大学签订科研合作协议,在针灸培训等领域进行合作。此外,四川省中医药科学院还成功申报"中国—欧盟生物多样性项目示范项目",共同实施项目"居民、植物与景观:长江上游生态区生物多样性综合保护"。

4. 中医药国际合作的发展思路及存在的问题

①继续加强四川省中医药与国际的合作交流。与国外大型制药企业和科研机构共同开展中医药科学研究工作,充分发挥四川省在中医药工作的优势,资源共享,知识产权共享,合作开发具有共同知识产权的中药新药、中药材综合加工利用新产品,及中药研究开发新工艺等。

②加强与国外企业、学术团体和科研机构的学术交流。积极邀请国际知名专家来四川省讲学,并聘请国外知名专家担任四川省学术委员会外籍委员。继续派遣优秀中医药人员赴国外合作教育、医疗、科研等活动。

③存在的主要问题。鉴于中医药在四川省的发展现状,国际合作还缺乏大项目;在大力发展"引进来"的同时,"走出去"战略发展不够;国际中医药科技合作信息渠道不通畅。

(二十二)重庆市中医管理局

重庆市自 2003 年以来,采取多种形式努力做好中医药对外交流与合作,拓展了与各国在中医药及传统医药政策法规、医疗、教育、科研等方面的交流与合作,为提高中医药在国际上的影响和地位做出了一定的贡献。

1. 重庆市中医药对外交流与合作工作开展情况

(1)走出去,学习现代医学先进模式和管理体制

配合重庆市中医药的改革和发展,市里积极开展对外交流活动,积极拓宽交流渠道,促进了对外交流的实质性进展。近 5 年分批派人赴美国、英国、法国、新加坡、马来西亚、澳大利亚等国家和中国香港、台湾地区进行访问和学术交流。重点考察学习国外先进的医疗保健管理

体制、医院管理体制、医院运行机制、医学教育等内容。2003年9月，重庆万州代表团对乌克兰切尔卡塞市进行了访问。代表团考察了切市的工业企业、医疗机构等，三峡医药高等专科学校与乌克兰切尔卡塞医学院达成了缔结友好学校的合作协议，以及对切市进行中医药、针灸培训的共识。2005年，重庆市第三人民医院选派郭琦琪等3位访问学者赴美国密苏里大学健康保健中心短期学习。在美期间，他们不但认真学习美国的先进医学理念与技术，还将中国的中医药学、针灸学带去交流与展示，在该大学医学院举行了多场中医药和针灸学讲座，在密苏里州掀起了一股中国风。2007年8月，市卫生局组织日、韩考察团共7人，走访考察了日本东京大学医院、药日本堂株式公社、韩国首尔大学医院、庆熙大学附属韩方医院等，参观了医院门诊，韩方配方部及制剂室，部分病房，检查科室，实验室，美容、健身、保健品展室，药膳厅，健身培训室，院史陈列展室等，顺利完成了预定考察任务。

（2）请进来，展示中医药独特疗效和传统文化精髓

在出访期间，出访人员不仅学习了国外的先进经验，同时对中医药进行了有力的宣传，吸引了一批国际知名大学、医院的专家来重庆市回访。重庆市先后接待了德国巴登司塔福斯市市长代表团、以色列新闻代表团6人、俄罗斯弗拉基米尔市代表团3人、乌克兰切尔卡塞市政府代表团5人、美大部C0506－A9231团一行18人、马来西亚中医药代表团5人，以及美国韦恩斯伯勒市代表团9人等团体和个人对重庆市中医药机构的参观访问和交流。通过来访交流，双方就中医药理论、中医针灸、拔罐疗法、中医骨伤推拿疗法、中药炮制工艺、营养与饮食医学等方面进行了深入广泛的交流，使来访者对中医药学博大精深的内涵和独特的治疗手段产生了极大的兴趣，对中国医生精湛的医术和满意的疗效赞不绝口，起到了让世界了解中医，让中医走向世界的作用。目前重庆市与俄罗斯、乌克兰、美国等国进行了多次互访交流，通过走出去请进来的互动交流，不仅使学者、管理人员开阔了眼界，转变了观念，提高了专业技能和管理水平，同时也大力宣传了中医药的独特疗效，提升了重庆市中医药国际化水平，促进了中医医疗机构的建设和发展。

（3）加强合作，不断扩大中医药境外影响力

重庆市以促进中医药事业全面发展和推动中医药学术进步为依托，积极打造多方面平台，使重庆市中医药机构与国际间开展了卓有成效的实质性合作。重庆市以友好城市为平台，促进了三峡医药高等专科学校与乌克兰切尔卡塞市医学院、市三院与俄罗斯沃罗涅日市的紧密合作；以全市中医机构基础设施和内涵建设为平台，促进了北碚中医院与美国整形组织、三峡医药高等专科学校与美国加州圣巴巴拉东方医学院的长期合作；以学术交流为平台，促进了全市多家中医药机构与国际间进行有效的合作。

同时，根据卫生部、国家中医药管理局有关文件精神要求，先后派援外医疗队和学术讲学

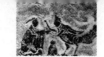

队,在瑞士、南非、巴布亚新几内亚等国开展中医针灸、骨伤推拿医疗工作和学术讲学,收到了良好的治疗效果,受到当地人民的充分肯定,促成了针灸在南非的合法化,建立了重庆在南非的第一家中医诊疗院。2003 年 10 月,由谢小军副市长率领的重庆市代表团一行 11 人对俄罗斯克麦罗沃州进行了友好访问。通过实地考察洽谈,双方在中医、生物心脏瓣膜技术开发与引进、农业种植技术合作等方面达成了诸多合作意向。从 2005 年 11 月开始至今,重庆市北碚区中医院与美国国际整形组织医疗队合作在北碚连续 3 年开展了 3 次"幸福微笑"免费唇腭裂修复活动。近年来重庆市中药研究院先后与日本、韩国等国家和中国香港建立了科研合作关系;与日本株式会社汉方药物研究所共同研究"优质大黄的品种选育研究";与香港理工大学联合共同研究"名贵中药材鉴别研究"等项目,获合作经费 200 余万元。

(二十三)云南省中医管理局

1. 云南省基本概况

云南省地处中国西南边陲,总面积 39.4 万平方公里,国境线长达 4,060 公里。南接老挝和越南,西邻缅甸。全省辖 16 个州、市,129 个县(市、区),其中 8 个州(市)、25 个县与邻国接壤,地处湄公河次区域,有 15 个民族跨境而居、通婚互市,交往密切。云南省中医药、民族医药源远流长,中草药资源丰富,历代名医辈出。《滇南本草》流传至今 500 多年,《哀牢本草》《玉龙本草》则系统总结了彝族、纳西族的医药经验。云南省被誉为"植物王国"、"百药之乡",中草药品种达 6,157 种,为中国之首,利用中草药制成的"云南白药"、"血竭"、"青蒿素"、"灯盏花系列产品"等名贵中药驰名中外,为促进国民经济发展和提高人民健康水平发挥了重要作用。长期以来,云南省各级政府都十分重视中医药、民族医药事业的发展,现已初步形成集教学、医疗、科研、管理为一体的发展体系。

目前,全省有政府举办的县级以上中医医院 103 所,中医药、民族医药研究所四所,开设中医、民族医的高等医学院校 4 所,中专卫校 1 所。截止 2009 年底,全省中医院在职职工 11,255 人,其中卫生技术人员 9,571 人;实际开放病床数为 11,184 张,病床使用率 88%;固定资产总值 13.9 亿元,专用设备总值为 5.4 亿元,业务用房面积 53.62 万平方米;年诊疗人次 900 万人次,收治住院病人 33 万余人次,业务收入 17 亿元。

2. 云南省中医药、民族医药对外交流与合作工作的开展情况

近 5 年来,按照省委、省政府"走出去"战略部署,和国家中医药管理局《中医药对外交流与合作十年规划》的要求,云南省中医药在国际交流合作方面也逐步迈出了步子。

云南具有丰富的中医药资源和独特的民族医药优势,在国家实施西部大开发,以及云南省委、省政府提出把云南建成"绿色经济强省"的形势下,云南省已启动云南中药现代化产业基地建设项目和以天然药物为主的医药产业发展项目,为中医药和民族医药项目开发研究、人才培养和对外合作方面带来更多的机遇。

（1）加强与美国的中医药交流合作

2002年、2003年云南中医药学术交流团先后两次赴美国进行中医药学术交流与访问，签订了合作协议书，并于2004年和2006年分别在昆明和旧金山举办了中医药国际学术研讨会。云南省中医药学会詹文涛会长为团长的云南省中医药代表团一行25人赴美国参加了2006年美中（旧金山）中医药国际学术研讨会。会议共有包括旧金山市华裔议员马世芸、中国驻旧金山市领事馆文教参赞等海内外中医药界有关人士近300人参加，收到论文150篇。美国当地媒体对会议进行了报道，引起了强烈的反响。通过加强学术团体的交流与合作，一方面增进了相互间的了解，另一方面也扩大了云南中医药的影响。

（2）加强与欧洲国家的中医药交流合作

为加强云南省中医药与欧洲各国的交流与合作，扩大云南传统医药在欧洲各国的影响和知名度，使云南省中医药走出国门，走向世界。2005年11月，省卫生厅组团，由中医处赵勇处长带队，卫生厅有关处室，省中医研究所，州、市卫生局领导以及部分中医医院院长共10人赴意大利、德国等部分欧洲国家进行了为期14天的考察学习。通过走出去参观、学习、考察，初步了解了中国传统医药在欧洲（德国、法国）的现状及未来发展趋势，了解掌握了欧洲国家对中草药进口贸易的相关问题以及这些国家医院建设和发展的相关情况，同时也大力宣传了云南省传统医药的发展现状和云南省中医药的优势和特色。

（3）加强与日本、泰国等亚洲国家和地区间的中医药交流合作

2001年经云南富山友协会长、原省政协主席刘树生与日本富山云南友协会长中村久一协商，由省卫生厅组织云南省中医药代表团赴日本考察。通过双方的交流，使云南省了解了日本中医发展现状、发展趋势、市场需求和对中医药及中医药人员的准入制度，同时宣传介绍了云南省中医药的发展与成果，加强了云南省中医药界与日本富山及日本中医药界之间的交流与合作。2004年，由富山国际中心承担全部费用，云南省选派省中医医院张宏和省中医研究所朱志两名同志赴日本富山国际传统医学中心进行为期3个月的研修学习。日本富山云南友协会长中村久一先生也多次来云南省访问，双方建立了长期的中医协作关系。

云南省传统医药与泰国的交流与合作由来已久，中科院昆明植物所与泰国卫生部医学科学厅进行了长达15年的合作，共同研究的SH对艾滋病感染者和病人的临床治疗效果明显，研究成功的消息经新闻媒体报道后，在国内外引起了重大反响，获得了2003年度中国医药科技领域十大新闻之一。同时在2004年3月12日泰国FDA完成了"复方SH"审查，已在泰国注册获准上市销售。

2005年，为加强与泰国的学术交流与合作，云南省举办了首届傣医药国际学术研讨会，邀

请泰国学术界人员参加。2006 年,云南省与泰王国清莱皇家大学传统医学院、泰王国卫生部泰医和替代医学展厅和泰王国研究基金共同合作,双方开展了傣泰医生诊疗经验、傣泰药物应用和制药技术交流;与泰王国清莱皇家医学院合作,互派学生进行交流学习,目前已派出 2 名药学人员到该院攻读硕士学位。

2006 年 12 月 22—27 日,受秦光荣省长委托,应泰国卫生部邀请,云南省卫生厅陈觉民厅长于率团赴泰国进行工作访问。在泰期间,与泰国卫生部就如何积极推进和扩大云南省研发抗艾滋病药物在泰国市场运用范围,双方合作开办中医诊所、医院,加强艾滋病及疾病联防联控框架协议,加强卫生应急工作交流合作等专题进行充分的工作会谈。2007 年 5 月,泰国卫生部高级顾问和昌德拉卡斯·拉贾特大学校长等一行 18 人对云南省进行了回访,代表团在昆明期间,分别与省卫生厅、云南中医学院、省中医医院和省中医中药研究所就下一步在传统医药医疗、科研和人才培养等方面的合作进行了磋商。

为进一步促进中医药对外交流与合作,2008 年 3 月 14 日云南省中医药管理局与泰国卫生部泰医和替代医学发展司在昆明签署"传统医药研究与发展合作"协议。按照协议,双方将进一步促进人才、学术与技术的交流,推动传统医药在临床治疗和科研领域的进步。此举,也标志着中泰两国传统医药交流合作迈上了一个新台阶。9 月 15—19 日,泰国卫生部东南亚泰中医药研究院 12 人专家考察团一行到省中医院、中研所等地就云南省中医临床服务情况进行工作访问。9 月 28 日—10 月 3 日泰国卫生部泰医和替代学发展司考察团一行 14 人到版纳、文山等地就傣医药三七、八角等中医药产业方面的技术合作与交流进行工作访问。

2009 年 7 月,受国家中管局委托,云南省中医药管理局承办了第十一次中韩传统医学协调会,并承担了韩国代表团一行 10 人在云南省期间的接待工作。本次协调会于 7 月 22 日在昆明举行,卫生部副部长、国家中医药管理局王国强局长与韩国保健福祉家庭部次官(副部长级)刘永学出席会议,并签署了双方合作备忘录,确定今后双方将进一步加强在传统医学管理方面的信息交流。会后,双方代表团还参观考察了云南中医学院、省中医医院和云南白药集团,并确定云南中医学院及韩国釜山大学韩医学专门大学为对口合作伙伴,11 月云南中医学院代表团对韩国釜山大学进行了回访,建立了云南省与韩国在传统医学公立教育机构之间开展合作与交流的平台。

2010 年 3 月 12—17 日,第三届湄公河次区域传统医药交流会在西双版纳州召开,来自中国、泰国、老挝、缅甸的传统医药专家、学者共 258 人参加了会议,会议就加强各国民族传统药材资源保护,合理开发采用;明确湄公河流域次区域传统医药的发展方向等达成了共识。

(4)积极开展中医药对外教育和培训工作

云南省中医医院作为云南省唯一的省级中医院和云南中医学院的附属医院,承担着云南省中医药对外教育和培训的工作。近年来,共接收了来自法国、瑞士、奥地利、西班牙、美国、德国、泰国、加拿大、英国、比利时、以色列、澳大利亚等国家和中国香港的学员1,000人次,进行为期一周到一年不等的中医进修教育和培训工作。

(二十四)陕西省中医管理局

陕西地处我国西北,拥有西北地区实力较强的一批中医药医疗、科研、教学机构。自20世纪70年代,陕西省就开始中医药对外交流与合作,尤其是近10年来,本着"走出去,请进来"的原则,陕西省的中医药对外交流与合作项目、人数逐年增多,形成了一定的规模,取得了一定的成绩。目前,陕西省中医药对外交流与合作主要包括:中医药对外教育;接待海内外学术团体及个人的来访;外派专家教授访问或讲学;举办和参加国际性学术交流会议;医疗援外等五大方面,其范围遍及美国、德国、加拿大、韩国、日本等近30个国家和地区。现就各方面情况介绍如下。

1. 中医药对外教育培训项目情况

中医药对外教育是陕西省中医药对外交流与合作的主要形式,陕西省以陕西中医学院的师资为基础,依托陕西中医学院附属医院、陕西省中医医院良好的医疗、教育、科研力量为平台,吸引来自世界各地的留学生及进修生,为各国培养了大批优秀中医药人才。

(1)对外自主招生与联合办学相结合

陕西中医学院在借鉴各地留学生工作经验的基础上,结合实际,对全日制留学生的课程调整丰富,选派优质师资进行双语教学,完善各种规章制度,并投资近600万元修建设施齐全的留学生公寓。10年来,共招收各层次的海外学历生230余名,其中已毕业133名(包括研究生10人、本科118人、专科生2人、结业生3人)。同时,学院还积极与国外中医院校联合办学,共同培养中医药人才。1997年10月与马来西亚首都中医学院正式签订联合办学、办医合作协议书,并于1998年3月正式在马招生,目前马方在校生122名,累计毕业89人。2004年9月与加拿大多伦多中医学院建立姊妹院校关系,签署了"3+2"中医本科教学项目合作协议书,第一批入学的8名学员已于2008年完成学业,顺利毕业。

(2)积极开展短期中医药培训项目

早在1991年,陕西中医学院即尝试开展中医药对外进修班的培训工作。1997年8月至今,先后接待培训意大利、德国、日本等国近10个研修学习团体进行了中医药方面的短期培训。1983年,经省政府批准,省中医医院设立对外培训专门机构——西安国际针灸班,以短期班(15天以上)和长期班(3个月以上)招收各国对针灸有浓厚兴趣的医务人员。自开班以来,学习班累计举办了19期,结业学员共79名,分布在德国、法国、瑞典、日本等国家和中国台湾地区。同时,陕西中医学院附属医院、西安市中医医院也举办了各类长、短期针灸培训班,培训了来自加拿大、马来西亚、韩国、俄罗斯等国的留学生共 22 人次。

2. 中医药对外学术交流情况

学术交流是陕西省中医药对外交流与合作的重要组成部分。一直以来,陕西突出地方特色,围绕药王孙思邈组织开展各类学术交流会议,带动地方学校、医院与海内外学者交流学习,为陕西中医药的推广做出了应有的贡献。

(1)搭建以孙思邈为主的学术交流平台

陕西是孙思邈的故乡,著名的耀州药王山是一代名医孙思邈的纪念地。几十年以来,各国专家学者围绕孙思邈的学术思想、医德医风、医药开发等举办了众多学习交流研讨会。其中,影响较大的会议:①1982 年 11 月纪念孙思邈逝世 1300 周年学术会议。②1986 年 10 月在西安市召开的孙思邈医德座谈会。③1986 年 11 月举办的孙思邈药剂学专题学术讨论会。④1994 年 11 月,在西安召开的全国首届孙思邈学术思想研究优秀论文评选暨学术研讨会。⑤1999 年 5 月第二届国际中华医药学术研讨会。此次会议有来自德国、法国等国家和我国香港、台湾地区 130 多名代表参加,中国科学院院士陈可冀、工程院院士程莘农向大会题词祝贺,著名哲学家于光远、著名医史学家李经纬等出席会议,出版了名为《中华医药文化研究》的学术论文集。⑥2001 年 10 月第三届国际孙思邈与道教医学暨第三届国际中国医学史学术会议。来自日本、英国、韩国、新加坡等国家和地区的 200 余名代表出席会议。⑦2008 年 9 月孙思邈养生文化研讨会。会议整理药王可开发中药方剂 12 个,决定研制药王系列养生保健品,为中药开发起到积极作用。⑧2010 年 10 月在台北县政府举行的第一届海峡两岸药王孙思邈中医药论坛。本论坛是在以往孙思邈学术交流的基础上举办的一次大型学术论坛,旨在通过互相学习、互利共助推动两岸中医药事业共同发展。本次大会共有 500 多名代表参加,其中来自陕西中医药领域的领导、专家和学者多达 150 名,为陕西中医药在海外的传播起到了极大的促进作用。

(2)鼓励和提倡海内外中医药学术的往来

近几年来,在学术交流的积极带动下,陕西省来访交流有了较大突破。2012 年,来访的国家和地区达到 12 个,来访人数近 400 人,为历史最高。改革开放以来,陕西省累计接待来自美国、加拿大、澳大利亚、法国、德国、意大利、日本等近 30 个国家和中国台湾地区的各种学术交流团体近 3000 余人次。同时,积极支持和鼓励各类中医药专家、教授访问讲学,现已由陕西中医学院、陕西省中医医院单独对外交流,发展成省内各医院齐相争鸣的局面。10 年来,陕西省近百余人赴马来西亚、斯里兰卡、泰国、澳大利亚、美国、德国等 20 个国家和中国台湾地区进行访问、讲学或参加国际学术会议。2003 年 9 月西安市中医医院肛肠科贺向东主任随中国医学专家代表团赴欧洲 11 个国家进行学术交流,得到了国外同行的一致好评,其学术论文《痔炎灵浓缩液治疗痔疮感染出血 993 例临床观察》被收入欧洲自然科学院出版的《国际医学学术科研论文经典》一书,并获优秀论文金奖。

此外,陕西中医学院还聘请美国、加拿大、日本、韩国、意大利等国家的名誉、客座教授 20 余人,以相互交流各自国家的传统医药经验,更好地传播中医药知识。

3. 中医药对外医疗合作情况

近 10 年来,陕西省有关医院共接诊大量的国外患者,并积极组织专家,派遣援外医疗队开展中医药对外合作工作。从 1971 年开始,陕西省就承担着对苏丹的援外医疗工作,每年都组织派遣经验丰富的中医师赴苏丹、马拉维、萨摩亚、刚果金、厄瓜多尔、瓦努阿图等多国参加援外医疗队。同时,陕西省中医医院主动与省外办等部门联系,承担起外宾医疗任务,先后接待了俄罗斯、韩国、德国等国家的友人来院治疗。此外,西安市中医医院于 2005 年 8 月与俄罗斯黄金旅游公司签署协议,组织以俄方亚健康人群为主的旅游者到医院进行康复治疗。

(二十五)中国中医科学院

作为我国中医药领域对外交流与合作的窗口,中国中医科学院认真贯彻落实党中央、国务院关于"积极创造条件,使中医药更广泛地走向世界"的指示,充分发挥集科、医、教为一体,产、学、研结合的优势,在对外交流与合作工作中,发挥了积极的示范作用。近五年来,在国家中医药管理局的悉心指导下,在院领导的正确领导和院属各单位的积极努力下,中国中医科学院抓住机会,开拓进取,初步形成了"高水平,宽领域,多途径"的国际交流与合作格局。

2005 年来,中国中医科学院共接待国外、境外来访 12,923 人次,其中部长级以上 99 批,922 人次;因公派出国、境 807 人次;培训国际学员 7,686 人次。在中医药的国际科技合作、促进中医药学标准化、中医药国际化建设、传播中医药文化等方面,留学生培养等方面做了大量卓有成效的工作。

1. 中国中医科学院国际合作近五年工作的回顾

(1)大力推进国际科技合作,提高中医药国际竞争力

通过中医药科技合作,不仅可以使中医药科技成果被国际广泛接受,而且可以学习国外先进的技术和理念。近五年中,中国中医科学院开展了近 80 项国际科技合作项目,涉及中医基础理论研究、中医优势病种研究、针灸机理研究、中药的临床实验、中药新药开发等多个领域,多个项目都取得了显著进展和成绩。以下试举一些成功案例。

①中国—澳大利亚

中国中医科学院西苑医院与澳大利亚西悉尼大学合作开展了"治疗血管性痴呆有效中药复方(维脑康)临床及实验研究",该项目在国内外同时进行临床试验,知识产权归中国中医科学院西苑医院所有。该项目已经通过科技部验收。维脑康选用的药物,既是欧洲药典收载的

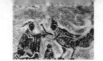

天然植物药，又是传统中药。维脑康是以中医理论加现代研究成果的组方，药品质量控制标准接近欧洲药典。在临床前动物实验研究证明维脑康胶囊对多种血管性痴呆动物模型有明显药效的基础上，开展临床研究、作用机理研究、药物代谢动力学研究和制剂质量标准的示范性研究。课题组借助澳大利亚专家补充医学的经验，确切评价维脑康对治疗血管性痴呆的临床价值，明确维脑康胶囊治疗血管性痴呆的作用机理；建立了科学、规范、严格的中药临床研究方法学，为循证中医药研究提供支持；为进一步的中药国际合作研究及进入国际注册、国际市场提供一种模式。该项目已获得国内发明专利并申请国际专利，中方完全拥有自主知识产权。

该课题建立了一套双赢甚至多赢的合作模式和长效机制，并成功建立了在此机制框架下的合作交流基地。在此项目的基础上，中国中医科学院与澳大利亚国家补充替代医学中心签订了合作协议，促进了合作向广泛、纵深发展。通过国内知名中药制药企业的参与，该项目建立了良好的技术联合研发和引进消化吸收再创新机制，以及密切的产学研联合机制，为国内相关中药的研发国际化提供了范例。该项目的顺利进展标志着中澳两国在中医药研究领域的合作进入了一个新阶段，将进一步促进中医药的现代化和国际化。

②中奥中医药合作

在科技部、卫生部和国家中医药管理局的大力支持下，中国中医科学院与奥地利欧亚太平洋学术网在双方政府合作协议框架下开展了卓有成效的合作。五年来，双方实施了以"中医药治疗老年性相关疾病"为主题的 10 个合作科研项目，派出 15 名博士、博士后研究人员赴奥进行访问、交流，并成立了中奥中医药合作中心，召开了 6 次中奥中医药学术研讨会，因成果显著，得到了双方科技部、卫生部的认可。中国中医科学院与奥地利欧亚太平洋学术网自 2005 年 11 月签署合作备忘录以来，召开了 6 次学术研讨会，奥卫生部副部长、科技部部长多次来访中国中医科学院。在 2008 年的研讨会上，中国中医科学院中药所、针灸所、基础所、临基所等院所与奥方维也纳大学、维也纳医科大学、格拉茨医科大学等签署了 9 个合作协议，研究领域涉及中药抗炎类药物质量控制、药效与安全性评价，高技术针灸拔罐疗法、中医学理论体系及方法论研究、代谢性疾病的中医研究、传统中草药对心肌梗死后心室重构的影响、中药规范化种植及质量控制、治疗老年性疾病的中药中筛选具有神经保护作用的活性成分研究、中药材及中药方剂中抗抑郁活性同系化合物的筛选研究、近红外技术在中药材质量评价中的应用。

该项目选择了中奥共同关心的老年性疾病为研究对象，发挥了中国中医科学院西苑医院、中药所、基础所等多个二级院所的优势，与奥地利维也纳大学、维也纳医科大学、格拉兹大学等著名院校同时开展合作，在中医药质量控制、中医临床疗效机理探讨等方面建立了科学的方法学，形成了中医药国际合作的新模式，为与欧洲其他国家提供可供借鉴的合作经验。同时项目还带动了中国中医科学院人才交流与互访工作，先后派出 10 余名博士赴奥开展博士后研究工作。在 2010 年执行《中华人民共和国与奥地利共和国政府关于科学技术合作协定中奥科学技术联合委员会第九次会议纪要》，中国中医科学院 6 个研究项目列入"中奥卫生健康领域联合研究项目"。此合作大大推动了中医药在奥地利的立法。

③与美国 NIH、UCLA 的合作

自 2006 年中国中医科学院与国家科技部、中医药管理局和美国国立补充替代医学研究院签订了合作谅解备忘录以来，中美双方开展了积极活跃的中医药科技合作及交流，多次在中国和美国召开学术研讨会，为两国科学家间创造了良好的沟通渠道，继而开展了实质性合作。由国家科技部资助，中国中医科学院广安门医院肿瘤科林洪生主任医师牵头完成的国际合作项目"扶正中药对荷瘤机体免疫调节作用及细胞分子机制研究"借助美国国立癌症研究所（NCI）分子免疫调节实验室在国际免疫学研究领域的领先水平，通过联合培养博士后的形式，从调节性 T 细胞和髓系免疫抑制细胞（Myeloid－Derivedsuppressorcells，MDSC）角度，分别从临床与基础研究两个方面揭示了扶正中药干预肿瘤免疫逃逸的可能机制和作用靶点。这一合作标志着以美国为首的西医主流医学对中医药学的高度认可和接纳。

UCLA 医疗中心在美国排名第三的现代医学重镇 Westwood，同时也长期支持结合医学的发展。中国中医科学院与 UCLA 东西医学中心开展结合医学信息中心项目，致力于促进公众对中医药信息及中西医结合信息的获取和使用。中国中医科学院先后派出多名访问学者赴该中心执行此项目，为中心的组建做了大量的工作，并多次派专家参加在美国各地召开的相关学术会议，同时与该中心合作开展中医优势病种研究工作，联合培养了博士后。该项目得到了国家中医药管理局的支持和重视，2010 年 6 月王国强副部长访美期间专程访问了该中心，肯定了与该中心的合作。

④中挪合作"中西药物相互作用评价方法的建立与规范"研究成果

随着中药在世界上应用范围的扩大，中药与西药联合用药的安全性越来越受到国际医药界的广泛关注，国内外均缺乏针对中药特点的中西药物相互作用评价方法，严重阻碍了中西药物联合用药安全性研究工作的进展。中国中医科学院中药研究所与挪威科技大学合作承担的国家科技部国际合作项目"中西药物相互作用评价方法的建立与规范"，通过引进了国外先进的研究方法和技术，形成了一套针对中药特点的多层次、多环节、系统全面评价中西药物相互作用的技术体系，填补了国内相关领域的空白。本项目利用该技术体系，对多种中药单体、总成分、单味药及复方提取物等进行了多环节的中西药相互作用评价，获得了一批对临床具有重要参考意义的数据，为临床选择合理、安全的中西药联合用药提供了科学依据。有关中西药物相互作用的研究还为构建中西药物配伍理论，发展中药药性理论提供了平台和奠定了良好的基础。

⑤中韩合作课题"针刺治疗持续性过敏性鼻炎的跨国多中心、随机对照、双盲临床研究"成果

中国与韩国两国政府高度重视传统医学的合作,双方每年一次会谈,保证了两国高层对传统医学发展的支持。2006 年 8 月,韩国副总理兼科技部长金雨植访问中国中医科学院,促使中国中医科学院与韩国韩医学研究院的合作更加深化。双方共同主持了"2006 年度中韩科学技术创新论坛"以传统医药创新为主题的分论坛。同年,中国中医科学院领导赴韩国大邱参加了韩国韩医学研究院 12 周年院庆及"亚洲传统医学—现状与未来"国际研讨会。中国中医科学院医史所与韩国韩医学研究院就海外藏韩医古籍调查研究签订了合作协议。2009 年双方签订了《针刺治疗过敏性鼻炎临床研究中韩合作协议书》,该项目采用了跨国多中心、随机对照、双盲临床研究的方法,中韩双方组成课题组,同时在广安门医院和东直门医院收集病例。试验方案通过东直门医院伦理学审查。课题组对方案和病例报告表进行多处修改、翻译、定稿、修订。中韩双方共进行 5 次监察,观察受试者初筛、入组、临床操作过程,察看临床设施。我方先后向韩方提交中间报告书、最终报告书。最终完成 100 例合格病例的纳入和全部临床过程。同时我方赴韩国交流,借鉴韩方进行临床试验的经验。目前课题组已经在国际上发表高质量论文 2 篇。该项目的开展落实了双方政府协议,积累了中医药领域科研在跨国多中心临床设计、管理、质量控制等方面的经验。

此外,中药所与南非、俄罗斯共同开展植物研究等课题都充分发挥了中医学的特色和优势。在与国际知名企业合作方面,中国中医科学院与美国可口可乐公司开展合作,建立了"中可中医药合作中心",旨在利用双方优势开发健康饮料。在对外合作过程中探讨产、学、研结合进行国际合作的机制。

(2)与 WHO 的合作是提升中医药学国际影响力的重要途径

国际组织具有强大的国际影响力,与 WHO 的高效合作,不仅为 WHO 和成员国做贡献,同时,也促进中国中医科学院的国际化发展,特别是中医药的标准化取得了一定进展。在 WHO 指导下,与其他 WHO 成员国合作开展中医学标准的研究,在针灸经穴、临床实践指南等方面取得了一定进展。中国中医科学院三个 WHO 合作中心与世界卫生组织、西太区中国中医科学驻华办公室保持密切联系,积极参与世界卫生组织和西太区合作项目的组织和协调工作。自 2005 年以来,中国中医科学院多次与西太区共同举办由中国、韩国、日本、越南、澳大利亚等国专家参加的有关标准化会议,如"WHO 传统医学临床实践指南培训班"(2005),"首届 WHO 西太区传统医学信息标准化非正式会议"(2005),"循证传统医学眼科疾病临床实践指南非正式咨询会"和"WHO 与中国合作建立西太区医学索引和全球卫生图书馆会议"(2006),"WHO 西太区传统医学国际标准名词术语发布仪式"(2007)。通过与 WHO 和西太

区合作,有力地推动包括中医药在内的传统医学的发展,扩大了中国中医科学院的国际影响,增强了中国中医科学院在世界传统医学领域的主导地位。

中国中医科学院三个 WHO 传统医学合作中心(临床研究与信息合作中心、中药合作中心、针灸合作中心)积极履行职能,2008 年通过 WHO 专家组的审核,完成了第七任期(2007—2011)的续任工作。三个中心的成功续任充分说明合作中心的各项工作得到了 WHO 的认可和肯定。在我国卫生部、国家中医药管理局和 WHO 西太区的支持下,中国中医科学院承担了 WHO 课题《中医循证临床实践指南》的编写,该指南是中医药领域第一部通过国际合作、基于证据的中医临床实践指南。该指南是针对中医有疗效优势和特色、西医缺乏有效干预方法的 27 种疾病编写的,能协助临床医师更好地结合现代传统医学研究进展,将最新的传统医学研究证据应用于临床的实践。该指南的编撰,有助于提高中医学在世界传统医学领域的地位,促进循证医学的原则在临床医疗实践中得到更好的贯彻和实施,规范临床医生的医疗行为,提高医疗服务质量。

中国中医科学院同时开展了经穴定位国际标准研究成果研究,经过为期三年的国际合作,与日本、韩国专家共同研制出版了《世界卫生组织标准针灸经穴定位》(西太平洋地区),由世界卫生组织西太平洋地区事务处于 2008 年 5 月颁布,2009 年发布修订版。中国专家自始至终发挥了主导作用,彻底改变了以往中国在国际标准制订中的被动局面。以本项目研究为契机,项目承担单位中国中医科学院针灸所成立了针灸标准化研究中心,同时新成立的全国针灸标准化技术委员会也挂靠此中心,成为国家中医药管理局重点研究室示范单位,培养全国针灸标准化技术委员会秘书长 1 名,引进学科带头人 1 名,培养研究生 2 名。

(3)境外医疗合作是展示中医药疗效和实力的有效途径

与国外的医疗合作存在很多困难,例如法律方面有不同规定、对中草药进出口的标准的限制、语言文化的诸多差异等。但是,几千年来中医学之所以能够生生不息,正是得益于可靠的临床疗效。中国中医科学院也正是凭借着疗效打开了境外医疗合作的大门。中国中医科学院与奥地利克思藤州开展医疗合作,向该地区派遣针灸医生,深受到当地的欢迎,2008 年续签了合同;与香港东华三院合作开展医疗服务,同时与香港的大学合作进行中医药临床研究。广安门医院与马来西亚同善医院开展医疗国际合作,先后派遣了近百名中医专家为几十万马来西亚患者进行了诊疗服务。良好的临床疗效为中国中医科学院赢得了海外赞誉。西苑医院与德国科隆市合作建立了科隆市中医药中心,针灸师赴德开展医疗深受欢迎。目前境外医疗合作已成了中国中医科学院对外交流与合作的重要组成部分,也是院落实"1211 工程"亟须加强的一部分。

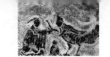

（4）国际中医教育、培训是中医药走向世界的基础

作为国家级中医药的研究基地，中国中医科学院每年接收大量的国外学员学习中医药和针灸，这些学员，一部分是已经取得执业医师资格的西医，一部分是从事传统医学的医生，也有大量中医爱好者。其中也不乏政府官员来参加培训。中国中医科学院中药所受科技部委托，为发展中国家传统医药管理官员及技术人员进行植物药法规培训，2005 年以来，成功举办了 9 期培训班，近 50 个国家的 270 位学员参加了培训。中国中医科学院国际针灸培训中心每年分别举办 2 期高级进修班、2 期基础班，以及根据特别需求安排的不同类别培训班。自成立以来，共培训来自世界 106 多个国家和地区的逾 11,000 名学员。此外，中国中医科学院附属医院、培训中心也开展了不同层次和专业的国际培训。培训的学员中许多人已经成为本国和本地区的针灸传播者和享有盛誉的针灸医生，有的还组建了针灸学术团体或研究机构，创办了针灸学术刊物等，为针灸在世界上的普及、推广和提高发挥了积极的作用。

（5）举办高水平学术会议扩大中国中医科学院的国际影响

大型国际学术会议能在短时间内让世界上更多的专家学者关注、了解中医药。2005 年，中国中医科学院举办了建院 50 周年庆典，来自 24 个国家和地区、12 个在京驻华使馆的外交使节、47 个国外组织的 105 名国外和境外代表参加了会议。在庆典活动期间，中国中医科学院签订了 7 项国际合作协议，有力地促进了中国中医科学院的国际交流与合作工作。2007 年 10 月，组织召开太平洋健康高层论坛，共有来自海内外 15 个国家和地区的 120 余位科学家、企业家和政府官员参加了会议。中国卫生部部长陈竺出席开幕式并讲话，中国国家中医药管理局副局长吴刚、美国可口可乐公司副总裁罗娜·阿普尔鲍姆女士、WHO 西太区办公室传统医学地区顾问崔昇勋博士等出席了论坛。论坛为医学精英提供了面对面的机会，为不同国家的科学家、企业家、政府官员提供了互动交流的平台。

2007 年，由科技部主办、中国中医科学院承办的中国—欧盟中医药大会在意大利召开，李怀荣书记率我院代表团赴罗马参会，对中欧中医药合作起到了积极的作用。2008 年，世界传统医药大会在北京召开，中国中医科学院辅助国家中医药管理局在展览、志愿者、陪同等方面做了部分工作。曹洪欣院长作为 WHO 西太区传统医学合作中心代表在大会政府论坛发言。在 WHO 传统医药大会期间，中国中医科学院望京医院与世界脊骨神经医学联合会共同承办了"世界卫生组织传统医学大会——手法治疗与人类健康卫星研讨会"，促进了世界各国传统手法的交流。

2010 年 8 月承办了"中国—东盟中医优势与传统医学发展研讨会"。研讨会由中国卫生部、国家中医药管理局和东南亚国家联盟共同主办，东盟秘书处 2 人、东盟各国代表 13 人，共计 15 人。我国外交部、卫生部、国家中医药管理局、中国中医科学院领导，北京、天津、广西、成都、黑龙江等地代表共 46 人。研讨会得到中国—东盟合作基金的资助。传统医学是中国—东盟交流与合作的内容之一。本次研讨会是在中国—东盟关系友好、政治互信的背景下,在传统医学领域的合作进展顺利、逐步深化的基础上中医学与东盟各国传统医学进一步增进交流的盛会。来自中国的领导和专家介绍了中国发挥传统医学作用的经验,东盟各国也就本国传统医学的历史、现状、机构设置和监管情况作了详尽的说明,与会代表充分分享传统医学在医疗、教育及科学研究方面的经验并达成共同促进中国—东盟中医优势与传统医学发展的共识,为东盟各国将传统医药快速、顺利的纳入公共卫生体系,为中国—东盟在传统医学领域的务实合作奠定了良好基础。

2010 年 11 月,组织召开了 2010 国际中医药发展论坛暨中医药国际联盟成立大会。12 个国家和地区的 25 位代表参会,这些代表都是国际上享有盛名的专家学者、大学校长、医疗集团总裁等,如美国耶鲁大学郑永齐教授、日本东京药科大学长坂达夫校长、欧亚太平洋学术网主席温克琳娜教授,也有来自驻华使馆的代表,如俄罗斯驻华公使陶米恒先生等。中医药国际联盟的成立,旨在加强中医药国际交流与合作,构建高水平、多途径、宽领域的中医药科学研究国际合作平台与机制。联盟汇集了来自国内外国家级科研机构、著名大学、知名企业中热爱中医药、与中国中医科学院有着良好合作基础及代表国内外最高学术水平的一流科学家,拟通过组织联盟年会、项目合作、学术交流等活动,实现中医药科技、医疗、教育等合作信息共享、资源共享,形成合力共同推进中医药传承与创新,提高中医药自主创新能力和防病治病能力。成立中医药国际联盟,得到了国际中医药学界的一致赞同,也充分体现了中医药发展以我为主,为我所用的指导精神。

ISO/TC249 第一次全体会议,由国家标准化管理委员会主办,中国中医科学院临床所承办的 ISO/TC249 第一次全体会议于 2010 年 6 月在北京五洲大酒店召开。来自澳大利亚、加拿大、中国等 13 个正式成员国(P 成员),来自奥地利、新加坡 2 个观察员国(O 成员)参加了会议。WHO、ISO/TC215、世中联、世界针灸学会联合会作为联络组织列席了会议。ISO 中央秘书处派联络官员出席了会议。会议根据 ISO/TMB 的决议,主要围绕 ISO/TC249 的名称、工作范围、与相关国际组织的关系等议题进行了讨论。会议间隙,举办了小型的中医药文化展,安排参观了中国中医科学院医史所博物馆,对促进各国代表对中医药历史和中华文化的了解与交流起到了积极的作用。

每年院属各单位都主办多次国际学术会议,如广安门医院 2007 年举办首届"睡眠医学与人类健康生态国际论坛"暨第一届国际睡眠医学学术大会,国际合作处和医史文献所承办的国际医学术语研讨会等。

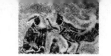

（6）中医药服务外交是义不容辞的责任

中国中医科学院承担了大量的外交性医疗任务，多次派专家前往友好国家，为其首脑及其亲属医疗，为我国的外交工作做出了贡献。中国中医科学院的专家曾为也门总统亲属、摩尔多瓦总统等国家领导人提供医疗保健服务，用中医药手段有力地服务于外交大局。

中俄是战略合作伙伴，中国中医科学院与俄罗斯关系密切。2005 年，俄前总理正式访问中国中医科学院，2007 年，由曹洪欣院长为团长的中国中医药代表团赴俄，成功承办了俄罗斯的"中国年"活动之一"中国卫生周"，进行了中俄中医药学术研讨和中医义诊。温家宝总理在莫斯科"中国年"结束仪式上的讲话中特别提到了推进中医药为俄罗斯人民的健康服务。在此基础上，2008 年，俄罗斯多位领导人来访中国中医科学院，表达了对中医药的重视，经过协商，双方达成共识，中国中医科学院将与俄相关部门共同努力，探讨在俄开办中医诊疗中心的模式。

中国中医科学院与坦桑尼亚合作试治艾滋病项目已经进行了 20 余年。2006 年 7 月，中国中医科学院与莫西比利国立医院签订了继续开展运用中医药治疗艾滋病第七阶段合作备忘录。这一项目首先为中坦友谊做出了贡献，也锻炼了一支在艰苦的环境中进行医疗活动的人才队伍。该项目培养了两国从事传统医药治疗艾滋病的专业人才，积累了治疗 AIDS 的丰富经验；开发了中研 1、2、3 号，艾通冲剂、806、809、艾灵颗粒等确有疗效的临床药物。项目通过中医药巩固了中坦人民的友谊，为我国的外交事业做了贡献。由国家中医药管理局领导，中国中医科学院中医药信息研究所牵头开展的中国传统医药档案文献申报《世界记忆名录》项目，取得阶段性进展。2010 年 3 月 8—9 日世界记忆工程亚太地区委员会第四次会议通过了中医药古籍《本草纲目》和《黄帝内经》顺利入选《世界记忆亚太地区名录》，这是中医药古籍进入世界文化遗产保护工程的一项重要成果，不仅对于中医药古籍文献的保护利用、中医药文化乃至中华文化的传承具有重大意义，而且对于进一步在世界范围内提高对中医药历史文化、科学价值的认识，扩大中医药国际影响具有深远意义。

在国家中医药管理局的高度重视和直接领导下，在文化部外联局的积极支持和密切配合下，中国中医科学院与巴黎中国文化中心联合主办的"中医文化与养生展"于 2010 年 4 月21—30 日在巴黎中国文化中心举行，中国中医科学院针灸所承担了具体的展览工作并参展。展览取得了圆满的成功，为"针灸申遗"的成功做出了积极的贡献。挂靠中国中医科学院医史所的国家中医药管理局中国传统医药申报世界文化遗产委员会办公室制定了"中医针灸"申报联合国教科文组织"人类非物质文化遗产代表作名录"对外宣传工作口径，并草拟了致相关驻外使馆电文，确保此次申遗文本顺利通过了保护非物质文化遗产政府间委员会附属机构审查。

正是因为集中医临床、科研、教育为一体的优势，中国中医科学院在中医药认证方面迈出了新的一步。广安门医院于 2008 年通过了英国 BUPA（保柏）"管理服务质量"认证，英国卫生大臣艾伦·约翰逊先生、卫生部王国强副部长为广安门医院共同颁发了"保柏质量认可"的牌匾和证书。中医药得到了国际标准的认可,可称为中医药走向世界的一个里程碑。

7年来,中国中医科学院外事工作者不断克服困难,锐意进取,充分发挥主观能动性,创造性地工作,取得了长足的进步。2008年,科技部授予中国中医科学院"国际科技合作基地"称号,科学院广安门医院、针灸研究所、中医药信息研究所、中药研究所被国家中医药管理局授予"中医药国际合作基地"的称号。这为中国中医科学院更有效地整合国际国内两种资源,搭建了新的更为广阔的平台。

鉴于中国中医科学院在国际交流与合作方面做出的突出贡献,中国中医科学院于2006年被卫生部评为"全国卫生外事先进集体",黄璐琦和邹建华两位同志被评为"全国卫生外事工作先进个人"。这是对中国中医科学院外事工作的最大的肯定和鼓励。

(二十六)国家中医药管理局传统医药国际交流中心

国家中医药管理局传统医药国际交流中心(后简称中心)按照全国中医药工作会议精神,围绕局工作重点和中心工作重点,以科学发展观为指导,学习贯彻落实《中共中央国务院关于强化医药体制改革的意见》《国务院关于扶持和促进中医药事业发展的若干意见》,在局党组的正确领导下,在局领导率先示范下,在中心领导班子和党支部的带领下,全体干部职工团结奋进,争创佳绩,在落实政府间合作协议、波恩合作项目、境外办医、服务贸易项目、服务基层、搭建平台等方面开展了足有成效的工作,并为创新国际交流合作的方式方法、思路途径进行了有益的探索,不断创新思路,不断总结经验,不断改进完善,使中心工作始终处在健康、有序、可持续发展的轨道上,为构建和谐团队、和谐中心、和谐社会打下良好的基础。

1. 主要业务工作

(1)波恩项目(外交部)

①中基金会项目

在国家中医药管理局领导和国家中医药管理局国际合作司(后简称国合司)的支持和指导下,2008年12月,中心与外交部波恩项目筹备处(北京富凯鸿投资有限公司)及欧中基金会(总部在比利时)经过多轮谈判及磋商,于12月9日在北京签署了合作谅解备忘录。三方将在比利时布鲁塞尔成立"欧洲欧中中医药合作中心有限公司",开展中医药养生保健和康复治疗等七项业务,为欧洲人民提供健康保障服务。2009年3月三方在比利时正式签署合作协议。

欧中基金会策划一项"百万民众试用中医药"活动,中心提供欧方数十种中成药供对方选择,欧方与有关保险机构和赞助单位洽谈,并已成功实施。

②意中基金会项目

在局领导和局国合司的大力支持和指导下,中心与外交部波恩项目筹备处及意大利意中

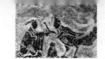

基金会经过会谈,于 2008 年 10 月签署了合作谅解备忘录,将在意大利共同创建"中国健康欧洲(意大利)中心(暂定)"。应意方要求,中心积极协调筹备"3+3"项目,中意双方各选择三所大学和三所医院,就中医药教育、培训、科研、医疗等方面进行对口合作,已召开多次合作单位工作会议。

③德国海德堡生命科技园项目

2009 年 8 月,应国家中医药管理局邀请,海德堡生命科技园园长一行三人来华访问,中心和波恩项目投资主体——北京富凯鸿投资有限公司、北京大学药学院与海德堡生命科技园经过三天谈判,在北京签署了《中德生命科技基金》创立合作备忘录,2009 年 11 月又在海德堡签署了《中德生命科技基金》的合作协议,经过长时期筹备和运作,已于 2011 年上半年在德国海德堡设立该基金和注册成立中德生命科技基金项目公司。

④浙江温州中国国际生命科技园项目

中心积极支持和全力配合波恩项目筹备组,于 2009 年 11 月在北京由外交部波恩项目筹备组与浙江省温州市政府签署了波恩项目落户温州建立中国国际生命科技园合作协议书。国务院副秘书长、参事室陈进玉主任,外交部李金章副部长,国家中医药管理局李大宁副局长等领导出席了签字仪式并发表了重要讲话,对本项目寄予了极大的关注和支持。因 2010 年 5 月温州市委书记更换,目前项目没有实质性进展。波恩项目正考虑另选城市落户中德生命科技园(目前有意向积极争取的城市有青岛、重庆等)。

⑤江苏常熟中医药国际服务贸易示范区建设项目

中心积极支持和全力配合波恩项目筹备组,于 2010 年 7 月在江苏常熟市由外交部波恩项目筹备组与常熟市政府签署了波恩项目落户常熟建立中医药国际服务贸易示范区项目合作协议书。

为进一步推进工作,2010 年 9 月中心和常熟市人民政府在常熟召开了"波恩项目——中医药国际服务贸易示范区建设推进会"。国家中医药管理局、外交部、国家民委、科技部、国家食品药品监督管理局、江苏省食品药品监督管理局、江苏省常熟东南经济开发区、常熟市人民政府及市有关委办局的相关领导参加了会议。局传统医药国际交流中心、外交部波恩项目筹建处、北京富凯鸿投资有限公司、富凯鸿(苏州)股份有限公司、中信国联公司、中国民族医药学会、中国人民大学现代物流研究中心、上海中医药大学、上海中医药学会的领导、专家教授和美国、德国、法国、瑞士等海外合作机构代表出席了会议。与会专家对项目提出了很多很好的建议和意见;与会部委代表再次表达了对项目的支持;与会的美、德、法、瑞等合作机构的代表对此项目产生了浓厚的兴趣,表示以中医药为核心的东方传统医药,在世界范围内有着良好的发展前景,它对解决当今的医疗问题、健康问题,有着独特的优势;常熟项目的建设有助于让国际了解中医药,有助于使更多的人群享受到中医药的健康服务,作为波恩项目国际合作机构和伙伴,愿意看见项目成功,愿意以不同的方式参与合作,会议的成功举办对常熟项目起到了积极的推动作用。2011 年 9 月举行了项目开工典礼。

⑥中医药文化海外巡展活动

中心与波恩项目筹备组积极策划和筹备中医药文化海外巡展活动。2009 年向国家中医药管理局和财政部申请专项经费支持,在李大宁副局长亲自指导和支持下,已多次召开巡展活动工作组会议及专家认证会,就巡展内容的策划、组委会设置、经费预算等方面进行了研讨,已做了近两年的前期准备工作,已正式启动。

⑦波恩项目聘任国外高级顾问

2011 年 1 月 20 日,波恩项目在北京地坛公园斋宫项目总部,由项目领导小组组长卢秋田大使向前欧盟主席、前意大利总理普鲁迪先生授予聘书,国家中医药管理局国际合作司王笑频司长和局国际交流中心沈毓龙主任参加了聘任仪式。这是波恩项目自 2007 年 5 月聘任德国总理施罗德先生后聘任的第二位国外高级顾问,他将为波恩项目——中医药走向意大利,走向欧洲起到积极的推动作用。

(2)科技部项目(常用中药国际合作开发与推广)

2009 年,在科技部组织的中泰第十九次科技合作项目投标中,由中心牵头申报的合作项目“常用中药国际合作开发与推广”通过了中泰第十九次科技联委会的审评。

该项目有助于进一步加强中泰双方在中医药领域的技术交流与合作,为中医药走出国门做出积极贡献,增强中医药在国际医药领域的影响力,推动我国中医药产品进入泰国及东南亚市场。为落实中泰政府第十九届合作项目,2010 年 8 月由中心主任沈毓龙带项目组赴泰国执行第十九届中泰科技合作联委会项目。项目组在泰期间拜会了泰国传统医学及替代医学司司长,考察包括泰中医药研究院、泰国传统医药研究所、泰国草药制品厂等十几家单位并进行了交流洽谈。项目组还应邀携带部分产品参加了泰国第七届全国传统药物及保健品展览会,泰国主办方免费提供展台,参展产品引起了泰国参展人员的兴趣。通过以上活动,使中心对泰国传统医药及中医药在泰国研究、生产、管理及贸易等方面有了更进一步的了解,项目组还与泰中医药研究院就 2011 年更进一步的实质性合作达成意向。

(3)世界卫生组织项目

中心作为项目执行单位与局国合司共同承担世界卫生组织 2008—2009 年度的中医药防治乙肝项目课题研究任务,在局国合司全力支持下,中心积极组织广东省中医药学会和中山大学附属第三医院,于 2010 年初共同努力圆满完成了项目课题。

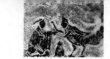

（4）落实政府合作协议项目

①马来西亚合作项目（传统医学和补充医学卓越中心）

经国家中医药管理局指派，中心沈毓龙主任随陈竺部长率领的中国卫生代表团于2010年7月访问马来西亚，在与马来西亚卫生部长会谈中，陈竺部长指派卫生部国合司王立基副司长、国家中医药局国合司王笑频司长及中心沈毓龙主任三人组成中方协调组，具体落实有关马来西亚（中医药）传统医学和补充医学卓越中心项目。陈竺部长在2011年全国中医药工作会闭幕式重要讲话中再次表示高度重视和支持此项目。中国驻马来西亚的柴大使也表示全力支持，希望在他任期内能看到项目的实施，希望在卫生部国际合作司和国家中医药管理局国际合作司的大力支持下，中心全力做好本职工作，力争项目在2012年能够取得实质性进展。

②澳大利亚合作项目（中西医结合医疗中心）

2010年9月，根据国家中医药管理局与澳大利亚新南威尔士州政府科技与医学研究厅在澳大利亚签署的《中华人民共和国国家中医药管理局与澳大利亚新南威尔士州政府共同支持在悉尼建设一所高水平中西医结合中心的备忘录》，与来访澳大利亚康平国际医疗公司代表团就中心的筹建和运营进行了具体会谈。2010年11月，中心承办在北京召开的中澳中医药国际科技合作研讨会并与天士力中药集团和澳大利亚康平医疗公司就具体合作方式和内容进行了探讨。目前正等待澳方拿出具体合作方案，提供中方研究，中心将积极配合天士力中药集团落实此合作项目。

（5）中心开展的合作项目

①捷克项目

中心与捷克有关方面在2007年就开始进行医疗合作。2007年中心选派了赴捷医师及办理相关手续，由于捷政府换届，卫生部长换人，此项目被搁置。2010年8月以捷克参议院副议长为团长的代表团访华期间，国家中医药管理局王国强副部长会见并宴请了代表团成员并对中捷合作项目表示支持，为具体实施合作项目，2010年11月，中心沈毓龙主任为组长的中方工作组应邀访问捷克。访捷期间，中国驻捷克使馆大使、捷克参议院卫生委员会主席、捷克卫生部第一副部长、捷克卫生部负责法律法规的副部长分别会见了中方工作组，对双方今后的合作交换了意见并表示了全力支持。捷克卫生委员会主席及两位副部长还分别宴请了中方工作组。工作组在捷期间还与捷中商会副主席、捷克友协主席就合作事宜进行了商谈并参观了布拉格疗养院及保健品厂，与有关负责人进行了交流座谈。根据中国驻捷使馆于庆泰大使的建议，中心沈毓龙主任向捷克卫生部第一副部长建议，由中国国家中医药管理局与捷克卫生部先签署一个有关中医药合作的谅解备忘录或协议，中心在此框架下，与捷克卫生部指定的医疗机构具体洽谈并落实合作项目。

捷克卫生部第一副部长同意并希望由国家中医药管理局先提供备忘录/协议样本,经中国驻捷克大使馆转交捷克卫生部,在适当时间共同签署。作为对此项目的支持,捷卫生部第一副部长表示可以考虑在合作单位中允许使用一些中药。捷议会卫生委员会主席表示,该委员会中有不少委员对中医药有好感、有兴趣,可以考虑在立法方面做出一些修改。按照王部长提出的先易后难的要求,建议在新加入欧盟的原东欧国家中尝试做出一些突破。

②美国项目

2009年中心与美国奥克兰大学、波芒特医院关于中医在保健、治疗、康复及保健品研发领域的合作进行了多次磋商。初步商定中方工作小组尽早访美并签署正式合作协议,签约后将由美方立项申请经费支持,在美国举办中医药讲座,宣传中医作为辅助疗法治疗肿瘤、糖尿病,推广针灸及推拿疗法。

经与美国知智国际交流机构多次洽谈并签署了框架性合作协议,在美国大学、医学院及医院开展中医药临床、教学及研究等方面的合作。第一批人员一行4人已于2011年1月赴美国奥克兰大学、奥克兰大学医学院、波芒特医院进行学术交流和讲座。第一阶段的讲学工作也正按计划准备中。

③瑞士项目

中心与瑞方在16年的合作过程中,不断探索创新,不断总结经验,进一步调整、规范了选派标准和选派程序,提高派出人员质量,使瑞士中医药中心进入了一个全面、协调、可持续的发展阶段,中瑞双方合作也呈现出和谐、友好、共识、双赢的局面。目前已在瑞士8个城市开设了中医诊所,现有16名中医专家在瑞士工作。自1996年开设了第一个诊所至今,中心已从全国16个省市选派了150人次中医专家赴瑞工作,使中医药在瑞士获得良好形象和正面评价。2010年11月,中心沈毓龙主任等一行3人对瑞士进行工作访问,拜会了中国驻苏黎世总领事,与瑞方合作伙伴举行了会谈,就进一步合作达成了一致意见并对目前存在的困难和出现的问题进行了坦率和真诚的交流,获得了共识,并探讨了共同克服困难解决问题的方法和措施。

④俄罗斯项目

2007年10月底至11月初,在俄罗斯境内举办"俄罗斯中国年"之"中俄卫生周"活动,局有关领导率代表团参加卫生周活动,这项活动成为俄罗斯中国年的一个亮点,获得国家领导人的好评。

目前中心在俄罗斯共有3个医疗诊所,现有11名中医专业人员在俄工作。与俄方合作11年来,中心共从11个省市选派了56名中医专业人员赴俄工作。目前俄方出现经济困难,中方在选派赴俄专家方面遇到较大困难,双方正在探讨如何解决难题和进一步发展合作的方法和途径。

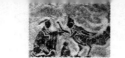

经过国际合作司介绍,与中联部经济合作中心建立起合作关系,与俄罗斯叶卡捷琳堡有关机构就医疗合作项目进行了洽谈并提供了中英文本的项目合作协议书。

2009年11月,中心参与局国合司与雅库特共和国卫生部副部长代表团谈判,并与代表团进行了具体业务洽谈,经过会谈,双方达成了初步的合作意向,同时,拟定了合作方案及协议,已正式开展合作。

⑤日本项目

接待日本中医研究院代表团,安排并参加代表团就日本国立旭川医科大学与中医科学院眼科医院开展学术交流和远程医疗合作项目事宜,并协助眼科医院申报和申请项目经费支持和后续落实工作。

⑥马来西亚项目

马来西亚国际(中国)商贸中心有限公司(简称SM)系马来西亚国家注册局核准成立的中马合作商业机构,以经营管理国际商贸中心,承办国际商品展销为主要业务。项目开展实施地位于马来西亚巴生港自由贸易区内,由马来西亚交通部投资并管辖,占48,046,856方米(1000英亩),8万平方米展销大厦,建有完备的工业及商业设施,共投资18亿美元。各类商品的生产与销售可享受十年的免税优惠,东盟自由贸易区零关税的实施也为各商家在此开展转口贸易提供了商机。经与马来西亚自由贸易区国际展销中心首席执行官夏宝文先生就开展中医药展销及中医药产品出口等事宜进行了多次洽谈。双方拟组织国内中药企业参展销售,代理中药认证及产品出口,主要是面向东盟、中东及穆斯林国家,为中医药企业走出国门、走向世界搭建平台进行有益的探索和尝试。

⑦练好内功,走向世界

为适应国际国内新形势下中医药对外交流与合作的需要,制定并实现新时期中医药对外交流与合作发展规划,不断提高中医药外事干部的业务素质和管理水平,受局国合司委托,中心2006年3月22—25日在北京举办了"中医药外向型人才培训班",共有来自12个省、直辖市卫生厅(局)、中医药管理局及局直属单位负责外事工作的联络员参加,就中医药国际发展现状、国际交流合作现状与战略,中医药国际贸易等内容进行了培训。

为了进一步贯彻落实国务院22号文件,按照王部长提出的中医药国际交流与合作"六先六后"的发展战略,先内后外,先点后面,在医政司的支持和指导下,中心于2010年7月和12月在杭州和厦门举办中医医疗机构临床科室建设与管理研讨班、创新管理暨单病种质量控制研讨班,局医政司许志仁司长、广东省中医院吕玉波院长、中国中医科学院望京医院陈珞珈院长、浙江省中医院宋康院长、四川大学华西医院医疗质量管理部主任杨天桂研究员等专家对研讨班大力支持并到会进行专题讲座,传授经验,获得参会者的一致好评。中心力求通过研讨班形式协助国内医疗单位练好内功,提高开展国际交流合作的能力,同时也期望通过这种形式,加强与基层医疗单位的沟通,充分了解基层单位对于实行"走出去"战略的需求,了解国内医疗单位的特色与实力,以便在今后的对外交流合作工作中,为医疗单位、科研单位搭建"走出去"的平台,有针对性地、有实效地做好中医药国际合作与交流工作。

(6)服务贸易项目

①完成服务贸易若干政策研究课题。主要有中医药服务贸易在国际谈判中的原则与重点;中医药服务贸易模式的研究与探索;中医药服务贸易的品牌建设和品牌管理;中医药服务贸易统计体系的建立。中心除完成谈判子课题外,还协调各子课题组提交课题报告,提供政策建议等项工作,及召开结题会。

②筹备成立中医药服务贸易专业委员会。了解国家关于社团的有关规定,与中国服务贸易协会就中医药行业的特色商讨有关具体条款,起草专委会章程。

③组织和安排历届香港中医药服务贸易论坛。

④参与全国中医药国际交流合作会、国际交流合作专家委员会章程等文件起草工作。

⑤承担中医药国际交流合作思路模式研究服务贸易子课题及总课题秘书组日常业务工作。

⑥积极配合局国合司做好局领导出访团组的安排工作。

⑦协助北京市中医管理局对外交流与科技合作中心举办外事人员培训班。

⑧积极参与 2010 年北京中医药国际论坛的筹备工作和参会外宾陪同翻译等工作,参与会议筹备及外宾接待工作。中心主任助理黄琳和综合人事处宋雪、刘洋同志工作认真负责、积极主动,获得了会议主办方和陪同外宾的好评,北京中医药管理局赵静局长对中心的支持表示感谢,并希望今后与中心加强合作。

(7)整合资源,建立合作基地,加强专家人才库建设

2008 年完成了国际交流合作基地和专家库的评审工作。2008 年 4 月在北京召开了"国家中医药管理局中医药国合基地建设工作会议",会上局领导为入选基地单位授牌。这为整合国内中医药国际合作资源,构建中医药国际合作平台,提高中医药合作水平,推动中医药国际化进程,更好地开展中医药国际交流与合作起到了积极作用。

(8)加强中医药文化传播及对外宣传

①中心协助局国合司承办由国家中医药管理局与世界卫生组织共同主办的 2006 年 10 月在北京举行"2006 国际传统医学政府论坛",论坛取得了圆满成功,得到了局领导的表扬。

②配合局有关部门,积极组织 2009 年世界卫生组织传统医药大会和中国中医药展。中心领导高度重视,任务到处,责任到人,中心员工团结合作,全力以赴,在较短的时间高质量地完成了参展任务,展示了中医药对外交流与合作的成果,扩大了国内外影响,达到了预期效果,为

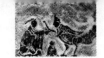

传统医药大会和展会的成功举办做出了努力，并获得"中国中医药展优秀组织奖"。展会开幕式当天，全国人大常委会副委员长桑国卫到展场参观，参观了中心展台及听取了中心主任的简要汇报和介绍，并对中心的展出内容及工作予以关注及肯定，鼓励中心更好地开展中医药对外交流与合作工作。

③2008年配合国家中医药管理局及我驻英使馆在英国举办"英国中医药周"的相关工作，包括展会的前期设计、宣传手册的设计及原计划举办的中医药学术研讨会的学术论文和人员的组织工作，共组织了国内知名专家学者28人的出访团。此团组因国家出台应对突发事件的紧急政策而未能成行。中心顾全大局，积极做好解释及善后工作，获得了参团人员的理解和支持。

④中心与香港时代动力公司开展"今日健康网"的合作，将网站进行了一定程度的更新，增加了网上招聘栏目，从全国范围内挑选技术优良的中医医师赴国外工作。还将通过网站增加"寻访全国名老中医计划"、"来华就诊绿色通道"等栏目，将全国优秀名老中医的特色专长刊登在网站上，便于香港甚至欧美的患者来华就医，这对于扩大中医药的宣传和影响将会起到积极作用。

⑤近些年来，中医药在德国大受欢迎，在此大环境下，中心自2006年起，与欧洲中医药出版社合办了中德双语的《欧洲中医药杂志》，该杂志主要刊登国内国际中医药动态和信息，以及从中医院校和中医院范围内征集的相关文章、论文。《欧洲中医药杂志》搭建了一座中医药信息平台，对德国民众及医学专业人士能够更加系统、详细地了解、认识、认知、认同中医药起到了积极作用。现该杂志已被德国及全欧数百家诊所、医院订阅，并被德国国家图书馆、著名大学图书馆等单位收藏。

⑥2009年12月，中心与当代华夏中医药科学研究院签约，对该研究院经过十多年研发的《当代华夏中医药针灸智能系统》成果的认可、推荐、合作、推广等工作进行合作，逐步在国内外开展宣传和培训工作，将《当代华夏中医药针灸智能系统》介绍给国内外的中医药工作者，为国际中医药从业者的规范化和标准化，提高中医药从业者水平起到积极的作用。

二、中医类院校对外交流情况

（一）江西中医学院

近两年来，江西中医学院认真贯彻落实科学发展观，不断解放思想，坚持改革开放，积极探索对外教育与交流合作发展新思路，以政策为导向，广泛开展交流合作，积极开拓国际市场，实现了对外交流合作的新突破，使江西中医学院的对外教育与交流合作事业取得了长足进步，为学院在新世纪实现跨越式发展做出了积极贡献。

1. 以政策为导向,广泛开展交流合作

①不断提高认识。江西中医学院党委、行政历来十分重视对外教育与交流合作工作,牢固树立"外事工作无小事"的意识,始终把对外教育与交流合作当作一项具有重要现实意义和深远战略意义的工作抓紧抓好,努力提高对开展对外教育与交流合作的认识,并以此确定了江西中医学院开展对外教育与交流合作的工作宗旨,即"积极传播我国优秀的传统中医药文化,为有关国家培养有用的中医药专业人才,增进我国与世界各国人民之间的友谊"。

②主动掌握政策。江西中医学院始终以党和国家的对外教育和外事政策为导向,认真学习《高等学校接受外国留学生管理规定》《高等学校境外办学暂行管理办法》等相关文件规定,在掌握上级有关政策的基础上,了解对外教育的动态,积极开展对外教育与交流合作工作。

③广泛开展交流合作。采取"请进来,走出去"的办法,本着"优势互补、共同发展"的原则,广泛开展对外交流与合作。近几年来,先后派出 127 人次赴国外和中国台港澳地区开展中医药及其他领域的学术交流与合作;共有来自美国、法国、马来西亚、瑞典、菲律宾、澳大利亚、中国台湾和中国香港的专家、学者 100 余人次赴访问、考察与讲学。学校还积极组织或承办各种形式的国际会议,扩大学校的国际影响。2007 年 5 月 28 日—6 月 1 日,由联合国工业发展组织(UNIDO)主办,学校承办的"国家区域药用芳香植物研讨会"和"药用芳香植物及其产品的市场开拓国际研讨会"在南昌召开,来自世界 20 多个国家的 34 名药用植物研究专家代表参加了此次会议。2007 年 11 月 2 日,"2007 中医药(江西)合作论坛"在南昌召开,江西中医学院为承办单位之一。与会期间,法国参议员、法国参议院外事委员会负责人盖雷一行应邀来学校参观访问。学校在中医药产学研发展、灸法研究与治疗、国家一类新药"槐定碱"研发所取得的成就给法国客人留下了深刻的印象。2007 年 10 月 18—20 日,世界中医药学会联合会中药药剂专业委员会在江西中医学院举办了"2007 中药药剂国际论坛",会议围绕"中药制剂的创新与国际化"的主题,邀请了国内外从事中药制剂新技术、新工艺、新设备、新辅料、知识产权等方面的专家进行学术报告和学术交流。2009 年适逢 60 周年校庆,与学校保持长期良好合作关系的境外院校代表应邀出席校庆活动,他们分别来自中国台湾、中国香港、马来西亚、美国、瑞典、巴西和澳大利亚。期间,学校先后与澳大利亚悉尼中医学院签订中医专业专升本合作协议;与台湾修平技术学院就合作培养计算机人才、中医舌象数字化研究达成合作协议。通过印度 DSVV 大学校长特使来访及学校回访,两校就互设针灸中心和瑜伽教学中心、互派学生、教师互访、联合科研等项目签订了合作协议,2010 各项工作将进入实质合作阶段。2010 年,学校成功实现与台湾弘光科技大学的学生互派合作。学校已派出 5 名学生赴弘光科技大学进行为期 3 个月的短期学习,弘光科技大学也派出 2 名研究生来学校进行短期的科研交流。2010 年学校先后组团访问韩国与美国,分别与韩国西海大学就美容专业项目合作以及与美国奥斯丁东

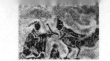

方医学院就联合培养中医博士项目达成意向。

2. 积极开拓市场,继续做好留学生和台港澳学生教育工作

近年来,江西中医学院结合自身的办学优势和特色,在努力稳定现有市场和各个境外办学点的基础上,积极开辟新的来华留学和港澳台学生教育市场。目前,江西中医学院正在积极与欧盟国家、英国、日本、韩国、中东国家、澳大利亚、赞比亚等教育投资和留学公司洽谈,在学校组建联合招生培训中心,力争将留学生工作推向前进。目前,全校共有长期境外学生 465 名,其中外国留学生 445 人,分别来自美国、爱尔兰、韩国、叙利亚、印度、巴基斯坦、马来西亚等国家,有中国港澳台学生 20 人。并有来自瑞典、法国、保加利亚、马来西亚、澳大利亚、美国等 6个国家的 110 余名留学生来学校接受短期的中医临床培训。

留学生教育一直是江西中医学院对外教育交流合作的一项特色。通过几年来的留学生教学和管理实践,学校形成了一支具有较丰富留学生管理经验的留管队伍;在教学上,积累了较为丰富的留学生教学管理经验,培养了一批有一定教学经验的留学生教师队伍。2009 年,学校先后荣获全国来华留学教育工作先进集体和江西省教育外事工作先进集体

3. 抓住机遇,开创对外教育与交流合作新局面

近两年来,江西中医学院将认真贯彻落实科学发展观,不断解放思想,坚持改革开放,以政策为导向,抓住机遇,充分利用多年积累的教学管理经验和教育资源,积极开拓国内国际教育市场,立足中医药根本,开创招生模式多元化、培养方式专业化的国际教育新局面。在继续做好来华留学生招生和教育教学工作的基础上,开创中外合作办学新局面,招收中国学生,培养具有国际视野、精通英文的国际化专业人才。江西中医学院先后向省教育厅申报了与美国托马斯大学的护理学专业本科教育项目以及与菲律宾远东大学的护理学专业专科教育项目。其中专科项目已成功列入教育部规划,已在 2011 年实现招生。

近几年来,在政府的大力扶持下,孔子学院在全世界得到了迅猛发展。面对这样的机遇,江西中医学院也适时地开展了中医孔子学院项目,以此为平台,向全世界推广作为中国传统文化一部分的中医药。学校先后与巴西、保加利亚、印度、英国等国家的合作院校达成共同申办孔子学院的合作意向,力争在印度及英国等国家申办中医药孔子学院方面取得实质性突破。

(二)湖北中医药大学

伴随着改革开放 30 多年的发展,湖北中医药大学的对外交流与合作工作走过了起步阶段、快速发展阶段、稳步发展阶段和规模层次与质量并重的发展新阶段。国际交流日渐频繁,国际合作应运而生。至 2010 年底,学校累计培养来自亚洲、欧洲、美洲和非洲约 30 个国家和地区的各类学生达 1,600 余人。目前海外教育学院学历生总规模:516 人,其中留学生 339人,港澳台生共 177 人。办学形式 80% 为本科、专科、硕士、博士四个层次的学历教育,20% 为

短期培训、进修类的非学历教育。国际交流与合作涉及欧美亚澳四大洲,与境外高校、学术团体、研究机构等建立合作关系约 60 余个。学校国际教育、国际交流与合作工作在上级领导的支持下,在学校党委领导下,始终保持着积极稳步地向前发展,从而取得了社会效益和经济效益双丰收,在国内外一定范围内形成了较高知名度,学生规模居湖北省高校前列,港澳台学历生居湖北省高校前茅。

1. 积极建立国际交流与合作平台,不断推进学校国际化进程

2005 —2010 年是学校国际交流与合作蓬勃发展的时期,主要特点是国际合作渠道拓宽、国际交流日益频繁、国际教育规模扩大、教学特色优势明显;在国际交流与合作的对象上,由过去以民间团体交流为主体发展到与国际正规高校、知名高校、研究机构的合作为主流,朝着真正意义的教育国际化、校际化、高层次的方向发展。五年来,学校把握外事工作的发展方向,重点突出在对外交流与合作上,以扩大国别与国外知名高校、正规高校、研究机构的交流合作为主体,同时加强学术交流,不断加强中医药的推介和渗透。五年中,学校建立的比较密切的国际合作关系的高校有 25 所,学术团体、医疗机构 42 个;签订的合作协议共 35 项,意向书 12 项;接待来访者 700 多人次;因公分别派出赴英国、美国、菲律宾、越南、日本、印度、塞舌尔及中国港澳台地区考察、访问、讲学、交流 242 人次,形成了对外交流与合作的活跃态势,为全校师生建立了良好的国际交流平台,营造了国际化的办学环境。具体如下:

(1)加强国际高校间高层互访,扩大学校在海外各界影响

湖北中医药大学与韩国大田大学于 1997 年建立合作关系,十几年来始终保持交流合作的活跃期,韩国大田大学先后分别有董事长、学校总长、韩医学院院长和韩医学院附属医院院长及专业教师、博士团等到学校访问,曾开展了元典医学专题研讨和李时珍医药专题座谈,派专家教授来学校参与国际学术活动和讲学,而学校也多次派专家教授赴该校作学术报告,建立了多年的学术互动;两校积极开展教育合作,坚持十余年之久的派韩生来校插班学习项目和短期研究生来校专题研修项目,增强了两校的友谊,推进了学术的交流,勾通了双方的信息,从而促进了学校学术的对外开放。

学校与俄罗斯萨拉托夫州国立医科大学 2002 年签订教育合作意向书。双方在加强学术交流、开展研究生来学校选修课程项目及选派俄方专业教师来学校工作的引智项目不间断的开展,受到湖北省政府的高度重视,至此两校一直保持友好合作,同时学校也成为湖北省高校外事交流的重要窗口,在全省对外交流工作中奠定了重要地位。2004—2008 年期间,分别有三位湖北省主要省领导带队赴该校参观访问,而且三任省领导和学校王华校长均在该校大礼堂数千名师生的集会中发表了热情洋溢的演讲,增进了解,提高了我校的声誉。

学校不断拓展对欧洲的教育和科技合作,在保持与德国 Bad Pyrmont 市中医院、瑞典北

欧针灸研究院、西班牙中医高等学校、保加利亚翰林学院、墨西哥东方文化大学、欧洲中医药协会、比利时中医学会等积极的多形式交流合作外，还探索了与欧洲芬兰萨沃尼亚理工大学生命科学院护理学院的科技合作。双方签订了欧盟资助的共同"建立母婴护理教育科研平台"合作项目的协议，并多次交流和开展研讨座谈会议，使双方在拓展国际护理教育的理念、教育模式及方法论上得到了一些思维的创新。

2005 年以来，湖北中医药大学校积极拓展中外合作办学，先后与法国克莱蒙费朗第一大学、英国朴茨茅斯大学、泰国朱拉大学医学院、法国蒙彼里埃第一大学、法国法国巴黎理工大学、德国传统医学院、美国温斯顿塞伦州立大学健康学院等签订了联合办学项目的合作协议，双方加强紧密的联系，不断的互访和商洽，形成了良好的教育合作平台，促进了学校教育国际化进程。学校在与港澳台地区高校的教育、学术交流合作也取得了实质性进展，2008 年台湾中国医药大学校长黄荣村（前台湾"教育部部长"）等一行 5 人来访并签订合作协议；2007 年台湾侨光技术学院院长王柏山一行 15 人来访并签署合作协议；2006 年台湾中台科技大学校长率团 17 人来访并签署合作协议等等；2005 年接待香港大学专业进修学院杨建民院长、沈雪明副院长及中医学部孟卓博士来访洽谈达成多项合作协议以来，至今已卓有成效的合作开展了中药学学士班四届的香港地区学生的教育培养，在香港地区产生了良好广泛地影响，也对境外合作办学模式进行了有效的探索。

2009 年，学校王华校长出访菲律宾，在菲律宾教育部副部长的陪同和主持下，学校与菲律宾卡威迪大学签署了合作创办"中医孔子学院"的协议书，有关工作正在筹备申报中。

2009 年，王华校长带队赴塞舌尔共和国进行高层交流访问，受到塞舌尔国总统米歇尔的亲切接见，商谈了在塞舌尔与中央政府保健中心合作建立中医康复中心的项目；同时受塞外交部部长和副部长接洽，对开展中央政府中医保健医生的援助事项进行了磋商；并派遣学校针灸推拿专业教师赴该国在中央政府开展了中医保健医生工作；还在该国外交部的引荐下，分别与该国卫生部、教育部、国际专家处、维多利亚医院、国务院等进行了合作事宜的会谈，就该国实施国家后备青年干部国外培训计划达成了意向，并于 2009 年 5 月开始接受塞舌尔国政府派遣的青年骨干到学校任职工作及研修，配合完成了该国政府的人才队伍培养工作，对中塞外交友好作出一定的努力。

2009 年，王华校长、毛树松教授应邀参加国家中医药管理局组团，代表中国政府赴瑞士日内瓦世界卫生组织（WHO）出席"传统医学国际疾病分类"专家工作组会议，并参会讨论及主题发言。这次会议的主题是讨论商定传统医学国际疾病分类与代码编制的基本原则和工作方案。来自中国、日本、韩国、美国、加拿大、德国、澳大利亚等国的专家代表参与激烈讨论。在本次会议上，WHO 官员系统听取中国专家的意见，全面了解了我国《中医病症分类与代码》等国家标准在中国的应用情况,对中医药成功纳入国际疾病分类编码体系,以及中医药名词术语、临床诊疗术语以规范化、标准化的形式走向世界、获得国际社会更广泛的认可和应用并成为主流医学发挥了重要作用。

2010年2月,中国科技部国际合作司和泰国外交部国际发展与合作署在"中泰高峰洽谈会"中,批准了学校与泰国公共卫生部泰国传统及替代医学发展司泰中医学东南亚研究院共同合作的科研课题"传统中医针灸治疗糖尿病的临床研究"。本研究将揭示针灸治疗糖尿病的疗效,为人们提供一个更为安全、经济并有利于良好生活质量的治疗选择,从而提供给泰国公共健康体系或其他对此感兴趣的国家,以作为一种替代疗法。此项目执行期为两年,规格高、意义大,2010年9月正式启动课题研究,双方专家课题组成员通过多次会议研究形成了课题方案,并在学校专家的指导下,泰国的10家医院开始了两地同步的临床诊疗观察。

2010年11月,学校还接受了印尼教育部组织的代表团来访,与8所高校的校长进行了有关在印尼几所大学开办中医专业建设和公派来华学习的事项达成了合作意向,包括印尼最大宗教团体下属的默罕默迪亚吴罕噶大学等6所大学签署了合作协议书。为学校进一步加强与包括印尼在内的南亚国家的合作,扩大招收印尼及南亚国家的留学生来华学习,实现"十二五留学教育计划"起到了积极的促进作用。

2010年,学校拓展涉外专业毕业生赴日本就业的合作项目,与日本育英教育财团、日本德州会签署了护理专业毕业生赴日本工作的协议,日方以奖贷学金方式进行毕业后在日本的岗前培养,经注册考试合格获执业证后,负责安排医院工作,该项目于2011年启动。学校对外教育不断发展,与国际高校的合作日益增多,影响也不断扩大,学校举行的各项活动都受到国际合作高校的关注和参与,如举行的"湖北中医药大学更名揭牌庆典",邀请到国际友人和合作单位的领导层人士约51名,其中菲律宾教育部副部长、菲律宾克拉克特区行政首长、塞舌尔驻华大使和参赞、多所高校校领导等要员出席了庆典,同时接受到海外致函38封,展现了学校的国际化程度和影响。

(2)积极对外学术交流,丰富国际学术氛围

2008年以来,学校每年一度的"李时珍文化月暨中国·武汉·国际中医药研讨会"和"濒湖论坛",形成了制度化,也受到了世界各国合作伙伴及专业人士的关注,境外参会代表每年特邀和自愿参加人员共约30人左右,他们的演讲和报告为学校学术氛围注入了活力。如,2008年来自韩国大田大学韩医药学院院长主讲了"关于近代韩医学的发展及其教育的研究"引起高度反响;日本高原医院院长清水允熙主讲了"老年痴呆病防治",从心理学理论和实践上报告了他们的研究工作;德国传统医学研究院院长库玛儿教授主讲的"中华经络按摩在德国";台湾大学医院孙安迪博士主讲了"从西医看舌诊",报告了中医舌诊分析研究;德国Rostock大学肿瘤

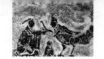

学教授 Mathias Freund、国际期刊《循证的补充和替代医学》杂志主编、加利福尼亚大学资深杰出教授艾德文·库珀先生和美国威斯康辛医学院卢刚教授等外籍学者还做了连续专场精彩纷呈、高水平的学术报告,促进了学校学科外向型发展的思维,也为中医学子提供了一场具有国际视野的、高水平的学术大餐。

2008 年、2009 年两年,学校与湖北省台办在武汉联合承办"海峡两岸李时珍医药文化与产业发展研讨会",每年到会的台湾来宾 400 余人。至 2009 年由国台办、中国中医药管理局主办,该活动规模不断扩大,规格也逐步升级,渐渐形成了品牌。每届学术研讨会均由王华校长主持,上级各主管部门领导和省政府领导都参加了大会,研讨会编印了论文集,每年约论文稿60～80 篇。通过活动,进一步探讨了李时珍医药文化的深刻内涵和时代价值,弘扬祖国传统医药文化,推动了湖北现代中医药产业的发展,也进一步扩大学校的影响和推动学校对台的文化交流与合作。

2010 年 4 月由省政府组织,涉及工商界、企业界、教育卫生界等多个协会的"台湾湖北周"在台湾成功举行,其中由学校与湖北省台办、湖北省卫生厅、台湾中国医药大学和台湾工业总会等单位共同主办的"第三届海峡两岸李时珍医药文化与产业合作发展论坛",由学校协调参与在台北的圆山饭店和台湾中国医药大学分别举行,并成为整个湖北周的一个亮点。王华校长主持了整场论坛。与会代表就新形势下如何弘扬李时珍医药文化,发挥中医药特色、整合双方优质资源,加强中医药产业的合作,共同展望两岸中医药产业发展远景等议题进行了广泛深入的讨论。会上,由湖北中医药大学发起的就如何弘扬李时珍医药文化,繁荣中医药学术,发展中医药产业,扩大中医药交流的"倡议书"获得了与会的各中医学会共 21 个单位的积极响应和签字,成为国台办加强两岸交流的成果加以了表彰。

近五年来学校定期每年四次学术报告会,不定期多次专题报告会,收到较好的影响;同时还请了学校内外的知名教授专家在留学生中作学术讲座,如邱幸凡教授主讲的"中医养生保健"、涂晋文教授主讲的"中医学概论"、陈如泉教授主讲的"中医杂病疗效"、曹继刚教授"中医理论基础概论"等。为学院实质性推动国际性学术交流开展了大量活动,形成了校园国际化学术氛围。

2010 年 10 月,王华校长还参加了教育部组织的高校校长代表团,赴南非和巴西的国际高等教育校长论坛,王华校长作为中方校长代表作了重点演讲,在国外第一个认可中医合法化的南非国家的西开普大学进行了热情洋溢的演讲,引起了强烈反响,西开普大学中医专业学生纷纷向学校表示要来留学研究生,其校方还就开展联合办学加强教学合作进行了协商。同期在巴西的演讲题为"中医药国际化现状与发展趋势"受到该国官员的高度关注,在大会总结中反复强调了要与中国传统医学的合作和引进问题。

2010 年 12 月 22 日,为了丰富留学生对鄂情感,促进湖北各高校留学生了解中国文化,热爱湖北教育,由湖北省教育国际交流协会外国留学生教育管理研究工作专业委员会举办,湖北中医药大学承办的湖北省首届高校外国留学生中文歌曲大赛在学校隆重举行,来自全省 13 所高校的 1 000 多名留学生与全校师生近 3,000 入欢聚一堂,其中 93 名来自俄罗斯、韩国、印度、委内瑞拉等国家的留学生闪亮登场,大展歌喉。此次大赛主题为"唱响湖北精彩人生",旨在借此活动加大学校的对外宣传、扩大学校的国内外影响,吸引更多留学生留学湖北,同时也利用此会活跃校园中外文化,推进湖北教育国际化。为此,学校高度重视大赛活动,在校领导的直接领导下举全校之力共同协作,举办了一场给全体到会中外师生难以忘记的一次中外交流的盛会。产生了空前的影响,受到湖北及武汉各大媒体的报道,省教育厅、省外侨办、省部属高校校领导及处领导都出席了此会。

(3)加强中外合作办学,探索学生培养模式的国际化

2006 年以来,为了提升学校国际化水平与综合竞争力,学校牢牢把握高等教育大众化和国际化赋予的战略机遇,坚持走特色立校,开放办学之路,依托自身学科特色及专业优势,遵照《中华人民共和国中外合作办学条例》,积极向省教育厅和教育部申报立项,开辟了中外联合办学合作的新路子。

①开展中法合作办学项目。与法国克莱蒙第一大学开办了四届食品营养与检测及药学专业(专科)的合作办学。学院 2005 年开始与法国克莱蒙费朗第一大学洽谈教育合作协议,鉴于该校具有 200 多年历史的老校,利用他校是欧盟一流的药学和营养研究基地的优质资源,通过双方共同制定和参与教学计划,联合培养的方式拟在药学、制药工程、食品营养与检测等三个专科专业开展教育合作。学校于 2006 年 3 月与法方学校签订了合作办学协议书,经向省教育厅项目申报,于 2006 年 6 月获省教育厅正式批准[鄂教外(2006)16 号文],目前已招收四届计划内的专科层次学生。通过合作办学,引进了优质教育资源、促进了学校学科建设,并且改变了教育模式,实行了"2+2"模式或"3+0"模式的合作,为学生提供了国际化优质教育资源的享有,从而为学校教育改革注入了活力。同期学校还与法国蒙彼里埃第一大学(700 年的老校)、法国巴黎理工大学等合作拓展了生物医学专业的合作,遵循现代教育理念与国际高等教育的规律,充分依托学校医学检验与技术学院和药学院的实力,在现有医学检验、生物技术、卫生检验与食品营养与监测等四个专业的师资力量及技术资源的支撑下;在法方先进办学理念、教学方法、教师的共同参与下,进行有国际教育合作的有效探索。

②中美合作办学项目。2010 年 9 月,学校与美国温斯顿-赛伦州立大学签署了合作举办护理学专业本科教育的正式协议,将实施"4+0"的模式,对中国学生进行全新的国际教育模式的培养。目前该项目已上报国家教育部审批,并通过了第一轮的审核。如获批准,将是全国中

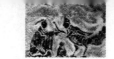

医高校第一批获得本科对外合作办学资格的学校。

③学校实施境外联合办学。与香港大学专业进修学院联合开办"中药学"教育,在提高香港中医药业界从业人士的教育层次和规范香港药业界的管理起到了至关重要作用。目前已有二届毕业生。

④与香港传美经络美容学院合作。对香港美容师开展中医基本理论知识和中医的美容护理方法的培训,在香港产生良好影响。

(4)积极做好国外引智工作,促进学科的国际化发展

①引进优秀专业人才,促进学科建设大发展。为实现学校十一五规划的"科技立校"的战略,学校特别重视人才的开发和引进,其中包括引进海外人才。学校引进了美国阿肯色州立大学副教授、研究生院教授方念伯和余尚工两位教授。方念伯教授曾就读于学院药学专业后赴美留学,获得天然产物化学博士学位,并从事相关专业的博士后研究,回国前担任阿肯色州立大学副教授、研究生院教授,曾应邀到世界"第19届生物活性天然产物化学大会"演讲(具有世界顶级权威的大会),发表文章著作近70篇,是一位在学术领域卓有成绩的专家。余尚工教授一直以来从事实验室研究工作,发表学术论文近30篇,也是一位天然产物化学的专家。他们回学校工作了五年,带动了学校学科建设和发展,使学校药学的研究工作进入了一定的学术高度。

②聘请长期外教,强化师资英语培训和学生口语听说教学。学校主要在外聘教师的层次和资质要求上坚持把好关,选好人。基本条件是硕士以上有丰富教学经验的教师,长期保证2～3人,而且在外教管理。学校与外语系密切协作,建立了"外事处—外语系外事秘书—协助教师—外教"四维一体的管理体系,合理安排好外教的生活,为教学提供良好保障,从而取得了良好的聘请效益。同时学校开展校际间学生交流活动促进学生间国际交往能力提高。2008年学校与美国佛罗里达大学文学院协定,合作开展学生"一帮一语言强化培训项目",即美国每批20名中文系学生来学校与外语系学生一帮一学习交流六周,实现共同的教学计划,双向的培训目标,促进学院外语部学生的国际语言交际能力的提高。

③长期坚持邀请海外专家学者不断的学术研讨交流、学术报告;每年申报1个湖北省教育厅"诺贝尔奖获得者及科学家来鄂讲学计划",获得资助。

④重点策划一批高水平的中外合作办学项目,积极开展联合培养学生项目,充分利用国外优质教育资源,促进教学改革,实施创新人才培养模式,着力培养学生的国际视野,国际交往能力和国际竞争力。

⑤师资专业外语培训,通过聘请外专外教,安排学校教师的跟师、助教与听课多种方式的培养,提高了学校教师国际合作与交流的水平,对学校双语教学和接受留学生的能力方面培养锻炼了一支队伍,为学校国际化进程奠定了发展的基础。

(5)加强派出工作,推进学校师资人才的培养和对外的拓展

五年以来,学校共派出130余人次赴国外及港澳台地区讲学、参观、考察,参加学术会议、合作洽谈及招生宣传。这期间,学院派出工作呈现了新的特点。

①学校高度重视学科队伍建设的国际化,有计划派遣访问学者日益增多。如2007—2008年共派出20名专业教师赴日本东京大学、富山大学、北海道大学、信州大学、高崎健康福祉大学、德岛大学等研修学习,获得良好收获。

②主要通过与国外高校和国外医疗机构的合作,派出教师有目的参与教学和研究,学习和提高自身能力,实现师资队伍的培养和学科人才队伍的建设。如2007—2008年,派遣到英国朴茨茅斯大学药学院进修访问学者二名,进行药理学进修和课题研究;学校与香港大学专业进修学院、加拿大中央学院的联合办学项目,每年派出教师长期参与境外点的教学。教学过程也是学习过程,香港大学的教学设备、教学手段、教学方法、教学观念,都无疑对学校的教师是一次进修学习、培训的机会。

③通过鼓励教师参加国际学术交流活动,扩大教师知识更新。2009年以来,学校参加国际学术交流活动的人员210名;出访洽谈国际交流合作项目的50人次。

④与港澳台地区交流日益活跃。2005年来,出访台湾参与学术活动和讲学者达36人,对于扩大学院在台湾的影响起到了积极的作用。2006年校长王华教授率学校博导团六人赴台参加台湾肝病协会组织的学术研讨大会,赴台教授的专题学术报告在台产生广泛影响;同期还由台湾校友会组织在园山饭店成功举办了300余名校友和在台中医界人士参加的学术专题报告会,每位博导的精湛演讲报告,博得了听众的热烈反响,从而扩大了学校在台湾地区学术界的影响。2010年在台湾中国医药大学和台湾圆山饭店举办的"海峡两岸李时珍医药文化与产业发展论坛",使学校在台的影响达到了升华。学校以学术交流为先导,以学校影响渗透力目标,其作用和效力都较预期更好。

⑤学校加大了对外的宣传力度,走出国门,计划性的每年参与教育部组织的国际教育展和自办教育展,展示了学校的办学实力,收到招生工作良好的效果。2005年以来,学校先后多次参加了教育部在印度、尼泊尔、越南、意大利、荷兰、南非、巴西、埃及等举办的留学中国教育展。同时学校开拓越南、印度、中东、印尼的招生渠道,与越南河内国家大学、胡志明医科大学针灸系建立了校际合作关系,开拓了越南市场,越来越多的越南学生进入学校就读;同时不断派出人员到印度、尼泊尔等国家进行招生宣传活动,使学校招生工作不断的进展,留学生规模不断扩大。

总之,五年中学校加强了派出工作,通过外派学习和工作使教师与国际先进科技前沿保持广泛联系与接触,提升了学术水平,也促进的师资队伍建设。

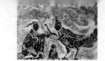

（三）广西中医学院

广西中医学院创建于1956年，经过50年的建设，现已发展成为一所以医药学科为主，拥有医学、工学、管理学等多个学科门类，集教学、科研、医疗和药品生产于一体的高等中医药大学。学校具有鲜明的中医药特色和广西民族医药特色，是培养高素质复合型中医药人才的摇篮和中医药产学研结合的重要基地。

学校位于素有"中国绿城"美誉的广西壮族自治区首府南宁市，地处亚热带，气候宜人。广西作为中国唯一具有沿海、沿江、沿边优势的少数民族自治区，有丰富的中草药和海洋药物资源，是中国唯一与东盟既有陆地接壤又有海道相通的省区，处于中国与东盟双向交流与合作最便捷的通道。中国—东盟博览会永久落户南宁，广西中医学院迎来了难得的发展机遇。

广西中医学院作为广西唯一一所高等中医药院校，承担着继承与发扬传统医学、衔接国际交流与进行中医国际教育工作的重任。广西中医学院在与外国及中国港澳台地区的传统中医药专业人才培养、诊疗技术、学术科研的交流与合作方面上取得了一系列的成果与成就。

1. 对外中医药教育

（1）概况

接受和培养外国留学生和港澳台学生是广西中医学院对外合作与交流领域的重要组成部分之一。为了抓好对外教学工作，广西中医学院提出了"重点突出学历教育，灵活处理非学历教育，全面提高教学质量"的发展理念。广西中医学院是国家教育部批准的第二批能接收外国公派留学生的定点高校，从1989年正式开始招收外籍留学生，自1994年起开始获批招收外籍硕士研究生。目前已形成了以东南亚国家和中国港澳台地区为主，覆盖20多个国家和地区的对外中医教育格局。迄今为止，学校共招收和培养外国留学生及港澳台学生已超过1,000人。2008学年又有67名外国留学生和港澳台学生到学院攻读中医本科或硕士学位。目前学院长期留学生人数已增加到221人，其中本科生174人，硕士研究生45人。本科学生主要来自越南、马来西亚、印尼等东盟国家，硕士研究生、短期进修生主要来自新加坡、马来西亚、德国、澳大利亚、瑞士、美国等国家。来自东盟国家的学历生目前在校有150余人。2008年到学院学习针灸、推拿、骨伤的短期进修生有100余人，分别来自澳大利亚、英国、爱尔兰、瑞士、印尼、马来西亚等国家。

（2）对外中医药教育招生及教学管理

学院2004年挂牌成立了国际教育学院，全面负责各类境外进修生的学籍管理；协助教务处、研究生处安排境外本科生、研究生的教学和学籍管理；为有意学习中医药专业的外国人举办汉语学习班；为境外学生提供住宿等生活服务。

学院编制了新版《广西中医学院港澳台学生手册》及《广西中医学院外国留学生手册》，让学院学生管理有据可依,也让留学生明确了学校的要求。加强留学生收费管理工作,本学年基本没有欠费的学生;及时果断地处理突发事件如留学生住所被盗、居留证明过期等;组织老师走访外宿学生住处,关心留学生学习和生活;积极申报优秀学生奖学金,2008年学校有3名台湾学生分别获一、二等奖学金;组织留学生参加校内外的各项活动;组织留学生参加年度全院大学生田径运动会、足球对抗赛等活动;每年还组织策划留学生元旦晚会。通过这些活动,不仅丰富留学生的业余文化生活,提高了留学生的整体素质,还增强了留学生的集体荣誉感,增进了师生感情。

为体现对学生的关心和帮助,学校还利用校内外校优秀师资举办了多届一年期的外国留学生全日制汉语培训班,提高了外国留学生尤其是越南留学生的汉语水平,提高了后续中医教学的质量。现在学院国际教育学院还在不定期举办在校外国学生中医汉语提高班,帮助学院外国学生更好地学习中医药。

学校通过学院互联网平台,不断将学院的新闻动态、特色专业、留学环境、留学生活动、国家留学政策等介绍给广大海外人士,形成了立体的留学生招生宣传网络,方便海外人士申请到学校留学。

学校在做好越南、新加坡、澳大利亚、德国等地传统中医教育市场的同时,坚持学校针灸、推拿、骨伤等特色方向,积极开拓泰国、印尼、马来西亚等国的中医药教育市场,吸引了许多东盟国家学生到学院学习中医中药。近几年,学院接收来自越南、马来西亚、泰国、新加坡、印尼等东盟国家的留学生累计超过300多人次,其中本科200余人,硕士研究生100多人,涵盖中医、中西医结合、针灸推拿、骨伤等专业方向。目前学校正在推广中医美容、中药学等更多特色优势专业,为广西争取东盟中医药教育的更大市场份额。这些留学生回国后大多成为当地宣传普及中医特别是针灸推拿骨伤技术,推进其合法化、正规化的一支重要力量。他们中的很多人在当地开设了诊所、药店、保健康复中心、中医培训学校等机构,组织了中医药学会、中医师同业公会等民间机构,不仅大大促进了当地中医药的发展,也为学院争取了更多后续生源。

除吸引东盟国家学生到学校留学外,学校还应当地中医届人士或机构的邀请,派出了多批次教师赴新加坡、印尼、马来西亚、德国等国家合作单位进行中医药课程的课堂教学,为学校中医药对外教学积累了丰富的经验。

(3)加强人才队伍建设,开展服务于对外传统医药交流的培训活动

学校有多名外籍教师,拥有一支经常赴国外进行学术交流的专家教授,赴东盟地区、欧洲、澳大利亚、美国等地授课讲学的教职人员,熟悉对外事务行政人员,与各国驻南宁或广州总领事馆保持良好关系的管理人员,还有一批中医药专业外语水平较高的翻译的国际教育队伍。

学校国际教育学院利用国际教学资源,开展了一系列服务对外传统医药交流的培训活动,为

学校培养了一批学术水平高,并在教学、科研和管理等方面能推动学校教育国际化的骨干人才。

①2006年3月—6月学校专门派出国际教育学院工作人员2人赴泰国斯那卡琳威珞大学学习泰语言文字和历史文化。

②利用外籍教师资源,先后组织了学校青年教职工、学科带头人和后备学科带头人的外语培训,提高了学校教师外语水平特别是口语水平,方便了学校出访团组赴东盟国家开展交流活动。

③自2002年起,学校开始面向国内各省区市招收对外中医本科专业和护理本科(英语方向)的学生,这批学生毕业后将主要服务于我国与周边国家特别是东盟国家的医药的交流与合作,就业前景看好。他们中的一部分优秀毕业生留校工作,分散到各二级学院,大大加强了各学院、各学科对外合作交流的能力。

(4)与境外知名院校、科研机构开展人才培养方面的交流合作计划

为储备对东盟国家开展合作与交流的人才,学校多次派出学生、教职人员赴东盟国家知名院校进行学习、培训。在走出去的同时也请进来,学校多次邀请东盟国家知名传统医药专家到学校访问讲学,洽谈合作事宜等,累计共300多个团组或个人。

学校与泰国孔敬大学的合作关系经过一段时间的积累,目前双方在人才培养方面的合作已硕果累累。早在1990年学校就与孔敬大学在泰国孔敬市签订了《合作协议书》。2004年学校与孔敬大学就教职工及科研学者的交流、学生交流、科技研究等方面签订合作和交流总协议。2005年学校护理学院与孔敬大学护理学院签订合作办学协议,目前学生短期互换学习、青年教师到孔敬大学修读护理硕士学位、开办短期培训班等合作正在稳步进行中。2006年11月学校又与孔敬大学科学院签订了互派教师和交换学生的合作协议。

泰国庄甲盛叻察帕大学是泰国久负盛名的皇家大学,该校2005年下半年正式组建了泰国首家专门的以中文教学的中医学院并开始招生。2006年12月学校与庄甲盛叻察帕大学签署了在中医药教育、适合泰国市场的新药研发、附属中医医院建设等方面全面合作的备忘录。学校将每年接收多名该校的本科和7年制硕士研究生到学校学习,并派遣专家教授赴该校开展教学,指导其附属医院诊疗活动。

2004年8月学校与越南劝学会职业教育合作中心签署了关于接收越南长期留学生和短期专业进修生、组织开展教育文化活动、双方代表团互访的全面合作协议,目前正在实施中。2008年2月,学院与马来西亚中医师暨针灸联合总会签署合作协议,该协会已两批选送40余名马来西亚学生到学院学习,目前学院与该协会下属中医学院的合作办学项目正在洽谈当中。2009年8月和12月,王乃平院长代表学校与越南海防医科大学和越南太平医科大学分别签署了成批接收越南医科留学生到学院学习中医本科专业和药学本科专业的有关协议,对进一步扩大学院东盟国家留学生生源有着重要的意义。

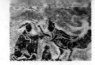

学校还与新加坡中医师公会、泰国中医总会、泰国卫生部替代医学发展司、泰国卫生部东南亚泰中医药研究所等官方或民间机构建立了合作关系。

2. 对外学术交流

(1)科研合作项目

学院对外科研合作项目以东南亚方向为主。2005年4月学校与泰国孔敬大学联合开展"中泰护理教育课程设置的比较、中泰两国老年人护理模式的研究"科研项目;2006年3月,根据泰中政府间科技合作联委会第十八次会议纪要,学校与孔敬大学就"开发治疗老年相关疾病及保健特色植物药"、"针刺治疗肥胖和能量平衡的调节"、"中泰抗病毒天然药物药效筛选研究及人才培养基地建设"、"复方抗痴胶囊研究开发"等多个项目开始开展科技合作研究。

(2)举办国际学术会议,促进中医药国际交流

学校与东盟国家和欧洲中医药院校合作,多次成功举办多次传统医药国际议。2006年8月学校在广西南宁举办的第九届国际传统医药大会,越南、印尼、菲律宾、新加坡等东盟国家派代表参加;同年11月学校主办了国际四肢骨关节疾病诊疗与康复学术研讨会,吸引了一批泰国、新加坡的国家的专家代表参加。2006年11月学校与泰国孔敬大学合办了首届中泰传统医药和天然药物学术研讨会。同时双方商定该会议每年由双方轮流在各自国家承办。

2009年10月下旬,作为中国东盟博览会的重要活动,由广西壮族自治区政府主办,广西中医学院、广西卫生厅、广西中医药管理局联合承办"中国东盟传统医药合作论坛"。广西中医药管理局组织了10人会议筹备组,学院国际教育学院蒋基昌院(处)长等4人参与其中。邀请了新加坡、马来西亚、泰国、越南等国家的高等院校、政府部门、医疗机构、中医社团的代表参会,开展交流。

这些活动对扩大广西中医药的对外影响,对提高学院的知名度,对学院对外合作交流和中医药教育的发展都产生积极的影响。

随着我国对外交流交往的日益密切,中医药在世界范围内正朝着全面合法化、正规化、普及化的方向发展,广西中医学院对外交流和合作的也将不断发展,为中医药走向世界做出贡献。

(四)成都中医药大学

成都中医药大学(原名成都中医学院)创建于1956年,是在周恩来等党和国家第一代领导集体的亲切关怀下,经国务院批准建立的我国最早的四所中医药高等院校之一,1995年经国家教委批准更名为成都中医药大学,2006年6月原四川省卫生管理干部学院、原四川生殖卫生学院并入成都中医药大学。学校是四川省属重点高等学校,四川省人民政府与国家中医药管理局共建高校,教育部本科教学工作水平评估优秀学校。现有在校研究生、本专科学生2万余人,其中研究生2,000余人。学校是一所以中医药学科为主体,兼有理、工、管、文、农、教等

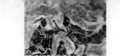

多学科相关专业交叉渗透、协调发展的中医药大学。现有 31 个本科专业,其中包括全国首批开办的中医学专业(1956 年)、全国最早开办的中药学专业(1959 年)、七年制中医学专业(1996年)、全国唯一的国家理科基础科学研究与教学人才培养基地班——"中药学基地班"(1997年)以及中医特色人才培养试点班—"李斯炽班"(2010 年)。学校是全国首批中医药学博士、硕士学位授予单位(1981 年),首批临床医学(硕士、博士)专业学位试点单位(1997 年)。现有一级学科博士学位授权点 3 个(中医学、中药学、中西医结合),覆盖中医、中药、中西医结合二级学科 16 个博士学位授权点,有一级学科硕士授权点 9 个,二级学科硕士学位授权点 49 个。

　　近 5 年来,成都中医药大学在各级上级部门的关心、指导和支持下,始终坚持"加快进程、扩大规模、拓宽领域、提高层次"的指导思想,在中医药国际交流、教育与合作中,发挥成都的优势和特色,全面推进学校外事工作。学校主要在"十一五"期间展开的对外交流、教育、合作与中医药文化推进等方面取得了进展。

1. 交流工作是中医药国际推广的基础工作

　　加强和扩大友好往来,是促进中医药院校与海外的相互认识和了解,宣传中医药学术成就,提高中医药院校的声誉,一直是外事工作的基础和重点。近 5 年来,成都中医药大学共接待来自美、德、法、英、新加坡、日本等 25 个国家和地区的来访者共 1,500 余人次(未计一般来访人员)。通过接待国境外的同行、专家、管理人员、行政官员和中医药爱好者,极大地促进了国境外对中医药的认识,以及从正面宣传中医药学在中国医疗保健、疾病防治中起到的作用,在高等教育体系中所处的位置和完善的人才培养体系等。特别是对重要客人的接待,往往会取得更大的成果。如 2007 年,韩国副总理金雨植先生率韩国政府科技代表团 19 人访问学校之后,学校与韩国科学技术研究院江陵分校的科研合作被中韩两国科技部列为政府间合作项目。2008 年,奥地利卫生部办公室主任秘书 Michael Lehner 博士和法律处处长 GerhardAigner 博士等 3 人来访学校后,奥地利因斯布鲁克大学、维也纳大学药学院每年选送 20 余名学生到学校开展中药学暑期课程,并纳入其学校的学风课程。有效的重要团体的接待,为中医药国际交流打下坚实的基础。

　　交流始终是双向的,有计划的组织专家出访,与接待来访一样重要。专家教授的交流、参加国际会议、讲学和执行合作项目等出访是在完成实质任务。同时,他们的个人学术成就及风采为扩大中医药的海外影响起到了良好的宣传作用,也为进一步扩大对外交流和教育起到了积极的推动作用。近年来学校选送各类专家、教授 150 余人次赴国境外参加交流。

2. 扩大对外教育是促进中医药国际推广的重中之重

(1)接受来华留学生仍是中医药对外教育的主要途径

对外教育一直是中医药国际交流与合作中积极发展和推进的重要工作,学校充分利用一切条件,在保障教学质量的情况下,扩大对外教育规模。虽然存在如学校地处内陆等诸多不利因素,但经他们的努力工作,在招生规模上较前几年有所增加。目前学校在校境外学历生112人(包括本、硕、博)。境外短期学生的进修培训一直是学校坚持对外教育的一个特色,随着境外举办中医药教育培训规模的扩大,越来越多的境外学生寻求到中国参加临床实习和进修。在十一五期间,每年接受来自近15多个国家和地区的短期学生300人次。短期培训的时间从4周到1年不等,学生主要在临床跟随中医师学习临床实践,不但提高他们临床基本技能,也是使他们直接感受中医药在中国医疗保健、防治疾病中的重要作用。

同时,积极解决制约扩大规模的瓶颈——翻译问题,采取从学生中遴选外语优秀者,利用外籍教师和经验丰富的翻译人员举办培训班,培养学生翻译。近年来自编了培训教材10本,举办了中医英语翻译培训班数10期,培训500余人次。通过开展临床翻译培训,为对外交流和海外教育工作提供了保障,为培养师生的国际意识,参与国际交流,拓展国际视野提供了平台。

(2)拓展合作办学新思路,进一步扩大留学生规模

无论何种形式的合作办学都是对外教育的延伸,是在海外扩大中医药影响、占领海外教育市场,更重要的是可以引领国际中医药教育,维护中医药的系统性和科学性。2006年学校向教育部申请在国外举办中医药(针灸)本科学历教育项目,于2007年3月获教育部复函同意。于是学校以成都中医药大学葡萄牙分校的形式,在葡萄牙举办全日五年制的本科学历教育。目前分校已招收中医针灸本科学生5个年级,有来自葡萄牙、巴西、法国、罗马尼亚、安哥拉等国的在校学生176人。在欧洲极大程度地扩大了中医药教育的影响。随着受教育培训的中医药学生和从业者的增多,对中医药在该国的法律地位也会产生影响,有利于推进中医药国际化。今年来,学校还与泰国卫生部、泰国的高校,以色列、印尼、马来西亚、德国等中医药教育培训机构开展合作。特别是高层次的继续教育、学历(主要指硕士等)课程教育,一方面扩大了对外教育规模,另一方面发挥了中国传统医学高等教育的优势,引领中医药国际教育。

教育部实施的"留学中国计划",为中医药对外教育提供又一个"春天"。无论是在政策保障、管理体制,还是培养模式、师资建设等都为扩大中医药对外教育提供最好的机遇。"留学中国计划"还明确指出保证中国政府奖学金的规模稳定增加。

(3)推进外语授课中医药高学历教育

中医药高等教育国际交流合作50多年的经历,无论在外文教材建设,还是双语师资培训,都有了一定的积累,基本符合使用外语授课的学历教育需要。学校自2009年开始尝试英文授课学历教育,就目前生源(学校今年招生12人)和培训质量来看,应该说是对外教育规模扩大重要补充途径。由于多数双语教师欠缺跨文化教学经历,初始时,不易与学生沟通。建议从两

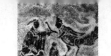

个方面加强对双语教师的保障和培训。一方面,可以聘请现在在国外进行中医药教学、医疗工作 8～10 年以上,原从中国中医药院校出去的人员。(建议:可整合这类人,适时聘请为中医药国际推进顾问等)。另一方面,申请专门项目经费,加大国内外培训。

3. 科研合作是促进中医药国际化的有力保障

学校非常重视中医药的国际科研合作,着力于三方面的目的:首先,可以取长补短,提高研究水平;二是用现代语言阐释具有中国文化背景的中医药独特理论体系;三是加大对外宣传中医药的系统性和科学性。学校在十一五期间,在中国科技部、国家中医药管理局授予学校中医药国际合作三个"基地"的基础上,开展了和执行了与泰国、韩国、印尼等政府间合作项目;与英国牛津大学合作,启动了辅助生殖与中医药针灸结合的研究项目、与日本合作研究开发健康食品;与德国柏林医科大学合作针灸研究等。学校针灸学科在中德中心的支持下,已经两次与中德中心合作,举办针灸学术会议,在德国共同举办针灸科学研究方法等培训。东西方的科学家们面对面的交流,并在交流的基础上开展合作科学研究,更进一步促进了中医药在国际上的传播。

4. 促进中医药文化传播

中医药是中国文化的瑰宝,中医药是体现中国文化的载体,是最具有在国际上推广的基础。孔子学院作为汉语文化教育和文化交流的机构,在世界各地举办孔子学院,为中国文化与世界各国交流提供了保障。科技部、外交部等在进行文化交流和推广时,也非常重视中医药,如学校近年来申请了含有中医药内容的项目 3 个(主要针对东南亚针灸培训、糖尿病技术培训、中医药东盟行等),在推动中医药技术的同时,促进了文化交流和中国文化推广。

5. 其他

①针对中医药国际会议众多,难以形成合力与品牌,建议在现有国际会议的基础上,集中支持和保障几个具有影响、能形成品牌的会议,着实推进中医药国际学术交流,搭建中医药国际合作的平台而促进中医药国际交流与推广。

②针对国外中医药教育培训者的系统培训(设立专项)。针对国外中医药教育培训的迅猛发展,以及科学研究中出现的问题(有关针灸穴位特异性的争论等),可设立国家专项,定期邀请或招收国外从事中医药教育培训的人员到中国接受系统的培训,特别加强临床思辨能力培养。

③探索在中医药教育、科研、医疗等领域是否能形成合力,组成专业队伍,并对中医药的国际推广形势、重点、难点等进行研究,在国家层面上提出指导意见。

④启动并落实中医药专业背景的国际型人才的培养。随着中医药国际推广和交流的推进,越来越多的情况需要与国际组织、多变、双边等不同文化、语言背景的人员或团体打交道。

为了取得成绩、取得主动权，那么，有一批能理解和掌握中医药内涵、发展趋势，并非常熟练使用多种法律条款、国际准则和交流语言的复合型人才是关键。

（五）山东中医药大学

山东中医药大学创建于1958年，1978年被确定为全国重点建设的中医院校，1981年成为山东省重点高校，是山东省唯一一所独立设置的医药科大学、教育部本科教学工作水平评估优秀学校、山东省首批应用基础型人才培养特色名校。学校设13个二级学院，有3所直属附属医院和9所非直属附属医院、25所教学医院、50余处临床教学基地。

学校拥有完备的教育层次。有21个本科专业，涉及医、理、文、工、管等学科门类；有3个博士学位授权一级学科、15个博士点；8个硕士学位授权一级学科、44个硕士点，硕士点涵盖了中医学、中西医结合、中药学全部二级学科，并开始向周边学科渗透。截至目前，学校全日制在校生19,800余人，其中本专科生17,100余人，研究生2500余人，有多名学生获得"全国三好学生"、"中国大学生自强之星"等荣誉称号。学校十分注重对外交流与合作，先后与亚洲、欧美、非洲、澳洲等国家和地区的十余所大学、医疗机构建立并保持长期友好合作关系，合作办学、合作办医，有外国留学生、港澳台侨学生200余人。

2004年来，山东中医药大学校对外交流与合作工作以勤俭办外事、开源节流、扩大交往、广泛联系、加大宣传、突出重点、讲求实效为指导原则，充分利用中医药在对外交流中的独特优势，广泛借鉴兄弟中医院校的成熟经验，并结合学校办学特色，克服新校区建设后的资金困难，在合作办学、合作办医、科研与学术合作交流等方面积极探索，取得了长足的进步。

1. 对外合作办学成效显著

对外合作办学是中医药教育国际化的有效手段，山东中医药大学一直在努力扩大国际间的教育合作。考虑到文化意识形态差异以及语言交流障碍等因素，学校首先选择东南亚地区作为突破口，与马来西亚中医师工会下属的马来西亚中医学院成功地在马来西亚联合举办了中医本硕连读班。课堂教学在马来西亚进行，学校从教学计划、教材、8门主干课程的讲授及考试等方面进行把关控制教学质量；临床教学主要在学校完成。现在已招生6届，招生近120余人，至项目结束时，为学校带来700多万元的经济效益。由于合作达到了预期效益，2010年5月，双方又续签了协议。学校还与马来西亚英迪大学、马来西亚国际医科大学建立了合作关系，分别签署了合作协议和备忘录，协助对方建立中医系，合作开展中医药教育。

在此基础上，学校积极在欧美国家寻找合作伙伴，努力使中医药教育走进西方发达国家的综合性大学，以提升对外合作办学的层次和水平。先后与荷兰斯坦丁大学、英国龙比亚大学等进行了联系、磋商和探讨。由于医学法律法规、教育体制等方面的差异，合作进展有些缓慢。同时，学校正在与土耳其和南非某大学探讨建立孔子学院事宜，已期利用孔子学院这个国家级

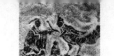

平台传播中医文化、普及中医药知识。

2. 中医学术交流频繁

学校先后与国外 60 余个中医教育医疗科研机构建立了长期合作交流关系,定期派出专家前往讲学行医,常年接收外国学生前来实习,近年来交流往来频繁的院校有荷兰青白中医学院、比利时安特维普大学、澳大利亚维多利亚大学、巴西中医学院、阿根廷中医学院等。值得一提的是,利用学校在中医文献和中医基础方面的优势,学院与荷兰青白中医学院和美国太平洋中医学院历时四年成功合办了"名师带教中医经典海外师资培训班",对于提高当地医师医疗理论水平有重大意义。在医疗合作方面,学校主要与德国巴伐利亚洲约翰纳斯巴德股份医院有限公司和香港东华三院开展了合作,先后派出 10 余人次前往行医,对弘扬中医、扩大学校国际影响起到了积极作用。目前,学校在与波兰某公司联系,探讨合建中医康复医疗中心事宜。

3. 留学生教育不断扩大

学校留学生教育起步较晚,自 20 世纪 90 年代初开始,经历了从无到有,从零星短期进修生到长期本科生、硕士生、博士生的发展过程,招生数字逐年增长,教育层次日趋全面。目前在校长期留学生和台港澳学生达 400 多人,但受语言、文化和社会差异的影响,学生主要来自韩国、日本、马来西亚等东南亚国家,少数为欧美国家的华侨及后裔;另外,每年接待短期进修生100 余人次,学生来自世界各地,如美国、加拿大、英国、奥地利、瑞士、瑞典、意大利、德国、荷兰,挪威、澳大利亚、新西兰、巴西、委内瑞拉、埃及、以色列、日本、韩国以及中国台湾、澳门、香港等。

4. 科研合作起步探索

中医药科研方面的国际合作能够整合国外优势资源,采用国际认可的科学方法,进行高层次的中医药研究。近几年来,学校科研方面的国际交流与活动日益活跃,鼓励专家学者参加各类国际中医药学术会议,并尝试与国外有关机构合作开展研究,如日本横滨市立大学医学部、美国约州立大学医学院共同进行"中风康复效果对比研究—现代康复/传统康复"的研究。目前,在与美国某大学探讨建立长期科研合作。

(六)安徽中医学院

1. 近四年对外交流与合作工作概述

2004—2008 年安徽中医学院共接待来自于 20 个国家和地区近 240 人次来访;受友好单位邀请或随团赴境外 22 个国家和地区开展交流出访活动 90 人次;与境外单位共签订 24 份合作协议,其中有实质性推进的 12 项,分别涉及学生交流、派遣教授或医师赴外工作、联合招生、科研协助等领域,均取得了良好的效果;留学工作方面,共招收 80 名学历生以及 179 名短期生

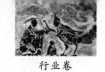

来学校学习;共选派 85 名在校生赴韩国、日本、瑞典交流学习。学校共聘请来自于美国、加拿大、德国、新加坡以及中国香港的 13 名境外客座教授,2007—2008 年邀请海外知名专家学者举办了 6 场学术报告会,同时,聘请了 10 名外籍语言文化教师,目前在岗的有 1 名英国籍教师和 1 名韩国籍教师。

港澳台交流方面,学校与香港大学中医药学院、香港浸会大学中医药学院、台湾敏惠医护管理专科学校以及台湾全方位养生有限公司建立了良好的合作关系,开展了一系列友好的科技文化交流活动。2008 年,学校成功承办了第五届两岸高校人事管理研讨会,台湾地区 22 所高校 28 名代表参加了会议。

2. 主要做法与经验

(1)加强思想建设培养积极地对外交流与合作意识

始终坚持以邓小平理论、"三个代表"重要思想为指导,认真贯彻科学发展观,牢固树立"外事无小事"的工作理念,着重强化"管理即服务"的思想。工作意识决定工作状态,树立全体教职员工积极的对外交流与合作意识将极大促进对外工作的开展,使人人心中有外事,充分发挥高校国际化交流的功能。

(2)加强制度建设确保对外交流工作高效有序进行

针对出访、留学生教育以及外籍教师管理等工作,出台了一系列规章制度,如《安徽中医学院因公出国(境)管理暂行办法》《安徽中医学院外国留学生学历教育管理暂行规定》《安徽中医学院留学生住宿管理规定》《安徽中医学院留学生手册》《安徽中医学院外籍教师安全管理制度》《安徽中医学院外籍教师聘用、管理和考核暂行办法》等。规范办事流程,确立了专人负责外籍人员证件及出国(境)手续办理制度,切实做到外事工作有章可循。

(3)加大宣传力度加强与外界进行信息沟通

建立了专门的对外网站(中、英、韩版),安排专人负责网站的日常维护与更新,使其成为学校对外宣传的重要窗口。通过《安徽日报》《中国中医药报》等地方或国家级媒体宣传学校对外交流工作的成果。主动搜集中医药国际发展信息,注意把握中医药领域对外合作动态,为学校对外工作决策提供重要依据。

(4)加强品牌建设突出自身特色

安徽具有悠久的中医药文化传统,"南新安、北华佗"的中医药发展版图使得安徽具有得天独厚的优势。学校在对外交往过程中充分挖掘安徽丰富的中医药文化资源,正在极力塑造安徽中医的品牌效应。例如,学校利用黄山、九华山野外培训基地,亳州中药材市场举办了多次境外学生夏令营或短期中医药学习班,吸引了大批美国、加拿大、韩国境外学生。

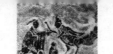

（5）重视与各单位的联系与沟通,不断扩展合作空间

首先,加强了与各兄弟院校以及安徽省内院校的交流,相互借鉴,互通有无,通过与接收语言生的院校联系,进行招生宣传,增强了招生的针对性与效果。其次,与国家中管局、安徽省政府及非政府组织(世界中联及世界针灸学会联合会)保持了良好的沟通渠道,促进了学校与外界的交流。2008 年,学校被确定为安徽省对外交流与合作重点单位,并被设立为世界针灸学会联合会安徽教育基地及国际针灸水平考试分部,学校第二附属医院也同时被确立为全球首家世界针灸学会联合会临床教学基地及国家中医药管理局"中医药国际合作基地"。

（6）充实外事人才队伍,建立对外交流机构

人才队伍建设是做好对外交流工作的基础和保障。学校 2004 年为外事充实了两名专职人员,2008 年,又引进 1 名专门从事海外拓展的留学归国人员。学校于 2008 年 12 月成立了国际教育交流学院。按照科学发展、统筹兼顾的原则,整合资源、细化机构、充实人员,为下一步对外交流工作的蓬勃发展创造了良好的平台和基础。

（七）浙江中医药大学

浙江中医药大学坐落于历史文化名城浙江省杭州市钱塘江南岸。学校的前身是创办于1953 年 7 月的浙江省中医进修学校。1959 年 6 月,正式成立浙江中医学院,校址位于杭州市庆春街原浙江大学旧址。2000 年 3 月,学校整体迁至现址。2006 年 2 月,学校更名为浙江中医药大学。

学校是一所以中医中药为主,医理工管文多学科协调发展的省属高校;是全国首批招收和培养研究生的高校之一,也是首批获得对港澳台地区招生权的高等中医药院校和首批免试招收香港学生的高校之一。设有 15 个学院、1 个独立学院(滨江学院),建有 13 个研究机构,拥有 3 所直属附属医院、15 所非直属附属医院。现有全日制在校生 11,157 人(含独立学院),其中本科生 9,448 人、硕士生 1,360 人、博士生 151 人、留学生及港澳台生 198 人;有成教生 1,449 人。

1. 做法

浙江中医药大学多年以来坚持邓小平理论、"三个代表"重要思想为指导,深入贯彻落实科学发展观,坚持解放思想,实事求是,以发展为主题、改革为动力,进一步推进学校中医药国际交流与合作及国际教育工作。坚持以发扬中医药的独特优势,推广中医药为人类健康事业服务为宗旨,紧紧围绕学校教学、科研和医疗的中心工作,抓服务、促建设、谋发展,进一步发挥外事和国际教育的服务功能,推动外事和国际教育工作跨越式发展。

2. 成果

改革开放以来,学校充分发挥中医药优势,抓住机遇,积极开展对外交流与合作,促进了学校的教学、医疗、科研工作的发展。

学校先后与荷兰神州中医大学、美国新英格兰针灸学院、日本东京医学专门学校、马来西亚中医学院、澳大利亚国泰中药实验有限公司、波兰波罗的海人文大学、韩国尚志大学校韩医科大学、巴西库里提巴公共卫生学院、奥地利多瑙大学威廉·东格尔中国保健中心、以色列起源中医学院、台湾中国医药大学中国台湾、葡萄牙里斯本自然疗法学院、日本东京滋庆学院集团、香港大学专业进修学院、香港中医药科技学院、澳大利亚皇家墨尔本理工学院、美国五系中医学院、日本新大阪齿科技工士专门学校、台湾辅英科技大学、法国尼斯大学、澳大利亚西澳大学、韩国东国大学校韩医科大学、韩国光州保健大学、荷兰海牙中央医院、新西兰奥克兰自然医学院、马来西亚国民大学、新西兰中医学院、英国诺汉普顿大学、匈牙利佩奇大学医学院、保加利亚瓦尔纳医科大学、马来西亚华夏医疗集团、意大利罗马大学、美国纽约州立大学上州医科大学、荷兰中医药大学、英国格拉摩根大学、德国墨丘利中医学院、以色列雷德曼辅助医疗国际学院、斯洛伐克医科大学、美国安德森大学、美国加州大学河滨校区、马来西亚大马中医药学院、比利时西弗兰德省天主教大学、比利时布鲁日—奥斯坦德天主教大学等23个国家和地区的43个教育、科研、医疗单位建立了合作关系。

先后接待了来自美国、哥伦比亚、巴西、德国、奥地利、白俄罗斯、波兰、丹麦、瑞士、西班牙、英国、法国、荷兰、俄罗斯、芬兰、意大利、塞尔维亚、澳大利亚、新西兰、以色列、沙特阿拉伯、科威特、印度尼西亚、日本、韩国、喀麦隆、南非、坦桑尼亚等30多个国家和中国台湾、香港、澳门地区的国（境）外友人1,000多批4,000多人次。其中具有代表性的有美国斯坦福大学代表团、美国圣劳伦斯大学中医研讨访华团、美国上洲医科大学代表团、美国加州中医药大学代表团、美国黄帝学院代表团、美国俄亥俄州立大学医学院代表团、美国东西方自然医学学院董事长代表团、荷兰政府代表团、瑞士汝拉州副州长兼经济部长代表团、澳大利亚西澳州当选州督长（西澳大学董事会主席兼名誉校长）代表团、奥地利联邦总理府高级公务员代表团、俄罗斯肿瘤研究中心教授团、朝鲜金日成综合大学考察团、西荷兰外国投资局代表团、马来西亚国民大学代表团、奥地利格拉茨大学代表团、意大利针灸协会代表团、意大利罗马大学代表团、密克罗尼西亚副总统夫人妇女代表团、葡萄牙国家针灸协会代表团、纳米比亚卫生部副部长代表团、南非教育部国际关系司代表团、荷兰中央医院代表团、德国切瑞特医学中心代表团、以色列替代医学院代表团、日本北海道高科技学院代表团、日本新大阪齿科代表团、日本东洋医疗专门学校代表团、印度教育考察团、尼泊尔教育考察团、印度尼西亚中医协会代表团、比利时西弗兰德省议员代表团、意大利中萨大学医学院院长代表团、澳大利亚华西集团有限公司董事长代表团、澳大利亚昆士兰玛特医院代表团、法国尼斯大学代表团、德国切瑞特医学中心代表团、南非西开普敦大学自然药学院院长和苏丹乍林格大学校长代表团、尼泊尔SK集团主席代表团、保加利亚瓦尔纳大学医学院院长代表团等。学校寓对外宣传于热情接待、交流之中，积极地向来

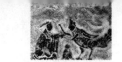
宾介绍浙江省中医药及学校近年来的发展状况。通过交流,促进了双方的了解,增进了感情,推动了学校对外的中医药合作。

学校先后选派了300多批500多人次赴美国、加拿大、英国、德国、法国、荷兰、奥地利、丹麦、日本、韩国、马来西亚、澳大利亚及中国港澳台等20多个国家和地区参加国际学术会议、技术培训、合作研究、考察访问、项目洽谈医疗援外等。通过出访活动,出访人员都感到开阔了眼界,增长了见识,还结交了朋友,同时也促进了自身教学、医疗、科研工作的改革及学术水平的提高。

在科技合作方面,虽然项目不多,但项目的合作质量较为理想。如学校附属第一医院中西医结合血液病研究所与澳大利亚新威尔士大学共同申请取得和完成了澳方资助的中澳机构合作项目——"中草药治疗难治性血液病",该项目研究结果显示,用人参皂甙(GS)胶囊治疗难治性血液病再障、血小板减少和中性粒细胞减少等的有效率分别为89.6%,69.7%和77.4%,疗效优于常规疗法,且无明显副作用。目前成果已获浙江省中医药科技进步一等奖。

针对国际上逐渐升温的中医药热潮,学校积极开展多层次、多规格的对外进修、培训及学历生教育。先后招收了来自40多个国家和地区的3,000多位留学生来校学习进修中医、针灸、推拿、中药等专业。目前在学校有来自美国、加拿大、英国、澳大利亚、以色列、瑞士等20多个国家和中国港澳台地区的各类学生(包括汉语生、专科生、本科生、硕士研究生、博士研究生、进修生)300多人。

(八)天津中医药大学

天津中医药大学是一所培养高素质中医药人才的高等学府,始建于1958年,是中国较早建立的中医药高等院校之一,同时也是教育部批准的全国唯一一所中国传统医药国际学院。天津中医药大学作为教育部国家公派奖学金生的接收学校,学历教育中港澳台学生和外国留学生规模在国内中医药院校同样名列前茅。学校是国家教育部指定的教育援外基地;国家科技部认定的国家级国际联合研究中心;国家中医药管理局认定的中医药国际合作基地。

1. 进一步扩大留学生和港澳台侨生规模,提升层次,扎实做好各项管理工作

学校面向世界各国招收本科、硕士、博士、进修生及汉语培训生。并于2009年、2010年进一步拓宽招生领域,扩大招生规模,承接教育部自主招收高校研究生项目、孔子学院奖学金生招生项目。目前学校共有来自世界60多个国家和地区的2,000多名留学生在校学习。学校在保证留学生规模,进一步做好国际教育、交流与中医药国际推广工作的同时,将在校留学生和港澳台侨生的教学管理工作和学生管理工作摆在重要位置。在充分保证日常教学工作的正常运行的同时,积极地进行教育教学改革,尝试学分制管理在留学生教育中的应用。此外,为营造良好的学习氛围,激发留学生的学习兴趣和砥砺留学生爱校的感情,多年来学校坚持对品学兼优的学生建立评选制度并予以奖励,设立了多样的奖学金制度,大大促进了学生浓厚学习氛围的形成,为学校优良学风的打造提供了前提和保证。

2. 建设好各种平台,促进国际交流与合作

(1)立足中医药基地,承办教育援外项目

学校从 2001 年开始承办的教育援外项目,先后成功举办了多期商务部与教育部面向发展中国家药用植物研究与开发高级培训班和传统医药发展与管理高级研修班,有来自亚、非洲近 30 个发展中国家的 180 多位专家、学者、政府官员参训,为国家教育援外工作做出了积极的贡献。

2008 年在国家教育部第六次发展中国家教育援助人才培训工作会议上,学校被评为教育部"教育援外基地"并授牌。此次被授予教育部"教育援外基地"的有包括吉林大学、南京农业大学在内的全国 10 所高校。学校是唯一一所被授予教育部"教育援外基地"的中医药大学。被授予教育部"教育援外基地"是教育部对学校长期以来援外工作的高度评价,学校将以此为契机在今后的教育援外培训工作中做出更大的成绩。

2009—2010 年学校继续发挥教育援外基地的作用,积极做好国家级援外教育培训,包括成功承办教育部和外交部首期"亚洲区域中医药教育高级师资研修班";作为教育部批准的两所境外承办援外项目的院校之一,赴肯尼亚举办第七期、第八期"非洲药用植物研究与开发高级培训班",促进了中国与发展中国家之间的友谊。

(2)学校是国家科技部认定的国家级国际联合研究中心

学校以研究中心为平台,积极开拓对外合作渠道,创新合作方式,进一步扩大国际科技合作与交流,提升合作水平与层次,充分利用国际科技创新资源,同时大力引进和培养一流科技创新人才与团队,从而提高学校的自主创新能力。

(3)学校成立中意中医药联合实验室

2007 年 1 月,意大利卫生部部长一行在国家科技部有关领导、市政府、市科委和市外办领导的陪同下来学校访问,并共同探讨了中意中医药联合实验室的具体事宜。同年 11 月,意大利卫生部副部长再次访问学校,为"中意中医药联合实验室——运动分析评价室"揭牌。

2009—2010 年,中意中医药联合实验室加快了中医药基础和临床研究方面的进展,同时在很大程度上为天津滨海新区的发展带来了积极的经济效益。

(4)学校是国家中医药管理局中医药国际合作基地

为贯彻落实《中医药事业发展"十一五"规划》,整合国内外中医药国际合作资源,构建中医药国际合作平台,建立对外合作网络,国家中医药管理局在全国范围内遴选了一批中医药国际合作基地,其中天津中医药大学,被授予为国家中医药管理局中医药国际合作基地。学校以此

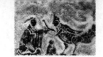

为平台,在中医药管理局的统一领导下,进一步扩大中医药的国际合作,承担政府间中医药国际合作项目,为提升天津中医药大学在国际上的知名度,为中医药事业在世界的推广,做出应有的贡献。

3. 国际中医药学术研讨会、国际针灸学术交流会等重大国际会议的召开

在中医药全球推广空前高涨的大环境下,国际中医药学术研讨会、国际针灸学术交流会在天津中医药大学已经成功举办了十几个年头。经过多年的铺垫和积累,以及学校教职工的倾力协作,于2008年11月首届世界中医药教育大会在天津中医药大学盛大召开,首次在全世界范围审议并通过《世界中医学本科教育基本要求》,同时天津中医药大学校友会成立,并成立多个海外校友分会。此次大会共有来自美国、日本、俄罗斯、韩国、德国、法国、澳大利亚、意大利、瑞典、尼日利亚、埃塞俄比亚、加纳、喀麦隆等40余个国家和地区的300余名国外专家、学者和200多名国内代表参加,共收到论文370余篇。

4. 学校进一步促进对外教育与交流,全面推动中医药学在世界范围传播

随着学校对外交流的领域不断扩大,总体规模遍布世界五大洲。学校涉足于与泰国联合开办针灸培训班;为韩国水原科学大学短期进修学员开设解剖实习课程;与韩国"师任堂"化妆品有限公司联合举办中韩中药美容研讨会;与俄罗斯新西伯利亚临床免疫科研所、"李维斯特"医学集团合作为其学员开设各种学习、交流、实习基地等多个领域。

近年来,学校重视开展与国外知名院校的教育合作,提升中医药国际影响力。与新加坡南洋理工大学、蒙古健康科学大学、越南传统医药大学、马来西亚南方学院等多所世界知名大学合作,共同培养中医、针灸、中药专业传统医药优秀人才,不断扩大中医药在世界的影响。

同时,积极探索国内学生的国际化培养模式,加快中医药专业学科的国际化进程。学校与澳大利亚莫道克大学、埃迪思科文大学联合培养国内学生,促进护理、管理等专业培养与国际接轨。目前正积极与英国东伦敦大学共同探讨针灸专业学生的国际化培养,让国内学生充分享受国际教育资源,努力建设国内一流、国际知名的教学研究型中医药大学。

5. 学校积极弘扬中华传统文化,拓宽汉语教学阵地

2006年,天津中医学院(现天津中医药大学)中药学院日本分校正式成立,这是日本国内第一所由中日两国政府教育管理机构正式批准的中药学专业本科教育机构,开创了两校间崭新的合作办学模式。2008年,经中国孔子学院总部批准,与日本神户东洋医疗学院开办的孔子课堂正式揭牌。"日本神户东洋医疗学院孔子课堂"是中国中医药大学独立在海外承办的第一所以中医药文化为特色的孔子课堂。两校将发挥双方优势,在进行汉语教学的基础上,将中国传统文化的精华——中医药学知识介绍给更多的日本民众,努力使"孔子课堂"成为日本朋友学习汉语、了解中医药、认识中国的窗口。

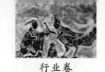

2009 年以来,学校进一步完善中医药特色"孔子课堂"与"中药学院日本分校"的办学工作。孔子课堂规模不断扩大,学员逐年增加,发挥双方承办校的专业资源优势,定期邀请中医药专家学者开展面向社会人士的中医药学讲座等,积极弘扬中国传统医药文化,还将中国语言文化推广活动引入到了日本高中课堂。2009 年、2010 年成功举办了两届兵库县汉语演讲比赛,参赛选手逾百名,受到了中国驻大阪总领馆的高度赞扬,国家汉办网、人民网、新华网天津频道、中国驻大阪总领馆网、中国中医药报等新闻媒体都相继对此次汉语演讲比赛进行了报道。

(九)黑龙江中医药大学

黑龙江中医药大学始建于 1954 年,初名黑龙江省中医进修学校,1959 年定名为黑龙江中医学院,1996 年经国家教育部批准更名为黑龙江中医药大学。经半个多世纪的建设与发展,学校已成为具有较高教学、科研、医疗水平,在国内外有一定影响的高等中医药院校,现为黑龙江省重点建设的高水平大学。学校于 2004 年首批获得教育部本科教学工作水平评估优秀高等学校,2007 年首家通过教育部本科中医学专业认证,2008 年被确定为国家中医临床研究基地建设单位,2009 年晋升全国精神文明建设工作先进单位。

黑龙江中医药大学的外事工作可以说是得益于我国改革开放政策发展起来的。自 1978 年改革开放以来,黑龙江中医药大学一直重视外事工作的发展,秉承"勤奋求真,博采创新"的校训,抢抓历史机遇,开展有中医药特色的国际交流合作项目。历经 30 年的发展,黑龙江中医药大学已经成为一所在国内外都享有较高知名度的高等中医药学府。

1. 以学历教育为主,短期培训为辅

发展留学生、港澳台及华侨学生的中医药对外教育是高等教育以及高校国际化的重要途径。高等中医药院校以其自身的特色与优势在对外教育中具有特殊的地位。黑龙江中医药大学的对外教育事业开始于 1985 年,最初对外教育也只有短期培训这一种培训层次,接收的海外学生的数量也十分有限。经过多年的努力和探索,学校积累了丰富的办学经验,学生规模不断扩大,培养层次不断提高。目前,学校的留学生教育层次已经由最初的短期实习、专题研修发展到短期研修、本科、硕士、博士四个教育层次,学生来源已覆盖韩国、日本、俄罗斯、乌克兰、英国、美国、加拿大、西班牙、马来西亚、新加坡、匈牙利、瑞士、智利、意大利、德国等 20 多个国家和中国港澳台地区。1988 年学校招收了第一批本科学历教育的留学生,自此,学校开始了中医药学历教育的历程。学校的留学生、港澳台及华侨学生与国内大陆学生同班授课,趋同管理,由于受教育者的情况不一、文化背景不同、语言障碍,使得他们学习中医药困难重重,不容易接受中医的思维方式。国内各中医药高等院校都要求留学生汉语水平达到 HSK6 级以上方可申请进入本科学习。但实际情况是,一方面由于中医药教育的语言特点,达到 HSK6 级

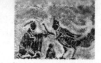
的留学生的汉语水平也很难很快适应中医药教育;另一方面很多学生很难在一年之内达到HSK6 级,不得不花费更多的时间用在语言学习上。针对这一情况,学校采取"宽进、严出、高质"的人才培养模式。宽进:适当放宽来华学生入学条件(留学生 HSK 达到 4 级即可入学),扩大来华学生人数和国别,实行通时教育,满足国际对中医人才的需求。严出:对留学生、港澳台及华侨学生的学习严要求,重视加强基础素质和基本技能的培养,保证教学质量。高质:对学生的专业素质、人文道德和心理素质高要求。同时,授课教师在课堂上注意与学生的互动,课后又单独辅导,而且学校还为留学生有针对性地开展"一帮一"活动,即请专业知识扎实的优秀研究生辅导留学生,既解决了留学生学习困难的问题,又为研究生解决了部分生活费问题,同时也增进了学生间的情感交流和文化交流。

在打开学历生招生局面的同时,学校的短期进修项目逐渐丰富。在陆续推出的特色课程中,除学校现有专业、学科中有代表性的课程和疑难杂症的诊治外,又增加了养生保健为主的针灸、推拿、功法、美容、食疗等课程,同时增加了参观旅游项目,使参加短期研修的同学在学习中医药的同时,又增加了对中国传统文化及哈尔滨特色冰雪文化的了解,寓教于乐,教学相长。

留学生、港澳台及华侨学生中医药学教育质量是高等中医药院校对外教育发展的生命线,是学校国际化发展水平的重要指标。只有保证对外教育质量,才能扩大留学生、港澳台及华侨学生的规模,提高培养层次。

2. 加强中外合作办学和境外办学,建设好世界第一所"中医孔子学院"

中外合作办学是集中反映高校国际化水平的重要标志。一方面根据学校的发展需要与社会的需求引进境外优质教育资源,有选择地开办中外合作办学项目,提高学校教育水平与开放水平。2004 年,学校对外教育工作改变以往吸引境外学生到学校接受教育为主的思路,在校党政领导的关怀支持下,积极、果断的迈出了中外合作办学的第一步,并成立了中外合作办学项目管理委员会。目前,学校的中外合作办学项目已经顺利地通过了教育部和省教育厅的三次复核检查,项目进入学生派出阶段,为学校联合办学项目的可持续发展奠定良好基础。另一方面要进一步积极稳妥地推进境外合作办学。2007 年经国家汉办批准,在黑龙江省教育厅的大力支持下,黑龙江中医药大学、哈尔滨师范大学与英国伦敦南岸大学共同合作建立伦敦中医孔子学院。它也是世界上第一所面向全世界招生的以教授中医药学知识为主的孔子学院,它的成立标志着学校中医药国际教育事业迈上了一个崭新的台阶,也将成为学校未来国际教育合作发展的一个重点。为建设好世界第一所"中医孔子学院",结合运行中的具体情况,及时调整专业课及选修课的设置、选定教材、改善临床实训条件及选派优秀教师,致力于使中医孔子学院的专业课程达到中国境外中医教学的最高水平。与此同时,解放思想,建立其他境外办学项目,注重与正规高等教育机构特别是医学院校的合作,因地制宜根据不同国家的不同情况制定相应的教学计划,输出多层次、多种形式的课程,以满足不同需求。

3. 积极拓宽渠道,扩大国际科技医疗合作规模

在 21 世纪全球经济一体化的发展趋势下,中医药对外教育面临着良好的发展机遇和严峻的挑战,新的形势和任务对学校的对外合作与交流的模式和内涵提出了新的要求,学校必须进一步解放思想,不能只将对外合作局限在中医药教育层面,还要积极与国外高等院校、医疗机构发展中医药科技医疗国际合作,以科技医疗合作促进教育合作。黑龙江中医药大学的对外科技合作项目大体可分为两类:一类是利用国外资金,在国内进行研究,研究成果双方共享;另一类是利用国外援助性资金和研究条件,分工合作,研究成果主要归学校所有。这些科技合作工作的开展由少到多,逐步深入,取得了相当的成效。

中医药学理论的独特性以及用药形式和临床疗效的特殊性已经引起了国际社会的广泛兴趣和关注,而中医药学的优势领域也吸引了国外的科技力量。如果中医药学能够通过多元的方式开展中医药科技国际合作,在相当长的一段时间里有更丰富客观的具体内容和项目来拓展,合作研究双赢的潜力优势是毋庸置疑的。然而,在开展科技国际合作的特定情况下,必须对特色进行准确的分析和把握,并对科技合作的关键环节有清晰准确的认识,否则合作就很难于引向深入。所以,科技国际合作必须选择客观显示度突出的中医药优势项目,才能合作持久最终成功。

学校在药学方面的几项合作研究,就较好地实现了与国际接轨,也将天然药物及中药研究确定为国际合作优先发展领域。从 20 世纪 90 年代初至今,学校与日本广岛大学、明治药科大学合作进行了刺玫果、黄芪叶、东风菜、轮叶沙参、辽东木忽木叶等药物的有效成分研究;与日本北海道药科大学合作开展了中药及其复方的血清学研究。这两个长期合作项目,分别得到国家自然科学基金国际合作项目、科技部新药博士基金项目、国家中医药管理局重点项目的支持,到目前为止已经获得诸多成果,并且为高层次人才的培养创造了良好条件。2004 年学校与俄罗斯阿穆尔州立医科大学开展合作办学、合作科研,成功举办了五届中俄药学论坛之后,2009 年 3 月,学校又与俄罗斯科学院西伯利亚分院生物公共实验研究所签订了双方科研合作协议。按照协议内容,中俄双方将就天然药用植物与人工栽培药用植物中生物活性物质与化学成分生态——生物地球化累积规律性等方面进行合作研究。随之,2009 年 4 月,学校又与俄罗斯科学院新西伯利亚分院微生物研究所签订了关于中药有效成分提取的科研合作协议。双方将发挥各自优势,在相关领域开展中药研究和交流,共同研究中医药应用机理。

学校通过教育手段逐步传播中医药的特殊文化观念乃至中国文化精神,在科学研究的国际合作中,在相当长的一段时间里更以客观的具体内容来展开。

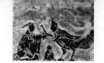

4. 进一步加强对外交流人才培养和外专引智引资工作

人才培养是搞好对外交流合作的关键。学校一直非常重视对外交流人才的培养,利用现有项目中的人才培养经费,并多方开拓渠道筹措资金,有计划地分期分批选派骨干教师出境学习、考察、参加国际学术会议,同时遴选有一定水平和外语基础的中青年教师,进行外语强化训练,优先选派出国工作、学习,使之早日成为对外交流合作工作的骨干力量。

活跃国际交流,特别与境外著名大学的交流是高校走向国际化的基础。学校鼓励、支持教师参加境外国际学术活动,加大引入国外著名大学高层次教授、学者来校访问讲学的力度,开展教师、学生交流互换,推进院校间各级领导层互访。自学校开始对外交流活动以来,学校曾先后派出教师300余人赴韩国、日本、俄罗斯、英国、美国以及中国香港、台湾等相关教育机构讲授中医学课程;接受来访2,000余人。除师生学术交流外,学校还鼓励学生参加各种国际性的文艺体育活动,例如中俄大学生体育表演赛、中俄大学生联欢活动等。

外专和引智引资工作是对外交流合作的重要组成部分。在推进学校国际化进程中,加大力度引进国外资金,引进国外研究人员,创新机制建立联合实验室,同时,通过建立联合实验室和充分开放现有研究设施,吸引国外学者来校开展研究。学校还安排外国专家来校举办专题学术系列讲座,了解中医药科技医疗前沿动态,营造浓厚的国际化学术氛围。与此同时,学校还积极与海外校友及国际科研医疗机构建立联系,为学校优秀学生、贫困生募集各类奖学金,保证学生顺利完成学业。

中医药教育、科研、医疗对外交流合作一直是黑龙江中医药大学校的优势与特色之一,学校要大力推进国际化进程,加快国际化发展,塑造国际化品牌,异峰突起,在代表我国中医药教育国际化水平的高峰上,集中体现国际知名的一流水平。

(十)甘肃中医学院

近年来,甘肃中医学院在省委、省政府的领导下,在上级行政部门的支持帮助下,认真贯彻落实中共中央、国务院关于"积极创造条件,使中医药更广泛地走向世界"的指示,坚持"开拓务实、科学发展,推进中医药对外交流合作"的工作思路,力争使学校对外交流合作工作有新的进展、迈出新的步伐和取得新的成绩。

甘肃是中医药学的发祥地之一,在这片古老的黄土地上诞生了针灸学鼻祖皇甫谧和其撰写的世界第一部针灸学术专著《针灸甲乙经》,保存有大量的中医药学文献,如敦煌医书、武威汉简和岐黄医史等,蕴藏着以"参、芪、归、黄、草"为主的丰富的中药材资源,这些曾为世界人类文明发展起到了积极推动作用。当前,随着药源性疾病日益增多,回归大自然的世界性传统医学治疗疾病被关注,国家西部建设重点的启动,亚欧大陆桥的贯通和学习与研究中医药的境外学生数量剧增,使甘肃中医药学术发展又面临着新的机遇。因此,大力弘扬中医药学是学院的历史任务和重要责任。面对这种形势,学院多层次、多形式和多渠道的"内引外联",积极开展了中医药对外交流合作。

据统计,2004—2008年间,在教育教学方面,学院招收针灸推拿和中医药专业学历教育的境外学生26名,其中本科毕业获得中医学学士学位4名,接收针灸推拿和中医药专业非学历教育的境外研修生47名,其中43名已顺利完成了临床研修学习;学院与"美中友好志愿者协会"建立了长期合作关系,该协会按期向学院派遣免费美籍英语教师,加强了学院外语教学力量;学院引进了韩籍韩语教师,为韩国留学生快速提升汉语水平提供学习条件;学院与韩国培材大学签订两校教育合作协议,韩国培材大学定期向学院派遣学习针灸推拿和中医药专业学历教育的韩国留学生;学院与菲律宾国父大学达成合作办学意向协议,双方将开展"2＋3"和"3＋2"护理专业学历教育的教学模式;学院与韩国汉语教育培训中心合作,开展对韩国学历教育留学预科生的汉语教学工作;学院3名师生通过国家留学基金委审核批准,前往美国佐治亚大学、新加坡国立大学和乌克兰国立大学做访问学者或攻读学位;学院派遣11名副高级职称以上的教师,前往日本秋田大学进行为期50天的医药学专业培训进修。

在科技研究方面,学院与澳大利亚澳洲中医学院联合举办了两届"国际中医针灸学术研讨会";与日本大学药学部和德国联邦农业研究中心联合开展了科学研究工作,其5项合作课题获国家外国专家局和省外国专家局引智立项,取得了一批科研经费;与美国、英国、日本和韩国的4项合作课题获国家教育部"春晖项目"立项,取得了科研经费支持;与台湾中国医药大学长期开展学术交流合作活动。

在对(援)外医疗方面,学院圆满完成了选派中医针灸人员参加国家卫生部组建的出国援外(马达加斯加)医疗队工作,接待了前来学院参观访问的马达加斯加国家卫生部部长,并达成医疗教学合作意向;与马来西亚神州中医针灸骨伤研究院和马来西亚首都中医学院开展学者互访、异地教学与医疗指导;与捷克波曼传统医疗中心就双方开展传统医疗协作进行了意向性洽谈;与巴基斯坦巴中友好医院就培养巴方中医针灸推拿专业人员和开展医疗指导合作达成意向性意见;与我国台湾中国民间疗法推广协会建立了医疗指导联系;与我国台湾中华针灸学会互派学者开展了医疗教学活动。

学院与美国、英国、德国、法国、捷克、澳大利亚、日本、韩国、新加坡、马来西亚等国家与中国台湾地区建立了广泛的学术联系,大力推进中医药对外交流合作,在教育教学、科技研究和对(援)外医疗等活动中,互访的专家学者达80余人次。

总之,学院与世界中医药界之间的接触、互访越来越频繁,其交流合作已经涉及教育教学、科技研究和临床医疗等多个领域。

(十一)上海中医药大学

创立于1956年的上海中医药大学,是全国最早建立的四所中医药高等院校之一。市属高

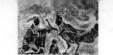

校中唯一的医科类重点特色院校。目前,学校各类在校生有 9,985 人,其中博士生 450 人、硕士生 1,594 人、本专科生(包括高职)4,510 人,成人教育 2,108 人,长期外国留学生 894 人。另外,目前学校已与 14 个国家和地区建立了合作关系,有来自日、韩、俄、法、英、美、德、意等 30 余个国家和地区的短期留学生每年 1000 余人次。

建校 50 多年来,为国家培养和输送了各级各类中医药专门人才,校友遍布 60 多个国家和地区。学校拥有 600 多名专家和教授,2 名两院院士,多名全国名中医、上海市名中医以及国家级重点学科带头人等。2008 年中医学专业通过了教育部试点认证。

以建设"研究教学型、特色型、外向型"大学的发展规划要求,经过大家共同努力,上海中医院大学的国际交流与合作层次有所提高,对外教育的规模和形式有了很大的突破,长、短期留学生规模获得前所未有的发展;学校在国际学术主流社会的影响日渐提升,一大批中医医教人员通过国际交流的平台得到了锻炼和成长,初步形成以教育、科研为主要合作内容的高层次、多渠道、多形式的对外交流与合作的格局。

1. 国际教育合作

(1)中外合作办学

上海中医药大学目前有两个中外合作办学项目,分别是与英国伦敦城市大学合办的中英合作药学,以及和英国诺森比亚大学合办的中英合作护理。两个项目从 2003 年正式开始招生,目前已经招生了 7 届学生,一共有 125 名中国学生选择到英国继续深造。通过这两个项目提高了学生的英语能力、自学能力、国际交往能力、研究能力,并通过校际教师交换提高了教师的教学水平。

(2)留学生教育

国际教育学院通过实施管理模式的综合改革,已初步形成了资金积累、考核激励以及按市场规律运行的机制,为学校对外教育的发展提供了较为有利的条件。品牌战略和标准化战略是学院综合改革的重要组成部分,ISO 质量管理体系是实现学院发展战略的工具和载体。2004 年学院通过了 ISO9001:2000 国际质量管理体系认证,获得了中国 CNAB 及美国 RAB 认证证书。

学院留学生规模有所扩大,目前长期留学生(不含港澳台)在册人数 895 名,短期留学生 1,000 余名。留学生来自日本、韩国、美国、德国、意大利等 40 多个国家和地区。通过对教育质量的控制,使留学生的教育水平得到了很大的提高,在全国医师资格考试的通过率一直名列前茅。

为了适应留学生的教育,学校组织中医的翻译力量,开发了适合留学生的培训教材和参考书。先后出版了《汉日双解中医名词术语词典》《汉法双解中医名词典》,以及日文版中医教材一套。在作好国内留学生教育的基础上,开拓市场,提高办学水平,积极和境外大学机构合作。2004年学校在泰国与华侨崇圣大学合作开设了泰国第一个被列入泰国教育部专业目录的中医六年制本科专业。中医课程全部由我方学校承担,专业课程采用汉语教学,最后两年临床课程与实习在中国举行。到目前为止,此合作项目已经8年了,第一批毕业生已于2010年11月毕业。

日本滋庆学园是一个综合性职业教育专业机构。该集团拥有各类职业教育学校44所,在校学生总人数约4万人左右,成为全日本最大的职业教育集团。2007年5月学校和日方签订了专升本及合作培养研究生的协议书,此项目在顺利进行中。2007年马来西亚卫生部部长代表团对学校进行了详尽地考察和评估,2008年马来西亚政府正式承认了上海中医药大学的本科学历。上海中医药大学中医学专业本科毕业的学生有资格申请到马来西亚的政府部门和国家医疗机构工作。学校与马来西亚的国际医科大学签订了合作协议,共同举办中医专业本科,学校已经派遣了一名教授担任中医学院的院长进行中医课程的指导与安排教学任务。

(3)学生交流

为了开拓中国学生的国际视野,提高英语能力,接触国外先进的教学理念,同时传播中国的中医文化,学校积极开展了学生交流的工作。鼓励学生参加交换生计划,承认他们在国外获得的学分,资助优秀学生参加国际会议,举办夏令营等游学文化活动,共有100多名学生参与了各类学生交流活动,分别前往芬兰、法国、日本、英国、美国等10多个国家和中国香港地区。其中有10位学生出国学习国外大学的课程,获得了国外的学分,7人参加了在国外举办的国际会议,其中两人还在国际会议上获得了大会论文一等奖。

2. 国际科技合作

(1)人员培训

学校出台各种政策,启动了各类项目和培训计划,鼓励自主科研人员和教师前往国外著名大学进修。近2年,一共有40余人出国进修,包括医学、药学、管理等各个方面。时间1~2年不等。前往的国家和地区包括日本、新加坡、美国、英国、德国、法国、加拿大、泰国、中国香港。通过教师的培训促进了和国外研究机构的联系,推动了国际科研合作的开展。

(2)建立国际合作机构

学校积极引入国际科研资源,建立紧密的国际合作机构。与1998年诺贝尔奖获得者穆拉德先生合作建立"上海中医药大学穆拉德中药现代化研究中心";与英国伦敦都市大学合作开展中药研究,由英方在英国申请经费,双方建立"中英合作联合实验室"在英国和上海同时挂牌;与日本千叶国立DNA研究所合作项目的开展,"中日合作中药基因研究联合实验室";与美国国际华人骨研学会合作建立联合研究中心;与德国汉堡大学医学院合作建立中医药研究院。

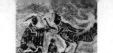

通过这些合作项目、合作机构积极落实联合培养研究生、共同申报国际合作课题、发表研究成果,发挥品牌效应,吸引国际基金的工作,通过努力已见初步成效,部分成果在国际杂志上发表。

3. 国际会议

为了提高上海中医药大学的学术水平,学校各个研究所以及二级学院每年定期举办 2～3 项国际学术会议,包括国际针灸会议、国际气功会议、中泰中医论坛等。国际学术会议所涉学科领域更加广泛,议题更加专业,规模、层次逐年提高,已成为展示学科建设成绩、拓宽交流渠道、提升学术形象的重要窗口。

同时学校和政府以及企业合作分别与 2004 年、2006 年、2008 年、2010 年举办了"上海国际现代传统医药博览会"和论坛,体现了大学服务社会的理念。在国内举办国际会议的同时,学校还积极走出去到国外举办会议。2006 年,学校与日本中村学园大学合作在日本福冈县首次举办了"2006 日中药膳及功能性食品材料博览会",在日本取得了空前的成功,博览会的成功举办对于在海外显示学校整体实力和树立中医药整体形象有着重大而深远的意义。

4. WHO 工作

上海中医药大学是世界卫生组织传统医学合作中心。学校承办了多次 WHO 的工作会议,包括中药 GMP 和 GACP 学习班、第四次世界卫生组织(WHO)的传统医学合作中心主任会议;派专家前往意大利参加中医临床研究指导标准的研讨会;牵头承担了世界卫生组织的 ICD－II 国际传统医学标准的项目。

(十二)河南中医学院

河南中医学院外事工作始于 20 世纪 70 年代末 80 年代初,30 年来,始终坚持有利于提升学院影响力,增强办学实力的原则,在对外交往中注意维护国家的整体利益和民族尊严。外事管理坚持"统一领导、归口管理、分级负责、协调配合"的原则,遵守国家政策、法律法规及有关规定,在地方外事工作的权限范围内开展工作。确立"大外事"的观念,充分调动全院各单位、各部门的积极性,不断扩大对外交流与合作。

进入 21 世纪以来,我国高等教育快速走向世界,中医药已经成为国际交流与合作中极具优势和活力的领域。2006 年,国家科技部、卫生部、中医药管理局联合下发了《中医药国际科技合作规划纲要(2006—2020 年)》,2007 年,国家科技部、卫生部、教育部等十六部委联合下发了《中医药创新发展规划纲要(2006—2020 年)》,对中医药国际交流、合作与发展明确了相关政策,明晰了发展思路,提出了新的要求,中医药对外合作具备了良好的政策环境。

随着国家改革开放政策的进一步落实,学院紧紧抓住高等教育国际化的历史机遇,与世界各国之间的联系与交流日益频繁,合作领域不断拓展,对外交流与合作翻开了新的一页。在新的历史条件下,学院深入学习贯彻落实科学发展观,解放思想,改革创新,抓住机遇,应对挑战,结合自身的实际和优势,不断拓展新的国际交流与合作途径与渠道,不断克服和解决存在的困难与问题,促进国际交流与合作的健康、快速、持续发展。

1. 对外交流与合作不断拓展

目前,学院与日本浜松医科大学、日本东京国立感染症研究中心、日本金泽大学药学部和护理学部、日本株式会社知惠馆、日本阿克莱丝美养品有限公司、日本健康科学会、日本药膳学院、韩国釜山大学、韩国大邱韩医大学、韩国东义科学大学、美国哈佛大学医学院、德州大学、堪萨斯大学、富特赫斯州立大学、韦伯国际大学、加拿大安大略省中医学院、新西兰中医学院、巴西若茵维莱大学、瑞典伦德大学、意大利那不勒斯第一卫生局、意大利那不勒斯东方大学、意大利素问中医培训中心、英国提兹塞得大学、德国康斯坦茨市传统中医与自然疗法中心、德国柏林少林大成健康保健公司、保加利亚索菲亚大学、奥地利中医学院、维也纳大学、哥伦比亚曼努埃拉尔特兰大学、苏丹卫生部、非洲国际大学、香港大学、香港浸会大学中医药学院、香港中医药科技学院、台湾中国医药大学(台湾)、静宜大学等50多个海外教育、科研、医疗机构开展了联合办学,医疗、科技交流与合作,2004年以来,共签订合作协议30余个,不仅量上有很大增加,质量也明显提高,可操作性增强。

通过2009年6月对苏丹非洲国际大学的出访,就建立中医药诊疗中心和国际汉语班等相关事宜达成了具体合作协议;2010年10月通过访问,进一步加快了与哥伦比亚曼努埃拉尔特兰大学建立合作关系的步伐,目前双方已经签署了合作举办中医系和孔子学院协议,相关工作正在积极筹划中;与美国韦伯国际大学就在美国合作举办中医药管理学院签署了合作协议;与保加利亚索菲亚大学就在保加利亚联合举办针灸推拿培训班及建立针灸推拿学院签署了合作协议,同时筹办在保加利亚开设中医院。目前两个项目均已获批准,相关工作正在积极筹建之中;2009年开发并启动与日本知惠馆合作进行"中国中原文化·中医药保健高级研修项目"。

①积极创造条件,选拔优秀教师赴外讲学及派遣学生赴外留学。期间,受伊朗医师协会的邀请,学院派遣三附院常务副院长周友龙博士赴伊教学一个多月,作为第一位由中国正式机构派遣到伊朗的中医师,周友龙在讲课之余,运用高超的传统中医治疗方法治愈了伊朗德黑兰宗教领袖及一些政府高官的顽疾,在当地引起了很大的轰动,伊朗国家电视台全程派遣记者跟踪拍摄了教学过程。以此为契机,伊朗卫生部专门就中医药在伊朗的发展及规划,以及相关立法问题进行了专门的探讨。

选派了相关专业的学生赴加拿大安大略省中医学院和日本浜松医科大学学习,并选派教师赴香港浸会大学、日本药膳学院等进行了讲学交流活动。

②加大了河南省汉语国际中医药文化推广基地的建设。2009年7月,河南省汉语国际中

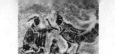

医药文化推广基地获准在学院建立,该基地在原有的对外中医药文化及对外汉语教学的基础上不断充实内涵,编制了适合外国人的中原文化,汉语学习,中医药学习、体验、保健的宣传培训教材,加大开展国际汉语培训和中医药文化与传统保健进修、培训工作力度,通过项目的开发和开展,进一步促进汉语国际中医药文化推广基地的建设和项目资源的充分利用。目前学校对所有200多名留学生均开设有汉语课程,开展有对外汉语培训班。以中医药文化和传统保健体验中心建设为龙头,将学院建设成为独具特色的河南省汉语国际中医药文化推广基地。为了实现这一目标,学院目前已经在第一附属医院和第三附属医院分别设立了中医药文化和传统保健体验中心,使留学生和学习汉语的学员在学习汉语的同时,能够亲身实践和体验中医药文化,实现理论与实践相结合。通过"中药标本信息库"的建设,使留学生和学习汉语的学员在学习汉语的同时,能够更直接、更便捷地学习和体验中医药文化,实现互动及直观教学。

③积极开展留学生服务及管理年活动,扩大对外宣传招生工作。学院是由教育部批准的能够招收外国留学生和港澳台学生的200所高等院校之一,现有在校留学的注册学历生(包括硕士研究生、博士研究生)236人。为了进一步做好留学生的教学工作,海外教育学院于2010年开展了"留学生服务及管理年"活动,结合学院及海外教育学院的中心工作,加强留学生管理人员的服务意识和管理水平,提高留学生的整体素质和教学质量。

同时,海外教育学院还每年赴韩国举行留学生招生宣传活动,并通过建立"招生宣传沟通网"建立了招生资源信息库,采用多种形式与海外相关院校建立起沟通与交流的平台,扩大了招生渠道。

④加大了与世界针灸学会联合会的合作力度,充分利用相关资源,与世界针灸学会联合会合作于2010年首次启动了"国际针灸师水平考试"项目。共有国内外考生39人通过考试并获得了"国际针灸师"证书。另外,海外教育学院并于今年承办了世界针灸学会联合会大学工作委员会年会,这些都有利地提升了学院在海外的宣传及影响力。

⑤在扩大交流与合作的基础上,河南中医学院将紧紧围绕学院建设与发展这一中心,认真研究中医药对外开放的形势和政策,进一步明确学院国际合作与交流的现状、目标和任务,巩固已有的对外交流与合作项目,不断完善项目管理,探索与国际接轨的项目开发和项目管理模式,建立多层次、高效率的对外合作与交流体系;全面发掘和充分利用国内外、校内外人力资源,不断提高中医药的对外交流与合作;积极寻求途经鼓励和支持专业技术人员到国外进修、学习和参加国际学术会议、进行学术交流。

共有151人次分赴合作单位进行访问,开展合作研究或短期工作。学院近20位教师和管理人员利用日元贷款项目赴日本进行了学术研修和交流,近10位职工利用国家留学基金外出进修。2004年以来,接待来访外宾600余人次。

⑥外国文教专家工作稳步推进。2005年以来,为适应学校外语教学需要,学校和外语学院一起积极努力,引进外国文教专家20人次,加强了与外教的交流,理解和支持外教的工作,并努力为外教提供较好的生活、学习、工作条件,保证了教学质量。在每年的学生评教中,对外教的教学满意率都很高。先后聘请了日本浜松医科大学、韩国大邱韩医大学、美国国立卫生研究院等10余位教授作为学院的客座教授,并在学院进行了交流、讲学,受到了师生的欢迎。2009年3月,进一步完善了外教管理体制,国际合作处专门设立了外教事务科,并配备专人进行管理。

2. 国际合作课题研究成效明显

逐年加大了国家与河南省外国专家局引进国外智力项目的申报工作,2005年以来共申报国际合作课题20余项,申请经费40余万元。加强了与相关主管部门的沟通和联系,为进一步开展好此项工作奠定了良好的基础。

外事管理与服务水平显著提高。学院坚持"统一领导、归口管理、分级负责、协调配合"的原则,认真贯彻执行中央对外方针政策和外事工作制度,按照政策、法律、法规和规定办事,自觉遵守外事纪律,严格请示报告制度,充分发挥"管理、协调、参谋、服务"的作用。制订了《河南中医学院外事管理工作若干规定(试行)》,规范了因公出国(境),邀请、接待外宾和国际交流合作项目的审批与管理。对国际交流与合作项目的实施情况进行了跟踪、检查、督促和落实。本着节约、高效的原则,认真细致地做好外宾来访接待工作,树立了学院的良好形象。加强了与上级外事主管部门、兄弟院校外事部门之间的沟通、联络与信息交流。

(十三)辽宁中医药大学

辽宁中医药大学成立于1958年,是辽宁省唯一一所培养中医、中药、针灸推拿、中西医临床医学、高级护理人才和医学相关类人才的高等院校。

学校是国家中医药管理局确定的全国中医师资格认证中心考试工作基地、全国中医药外语培训基地、全国中医药文献检索查新分中心、全国中医药国际合作基地,是国家科技部确定的中药新药临床试验关键技术及平台研究的建设单位,是国家食品药品监督管理局指定的国家药物临床试验机构,是世界针灸协会联合会辽宁教育基地暨考试分部,是世界中医药联合会考试与测评委员会筹委会副主委单位,是国家首批有条件接收外国留学生、港澳台学生的高等院校,是接受中国政府奖学金来华留学生院校,是国家中医临床研究基地。

近年来,辽宁中医药大学国际交流合作工作突出中医药的优势,通过多种形式开始教育、医疗、科技、产品的国际交流与合作,取得比较明显的进展。

1. 对外交流与合作的现状

(1)国际教育合作

在巩固已经合作伙伴的基础上,学校坚持"以亚洲为中心,辐射欧美,面向非洲,纵深发展"

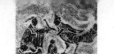

的广泛对外交流策略,积极组织派遣相关人员赴美国、英国、澳大利亚、意大利、加拿大、新西兰、日本、泰国、韩国等国家进行交流合作,并取得了一定的社会和经济效益,提高了学校的国际知名度,为进一步合作打下了坚实的基础。目前,学校已经与富山医科药科大学、韩国庆熙大学、忠南大学、东新大学、澳洲维多利亚大学、美国加州中医大学、加拿大中医学院、英国曼彻斯特城市大学、新西兰中医学院、泰国庄甲盛大学和香港浸会大学等 63 所学校建立了友好合作关系,签署并在执行的教育合作协议达 34 个。目前合作突出活跃的项目主要有韩国东新大学"3＋3"项目、加拿大中医学院研究生联合培养项目等,通过与国外合作关系的不断深入,学校校际往来逐渐向高层次发展,逐步完成由民间到政府、由非正规大学到正规大学的转变,人才培养层次大幅提升,使留学生国籍类别明显丰富,数量显著增长。

(2)国际医疗合作

国际医疗合作是中医药走向世界最直接的方法,也是实现社会、经济效益双丰收的最佳途径。学校以各附属教学医院为龙头,开展了多种形式的医疗合作。第一临床学院与澳大利亚堪培拉理工大学、韩国庆山大学、韩国瑞安大学、新西兰中医针灸学院、日本富山健康服务协会等 41 家国外机构保持合作关系,成为澳大利亚维多利亚、堪培拉理工大学、韩国东新大学等大学临床实习基地。派人员出驻也门援外医疗队,驻科威特、日本、德国、英国、澳大利亚、韩国、沙特等境外合作医疗单位 10 个。

学校中医药对外交流与合作工作在取得成绩的同时,也面临不少的困难和问题。由于地理位置、气候条件、文化背景和理论体系的差异,目前学校主要交流伙伴仍以韩、日、东南亚国家等周边国家为主,而且多未获得学历认证。中医药(针灸)在大部分国家参与国际医疗合作项目,邀请国际知名专家来院讲学,介绍最新医疗技术的次数较少。主持和承担国际四通救援、国际蒙迪爱尔救援、SOS 国际救援的等 8 家国外医疗保险公司的日常医疗及 24 小时急诊接待工作。为在华的外国人提供医疗救治。学校第一附属医院被授予"国家中医药对外交流合作基地"称号。第二附属医院与泰国庄甲圣大学等国外机构有长期的合作关系,长期派专家在国外讲学及从事医疗工作。第三附属医院与澳大利亚的数所大学的医学专业有合作关系,保持活跃的医疗与共同研究合作。

(3)出访交流与讲学

积极推动高层互访,大力开展学术交流,是学校扩大对外交流的重要渠道。近年来,学校统筹安排主要领导率专家出访了美国、英国、加拿大、美国、澳大利亚、日本等国家,拜访国外著名学府。尤其是王明玉书记出访英国,杨关林校长、初杰副书记、石岩副校长及侯义处长等赴美国密西根大学、英国牛津大学培训等项目,通过拜访高层、会谈会晤、洽谈考察等多种形式的交流,传播中医药文化,弘扬中医国术,学习先进教育、管理经验,有力地推动了双方在教育、科研、医疗等方面的交流合作,为学校推进国际化办学进程提供宝贵经验。2009、2010 年共派出专家 138 人次,分别赴美国国际医药大学、新加坡中医学院、日本富山医疗集团、加拿大中医学院、泰国玛希隆大学等学校或机构讲学,均在当地中医界引起极大反响。专家教授们的学术水平与高尚道德品格为学校争得了极大荣誉,为中医药学弘扬世界打下坚实基础。

为了开阔视野,了解国际中医药前沿动态,学校每年组织大批专家赴美国、奥地利、英国、澳大利亚、日本、韩国等国家进修、交流。09 年、10 年累计派出交流学者 45 人次。

(4)外事接待与引智

2009 年、2010 年学校共接待了来自韩国、日本、美国、英国、俄罗斯、克罗地亚、加拿大、新西兰等国家来宾 49 个团组,161 人次,其中大学校长 10 人次,外交官 3 人;10 年共接待 55 个外事团组,共 178 人次,邀请国外专家进行学术报告 24 场次。其中,英国曼彻斯特城市大学物理治疗实践学博士潘妮·安·罗伯特报告《中医学在英国的发展》,新西兰奥塔哥大学资深教授、博士生导师 Michael Schultz 博士的报告《益生菌在炎性胃肠疾病中的作用》均在全校师生中引起广泛好评,有效地开阔视野、开拓思路。通过认真细致地做好每次接待工作,增进相互理解,增强合作信心;努力寻求合作机会,促进了学校与世界各国的交流与合作。

2010 年 1 月,学校医史文献研究院与韩国庆熙大学校韩医学古典研究所签署友好合作协议,双方将在中医医史文献学领域开展合作研究,深入挖掘古籍,分享文化遗产。

(十四)南京中医药大学

南京中医药大学始建于 1954 年,历经江苏省中医进修学校、江苏省中医学校、江苏新医学院、南京中医学院等历史时期,是全国建校最早的高等中医药院校之一,是江苏省重点建设高校,也是江苏省与国家中医药管理局共建高校。半个世纪以来,南京中医药大学为新中国高等中医教育培养输送了第一批师资、主持编写了第一套教材和教学大纲,培养并诞生了新中国中医药界最早的学部委员(院士),为新中国现代中医高等教育模式的确立和推广做出了重要贡献,被誉为"中国高等中医教育的摇篮"。

学校现有各类在校生 20,000 余名,设有 9 所直属学院,22 个本科专业,涉及医、管、理、工、经、文等 6 个学科门类,初步形成了以中医药为主体、中西医结合、多学科为支撑协调发展的办学格局。

1. 外事接待

作为展示学校形象和特色、增进互信与了解的重要途径,过去 10 年来,学校累计接待了来自国际组织以及 40 个国家和地区的政府机构、高等院校和社会团体的访问人员近 4,000 人次,其中 WHO 驻华代表季卿礼、WHO 西太区主任尾身茂、新加坡卫生部前政务次长曾士生、新加坡现任卫生部长许文远、马耳他前卫生部长 Mr. Deguara、马来西亚前卫生部长蔡锐明、

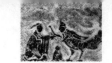

马来西亚现任卫生部长蔡细历,曾先后访问南京中医药大学校。

2. 合作办学

学校充分发扬自身中医药的学科优势,在广泛开展民间交流的基础上,积极扩大与境外正规院校在学历教育上的合作。继 1993 年与澳大利亚皇家墨尔本理工大学首开我国与西方正规大学合作开展中医学历教育之先河之后,学校于 2005 年受国家中医药管理局的委托,在中意两国政府框架协议和行动计划的基础上,与意大利罗马大学和米兰大学合作,联合培养中西医结合硕士研究生。这是第一次由外国政府与中方合作并出面主持的正规中医药学历教育项目,是中医药对外交流与合作领域内又一次具有里程碑意义的重大历史事件。10 年间,学校还相继与新加坡中医学院、澳门科技大学、香港浸会大学共同开展了本科、硕士和博士等各层次中医药合作办学项目。

3. 合作医疗

积极拓展对外中医临床医疗服务,是促进以西医为主流医学的当今社会接受和认同中医药学的重要手段,过去 10 年来,学校积极利用民间的力量,与泰国华侨中医院、马来西亚同善医院、新加坡中华医院、德国 Ottobeuren 中医中心合作开展中医临床医疗服务,既造福了一方人民,又为中医药学的推广与传播产生积极的影响。随着中医药对外工作由民间交流逐步过渡到官方合作的发展趋势,在政府的积极参与和大力推动下,学校与马来西亚和意大利公立医院的合作也拉开序幕。

4. 因公外派

为确保了学校对外教学、医疗合作点的正常运作,学校每年都有大批专家和学者应邀赴境外讲学或从事临床医疗工作,过去 10 年来,共有各类专家 880 人次被先后派往 28 个国家和地区,既扩大了学校在海外的影响,又进一步拓宽了学校对外合作的渠道。

5. 境外教育

针对境外学生开展中医药短期培训和长期学历教育一直是学校对外工作的特色和优势所在,作为国家卫生部确定的国际针灸培训中心和首批获得国家教育部批准接受和培养留学生及港澳台地区学生的中医药高等院校之一,过去 10 年来,学校累计培养了来自 43 个国家和地区的长短期学生共 3,040 名。截至 2006 年,在学校接受各层次中医药学历教育的境外学生数已达 829 名,此外,学校每年还将接受来自欧美等世界各国短期学员近 500 名。很多学生学成回国后利用所学知识为他们的祖国和人民服务,其精湛的医术和良好的医德受到当地人民的赞誉和尊重。他们中的许多人已成为当地医学界的知名人士,比如美国的大卫医师、英国的马万里医师、新西兰的吉布教授、波兰的加纳泽斯基教授、奥地利柯尼格先生等。

6. 举办国际会议

为大力弘扬祖国传统医学,不断增进世界各地中医药界的沟通与交流,学校长期以来主办或承办了一系列中医药国际学术会议,有"海内外高龄化社会与中医药学术研讨会"、"国际传统医药大会(北京 2000)南京分会场"、"南京国际中医药论坛"等,其中"南京国际中医药论坛"迄今已经连续成功举办三届,论坛以加强世界范围内中医药的学术交流与合作为宗旨,分别以"健康与长寿"、"走向世界的中医药学"和"未来中医药发展的新思路与新方法"为主题,既具有鲜明的时代性,又契合了中医药发展的趋势,受到与会代表的广泛响应和普遍赞誉,共有来自30 多个国家和地区的 1,300 余名代表参加了历次大会。大会交流踊跃,影响深远,充分展示了世界范围内中医药在医疗、教育、研究等领域内所取得的最新成果。

7. 履行 WHO 职责

学校自 1983 年被世界卫生组织首度确立为 WHO 传统医学合作中心以来,已连续进入第六个任期,根据 WHO 所赋予的职责,学校为促进传统医学在初级卫生保健和社区服务中的推广和应用、开展难治性疾病的中医药疗法的安全性和有效性研究、加强中医药国际交流与合作,以及为国外学员提供学习和培训机会方面做了大量工作。与此同时,为配合 WHO 在传统医学领域内各项指导性政策的制定,学校还承担了大量相关素材的收集、整理和信息反馈工作,均得到了 WHO 的充分肯定。WHO 总部和西太区官员也多次亲临学校,指导中心更好地开展工作,切实履行应尽的职责。

(十五)陕西中医学院

陕西中医学院是全国成立较早,西部地区实力较强的一所中医药普通高等学校,1961 年由省会西安迁址于渭水之滨的古都咸阳,新建的南校区占地 600 亩,位于西安—咸阳一体化建设的经济区咸阳世纪大道。学校开展中医药国际合作与交流工作起步于 20 世纪 80 年代。经过二十几年的发展和尝试,形成目前初具规模的多层次、多渠道中医对外教育,取得了一定的成效。

1. 学院中医药国际合作与交流简要回顾

学院的中医药国际合作与交流始于 20 世纪 80 年代,当时与国外的交往仅限于接待国外学者的来访。进入 90 年代后,对外交往和学术交流活动开始由被动转为主动,1990 年设立了外事办公室,根据国家教委、国家中医药管理局有关政策规定,本着"教育对外交流与合作,坚持独立自主、平等互利、以我为主、对我有利"的原则,抓住机遇,积极开辟渠道,努力实现中医药的对外交流与合作,学院最初的对"外"交流是以 1991 年接收台湾"吕季儒教授健康事业机构访问团"短期进修班为契机,学生人数一度达到 500 余名,在陕西省乃至全国引起了较大的

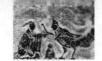

影响。取得了良好的社会效益和经济效益,此后,学校积极招收来自港台地区的各类长、短期进修生及学历生,接待来自港台的多个学术团体及个人来访,为以后的中医药国际合作与交流积累了经验。二十多年来,学院本着"走出去、请进来"的原则,按照国家有关规定,积极支持和鼓励学院专家教授赴国(境)外访问、讲学、医疗、参加国际学术会议等,向世界宣传中医药的悠久历史、独特疗效、中医药的最新研究成果和经验,让世界更广泛全面地了解中医药。先后派出专家教授80余人次,分别赴德国、意大利、美国、澳大利亚、日本、韩国、新加坡、马来西亚、泰国、斯里兰卡、巴拿马等国家及中国台湾、香港、澳门地区;接待了来自美国、加拿大、德国、意大利、以色列、韩国、日本等国家和中国香港、台湾地区的专家学者学术交流团20,000余人次;同时,还聘请了美国、加拿大、日本、韩国、意大利、几内亚等国家的名誉教授、客座教授20余人。通过合作与交流,学院近年来共接收国外、香港及台湾人士捐赠(包括贫困学生助学金、教学办公设备等)价值人民币约100多万元,改善了对外教学和办公条件,不仅传播了中医药知识,相互交流各自国家传统医药的宝贵经验,同时,也扩大了学院对外的影响,为学院今后进一步做好教育国际合作与交流工作打下了一定的基础。

2. 中医药对外教育工作

(1)长期在校全日制留学生、港澳台学生招生及培养简况

二十九年来,学院共招收海外学生240余名,已毕业150名,本科生130名、硕士生15名、专科生2名、结业生3名(包括来自香港、台湾学生)。

(2)积极开展短期中医药培训班项目

学院利用暑假开展对外短期班的招生和培训工作。1997年8月至今,先后接待培训意大利西医学习中医代表团、德国威斯特法伦州多特蒙德市文化交流中心医生研修团、意大利罗马中医学院专家短期研修团5人、德国DAAD项目医学院学生毕业实习团、日本东京医学养成学院短期进修生代表团、日本中国医学院代表团,以及英国、美国等多个短期研修学习的团体共计70人。

(3)开展中外合作"3+2"中医专业本科教学特色项目

自1997年5月开始,学院与马来西亚首都中医学院共商联合办学和合作开办医疗网点工作,双方互派人员对办学师资、设备、住宿等硬件、软件进行了实地考察和论证,决定开办中医专业第二学士学位班和五年制中医本科班,拟定了完整的教学计划,于1997年10月正式签订了联合办学办医合作协议书。1998年3月开始,正式在马来西亚招生,目前马方在校生200名,已毕业116人,目前在学校本部进行后期教学学生28人。教学过程由两部分组成,即理论教学阶段和临床教学阶段。理论教学主要由学院外派资深教师与马方教师共同承担各科教学工作,我方教师还承担医疗网点的医疗及学生见习带教工作;临床教学阶段,学生将来学院进

行实验课的学习和临床见习、实习。按照我国高等中医院校有关教学计划的要求,修完全部规定课程,理论考试和临床考试合格,通过毕业论文答辩,方可由学院与马来西亚教育部批准的马来西亚首都中医学院共同颁发毕业证书;符合学位授予条件的,按国务院学位委员会《关于普通高等学校授予来华留学生我国学位试行办法》有关规定,由学院授予学士学位。

几年来,联合办学办医工作进展顺利,运行状况良好,不断地扩大规模和合作领域,双方进一步签订了《补充协议一》和《补充协议二》。2005 年马来西亚方为毕业学生举办了首届毕业典礼,在马来西亚引起了较大的反响;十年来,学院赴马的专家共计 38 人次。为学院赴境外合作办学积累了丰富的经验,为学院的国际合作与交流向欧美等发达国家和地区的拓展奠定了基础。

2004 年 9 月学院与加拿大多伦多中医学院签署了"3+2"中医本科教学项目合作协议书。双方建立了姊妹院校关系,互聘对方校长为学院名誉教授。2006 年 6 月迎来了学院与加拿大多伦多中医学院联合办学的首批 8 名本科学生来学院进行后期临床学习。于 2008 年由学校领导赴多伦多为其举行了毕业典礼仪式。

在教育部、国家中医药管理局、陕西省教育厅等上级部门鼓励走出国门,开展中外合作办学、赴境外办学的方针指引下,学院进行了大胆地尝试。二十年的实践告诉我们,中医教育一定要走出国门,以提高世人对中医药的认知程度,从而使中医药能更好地为全人类的健康事业服务。

(4)中医药对外教育的成效

十年来学院先后培养了大批海外及港台地区短期进修生及长期学历生。他们多数从事中医药事业,有的教学医疗或与中医药有关的贸易事业,其中不乏成就卓著者。如 2002 年毕业的台湾硕士生陈伯亦;2003 年本科毕业、2006 年硕士毕业的台湾硕士生许文骏分别参加全国执业医师考试,获得成功。目前陈伯亦在西安长安医院工作;许文骏在咸阳成立医药公司从事两岸的中医药交流等工作。特别是本科毕业生刘颖儒回到台湾后一次性通过台湾医师执照考试,现在台中长庚医院工作,并以他在学院学到的扎实功底为台中中医医师执照考试中心聘为补习班辅导教师。由于他的影响,使更多的台湾学生来陕西中医学院深造。邵文彬在学院完成了攻读学士和硕士后,考入成都中医药大学攻读博士学位,已学成毕业,受聘于陕西中医学院中药系方剂教研室,2006 年晋升中药学副教授。05 级针灸专业澳大利亚籍硕士毕业生邵照明回国后,开设针灸门诊及中国武术学校,在澳洲有着广泛的影响。

(5)中医对外教育的制度建设和人文关怀

根据国家教育部、国家中医药管理局和上级主管部门有关文件规定,借鉴兄弟院校留学生工作方面的经验和办法,结合学院实际情况,学院先后拟定了《陕西中医学院留学生(含港澳台

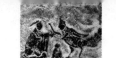

学生)手册》《陕西中医学院外国及港澳台学生招生简章》等。

留学生及台湾学生远离亲人,大多语言不通,生活不惯,学院从生活、学习多方面关心照顾,热情帮助,使他们能安心学习。同时学校加强安全教育、文化熏陶、管理工作规范科学人性,积极开展形式多样的各项参观旅游活动,通过观光使他们了解中国改革开放以来的巨大变化,使他们进一步了解中医、热爱中医、并促进了友谊。

在日常教学及管理工作中,学院严格照章办事,同时注重丰富他们的课余生活,积极组织他们参加各项有益活动:利用进行的各项丰富多彩形式各异的活动,活跃学生们的文化生活,促进留学生及台湾学生对大陆尤其是改革开放后中国广大农村及农民生活的巨大变化的认识和了解;特别是激发来自台湾和港澳地区的学生热爱祖国大陆的大好河山和血浓于水的激情。为了鼓励学生学习,学院积极为优秀学生申请教育部教育交流基金会的有关奖学金项目;表彰留学生中好人好事,不仅注重医学知识的传授,也重视医德医风的培养,收到了较好效果。

3. 加强中医药国际合作与交流硬件建设和内涵建设

为进一步扩大留学生招生规模,为留学生提供一个良好的学习环境,学院投资近600万元,修建留学生公寓,其中设备齐全,可同时容纳200人住宿。特别是新校区建成后,为留学生、台湾学生增设居住环境和设备较好的宿舍,为他们安心学习和生活创造了良好的条件。

陕西中医学院是中医院校中唯一不在省会的一所中医院校,2004年南校区的建成和运行大大改善了学校的教学环境,特别有利于学院的对外招生和教育,2011年落成的学生公寓九号楼的六层作为外教和留学生住宅区域,必将改善学校国际交流工作的硬件。学院认识到要搞好全院的教育外事工作,必须主动出击,多渠道、多层次、不失时机地加强对外联系与交往,以扩大全院的对外影响。

二十几年来学院共接待来自韩国、美国、日本、加拿大等国以及中国香港、台湾等地区的多个团体及个人计5,000人次。学院注重做好每一个来院交流和参观的国外和港澳台地区的来访团体和个人的接待工作,做到以下几个方面:

①利用每一次接待机会安排传统中医针灸入门讲座,并使来访的外国学者、学生体验治疗效果,收到了良好的宣传传统中医疗法的效果。

②积极宣传学院的传统中医药教育的专业特色,介绍学院的招生项目和有关合作招生政策,争取更多的国际友人与学院合作,在互惠互利的前提下,扩大学院的留学生招收规模。

③陪同来访团体和个人参观新校园和学院独具特色的医学史博物馆和附属医院的中医特色门诊及特色治疗病房,旨在加深来访团体对学院整体的印象,特别是注重安排外国来访者在学院附属医院针灸科体会针刺、推拿按摩疗法。

④为每一位来访者发送学院新印制的学院简介和招生外国留学生及招收港澳台学生来祖

国大陆学习的招生简章;赠送具有中医特色的纪念品,扩大了交流友谊,提高了学院在国内外的知名度。

⑤为有关中医学术交流团体安排与学院知名专家教授的交流、座谈,以及诊治,特别是加强了对学院制药厂的对外宣传力度,利用一切机会安排来访团组参观学院制药厂,扩大药厂的国际影响,同时为学院制药厂寻找合作机会。

(十六)湖北中医药大学

湖北中医药大学创建于1958年,其前身是成立于1954年的湖北省中医进修学校,是湖北省唯一一所高等中医药本科院校,国家教育部本科教学工作水平合格评估优秀学校。2003年,原湖北中医学院与原湖北药检高等专科学校合并,成立新的湖北中医学院。湖北药检高等专科学校成立于1958年12月,它的前身是成立于1939年的湖北省立护士职业学校,是全国仅有的一所以药学、医学检验为主干学科的高等专科学校,在药学及医学检验领域具有一定特色与优势。2010年3月18日,教育部批准湖北中医学院更名为湖北中医药大学。在半个世纪的高等中医药教育实践中,湖北中医药大学立足湖北,面向全国,放眼世界,奠定了坚实的办学基础,形成了鲜明的办学特色,积累了丰富的办学经验,已形成"中医中药并举,文理工管相融"的办学格局。

学校从1986年开始招收来华留学生和港澳台地区学生,1993年被教育部确定为全国第一批有条件接受外国留学生的高校,并享有对香港地区免试招收资格,目前在校港澳台生及留学生规模位居湖北省高校前列,被评为"全省教育系统外事教育先进单位"和"留学生管理工作先进单位"。

学校是湖北省属高校对外交流的窗口,多次代表湖北省高校随省政府代表团出访洽谈合作项目。学校与30多个国家和地区的67所大学、医疗机构和专业团体建立了多种形式的交流与合作关系。经教育部批准,与美国温斯顿塞伦州立大学开展"中美护理本科"合作办学项目;经湖北省教育厅批准,学校获准与法国克莱蒙费朗第一大学、美国温斯顿塞伦州立大学、英国朴茨茅斯大学合作办学。

(十七)广州中医药大学

广州中医药大学位于美丽的羊城,成立于1956年,为新中国首批兴建的4所中医药高等学府之一,原属卫生部、国家中医药管理局领导,2000年转为中央和地方共建,以广东省管理为主,是国内首批有硕士、博士学位授予权以及临床医学专业学位、非医攻博试点单位,拥有硕士研究生推荐免试资格,两次接受教育部本科教学工作水平评估结果均为优秀,属广东省"211工程"重点建设高校。

学校从1974年开始招收中国港澳台及外国留学生,先后与50多个国家和地区建立友好

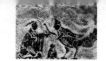

合作关系,接待 101 个国家和地区的访问团体(个人),已有 113 个国家和地区的学生来校学习,成为辐射全球多个国家和地区的中医药学术和教育中心。近年来牵头举办穗台港澳中医药信息交流会和泛珠三角区域高等中医药院校合作发展联席会,建立广东中医药博物馆等中医药文化基地并入选全国科普基地,已成为中医药海外传播重要窗口。

秉承"厚德博学、精诚济世"的校训,广州中医药大学正在建设广东中医药强省、发展中医药学术、造福全人类健康中发挥越来越大的作用。

(十八)湖南中医药大学

湖南中医药大学创办于 1934 年,时名湖南国医专科学校,1960 年改办为普通高等本科院校湖南中医学院,2002 年湖南省中医药研究院与湖南中医学院合并,2006 年经教育部批准更名为湖南中医药大学。目前学校与湖南省中医药研究院实行校院合一的管理体制。学校现有含浦、东塘 2 个校区,总占地面积 1,208.53 亩,校舍建筑面积 36 万平方米。现有 3 所直属附属医院,9 所非直属附属医院,2 个校办合资企业。学校下设 16 个学院(部)、14 个研究所。学校现有学生总人数 20,602 人,其中研究生 1,477 人、全日制本科生 10,438 人、专科生 656 人、成人学历教育学生 7,854 人、留学生 177 人。目前,学校开设 21 个本科专业,分属于医学、理学、工学、管理学、文学 5 个学科门类。

湖南中医药大学积极开展国际交流与合作,拓展外部发展空间。学校为全国高等中医药院校中首批招收港澳台及外国留学生的单位,2009 年获批为国家中医药管理局中医药国际合作基地。现有在籍留学生和港澳台学生 289 人。湖南国际针灸培训中心设于学校,已为 28 个国家和地区培训了 700 多名学员。1990 年以来,学校先后多次选派专家、教授赴英国等 20 多个国家和地区留学访问,并派出数批医疗队赴俄罗斯等多个国家防病治病。学校还与美、英、日等国家的高等学校和科研机构开展合作;与加拿大中央学院、香港大学、澳门科技大学、新加坡中医学院等建立了医疗、教学、科研合作关系。

近年来,学校办学条件不断改善,办学规模稳步扩大,教学质量稳步提高,科研水平大幅上升,医疗服务水平不断提高,产业发展势头良好,已发展成为一所以本科教育为主、具有完整高等教育办学层次和多个学科门类、多种办学形式、办学综合实力较强的高等中医药院校。

(十九)福建中医药大学

福建中医药大学原名福建中医学院,创建于 1958 年,是我国创办较早的高等中医药院校之一,是福建省重点建设高校,2010 年 3 月经教育部批准更名为福建中医药大学。

学校设有 13 个学院(部),2 个研究院;有中医学、中西医结合等 2 个博士学位授权一级学科,14 个博士学位授权点;有中医学、中西医结合、临床医学、药学、中药学、护理学等 6 个硕士学位授权一级学科,41 个硕士学位授权点;有临床医学、中药学等 2 个硕士专业学位类别;有中医学、中西医结合等 2 个博士后科研流动站。现有全日制在校生 1 万多人,其中研究生 1,000多人。

学校是内地第一所招收台湾学生的中医药院校,现有各类在校海外学生近 300 名,其中多数为台湾学生;先后举办了 11 届两岸中医药学术研讨会,形成了博士、硕士、本科、专科、短期进修等多层次、多规格、多形式的对台教育格局。学校还与美国、德国、澳大利亚、日本、马来西亚等国家和中国台湾香港地区的高等院校、科研医疗机构、学术团体建立了稳定的合作关系。

在新的发展阶段,学校以科学发展观为指导,秉承"大医精诚,止于至善"的校训精神,进一步更新观念,开拓进取,努力把学校建设成为一所以中医药为主体,多学科协调发展,服务海峡西岸经济区,具有鲜明办学特色的教学研究型中医药大学。

(二十)长春中医药大学

长春中医药大学前身为 1958 年成立的长春中医学院,2006 年更名长春中医药大学。历经五十余年的辛勤耕耘、孜孜以求和创新发展,学校形成了"启古纳今,厚德精术"的校训,形成了"走学研产结合之路,主动服务地方经济建设和社会发展"的办学特色,形成了博士、硕士、学士授权的办学层次,形成了本科教育、研究生教育、高职教育、继续教育、留学生教育等培养高等中医药人才的教育体系,已经成为吉林省唯一一所以中医药学科为主,医、理、工、管、文等多学科协调发展、具有鲜明办学特色和广泛社会声誉的省属重点大学。五十多年来,学校为国家培养输送 4 万余名毕业生,校友遍及海内外,为国家和吉林省的经济社会发展提供了坚实的人力和智力支撑。

学校是教育部首批批准招收国外留学生的中医药院校,留学生培养涵盖本科生、研究生教育两个层次。学校广泛开展国际学术交流与合作,多次主办中医药国际学术会议,与多个国家和地区的高校与研究单位保持着长期的友好往来。

(二十一)广西中医药大学

广西中医药大学原名广西中医学院,前身为 1934 年成立的广西省立医药研究所,是国内最早培养本科层次的省立中医药教育、科研和临床机构。学校建校于 1956 年,是我国创办较早的高等中医药院校之一,是我国 5 个少数民族自治区中唯一独立建制的高等中医药学府,是我国改革开放后第一批获得教育部授权开办研究生教育的中医药院校,是广西高校及西部 12 个省区高等中医药院校中最早获得教育部本科教学工作水平评估"优秀"结论的高校。1970 年南宁医学专科学校(原南宁大学医学院)并入,组成新的广西中医学院。1976 年开始留学生教育,1978 年开始研究生教育,1996 年开始联合培养博士研究生,2009 年开始联合培养博士后。2012 年 3 月 29 日经国家教育部批准正式更名为广西中医药大学。

学校与美国、澳大利亚、德国、越南、马来西亚、泰国等 43 个国家和地区建立了友好合作关系。

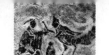

学校还面向港台地区开设了"传统中医班",形成了面向东盟和港澳台为主的对外教育格局。

"十二五"期间学校将进一步解放思想,赶超跨越,秉承"弘毅自强,传承创新"的校训精神,坚定不移地走科学发展道路,加强内涵建设,以本科教育为主,积极发展研究生教育、港澳台和留学生教育,办好高职教育和继续教育。立足广西、面向全国、辐射东盟、走向世界,把学校建设成中医药为主体,医、理、工、管等多学科协调发展,产学研结合突出,民族医药特色鲜明,综合实力进入国内同类院校先进行列的现代化中医药大学。

参考文献

[1]安玉兰,邓海平,魏爱翔.针灸学的发展与机遇[J].针灸临床杂志,2005,21(06):53.

[2]陈贵珍,许云祥.高科技在针灸研究中的应用现状及展望——生物科学技术与方法在针灸治疗女性更年期综合征中的应用[J].医学与哲学,2004,25(04):44—45.

[3]陈汉平.关于针灸学及其研究思路和方法的若干认识[J].上海中医药杂志,2002(02):4—6.

[4]陈静,张幼明,郑倩华,等.针灸现状剖析[J].辽宁中医药大学学报,2008,10(07):19—21.

[5]傅立新,杜元灏,石学敏.针灸学科的现状与未来发展战略[J].中国中医药科技,2006,13(02):118—119.

[6]岗卫娟,杨莉,訾明杰,等.针灸标准体系构建研究的方法与思路[J].中医药管理杂志,2009,17(12):1066—1068.

[7]毛忠南.基层中医院针灸发展现状思考[N].中国中医药报,2008—12—18(18).

[8]劳力行.针灸临床研究的现状及探讨[J].针刺研究,2008,33(01):53—61.

[9]黎波,杜元灏,熊俊,等.基于临床调查的针灸门诊适宜病症研究[J].中国针灸,2011(08):733—737.

[10]梁繁荣,唐勇.针灸研究特点浅析[J].中国针灸,2010(05):353—357.

[11]梁繁荣,唐勇.中国针灸发展现状与展望[J].中国针灸,2008(S1):29—34.

[12]梁繁荣,杨旭光,吴曦,等.近20年来中国针灸临床研究现状及展望[J].上海针灸杂志,2007,26(12):36—38.

[13]刘俊岭.值得一读的新著《针灸的基础与临床》[J].针刺研究,2011(02):156—158.

[14]马的峰.医院针灸科的现状与对策[N].中国中医药报,2003—01—23(23).

[15]马兰萍,刘炜宏,齐淑兰,等.全国针灸临床现状的调查——针灸治疗收费与针灸科发展的关系[C]//世界针灸学会联合会成立20周年暨世界针灸学术大会论文摘要汇编.北

京:世界针灸学会联合会,2007.

[16]毛忠南.基层中医院针灸现状的困惑与发展思考[C]//甘肃省中医药学会2008年学术年会论文集.北京:中华中医药学会,2008.

[17]邱渊磊.浅析针灸推拿学专业的就业现状与对策——以浙江中医药大学为例[J].出国与就业(就业版),2010(09):45-46.

[18]任路.针灸推拿学科的现状分析[C]//中国针灸学会针推结合专业委员会成立大会暨针灸教育与腧穴应用学术研讨会论文汇编.北京:中国针灸学会,2010.

[19]石学敏,张春红.新世纪针灸学科面临的挑战和对策[J].天津中医药大学学报,2008,27(03):121-126.

[20]石学敏.新世纪针灸学科面临的问题和对策[J].中国针灸,2005,25(04):225-226.

[21]石学敏.针灸学科发展现状与展望[C]//2011中国针灸学会年会论文集(摘要).北京:中国针灸学会,2011.

[22]孙华.针灸学科发展面临的问题与对策[J].中国针灸,2006,26(04):233-235.

[23]孙彦资.针灸发展现状研究[J].辽宁中医药大学学报,2012,14(01):175-177.

[24]王启才.针灸医学新思维[C]//2011中国针灸学会年会论文集(摘要).北京:中国针灸学会,2011.

[25]王雪苔.论针灸特色[J].中国针灸,2005,25(02):75-78.

[26]王雪苔.针刀医学与中医现代化[J].科学之友(B版),2007,8(04):81-84

[27]王雪苔.针灸的现状和21世纪的任务[J].中国针灸,2001,21(08):451-452.

[28]武晓冬.针灸标准化的现状及其发展[J].中国标准化,2007(10):50-52.

[29]杨莉,岗卫娟,杨金生,等.试论针灸标准体系框架的构建是制定针灸标准的关键[C]//2011中国针灸学会年会论文集(摘要).北京:中国针灸学会,2011.

[30]姚振江,王智琴,喻建兵,等.从针灸"申遗"成功看针灸的发展[J].湖北中医药大学学报,2011,13(04):42-44.

[31]张全爱,李彤,黄迪君.针灸科研的现状与思考[J].上海针灸杂志,2007,26(11):33-34.

[32]张仁.面临新世纪的思考——关于针灸学科学研究[J].上海针灸杂志,2000,14(06):1-2.

第三章

国外针灸发展

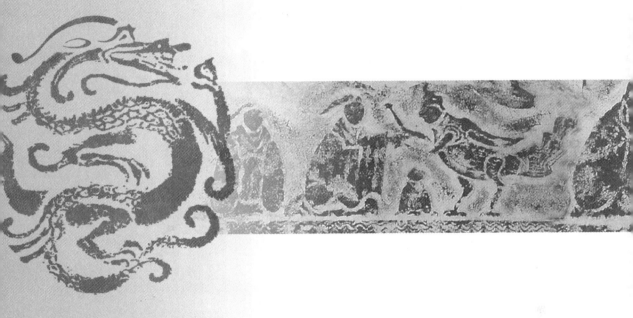

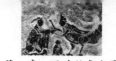

人们都说针灸"墙内开花墙外香",那么针灸在世界各国的发展到底是什么样,这一章将向大家介绍针灸在各大洲的发展情况。我们将会看到,由于历史的原因,针灸在中华文化圈发展最好,其次西方发达国家也逐步认可针灸,不仅对针灸立法,有些国家还开展了研究生教育,以巴西为代表的发展中国家,针灸的发展势头也很迅猛,唯一的缺憾是在贫穷落后的国家,关于针灸的报道和资料很少,本章没有涉及。

第一节　亚　洲

一、日　本

(一)日本的针灸发展历程

大多数日本历史学家认为,针灸从中国传入日本距今已有 1400 年以上的历史。在奈良时代(公元 562 年),中国吴人智聪和尚将明堂图以及一些中医书籍带到日本,日本人由此认识了经络腧穴,并开始将针灸运用于医疗实践中。随后《素问》《灵枢》也相继传入日本,对当时日本医学界产生了很大影响,这不仅极大地充实了他们的针灸理论知识,而且也丰富了他们的针灸技法,因此《内经》被列为"医疾令"而成为一本医学教科书,针灸也因而成为当时日本医生的一门必修课。至此,为针灸在日本的发展奠定了基础。

到了江户时代(公元 1603—1867 年),日本的针灸医疗发展已日渐成熟,构成了当时日本正统医疗体系的一个主要部分,一批针灸学著作陆续出现,如营沼周桂的《针灸则》、荻野元凯的《刺络篇》等,针灸新技法也不断涌现,如管针法、小儿针法等,从而形成了日本针灸发展史上的一个鼎盛时期。然而在进入了日本明治时代后,由于日本政府推行西化的政策,针灸被官方定为非医学而受到歧视,针灸教育被废止,针灸临床实践被排斥在正统医学之外,这时的针灸医疗与传授只能在民间进行,针灸发展遭受了空前的阻遏。

到了明治时代中期,针灸发展有所复苏。特别是在二次世界大战后,随着战后医疗服务需求的增加,以及 1947 年日本官方对针灸疗法重新认可之后,针灸医疗才又渐渐地开始活跃起来。在近 30 多年间,针灸在日本取得了长足发展,一方面由于战后日本经济迅猛发展,以及现代疾病结构的变化,使针灸的作用和价值在医学、社会、经济等诸多方面得以重新评价,针灸学在一定程度上再度获得政府的重视;另一方面,自 20 世纪 70 年代以来西方日渐升温的针灸研究热也影响了一批日本西医人员涉足针灸领域,直接或间接参与针灸临床和科学研究工作,这对现代日本针灸的发展起着举足轻重的作用。

(二)日本的针灸现状

据不完全统计,目前日本约有专业针灸医师 5 万人,其中在临床上使用针灸的西医师也为数不少,尚未被包括在内。除了许多针灸专科诊所提供针灸医疗服务外,约有 71.7% 的综合医院开展中药及针灸疗法,针灸疗法已较为广泛地应用于临床各科。在医院中针灸应用率最高的科室为内科(71.8%),骨科次之(28.8%),再次为妇科(26.4%)和外科(25.2%)。在医院里,把针灸作为辅助性治疗手段的约为 67.4%,作为主要治疗手段的约为 13.6%,故临床上主要是以针灸和药并用为主。

针灸治疗的病种相对集中在慢性疼痛疾患、疑难病和老年病方面,如肩凝症、关节痛、腰腿痛、手术后疼痛、冷症、肝炎、肥胖症、中风后遗症、高血压病、更年期综合征、月经失调等。此外,有关针灸参与癌症治疗的报道也渐渐增多,在探讨针灸治疗癌症的有效性和适应证方面进行了有意义的尝试,表明针灸疗法正被引进癌症治疗领域,以期提高癌症患者的生活质量和延长寿命。如大阪医科大学曾对该校附属医院配合针灸治疗的 434 例癌症患者进行回顾性研究,结果表明针灸疗法对约 20% 的患者在改善睡眠方面的作用尤为突出。森珠美对 12 例晚期癌症住院患者配合使用针灸治疗,结果提示针灸有助于提高晚期癌症患者的生活质量,为癌症晚期一种有价值的治疗方法。近年来,日本医药界通过不同的形式及各种传媒对汉方药及针灸疗法进行了大量的宣传,使得接受针灸治疗的患者人数有增无减。新近的民意调查显示有近三分之一的市民接受过针灸治疗,约近半数的人表示患病时愿意接受针灸治疗。

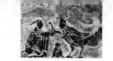
　　在针灸教育方面,10年前全国共有30所中专或大专性质的针灸学校,而今其数量增至为90多所,开设针灸专业的大学与研究生教育机构也已经出现。位于关西地区的明治针灸大学、关西针灸大学和位于三重县的铃鹿医疗科学大学,以及一部分针灸专门学校中,目前开设有一些介绍与日本汉方或针灸流派有所不同的中医学相关课程。

　　但是,从10多年来的统计结果来看,一般针灸学校毕业生,尽管最终通过统考大多可以获得日本国家针灸师资格,却因在学校期间缺乏临床技能培养和实习训练,毕业后也因日本缺乏良好的临床培训基地,往往难以得到继续教育和进修提高的机会。

　　能够凭借针灸诊疗而开业的针灸学校毕业生比率不足10%。另外,针灸在日本被视为"类似医疗行为",针灸师与针灸治疗院的地位与医师或正规医疗机构之间存在有相当大的差异,这也导致日本针灸事业的发展远远落后于医疗技术的发展。

　　日本的针灸学领域也存在多种流派。目前主要有:①传统经络派,注重日本特有的经络诊断与经络治疗体系;②现代科学派,以注重科学实证与动物实验研究为特点;③中医学派,以1970年中国针刺麻醉实施以来,接受中医理论或通过访华留学带回中国针灸疗法的学者为核心。

　　日本的针灸教育从办学规模看,大小不一,主要有以下4种形式:①大学。现仅有针灸大学1所,位于京都的明治针灸大学,全日制4年,1983年成立,1991年设修士(硕士)课程,1994年设博士课程。每年招收90名左右学生,规模很小。②短期大学。现有关西针灸短期大学和筑波技术短期大学2所,均为全日制3年。在日本,尚无国立针灸专科学校,唯一与针灸有关的国立筑波短期大学,仅有在盲人学校教授针灸的针灸教员培训课程,而无获取针灸医师资格的课程。③盲校。日本有多所盲人针灸学校,大约80所,其中九州10所,系为盲童、重度弱视儿开办的学校。④针灸专科学校。系指开设针灸学科的3年制专科学校,占针灸培养机构的绝大多数。此外,日本的医科大学或综合大学的医学部(医学院)以及一些齿科大学也开设有一定针灸学内容的讲座,考生不受年龄及职业的限制,但必须是高中毕业生。其生源主要为刚毕业的高中生,也有不少是退休后想开业的老年人。允许盲人或弱视者报考针灸培养机构,是日本针灸教育的一大特点。

　　此外,日本学者在针灸基础研究方面也做了大量卓有成效的工作,其研究工作总的来看主要集中在以下几个方面:①针刺麻醉的原理及针刺镇痛机制;②针灸治疗疾病及预防保健的作用机制;③经络及循经感传现象的客观化;④穴位的形态学及其与皮下硬结、压痛点的关系;⑤良导点、良导络及电针治疗的作用机制;⑥针感传导的途径等。由于对基础研究的重视,加上资金雄厚,技术设备先进,科研思维敏锐,所以在针灸基础研究工作方面进度相对较快,许多研究领域已达到细胞和分子水平,基本上与相关专业研究的发展水平保持同步,而且显示出强大的后劲。

二、韩　国

（一）韩国的针灸发展历程

据《韩国医学史》最早记载，两晋南北朝时期，高句丽平原王 3 年（公元 561 年）吴人知聪携带医书《皇帝针经》《明堂经》等 164 卷至高句丽。百济的医学比高句丽发展较慢。医政制度有可能和北魏时期相同，可惜有关百济针灸的文献资料，至今已难以查找。新罗，孝昭王元年（公元 692 年），在医政制度上，让 2 名博士负责学生的教育，内容如《素问》《难经》等。具有重大意义的是开设了针灸学教育，这在韩国医学历史上是第一次。新罗在教育上以基础理论为主。在唐朝、新罗、日本的医学教育交往中，唐朝和日本的针灸医学教育完全一样，日本沿袭了唐朝的教育制度，但新罗应用了独特的医学教育方法，如使用了《难经》《针经》等教材，而且新罗实施基础医学教育制度，成为针灸学最发达的国家。

公元 676—1392 年统一的新罗、高丽时期，引入《针经》《甲乙经》等医书，针灸术得到进一步发展，同时将《备急千金要方》记载的"针、汤药的并用说"、"补泻法"运用到实践中，使针灸技术更加实用化。

在高丽医政制度上，太祖 13 年（公元 930 年）增设了"医、卜"二科。另外据《宋史》记载，公元 1092 年，哲宗赵煦（元祐 7 年）时"高丽遣黄宗悫来，献黄帝针经，请市书甚众"，使《黄帝针经》得以流传。

从朝鲜时期（公元 1393—1896 年）开始，医政制度开始具体化，如分科，分专门医、医女等。太宗 6 年（公元 1406 年），在济生院招收医女，同时招收侍女、儿童，由数十人专门教其学习《脉经》《针灸法》等，负责诊疗妇女疾病。朝鲜时代独特的医女制度是区别于中国医政制度的一个重要方面。世宗以后，医学部分专门起名，如分针灸医、瘰疬医、治肿医等。世宗 20 年（公元 1438 年），开始招收针灸专门生，而且分配到三医司"典医监、惠民局、济生院"工作。圣宗 16 年（公元 1485 年）据《经国大典》记载，在医科考试制度上，针灸医与其他医学方面分开考试，选拔人才。还开设"治肿厅"，在职制方面是独立的，这也对"治肿学"的发展有较大作用。

朝鲜末期，广济院的医师构成虽规模比较小，但是由专门医师构成，如针灸师、医师等。据《经国大典》《熙朝轶事》等记载的医家、医书：任彦国，著有《治肿指南》，他以五丁（火丁、石丁、水丁、麻丁、缕丁）为主的治疗法和"盐汤沈引法、土卯膏千金法"等外用的治法，而且引用了 30 多种图，如《排肿图》《已脓肿形图针破法》等，提出了合理的治肿法；白光炫，显宗时当任治肿教授、太医官职，治疗以治肿为主；李馨益，寅朝 10 年时，他的"灸术"和"燔针法"使用得到寅朝认可；许任，宣朝 31—39 年，他以针灸的补泻法为治疗方法，是《四医经验方》撰写人之一；寅朝

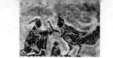

《针灸经验方》1725 年在日本大阪出版,是以自己的经验为主的针灸经验方;许浚编著《东医宝鉴·针灸篇》;舍岩是朝鲜末期的针灸医家之一,以五输穴为五行针灸法,虽然沿用了宋、元、明的针灸学著作,但是又在此基础上添加了自己的经验技术,以后钞本传到日本,清朝光绪十年(高宗 27 年,公元 1890 年),在中国江宁藩西重刊;世宗 15 年(公元 1433 年)《乡药集成方》,是在《乡药济生集成》的 338 证基础上又添加了 621 证,收录处方 10,706 方,针灸法 1,416 条,已成为针灸学的一本"综合医书";宣朝 33 年,柳成龙《针经要诀》,引用《医学入门》的针灸篇,以经穴图为编制。

(二)韩国的针灸现状

韩国针灸于 1945 年进入现代化新阶段。1947 年在韩国成立了韩医学院,并于 1951 年对韩医医疗服务行为立法。由于经济问题,韩医学院很难生存,直到被所谓的韩国医学首府庆熙大学合并。1964 年,这个唯一的韩医学院改为 6 年学制,以便它复制西医学院课程模式,而这个标准成为以后成立的韩医学院的统一模式。法律许可的韩医医院成立于 1973 年,韩国医疗保险制度覆盖则是从 1987 年开始。在一个多世纪的现代化进程中,韩医药与西医药,以及其他传统治疗方法开展了复杂的斗争。1993 年由于药事法修订,传统医生和药剂师发生矛盾。1993 年成立传统医药办公室;1994 年,成立大韩韩医研究院;1996 年成立传统医药政策局;1996 年在药学大学成立韩药系;1998 年国家 R&D 项目启动;1999 年韩医社区卫生服务试点项目启动;2003 年韩医韩药促进法立法。经过长期斗争,韩医获得了与西医西药等同的独立的法律地位。

为了促进韩医发展,韩医特殊管理系统从 1999 年开始执行。韩医学生从医学院毕业后,必须完成 1 年实习和 3 年的居留,方能获得韩医的医疗许可证。如果想要成为专科医生,则必须在指定的医院完成培训课程,并通过韩医师协会的资格考试(如下表)。迄今为止,韩医师协会已经产生 1,367 名专家。分为 8 个专业领域,如韩医内科,针灸,韩医妇科,韩医儿科,韩医神经精神病学,韩医眼耳鼻喉科,皮肤科,韩医康复科和四象医学。

韩医师分布

注册韩医师	医院医师(比率)	门诊医师(ratio)	社区医疗服务中心
18,333	1,810(9.9)	12,923(70.4)	1025
(单位:人)			<来源:韩医年鉴,2009>

1.韩医数量

韩医药与西医药具有等同的法律和社会地位,韩医医疗行为只能由韩医医生执行,任何非韩医医生开具韩医处方,使用针灸等都是非法的。准医生,例如接骨师、针灸师和艾灸师可以从事许可范围内的服务,其数量如下表。

准医生及推拿师数量

准医生			推拿师
接骨师	针灸师	艾灸师	
17	31	8	8,134
（单位：人）			<来源：卫生福祉部年鉴2011>

2. 韩医机构

韩国有两种类型的医生，一种是西医医生，一种是韩医医生。比较 2011 年西医医生与韩医医生的数量，分别是 104,332 人和 19,846 人。韩医医生数量大约为西医医生的 1/5。西医医院和诊所数为 29,102（医院 1,633，诊所 27,469）。韩医医院和诊所数为 12,229（医院 168，诊所 12,061）（如下表）。大多数韩医医生在初级保健水平都是个体开业，主要提供针灸、草药、艾灸、拔罐疗法服务，其他还包括顺势疗法、气功、音乐疗法等替代疗法。韩医学中心常见疾病见下表。

韩医机构数量

<韩医机构数量> （2011 统计）		
	医院	诊所
机构数	168	12,061
床位	9,974	2,188
		<来源：医保回顾与评估>

韩医学中心常见疾病

<韩医学中心常见疾病> （单位：人次）		
	疾病	治疗人次
1st	腰痛	4,284,835
2nd	肩痛	3,139,306
3rd	扭伤	2,306,052
4th	颈痛	1,208,984
5th	麻痹	871,108
6th	胃痛	745,787
7th	头痛	739,265
8th	膝关节炎	726,081
9th	肌肉拉伤	568,430
10th	感冒	503,897
		<来源：韩医年鉴，2009>

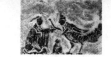

3.韩医教育

韩国的韩医学教育大体上可分为三方面:一是大学本科教育;二是深化教育,即研究生(硕士和博士)教育和临床专科教育;三是继续教育。大体上可归纳为院校式和研修教育。

(1)韩国韩医大学教育

虽然学校很多,但韩国每年全国也就培养800人左右的韩医师,可谓是精品教育。其学制基本上是6年制,大部分为2年预科和4年本科。韩医大学的课程主要可分为:原典(经典医籍)系列、理法方药系列和现代医学系列三大块,具体设置大体如下。

①预科2年:韩医学原论(包括《内经》《伤寒论》《本草学》等)、古(汉)文、各家学说、医古文(汉文)、医学英语、外国语(包括中文)、电算学、哲学、医史学、生理学、生化学、发生学、医学气功、医学统计等。

②本科前2年:韩医学原典(包括《内经》《难经》《东医宝鉴》)、本草学、伤寒论、运气学、经络学、针灸学、炮制学、法医学、保健法规学、温病学、解剖学、组织学、病理学、微生物学、药理学、预防医学、免疫学等。

③本科后2年:临床科目之内科学、针灸学、妇科学、儿科学、皮肤外科学、五官科学、神经身心学、四象体质医学、康复医学、推拿学、放射线学、临床病理学、急救医学、诊断学、影像医学、药针学、董式针法、舍岩针法(特色针法)等。

上述课程又分为教养科目、专业科目、相关科目,并设必修与选修课目。韩医科大学均实行学分制,大体上韩医学基础科目平均为30个,临床科目平均为23个,各大学的毕业学分数虽有所别,但大都约为60分左右。大体上可分为传统医学与现代医学两大部分,其中传统医学课程课时与实习时间大约分别占57.9%和47.7%;现代医学课时与实习时间大约分别占了33.2%和39.5%,传统医学内容所占的比例要明显大于现代医学部分。虽然各校之间有所差别,但大体相近。以李源哲博士原来所在的东国大学之主要课目为例,现代医学中最大的两个课目中,生理学课时加实习共160学时,病理学亦160学时;而传统医学中原典医学课时加实习共192学时,伤寒论共128学时,本草学共224学时,方剂学共160学时,经络学共180学时等,并于3到4年间设2～4个学期的实习期。还有诸如韩医学概论、韩方食疗学、医院管理及医疗保险等各科目占学时则都不多但很丰富,可供学生选读。

(2)韩国韩医研究生教育

一般的韩医科大学都设有硕士和博士研究生课程,通过对韩医及其相关学科的研究,深化韩医学理论,为使其更适应临床医学的需要,促进相关高附加值产业的发展,作为教育部21世纪韩国头等事业的一环,设立了庆熙大学东西医研究生院、圆光大学韩医学专业研究生院,还有于近期成立的国立釜山大学韩医学研究生院。

①一般韩医大学校：设 2 年的硕士和 3 年博士课程，结束时要完成毕业论文。

②特殊大学校（研究生院）：包括庆熙大学东西医研究生院，主要为促进两种医学体系间的相互融合，以及在疑难疾病的协作攻关，最终以达到结合之目的；圆光大学韩医学专业研究生院，主要设第三医学、韩方药的开发、韩医情报学。以促进韩医学的专业化（规范化）、体系化、实用化、世界化，增强东西方医学的协作，以及为韩医学治疗技术发展和客观化提供理论及实践模型的研究等。

（3）韩国韩医专业素质教育（见习期）过程

韩医师专业制度概括：见习过程，分为一般见习和专业见习。一般见习过程是 1 年，专业见习过程是 3 年。从 2006 年 12 月始，韩医专业专攻科目共为 8 科，为韩方内科、韩方妇科、韩方小儿科、韩方神经精神科、针灸科、韩方五官科、韩方再生医学科、四象体质科。无论一般见习医生，还是专业见习医生的见习韩方医院都必须是由保健福祉部指定的医院。大多数为大学附属医院，合起来约有 29 家医院，共 2880 张病床，此后还要通过国家组织的韩医师资格认证考试，2002—2006 年共有 1,177 人通过，并依据保健福祉部相关条例接受管理。

（4）韩医保险制度

韩国自 20 世纪 70 年代末期开始在全国范围内实行了强制型的医疗保险制度，相当于卫生部的保健福祉部从 1977 年起向个人和单位出台了结合医疗保险和医疗救助形式的医疗保险制度——健康保险，自 1977 年到 1989 年用短短的 12 年时间，完成了国家医疗保障制度的建设，实现了全民覆盖，以国家制度的形式，为人人享有基本医疗提供了根本性的保证，这在世界医疗保险史上也是非常罕见的。韩国的医保覆盖包括韩医诊断、针刺、艾灸，以及 56 种中药提取物为基础的药品。

得力于健康保险制度，韩国人无论是个人和公司等单位，不管在城市或乡下，只要加入健康保险，健康保险公团按照加入保险的人的性别、工龄、收入、财产、户口等情况每月征收保险费，从几千韩元到几十万韩元不等。人们只要定期缴纳健康保险费，手术和医药以及门诊费都能得到保险。

比如，得了感冒去诊所看病，医药费仅花 3 千元韩币左右，相当于人民币 16 元。如果没有保险，得花好几倍以上的医药费。

2010 年的统计数据显示，4,890 万人加入健康保险，其中在公司等单位加入保险的人最多，占 66％，达 3,200 万人。韩国人的人均健康保险费为每月 3 万韩元，每人月均享受优惠的医药费为 5 万 8 千韩元。如今癌症也可以得到保险，所以癌症患者的医药费比过去大为减少。但是随着老龄化，老人的医药费剧增，2010 年老人的医药费占总医药费的 32％，达到 14 万亿韩元，比 7 年前增加 3 倍以上。所以韩国政府从 2008 年 7 月起还增收老人长期保险费。

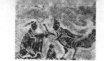

旅居韩国的外国人,如果符合以下条件也可以加入健康保险。持有 F－1 和 F－3 签证的外国人,如果工作的公司员工人数未满 5 人,没有资格加入公司的健康保险,提交下列文件也可以加入地区健康保险,外国人登记证、在职证明书、雇用合同、护照,以及户口簿等。

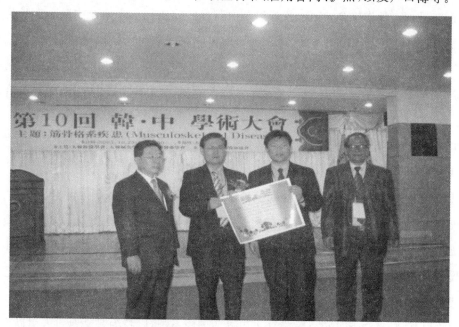

世界卫生组织经穴部位标准第四次非正式会议(2005.04.25－27)

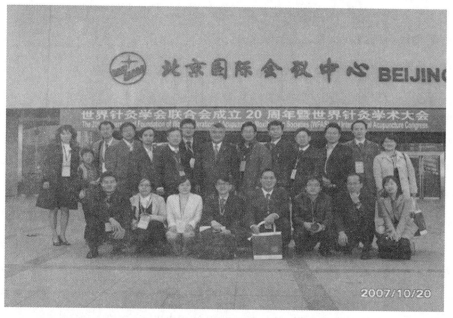

参加世界针灸学会联合会成立 20 周年暨世界针灸学术大会(2007.10)

三、马来西亚

自从郑和于 600 年前来到马六甲,传统中医药即开始在马来西亚为人民健康服务。其中最受欢迎的是针灸、骨伤推拿、艾灸、拔罐以及中药材的疗法。马来西亚中医药有长足进展是得力于已故饶师泉教授于 1938 年—2002 年 5 月 7 日在马来西亚超过半个世纪的不断努力,为推广中医中药及发扬中医教育鞠躬尽瘁。1955 年,马华医药学院(1992 年改名为马来西亚中医学院)由已故会长饶师泉教授创立,所培训出的执业医师包括中医师及传统治疗师共1,600 人。马来西亚中医药有今天的地位,应给予饶教授记一大功。

马来西亚作为一个新兴国家,在政府英明领导下,各行各业欣欣向荣。尤其是历届卫生部长,走在世界潮流前端,重视世卫组织(WHO)向全世界发出的讯息,把传统医学纳入国家医疗保健计划,首先在 20 世纪 90 年代注册及管制传统药物,为广大民众提供品质安全、卫生有效的传统药物。过去几十年,传统医学在人类保健及健康上就已经有了非常显著的贡献。传统医学继续被社会视为医治疾病和保健的良药。众所周知传统医学和辅助医药的运用已逐渐广泛及提升。马来西亚丰富及多元化的资源已成为天然保健品的来源,而政府现今已大量发掘其潜能。

从独立以来,马来西亚已树立及发展了先进的健康系统,以身为马来西亚人引以为傲。在这同时,辅助医药也在马来西亚落地生根。天然保健和传统/辅助医药的广泛运用和需求逐使传统/辅助医药发展有新趋向之需,这也和全球保健系统迅速改变是一致的。世界卫生组织意识到传统/辅助医药在预防及促进人类健康,尤其在发展中国家的重要性。因此,世卫组织鼓励其成员国支持传统/辅助医药并拟定政策和适当的管理条文,以融入国家卫生保健医疗系统。

依据全世界很多国家的调查显示,超过 40％的国民使用传统/辅助医药作为保健之用。为此我国卫生部已采取了积极的步骤,以确保传统/辅助医药的品质及对消费者的安全。它也支持传统/辅助医药和现代医药的合并以及适当地介绍其成为国家卫生保健医疗系统的主要源流之一。

马来西亚卫生部于 1998 年设立"传统与辅助医药委员会"(TCM),2001 年发布传统与辅助医药的政策法规,2004 年正式成立"传统与辅助医药管理局"。于 2009 年底,马来西亚中医教育合法地纳入国家高等教育体系,首次推出中医药课程的是马来西亚管理与科技大学(Management & Science University MSU)。MSU 以西医、药剂、生物医学、护理等强项相关课程作后盾开办中医课程相得益彰,所教授的课程包括中医学、针灸、推拿等。

马来西亚国际传统医学研究院是应国家政策和社会的需要而创立。该院以传统医学研究、医疗和教学为首要目标,同时建立国际传统医学专业人才库和网络与国际互动,随时推荐

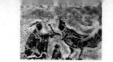

有资格的医师到政府医院或医疗机构服务。该院将同世界针灸学会联合会、中国各中医药大学密切合作以确保所有中医师接受系统教育和培训,同时也将培养高层次的研究人才,国内外著名的专家、教授将纳入该研究院的顾问团。

马来西亚政府已批准有资格的针灸师进入政府医院就职,符合条件的外国中医师可以在马来西亚行医和从事教学工作。目前该研究院与卫生部传统医学管理局共同工作,率先在政府 3 所中央医院建立针灸部和中医癌症医疗部,同时也建立了《医院设立针灸和中医癌症门诊部的准则》《针灸师的行医准则》《中医癌症专家的行医准则》《癌症治疗相关的中成药及单味药的用药准则》。

该研究院正在协助 2～3 所大学开设中医学历教育课程(学士、硕士、博士)。由于研究院的工作计划紧扣政府政策,面向市场需求,因此得到马来西亚政府及世界针灸学会联合会的大力支持,并取得目前的成就。研究院将集医疗、教学、科研为一体,努力不懈,与时俱进,使马来西亚传统医学事业迈向新纪元。

四、印度尼西亚

(一) 中医学在印尼的地位

自从 1992 年 9 月 17 日,印尼国会通过第 23 号卫生法令,改变了 1960 年的第 9 号法令及其他法令。其中第一项条文中的第七节及第十节均把传统医疗法及传统医药列为大众通用的医疗与医药(印尼卫生部通常把中医与中药列为传统医疗与医药的范围内)。虽然传统医学(包括中医中药)的确为印尼的医疗事业作出了贡献,受到印尼人民的欢迎,也得到印尼政府的承认和重视,但是,直到现在,印尼传统医药工作者(包括中医师和针灸师)都被归为巫医,不得在印尼医疗机构内行医。只有获得现代医学学位的西医师,通过补习和培训传统医学知识,才能在医疗机构内推广和使用传统医学。以针灸为例,作为中医独特的理疗手段,在印尼有很长的历史。其发展始于 1962 年苏加诺总统生病请中国医疗组来印尼治病之后。1963 年,印尼中央医院才开始有针灸部门,但当时隶属于内科;到 1965 年,针灸成为一个独立的部门。1996年,卫生部颁发一项法令,允许针灸进入印尼医疗机构行医,纳入现代医学的一部分。但针灸师只能在小诊所行医;在正规医院的针灸科,只有持有现代医学学位,并接受过针灸培训的西医师,才能为病人看病。1999 年 10 月,瓦希德总统执政以后,逐步废除了原先对华文的禁令,为中医药的发展创造了良好的环境。各有关部门表现出积极的态度,着力推动中医药的发展。2008 年 10 月,苏西洛总统带领印尼四所大学代表访问北京中医药大学并进行演讲,促进中医药在印尼的发展地位。随后,印尼卫生部召集一些中医方面的专家,讨论改进中医师行医登记注册的相关事宜。另外,该卫生部还认为,中医(包括针灸)治病有科学依据,应从"巫医"中分离出来。文教部也召开会议,认为中医在医疗和教育领域有一定的地位,各式各样的中医培训班应运而生,有必要加强规范化管理,相应法规正在酝酿中。

（二）中医药在印尼的发展难点

任何一种文化有着保护其原文化的意识及其文化传播的任务。两者互相矛盾。所以中医学身为中国文化组成部分,走向世界时也受到其他文化保护意识的碰撞及阻碍,在印尼也不例外。

此难点只能用两种文化碰撞来概括,其难点表现在 3 个方面:

(1)印尼本身有着其传统草药的悠久历史,但是印尼文化注重于口传而忽视文学记录的方法,导致印尼传统医学传播"废医存药"的形式,它们不注重诊断而注重于一症一药。所以目前为了完善印尼传统医学的发展,西医诊断是它们的出路。引用西医诊断称为引用印尼草药的理论根据。此种方式其实从中国学习,他们不认为中医的辨证论治是适合印尼传统医药的唯一出路,这恰恰成为中医学传播的难点。

(2)在印尼社会上,西医已经变成大多数印尼人民健康及治病的唯一希望,西医师已经变成西药公司的奴隶。中医药的传播当然成为他们的威胁。

(3)印尼普通人不了解中医,认为中医没有高等学校,尤其不能吸引那些高中毕业的学生。

（三）印尼人民社会特点

1. 宗教

印尼是个多宗教的国家,政府实行宗教信仰自由政策。印尼是世界上穆斯林人口最多的国家,约 87％的国民信奉伊斯兰教,但是伊斯兰教并不是国教。在 2002 年 8 月的修改宪法中,关于将伊斯兰教法规写入宪法的建议没有被采纳。此外,印尼信奉基督教新教的人占全国人口的 6.1％,天主教占 3.6％,印度教占 2％,佛教占 1％,其余为原始拜物教等。

2. 教育

印尼学制为小学 6 年,初、高中各 3 年,大学 3～7 年。2000 年小学入学率为 95.5％,初中入学率为 78.7％,高中入学率为 49.1％,高中以上学历占公民的 18.32％。数据说明,印尼国民教育水平有一定程度的提高,但还是处于比较低的水平,且发展不平衡。这与印尼长期以来公共教育经费支出较低有关,公共教育经费占 GDP 的比重 1999 年为 2.3％,1995 年为 2.2％,1998 年为 2.3％。从而导致印尼的劳动力文化技术素质比较低,也就没有为吸引外资创造良好的人力资源环境。

3. 医疗

印尼属于发展中国家。有 50％的人口是生活贫穷。除了印尼 4 大城市有足够的医疗条

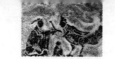

件,其他城市、省、县皆缺乏足够的医疗条件。这与印尼公共医疗经费达不到世界卫生组织建议公共医疗经费占 GDP 的 5% 有关。印尼公共医疗经费只占 GDP 的 1.09%。医疗人才缺乏也是印尼医疗条件不足之处。医生与总人口比例为 1:50000。

(四)中医学在印尼的发展机遇

印尼人民生活特点,就是中医学在印尼发展的进入点。中医学在印尼的任务就是提高医疗水平,开展中医学教育(中医学院或中医大学)。其具体方法如下。

(1)首先中医要从贫穷老百姓为进入点。为他们进行义诊,免费治疗(针灸及中药),使他们对中医有初步的认识。

(2)为贫穷或没有钱上大学之青年人,开办中医或针灸学校,培养出当地杰出的中医学家。

(3)中医学进入伊斯兰教义的传统经学院(Pesantren)。根据统计在印尼,经学院有 14,000 所。经学院是伊斯兰教学校。在印尼有 500 年的历史,在印尼抗战过程中有着很重要的地位,至今很多印尼领导人、科学家、高级知识分子是从经学院培养出来,如前印尼总统瓦希德。他们的课程不同于普通学校,学校与住宿在一起,星期六及星期天才能回家见父母,其他时间在学校念经,学习教规,研究古兰经。目前印中友好协会与印尼中医协会正在进行上述合作办学项目。

(五)展望

2009 年 4 月中国国务院关于扶持和促进中医药事业发展的若干意见,提到"推动中医药走向世界积极参与相关国际组织开展的传统医药活动,进一步开展与外国政府间的中医药交流合作,扶持有条件的中医药企业、医疗机构、科研院所和高等院校开展对外交流合作。完善相关政策,积极拓展中医药服务贸易。在我国对外援助、政府合作项目中增加中医药项目。加强中医药知识和文化对外宣传,促进国际传播。"

中医走向世界,必须要符合当地的社会特点及文化特点,才能深入当地民心,与其他文化交流,融化在一起,成为"中医本土化"。如此一来,中医走向世界不仅仅是商业上的物质品,而且能成为其他国家的另一种选择性医学,为其他国家人民提供预防疾病,治疗疾病的医疗体系。

第二节　欧　洲

一、英　国

(一)英国针灸的发展历程

在英国,最初对针灸进行直接报道的是英国外科医生约翰·丘吉尔(John Churchill)。

1821 年在英国发表了用针灸治疗风湿病和中耳炎的论文。另有一说,他于 1821 年和 1828 年曾先后出版过两本针灸学著作。无论著作说是否真实,但在这一年丘吉尔医生的针灸论文发表可视作针灸流传到英国最早的确实史料。19 世纪初圣·托马斯医院(St Thomas' Hospital)的埃利厄茨(John Elliotson) 医生开始广泛的使用针灸技术。1823 年针灸在《柳叶刀》(Lancet) 中第一次被提及。1824 年埃利厄茨医生开始在治疗中应用这种技术。1827 年他发表了针灸疗法方面的论文《针灸治疗风湿病 42 例的临床观察》(*A series of results on thetreatment of forty — two cases of rheumatism by acupuncture*),在 42 例患者中有 30 例显效,因此其在结论中提出这是一种可行而有效的风湿病的治疗方法。

1955 年费利克斯·曼恩(Felix Mann)最早在法国和德国学习了中式传统针灸。之后他学习了现代和古代汉语,留学到中国北京、南京和上海研修更为传统的中医针灸技术。1958 年回到英国后在伦敦西区开设了诊室,以针灸治病并在诊室授课。这是在英国出现的有记载的最早的中医针灸诊所。可以想象,在当时听其在诊室授课的学生是不会太多的,但这却是英国针灸诊所的鼻祖。

1960 年 Jack R Worsley 创办了英国第一所传统针灸学校(the College of Traditional Acupuncture)。杰克·沃斯利(Jack R Worsley,1923—2003 年)二战后开始学习针灸,由于那时直接到中国大陆进行针灸学习是十分困难的事情,他曾在 1950 年起先后游学到中国台湾、新加坡、韩国和日本,并在那里获得了针灸从业资格。回国后他于 1960 年在英国创立了传统针灸学校;1974 年,于美国创立了传统针灸研究所(Traditional Acupuncture Institute);1988 年,于美国创立了沃斯利经典针灸研究所(Worsley Institute of Classical Acupuncture)。他是针灸在英国的重要传承人之一。他所创办的针灸学校为英国最早,虽然规模有限,但他所培养的针灸师中却多有出类拔萃者,其中包括黛安娜·康奈利(Dianne Connelly)和鲍勃·杜根(Bob Duggan),为针灸在英国的传播和发展做出了巨大贡献。

1970 年,英国最早的针灸师行会组织已经成立,命名为英国针灸师注册协会(British Acupuncture and Register,BAAR)。其组成人员多是 20 世纪 60 年代到 70 年代之间赴中国进行了短时参观学习并掌握了针灸的基本技术的归国人员。他们归国后在英国创办了一批私人针灸诊所,之后由于临床需要,或在英国当地招收学徒采用诊所内师代徒的形式教授,或在当地开办针灸学校者。出于业务交流和商业交流的需要,而自发组成了这一行会。此行会是否具有自律性约束或是法定地位则未可知。

英国医学针灸学会(British Medical Acupuncture Society,BMAS)于 1980 年在伦敦成立,学会在建立之初就将发展为全国性的权威针灸学术组织定为目标。BMAS 首任主席是朱利安·肯尼恩(Julian Ken-yon),是前文提到的菲利克斯·曼恩的学生。菲利克斯在英国授课

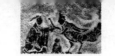

多年后,他的学生们在伦敦组织了年会,当时称为伦敦医学针灸学会,并推选菲利克斯为会长,而朱利安则是这一组织的一名会员。1978 年,由朱利安带队,组织多名该学会的成员到中国考察,归国后在学会内部进行了组建全国性针灸师公会的必要性和可能性的讨论。1980 年,该学会的第一次全国会议在多赛特举行,当时有来自全英各地的 80 名针灸师参加了会议。1981 年起,学会又将其全国会议改为每年春秋两会。

1983 年,BMAS 派代表参加了在维也纳举行的第一届世界针灸学科大会,并成为了国际针灸与相关技术学会(International Council of Medical Acupuncture and Related Techniques,ICMART)的创始成员组织。

在 1984 到 1986 年间,BMAS 参与了世界卫生组织(World Health Organization,WHO)关于针灸标准化方面的研究,并在经络缩略语规范化方面做出了突出贡献。1986 年 BMAS 承办了在伦敦举行的第二届世界针灸学科大会;1993 年 BMAS 承办了在巴斯举行的 IC-MART 世界大会;2002 年 BMAS 承办了在爱丁堡举行的 ICMART 世界大会。

该组织还是期刊《医学针灸(*Medical Acupuncture*)》的创办单位,该刊物于 1981 年创刊,1996 年被国际医学数据库收录。

英国补充与替代医学委员会(The Council forComplementary and Alternative Medicine,CCAM)于 1986 年成立,是由 4 个成员组织以委员会的形式构成。这一组织成立的直接目的是联合各类补充与替代医学抵抗英国医学会(British Medical Association,BMA)对"非正统医学"的责难。委员会的 4 个成员组织分别是:英国针灸委员会(British Acupuncture Council,BACC)、正骨学院(College of Osteopaths,COO)、国家医疗草药师研究所(National Institute of Medical Herbalists,NIMH)及顺势疗法协会(Society of Homeopaths,SOH)。

英国补充与替代医学委员会的成立在英国针灸发展史上是一件大事,一是因为其是一个在 1998 年已经拥有超过 3,000 余会员的庞大组织,在业界享有很高的地位;二是因为其是英国各类传统医学互相交流的舞台;三是其发展过程铭刻着传统医学与现代医学互相融合的历史。

(二)英国的针灸现状

1. 英国针灸教育

在英国,针灸教育只能进入卫生保健体系。初期已有医师资格的西医为主要施教对象,通过对他们进行专科培训,并利用其西方主流医学体系的地位和影响力带动中医和针灸更快速地发展。

从 1990 年起针灸在英国传播与发展进入规范化时期。英国针灸专业评审委员会(The British Acupuncture Accreditation Board,BAAB)是由针灸职业联合会(Acupuncture Professional Associations,APS)和针灸学院(The Colleges of Acupuncture,COA)在1990年联合组建,目前是由英国针灸协会(British Acupuncture Council,BAC)支持的英国权威针灸职业教育评审机构。通过该委员会评审的针灸学校,其学员在毕业后即获得在英国的针灸从业资格,并自动成为英国针灸协会会员。至2006年7月,通过BAAB认证的有10所中医、针灸学院或大学的针灸专业。针灸专业评审委员会的成立是英国针灸教育走向标准化的关键一步,对提高教育质量,提高从业人员素质有着重要的作用。

英国非常重视中医和针灸教育,由亚美迪医药基金协会(Acumedic Foundation)赞助,与北京中医药大学于1993年联合创办的"伦敦中医学院"(Chinese Medical Institute & Register,CMIR),是欧洲第一所中医高等学府,其宗旨是"强调中医走进外国正规医学教程,即纳入西方的医学院教育体系中"。培养的人才能安全、有效地运用中西医结合方法诊疗疾病,是将中医引进西医主流医学体系的最积极有效的途径。伦敦中医学院的中医课程(包括针灸课程)已纳入英国最著名的GKT医学院(Guy's King's St Thomas' Medical School)的选修课,所依靠的英国本地有权威性和信赖性很高的GP(General practitioner, GP)具有一定社会地位,且学风严谨,在医学界影响较大,对于推动西医接受针灸,加快针灸在英国的发展,起到了不可替代的作用,对于中医和针灸尽快纳入法律轨道,即对"针灸、草药、中医"立法起到了促进的作用。

1995年英国西敏市大学(Westminster University)与当时的伦敦中医学院(London School of Acupuncture and Traditional Chinese Medicine)联合开办了针灸专业,该专业毕业生可获得针灸学士学位(文科BA)。该专业首开英国公立大学设置针灸专业之先河。

与西敏市大学不同之处有两点,一是中萨大学(Middlesex University)开设的是全套的中医专业,而非仅针灸一项,二是中萨大学采取了跨国联办的形式建立这一专业。

1996年初,该校成立考察团抵达中国大陆各中医药大学及其附属医院进行考察,最后将北京中医药大学列为合作伙伴,当年伦敦中萨大学与北京中医药大学开始磋商,筹建中医学专业。1997年5月在中萨大学成立的中医学学士学位课程,并通过了评审团鉴定。1997年10月该专业开始正式招生,第一届共招收了25名学生。

这是英国第一个国立中医学士学位课程,该专业同时也争取到了教育津贴,英国本土学生和欧盟范围内学生可以免费就读(1999年后英国政府变更高等教育政策,收费标准改为本土学生1,000英镑,欧盟区学生5,000英镑)。该专业的第一批25名学生,共淘汰12名。剩余的13人中,10名前往北京中医药大学实习,获得中英双学位;3名选择在本地实习,获得了英国科学学士学位。侧面反映了英国的学位教育要求之严格。从西敏市大学开设针灸专业、中萨大学开设中医专业为起点,英国又有多所国立大学开办了类似的学位课程。学制多为3至

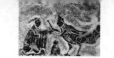

4 年,毕业可授予文科或理科学士学位,也有能授予硕士学位者(例如伦敦南岸大学)。

英国现有 4 所大学在健康系下设中医针灸本科课程。有 10 余所 1~3 年制不等的针灸学校,其中伦敦中医学院以英国医学局(GMC)注册的在职西医为培训对象,400 多家医院及 GP 接受培训。现很多医生在自己医院开针灸课程并治病,CMIR 和亚美迪医疗中心(Acumedic Centre)在新世纪,使东西方联合,开创了新医疗方向,给英国针灸从业人员和 GP 带来希望。

2. 英国针灸立法

2000 年上议院关于补充与替代医学的蓝皮书上议院科技特别委员会于 2000 年 11 月 21 日发表关于补充与替代医学(Complementary and Alternative Medicine,CAM)的蓝皮书。文中指出,未受过充分培训的补充与替代医学从业者与不合规范的草药供应会带来危险;同时该报告也指出,英国目前已有能力提供充分的相关行业培训。

实际上,这一特别委员会的成立及其报告的发布是英政府对 2000 年发生的马兜铃酸引起肾功能障碍等一系列事件的回应。公众问责的压力迫使政府不得不立即直面针灸与草药行业的立法管理。这里需要注意的是,英国的针灸和草药都是有中英之分的。在 2000 年的这份报告中,将中草药、中医针灸、印度医学划分在 3A 组别内。这一组别的定义是"无科学依据,与某种宗教与哲学相关联的医疗体系",其对待方针是"不可给予支持,不必提供资金,不应允许教学"。而英针灸和英草药则被划分在 1A 组别内。属于"区别于现代医学的有科学证据的医疗体系"。蓝皮书中建议应对这一部分体系进行立法管理。此一事件是英国的针灸及草药职业立法进程的开端。

上文中提到的上议院特别工作组蓝皮书发布后立刻遭到中医针灸及中草药从业人员及受众的质疑,卫生部也提出了不同意见,即"应将 1A 组与 3A 组合并进行立法管理"。

2001 年,英国政府回应上议院特别工作组的报告,建议针灸及草药工作者应以 1999 年卫生法为框架,尽快寻求立法。卫生部随即于 2001 年 4 月启动立法进程,以查理斯王子综合基金会(Prince of Wales's Foundation for Integrate Health)为主体,邀请了数个民间 CAM 团体,在 2002 年成立了两个独立委员会,即针灸立法委员会(Acupuncture Regulatory Working Group,ARWG)和草药立法委员会(Herbal Medicine Regulatory Working Group,HMR-WG),专门展开立法工作研究。之所以称其为立法工作组第一次成立,是因为在 2006 年卫生部又将本次讨论的内容推翻,第二次成立了立法工作组。

2005 年 2 月 9 日,卫生部通告了最新决议,将中医师、草药师、针灸师放在同等地位进行立法管理。同年 3 月 4 日,卫生部召集三方面人士,重申上述意见,并决定成立立法工作组。但由于 5 月份大选在即,直到 2006 年年初,工作组才得以成立,立法工作得以继续进行。

第二次立法工作组全名为卫生部针灸师、草药师、中医师立法工作组(The Department of

Health Steering Group for Statutory Regulation of Acupuncture and Herbal Medicine and Traditional Chinese Medicine Practitioners,SG)。2008 年 6 月 16 日,SG 发布最终报告,虽然支持中医师的立法,但条件十分苛刻。

2009 年 8 月后关于立法问题又发生了很多事件,总体上看仍处于僵持之中。

3. 英国针灸从业人员的现状

据了解,在英国,针灸学会组织与中医药学会是不可分割的。据不完全统计,共有 4 家有关中医和针灸学术团体和组织,他们分别是英国针灸师联合会(BACC)、全英中医药联合会(FTCM)、英国中医管理委员会(CMC)和英国中医执业医师学会(AC-MP)。在与英国卫生部门加强联系中,极大地促进了针灸在英国的发展。目前从事针灸医疗服务的机构中,有公立医院、私立医院以及中国医生开设的连锁诊所,它们遍布整个英国。其中以伦敦为中心、以针灸治病为主的华人连锁诊所,形式和规模参差不齐,从事针灸治疗的人员主要有以下几类:①通过中国有关医疗机构合作从中国引进的专业针灸人才;②英国公立医院的 GP 在伦敦中医学院一般经过短期的针灸培训者,为病人提供服务;③英国私人医院和私人诊所中英国医生在中国进修学习后回英国为患者治疗者。

4. 针灸在英国的治疗病种与人群

由于英国的地理位置和气候因素与中国有较大差异,病种亦大不相同,常见疾病有:风湿性关节炎、颈肩腰腿痛、更年期综合征、针刺戒烟(stop smoking)、压抑(stress)、慢性疲劳综合征(chronic fatigue syndrome)、失眠(insomnia)、性功能障碍(ED)、痛风、鼻炎、鼻窦炎、牛皮癣、湿疹、慢性肠炎及针灸减肥。国内常见的脑卒中后遗症及周围性面瘫较少见。

英国是个多民族国家,外来人口占相当比例,主要来源于法国、波兰、荷兰、意大利、西班牙、南非、印度、巴基斯坦、韩国、德国等。针具来源于中国,但必须是一次性的,质量和消毒比较严格,进针要求快而不痛,进针后一般不采取较重的手法进行补泻。也有的病人喜欢用套管针。体会较深的是外国人针感强、得气快、疗效明显。针灸在英国与在其他国家治病大同小异,一般只针不灸或少灸,甚至因讨厌艾灸的气味和担心灼伤患者被诉讼而停用灸法,针法也被简单化,不施手法。

5. 针灸费用医保支持状况

英国是一个全民公费医疗国家,凡是到卫生保健体系(NHS)指定的医疗机构、医院诊病都不需要支付任何费用。同样,凡是在这个范围之内针灸亦是免费的。若在私立医院和诊所,只要加入医疗保险(需支付费用),针灸的费用亦给予报销。在这方面,与其他欧洲国家比较稍显不足,目前,瑞士是中医医疗保险系统对针灸项目支持力度最大的国家。针灸目前尚未纳入英国政府 NHS,对于针灸费用报销问题,形式多种多样,但仍有许多病人宁愿自费来做针灸治

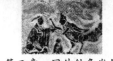

疗,说明针灸在英国颇受欢迎。

二、德 国

(一)德国针灸的发展历程

1. 20 世纪前

对于针灸何时传入欧洲的问题,文献中有不同的记载。有人认为,早在公元 14 世纪时,通过《马可波罗游记》中对针灸的记载,使欧洲认识了这门自然疗法,也有人认为,是欧洲在亚洲的传教士最早把针灸带回欧洲的。1584 年 1 月 6 日在一封写给 Coimbra 教会的信里,在日本的澳门传教士 Pater Lourenco Mexica 就提到日本人很健康,如果他们生病了,则用银针扎自己的肚子、手、脚、背等部位。

据此可以认为日本在欧洲的针灸发展史上起到了重要的中介作用。当时,中国南方的海港城市不欢迎来自西方的"野蛮人",于是许多欧洲人只好到中国附近的国家。因此,已经广泛运用针术的日本就成为了最早展示针灸的国家。1658 年 Daene Jakob de Bondt 作为荷兰东印度公司驻巴达维亚的外科医生,通过当地的中国和日本医生接触到针术,并在 1658 年出版了 *Historic Naturalis et Medicae Indiae Orientalis*。真正向欧洲系统介绍针刺疗法的是 1673 年荷兰派到日本的外科医生 William ten Rhijne,在他的记载中除传统针灸外,还记载了日本和尚 Mubun 发明的敲针进针法(用小锤子敲针进人穴位)和腹诊法,并介绍了 1690 年到日本 2 年的德国医生 Engelbert Kampfer。Kampfer 医生出版的关于日本针灸的著作后来被广泛留传。1683 年 William ten Rhijne 的论著 *D:Sertat de Arthritide*;*Mantissa schematice*;*De acupunctura et orations Tres* 成为欧洲的第一部针刺疗法专著。与此同时,荷兰的传教士 Hermann Buschof 也在公元 1680—1840 年,在欧洲用德、法、英、意、西文发表针灸文章,至今尚可见者有 80 余篇。

1735 年,耶稣会士 Duherder 在巴黎刊印《中华帝国志》,其中第 3 卷为中医专刊,译出了《本草纲目》《神农本草经》《脉经》《名医别录》《医药汇录》等书的部分内容,还列举了许多中医处方药。此后,针术传到德国、法国、意大利、西班牙、瑞典、比利时等国家。但在 17 世纪和 18 世纪,针术主要流行于欧洲的贵族阶层。"Akupunktur"一词就是在这个时期开始流行的,它来源于拉丁语"acus":针,"pungere":刺。现在,许多人对"Akpunktur"的了解也仅仅停留在针刺上。关于灸法则有专用词"Moxibustion"。其他如拔罐、梅花针、三棱针等则不属于 Akpunktur 的范围。也有人对"Akpunktur"一词作广义理解,把一切刺激穴位的方法,均归纳于内。18 世纪,德国曾有过一种类似中国针刺的治疗方法,称鲍希脱氏法,就是使用很多支针(约 30 支)置于筒中(类似现代中国的"罗汉针"),压刺皮肤,然后,再在伤处涂抹略含刺激性的

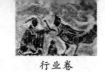

松节油或巴豆油。19世纪,在欧洲,由于治疗者对针灸认识不全面和应用不当而引起多方面的批评,针灸理论研究也不被重视,致使针灸在19世纪后期渐渐被人遗忘。

2. 20世纪以来

1902年法国外交官SoulierdeMorant从中国把针灸传入欧洲。他与他的医生朋友Ferreyrolles博士一起,再次使针灸真正全面地在欧洲展示。从这以后,法国有了一群不是很公开地使用针灸的治疗者。欧洲最早的针灸协会是1943年在巴黎成立的法国针灸协会。很长一段时间里,巴黎是西方的针灸中心。以后针灸就由法国开始慢慢扩展到全欧洲。但在这个时期除了书籍和杂志上一些零星的研讨文章,欧洲尚未开展真正的针灸科学研究。

第二次世界大战后,自然疗法者August Broode开始在德国开展针灸工作,并成立了针灸工作小组,也就是现在的传统中医针灸工作小组AGTCM的前身,当时不少医生和自然疗法者聚集在他的周围,向他学习。但由于德国法律不允许自然疗法者与医生共同会诊,所以他们之间的合作限于共同开课学习。50年代初,Gerhart Baehmann开始在德国专门给医生开授针灸课。Bachmann的针灸是从法国的De La Fuje那里学来的。1951年,Baehmann成立德国针灸协会(DGfA),这是德国医生针灸协会(DAEGfA)的前身。从此,针灸逐渐走人德国西医界。当时,界定该协会的成员必须是德国医界承认的西医生。1952年德国医生针灸学会开始发行《德国针灸杂志》。在这之后,医生和自然疗法者的合作则日趋式微。当时全德仅有100多个医生运用过针灸这种称之为"来自东方的神秘疗法"。

60年代,法国的De La Fuje医生去世之后,欧洲针灸活动的重心则转向了奥地利。尽管奥地利的针灸协会比德国医生针灸协会迟2年成立,但由于发展较快,它则更早地被社会所接受。1983年,奥地利针灸协会在维也纳举行民办针灸科学大会,有600名医生参加,并成立了ICMART(International Council of Medical Acupuncture and Related Techniques),总部设立在比利时首都布鲁塞尔(Brussels)。作为欧洲的针灸中心,奥地利针灸的发展一直受到德国针灸界的重视,许多德国医生都愿意到奥地利针灸协会进行短期或长达4年的中医针灸学习,他们颁发的文凭很早就得到德国方面的承认。

70年代末,中国开始对外开放,全世界对针灸感兴趣的人越来越多,针灸在德国开始受到重视。针灸人员在短短的时间内增加到几千名,其中登记执行针灸业务的约300人。在一些大学里,如海德堡大学,则开设针灸门诊,并对针灸进行研究。他们的第一篇研究发表后,曾被多方面人士在德国医报上评论。从这个时期起,针灸在德国蓬勃发展,至今已成立40多个针灸机构。

80年代后期,通过对加强痛证的研究,使人们对针灸的兴趣更为浓厚。许多主治痛证的医院都把针灸作为一门独到、有效的治法来运用。现在,针灸在痛证治疗中已成为一个不可缺

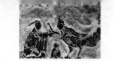

少的疗法之一。

90 年代初,德国有更多的人接受针灸疗法,这种发展趋势使许多针灸协会与有关人士开始注意到针灸的治疗水平问题,并因此建立了 140 个小时的针灸基础课,课程结束后,通过考试,学生可获得 A 证书(A—Diploma),此证将作为所有想加入实验针刺计划(Modellprojekt fuer Akupunktur)的针灸医生所必须具备的基础标准。

20 年前,针灸在德国还是一门边缘疗法,虽然许多人了解它的治病特点和无副作用的优点,但它真正被重视还是由于 1996 年美国 FDA(America Food and Drugs Administration)对针刺的重新定义。由于针灸的治疗原理一直无法被现代医学解答,因而它在美国长期被界定为试验阶段。1996 年 3 月 29 日,美国 FDA 对针刺针的法律概念重新定义,从Ⅲ级(工具试验阶段)提高到Ⅱ级(工具有制约的运用阶段)。1997 年 11 月,NIH(National Institutes of Health)在每年举行一次的会议上,对针刺治疗进行审查,并得出结论:针刺是一门科学,虽然它的治疗机理还不明确,但将被美国医生承认。这项决定大大推动了德国针灸的发展。

1997 年,德国联邦技术和科研议会开始拨款支持 4 项针灸科研。90 年代后期,有关针灸的消息频繁出现在媒体之中,不少医生在网页上推广针灸,更多的人愿意选择接受针灸治疗。现在约有 4～5 万名医生从事针灸。5 个主要的针灸协会,正在建立一个统一的授课方案,使必修课时增加到 350 个小时,B 证书(B—Diplom),其中包括 50% 的门诊实习。

20 年来针灸在德国除了痛证外,还在骨科、妇产科、体育医学方面有极大的发展,尤其在妇产科,助产士 10 年以前就开始学习如何用针灸减轻产妇的疼痛。2001 年 Germann 医生作为第一位德国医生,加入了世界针灸学会联合会(WFAS)理事会。90 年代起,因特网上增加了不少针灸中医网址。医生们也争先恐后地在网上推销自己的针灸治疗范围,并发表对针灸的看法。据最新资料统计,德国目前平均每 5 个人中就有一位尝试过针灸疗法,针灸疗法的应用占中医疗法的 80%。

(二)德国的针灸现状

1. 针灸从业人员

在德国从事针灸者主要有 3 类人。

(1)Heilpraktiker(海派客):是仅学过 3 年医学,只允许用自然疗法治病的治疗者,意译是治疗实践者,也叫自然疗法者,他们没有医学处方权,治病范围有限;(2)德国西医生;(3)中国针灸医生。

政府规定必须具备拥有自然疗法或医生执照者才能独立开诊所行医,这类人员无需经过特殊的培训即可用针灸疗法治病。不具备该资格的针灸师在医院、医生或自然疗法者的领导下工作。其他医务工作人员如按摩师、助产师也可从事针灸,但保险公司不给予支持。

初期从事针灸的人员多数是自然治疗者,他们比医生更早地接受了针灸疗法,基于他们治疗方法有限,而且病人基本上都需自付医疗费,只要能够更快地把病人治好就能扩大知名度,于是像针灸这种易学效佳的治疗方法就更受他们的欢迎。一些自然疗法者因多年的经验积累,针灸水平相当高,但是他们没有处方权,由于他们不是正式医生,所以这些人并没受到德国医学界特别是卫生部门的重视。

在德国,西医生无需经过特殊培训即可从事针灸。目前35万医生中有4~5万的医生提供针灸治疗,其中20%拥有私人诊所,这些医生仅有一半参加了140个小时的针灸学习,而经过350个小时培训的仅仅有2,000多名。多数医生治疗以局部穴、阿是穴为主,只有少数医生结合辨证取穴进行治疗。德国法律规定,医生可以有权施行他自己认为合适的治疗方法,所以,在使用针灸疗法方面,对医生没有任何限制。

在德国的华人针灸师有一部分属于专科毕业,另一部分则是"半路出家",他们当中不少仅仅在中国受过短期培训而已。主要人员分以下3类:(1)中国派来的医学交流工作人员;(2)来德留学的医学博士转为中医者;(3)非医务人员通过自学或国内短期培训后从事针灸者。

中国交流工作人员基本上都受任于医院、疗养院或私人诊所。他们经验丰富,但有显著的语言障碍,在此常工作3个月到1年不等。许多交流工作人员如有机会往往会延长合同,从而在德长期工作。

非医务人员如想以中医身份治病,必须在德国通过HP考试(自然疗法医学考试)。外籍人员只要在德合法居留,语言过关就可以参加考试,考试的内容主要以西医知识为主。目前在德的中国针灸师具体数目不详,但有增加的趋势,这是因为病人们信任中国血统的针灸师,如有可能,他们一般更愿意到中国针灸师处接受治疗。

2. 针灸教学

第二次世界大战后,德国的自然疗法者Broode就有规模地开展针灸教学。随着20世纪50年代一些针灸学会的成立,针灸课成了其中不可缺少的项目,至今已有40多家针灸授课提供点,10%以上的医生使用针灸疗法治病。开始,许多医生都先对耳针感兴趣,这是因为耳针无任何危险。耳针首先在法国形成独特体系,并广泛被欧洲医生运用。但是,由于耳针治疗的局限性,使许多医生认识到体针的重要性,并开始学习体针。

在德国,针灸不属医学专业,又无特定学时要求,致使大部分针灸师在针灸协会或个人办的学习班里学习几个月,或到中国的中医学院的短期训练班学习(包括函授)后,即开始边学边用。多数病人对西医治疗中常有的副作用担心,而更加信任自然疗法,针刺中产生的针感也是为许多病人所接受的,这就使不少医生认为针灸只需周末短期培训便足够应付患者需求。德国医生在短期学习后所应用的针术,常常以阿是穴为主,无远近、俞募等重要配穴,针刺深度则

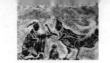

多以浅刺为主,但偶尔引起的疗效还是使施术者信心大增,于是有更多的人开始更快地学习针灸。一些有经验的针灸师则开始授课,往往在短短的几个周末课后,学习者就开始使用针灸。有些班学员甚至达到 1,000 名。授课者为了赚钱常常忽略教学质量,而且教材不统一,教学计划不清晰,在德国本地学习的医生又往往缺乏临床实习,由此而造成针灸水平普遍低下。不少病人反映,许多医生头痛针头,脚痛针脚,没有远端取穴,针刺穴位很少,治疗时间仅仅 5～10 分钟。于是,病人们开始对针灸疗效提出疑问,多数病人因此只在有中国医生的诊所里或有长期临床经验的医生那里求医针灸。

在德国,辨证施治和针灸处方的灵活性常常在教学的过程中被忽略,这是由于辨证施治所要求的中医基础理论对德国医生来讲,是难以接受和理解的。大部分德国医生缺乏对中医整体的认识,许多有自己诊所的医生对于枯燥的理论不感兴趣,而且学习时间有限,只希望能立即运用,借此提高收入;只有少数医生在开展针灸后有兴趣再深入学习研究。这种针灸水平下降的现象受到了许多家大型针灸协会的关注。1991 年 5 家针灸协会与保险医生联邦机构达成协议,规定治疗疼痛性疾病的针灸师必须具备 A 证书(A—Diplom),相当于 140 小时针灸基础课程培训的针灸水平。2000 年初,针灸医生才开始向国家保险公司提供 A 证书,否则,针刺治疗不给予部分报销。这一变化使许多无 A 证书的针灸医生开始考虑在医生社团认可的针灸机构里完成 140 课时学习。许多有经验的针灸医生认为针灸基础课程最少应该达到 350 课时,包括 50 堂的临床实习,获得 B 证书(B—Diplom)后,才能使一个医生掌握针灸。保险公司还规定这些医生每年必须参加至少 25 小时的针灸进修。

A—Diplom 的 140 小时的课程主要包括:穴位、经络、耳针、痛证、内科及实习 6 个部分。B—Diplom 在 A—Diplom 的基础上再增加 210 小时,分针灸基础科研、中医史、心身医学、气功、解剖、针法、反应点、推拿、中医本疗法、诊法、证型学、日本头针、耳针、口针等及实习。考试均由笔试、口试和运用 3 部分组成。2000 年 11 月德国 5 家合作的针协对针灸讲师提出了准则,要求讲师达到下列标准:(1)在医院或诊所从医 3 年;(2)拥有 B—Diplom;(3)不断进修,参加国际性的交流会;(4)具备最少 5 年针灸临床证明。除此之外,还须有口才、辨证能力,以及针灸科研的经验。

目前,德国有不少机构提供 2 年以上的针灸课程,一共 18 个周末,其中 13 个周末上课,5 个周末实习。此外,Witten—Herdeck 大学,也是德国唯一的一家提供针灸课的大学,提供 3 年针灸专业,共 24 个周末课。医生结业后可正式以针灸师挂牌。

3. 针灸的医疗保险

德国的医疗保险公司分两类,一类是国家医疗保险公司,另一类则是私人医疗保险公司。他们的医疗保险范围主要针对西医疗法。其他疗法需经过医生保险公司联邦委员会承认后方可保险。合作对象以拥有保险资格的西医医生和医院为主。德国医生的治疗费是直接向保险公司索取的,每3个月结账1次。所有的西医治疗方法均有一个号码,通过号码计算费用,除此以外的疗法则需申请,保险公司按情况处理,拒绝或给予部分报销。目前每个医生每年都有一定的报销金额限制,超过规定则需与保险公司再协商。德国私人保险公司对自然疗法很看重,尤其是针灸,相对给予较高的报销费用。国家医疗保险公司的保金只针对有保险资格的诊所医生,私人医生(是指没有获取保险公司资格承认的医生)则一律拒付。对医院及疗养院保险公司则另订合同。私人保险公司对针刺报销的费用较国家保险公司为高,一般在38~50欧元左右。国家保险公司在MP实施前费用不等,在25~35欧元之间,医生往往要求病人多付。现在的费用固定在25~30欧元之间,每年仅报10次针刺费用,而且不允许医生在报销的基础上多收费用。但是医生们被允许在病人同意私付的前提下,对中医问诊、艾灸、火罐等针刺以外的疗法收费。如果医生对针刺额外收费,则必须退还给病人,否则,会被取消资格。刚开始实行此计划时,许多医生均收到了欢迎加入的邀请函。对于各种收费很高的西医生来说,针刺收费太低,又不能加收费用,于是不少医生决定抵制这项计划,但是没有成功,因为针对低收入的医生,这项计划吸引力还是很大的。目前,拥有A证书(A-Dipfom)的医生还属于报销人员中,但报销费用少于拥有B证书(B-Diplom)者。据最新资料显示,德国最大的国家保险公司分区决定今后每年只准报销6次针刺费用。Gerac研究的第一段落结果显示,50.7%的病人在针刺4次后就有疗效,因此AOK认为6次针刺足矣。

4. 针灸科研

近30年来,在德国进行了不少针灸研究,20世纪80年代主要从神经物理的角度进行针刺研究,20世纪90年代则以针刺的临床基础研究为主。1993年,在一篇对86个针刺标准评估中发现,只有57%的研究提供足够的治疗信息;39%的研究没有合理的治疗准则;仅有12%的研究达到了标准,并取得了明显的针刺疗效。目前,在德国进行的不少研究都是针对针刺疗效的观察。近几年来不少机构先后对痛证(主要以头痛、关节痛、腰痛为主)、戒毒、节段性肠炎、过敏性鼻炎、针刺助产等做了疗效研究。研究证明,不少病人针刺后均有疗效,特别是在痛证上,针刺疗效显然比安慰疗法好。

除了保险公司自己的针刺研究外,目前,德国最大的研究项目是Gerac研究,意译德国针刺三部分。2000年10月医生联邦委员会(Bundesaussehuss)决定建立Gerac研究系统观察针刺疗效,对针刺做出评估。该研究项目是目前全世界最大的研究项目,准备在2年内对7300家诊所里所治疗的50万病人进行针刺疗效研究(美国的针刺研究最多的也只涉及1万名病人)。所有拥有A-Dipfom的医生均可参加该项研究,虽然德国每年有800万病人有慢性痛,但该研究只准备针对头痛、腰痛和关节痛进行观察。资料主要来源于病人的主诉和医生诊疗

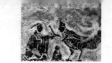

报告。

Gerac 研究先后分 3 部分进行。第 1 部分：Kohortenstudie 主要研究针刺的副作用；第 2 部分：Randominisierten Studie 主要研究针刺疗效，比较针刺穴位和穴位的疗效显示；第 3 部分：研究针刺与药物、物理、心理疗法的疗效区别。第 1 部分的研究成果已出现。到 2001 年 10 月为止已有 4 万病人，平均年龄 59 岁，被 7,309 名医生针刺治疗过，90％的病人显效。其中 51％的病人仅针 4 次即有效。不良反应则包括瘀血、不适感和针刺部位感染。其中瘀血占 5％，20 个病人有部位感染，311 个病人针后有不适感。研究的第 2 部分已在进行中。为支持这项研究，保险公司预计开销 750 万欧元。类似的研究方法曾用于其他的研究，如 1999 年 Erlangen－Nuemberg 大学研究的节段性肠炎针刺疗效观察和过敏性鼻炎的疗效观察等。

目前在德国也有不少奖金颁发给对针灸有贡献的人，其中较出名的是国际 Seirin 针灸促进奖（Akupunktur Foederpreis）。从 1991 年起，每年在德国 Seirin 基金会均颁发这项奖，奖金为 2 万马克。

从 1996 年起这项奖每隔两年颁发一次。该基金会由 Seirin 公司创办，该公司是全世界最大的一次性消毒针的制造商。评判委员中，一位来自美国针协，一位来自不是德语区的针协，6 名则来自于德语地区，还有一名则是德国 Seirin 办事处理事，共 9 名。该基金会每年还颁发新人奖，奖金 1 万马克。

5. 针灸临床情况

（1）针灸诊所

对于许多西医来说，西医治疗是主要的收入来源，针灸只是物理疗法中的一种，而且简便易学，也是挽留对西医失望的病人的一个好方法。德国医生很少把针灸作为唯一的治疗方式，他们常常是在西医治疗无效后才使用针灸疗法，加上保险公司支持，何乐而不为。但由于报销费用不高，所以许多医生在针灸治疗上不愿花太多精力。有一些诊所不专门设置针灸室，医生直接在候诊所给病人扎针，对不少病套用常规方，既节省了时间，又节省了空间。这样的诊所往往在收费上不要求病人额外付费。在以针灸为重要治疗手段的诊所则设备齐全，收费较高。每一个被针者都有一个独立的空间，诊疗床单为一次性纸质用品。有些诊所还设有静心的音乐，施术时周围环境相对安静，病人之间互不干扰。部分针灸师在学习针灸时，同时也对中华文化特别喜爱。他们的诊所布置往往以东方格调为主，仿古家具，中国国画处处可见。这不仅是治疗师个人风格的展示，同时也能起到吸引病人的作用。

（2）针灸器械

在德国运用最广的还是针，其次是抽气罐、艾灸、电针等。20 世纪 90 年代初一次性针具应用不广，因为它们价格较高。自从许多病人对针灸传染率有畏惧感后，许多医生都开始广泛使用一次性针具。

目前一次性针具不少来自中国,也有产自于日本、韩国等其他国家的,其针柄由不同颜色的塑料制成,以便识别长短。日本针多以短针为主,其中尤以耳针质量先进为特点,施术者只需对准耳穴,把耳针对准耳穴轻轻一压,耳针即已贴在上面,简便轻快,很受德国医生欢迎。由于没有统一规范,目前市场上针具大小不一,除了常规大小,还有 30mm 长的针,75mm 以上的针极少用。根据一家厂家的信息,他们的针来自西班牙,以 28 号 26 号针为主,很受德国针灸师欢迎,因为针粗好扎,价格便宜。目前在德国生产的针灸针针柄略粗,便于施治者进针。艾灸则大多来自中国,品种与国内相同。电针仪、激光仪则多在德国生产,价格昂贵。中国生产的仪器如想销售到德国,则需通过 CE 检查,目前,这个渠道还没打通。拔罐应用较广,一般以抽气罐为主。德国当地销售的针具价格一年比一年低,但还是比荷兰销售的价格高。荷兰的神州医药公司则产品齐全,针灸器皿应有尽有。

(3)适用病种

针灸的运用范围,目前以世界卫生组织 1996 年制订的病种为主。德国在实行针刺试验计划(Modellprojektder Akupunktur)前,治疗范围相当广泛,现在由于报销费用局限于头痛、腰痛与关节炎 3 部分,许多医生也以治这 3 种病为主。60%~70% 的针灸治疗范围在德国为头痛和运动器官的病变。经验丰富的针灸师的治疗范围,除了世界卫生组织制订的针灸适应证外,还包括神志方面的疾病如恐慌、忧郁症、心悸、失眠、烦躁等;其他内分泌系统的病变、不孕症及劳累、抵抗力下降、带状疱疹引起的神经痛等症也属治疗范围。妇产科、牙科、肥胖症和戒毒方面的针灸应用在德国也相对广泛,不少医院对孕妇还设有专门的针灸部门。还有一些医生认识到针灸作为辅助疗法对西医的重要性,他们发现针灸对中风后遗症、化疗后不良反应等方面的疗效优于其他疗法。同时他们还发现针灸有预防疾病、增强抵抗力的作用。

6.针灸机构

目前在德国有不少设置在大学的中医针灸工作小组、针灸协会和针灸培训点,这里主要介绍一些知名的针灸机构。

(1)德国医生针灸协会,它是德国医生协会的一个分支,总部在慕尼黑,成立于 1951 年,该协会规定成员必须是医生或医学生,不少国内外针灸机构与它合作,其中国外的包括 IC-MART、奥地利针协、日本 Yamarmot 医院、福建中医学院、北京西苑医院、天津中医学院、米兰的西藏医学研究所和保加利亚索菲亚大学皮肤医院针灸研究所。

(2)SMS 国际中医协会,总部在慕尼黑,是唯一一家仅用德语教授中医学的协会。该协会的会员出版了不少关于中医方面的书籍和课本。协会成员规定必须是医生或医学生。主要杂志有《中医学报》。

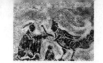

（3）传统针灸和中医的工作集体 AGTCM，创始人 August Broode 是位自然疗法者。该协会初期是自然疗法协会的一个分支。成员以自然疗法者、汉学家和哲学家为主。该协会是德国中医培训历史较长、也较完善的一家。

1988 年它与成都中医学院建立合作关系。该协会关于针灸、推拿、气功、中药的文章主要发表在《自然疗法和民间疗法》杂志上。

（4）德国 Dusseldorf 针灸协会成立于 20 年前。该协会主席 Gabriel Stux 发表了不少有关针灸的文章，并出版了许多针灸教材。目前该协会拥有 5,000 多名成员。这几年来，该协会与柏林的鸿博大学疼痛科一起在柏林医院开办为期 13 个星期的针灸培训。培训结束后学员可得到 A 或 B-Diplom。在协会的网页上，每 14 天定期发行一份电子针灸杂志（Akupunktur Aktuell）。

（5）针灸和中医的研究小组 FATCM，其目的是以了解针灸最新动态为主，并为病人提供至少有 2 年针灸经验的医生。成员必须是医生或医学生。

（6）德国针灸和耳针学院成立于 1974 年，初期学院主要教授德国医生耳针，与南京大学合作。除了提供 140 课时针灸教学，该学院还有不少进修、专业班。

（7）NADA 国际针刺戒毒协会德国分会 NADA，总会在美国，成立于 1985 年，目前在欧洲不少国家均有它的分会。主要工作是用针刺帮助治疗患毒瘾症的病人。1991 年该协会在德国帮助 Bocholt 建立以针刺为主的戒毒住院部。至今已有 3,000 多名病人取得疗效，其中大部分仅仅受到针刺治疗而已。1997 年该协会与汉堡一家监狱共同开展针刺戒毒计划，仅一年半内就对 7,000 多名患毒瘾的病人进行耳针治疗，毒瘾发作期病人每天针 1 次，缓解期则一个星期针 1 次，共针数月。目前，NADA 在德国不同的戒瘾帮助中心和戒毒机构里开展针刺工作。

（8）德国华人医学会成立于 2000 年，是第一个在德国注册的华人医学专业团体。该协会主要以举办学术性讲学和讨论、组织参观考察团为主。

（9）德国中医协会 GTCM 于 1983 年在海得堡（Heidberg）大学成立，1996 年该学会被承认为科学专业协会。学会具体工作是与不少专家合作采编教材、发表文章和开针灸中医课，主要目的是促进针灸中医的科研活动。

7. 针灸杂志

德国当地的针灸杂志基本上都是一些针协自己出版的，主要有：

（1）《针灸理论和实践》（Akupunktur Theorieund Praxis），该杂志每年 4 期，由 DAEGfA 出版，内容以针灸的科研及实践活动为主，目的在于加强沟通，加深对中医针灸的理解；

（2）针灸医生（Der Akupunktur Arzt）；

(3)《德国针灸杂志》(*Deutsehe Zeitsehriftfur Akupunktur*),是 DAEGfA 与奥地利针协合办的,每年 4 期,主要针对需继续进修针灸的医生;

(4)《中医学报》(*Zeitsehrift Chinesischer Medizin*),由 SMS 出版,每年 4 期,不少专业文章是从中文翻译过来的,有中医、针灸、中药等信息;

(5)《中医》(*Chinesisehe Medizin*);

(6)《中医导报》(*TCM Journa*),由 Koet:ting 中医院 Dr. EriehWuehr 出版,供医生和自然疗法者阅读;

(7)《传统中医杂志》(*Zeitsehriftfur TCM*)。

此外,德国不少医学杂志、医学报刊也常常发表关于针灸和中医的文章。有些杂志如专业杂志《针灸》则在两年前停办。

8. 针灸在德国的发展趋势

在德国,关于针灸今后的发展趋势将与保险公司的最后决定密切相关。对保险公司来说,目前,MP 的方式很可取,但不可能无限期进行下去。如果最后统一决定针灸作为保险项目,费用如何定,将又引起一场争论。现在,德国经济一直在走下坡,保险业努力争取支出降低,许多药物都要求病人自费。

物理疗法和按摩疗法报销次数也在减少。德国的经济从 20 世纪 50 年代到 70 年代的黄金时期已很难再重现。1989 年东西德合并后,投入东德的资金回收率低,失业率增加,社会福利的滥用均使国家负担加重。尤其是医疗机构,保险行业里一些医生不酌情报销,病人常常找多个医生看病,又造成医药开销失调。目前,德国国家欠债累累,但民众还是富裕的。据资料统计,2001 年有 14.7 千亿马克是私人财产。于是,政府决定节省各项开销,其中在医疗业上更是突出。许多医生、护士均停业上街抗议,但这并不能阻止国家为减轻负担所作出的决定。2001 年由于许多医生的报酬减少,他们只好减少其他工作,多开药方,增加收人,从而导致保险公司这年的药费支出上升了 9%。2002 年 12 月 Greifswald 的一家医院为了节省开支,将部分科室关门停业,仅急诊科和住院部门开放,因此一些手术不急的病人,将推迟到第 2 年治疗。该院在 2002 年多治疗了 2,000 名病人,超出保险公司所规定的范围,故资金不够,无法支付医生们 2,000 多个小时的加班费。

他们决定让医生回家休息以抵消这 2,000 多个小时的加班费。这是历史上德国唯一的一家医院采取如此极端的措施来对付保险公司的节约计划。该院的作法已得到许多同行的赞同。在这种情况下,保险公司如果从赢利角度考虑,今后价格相对低廉的针刺很有可能被作为正式保险项目看待,但保险费用不会升高。至于其他的中医疗法则不会给予考虑,因为这些项目的疗效所花的资金均高于针刺研究,对于目前经济拮据的保险公司来说,这类计划根本不可

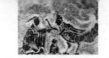

能实现。德国对外来事物的接受一向慢于他国,针灸也不例外,在接受的同时也有不少反对意见。针灸对于西医界不仅仅是一种辅助手段,也是一种利益竞争。接受针灸的同时,一定会减少购买许多药物,药商的利润当然也就减少,药商为了减少开支,只能解雇工人。作为以西医为主要治疗方法的德国政府,不得不考虑因此带来的失业率增高。基于这种考虑,保险公司同样有可能完全取消对自然疗法的支持,今后只保障病人的基础健康,从而减少保险公司的负担。估计不久可能就会有自然疗法辅助保险建立,病人如想加入,必须添付一定的保险金。如果针刺被正式认可,虽然手续从简,病人可能增加,但它的报销费降低,医生们更不会考虑在上面多花时间学习,而报销的疾病范围,也可能局限于痛证。针灸虽然普及了,但素质和地位却大大降低。

这种变化将会抑制其他非西医的专业针灸师在德国的发展,德国医疗"百花齐放"的局面也将成为人们久久期待而又始终难以实现的美丽童话。相反,如果保险公司对针灸不作过多地介入与干涉,任凭针刺依赖其自身,凭质量生存,那么,病人暂时可能减少,但就目前欧洲自然疗法的时兴趋势看,接受针灸的病人会越来越多。许多病人在渐渐接受了保险企业不景气的事实之后,只能自掏腰包,他们将更要求针灸师经验丰富、技术精湛,这样针灸师的素质也有可能自然提高。总的来看,保险公司的介入所引起的波澜是推动针灸发展的一大关键。保险公司的今后动向对针灸发展的影响总是利弊并存的。但不管外界如何牵制,针灸在德国已得到了前所未有的认可,近10年来针灸发展迅速,已从陌生的东方医学变成了人人皆知的有效疗法。这具体表现在:①遇到疑难病症,医生会推荐病人尝试针灸;②为了减少西医药物的副作用,许多人宁愿接受针灸治疗,不少病人更是大力宣传针灸疗效;③越来越多的针灸机构与中国医学院合作,共同开展学术研讨、人员交流活动,进一步促进针灸沟通和传播;④不少德国医生认识到中医基础、辨证和针灸技术的重要性,愿意更加深入钻研,同时他们开始重视中医"气"的概念;⑤中西医结合成为许多针灸师共同的奋斗目标;⑥越来越多的针灸医生在自己的网页上介绍针灸、中医,同时,关于针灸的书籍,不管是在内容还是质量上均日渐丰富与提高;⑦城市之间的交流广泛增加,2000年德国汉堡市与合作友好城市上海举行了中国月,其中就包括为期3个星期的中医介绍,一些中医师则在汉堡的Barmbek医院进行短期交流;这一系列的发展,从正面来看,针灸正在慢慢走向规范;从负面来看,说明针灸要真正得到政府承认还需要一段时间,但承认,也未必就说明针灸地位提高了。目前,虽然不少德国医生和保险公司的联邦委员会的有关人员对针刺不了解,但已有许多针灸医生在不断的争取沟通,申请承认的过程促使了针灸规范化,虽然许多人认为,140小时的基础课和210小时的进修课对针灸这个专业来讲,课时太少,质量不稳定,但它却使针灸在德国有了一个标准;虽然针刺研究结果目前有争议,但它毕竟肯定了针刺在临床上对痛证的疗效;虽然目前针灸基本上还处于针刺阶段,但为了提高疗效,随着针灸的发展其他疗法将会被更多人综合应用,虽然许多以西医为主要治疗手段的医生扎针技术浅显但病人的要求会让他们在从事针刺后将必须思考今后的治疗方向,要么提高针灸技术,要么放弃针灸。总之,在前进中迂回,在迂回中前进。针灸在德国的发展还是大有可为的。

因此,就目前来说,我国急需培养会德语的针灸专业人才,大力开展政府间的合作,大量输出有外语能力的针灸专业人员在德国讲学和工作。与此同时,要同在德国的中医人士共同开拓市场,加强与当地针灸协会的合作。目前,中国已有不少医学考察团到德国参观医疗机构,这对促进东西方的沟通十分重要。

三、挪 威

挪威是北欧重要国家之一,被称为滑雪运动的发源地,国土面积约 38 万平方公里,人口 500 万左右。由于气候寒冷,当地居民患风湿类疾病较多。该国对中医针灸医疗保健非常重视,由于针灸治疗简便、没有副作用、见效快,挪威人非常喜欢使用针灸治疗各种疾病。

20 世纪 70 年代初,挪威首都奥斯陆一位西医诊所医生本特(译音)来南京中医学院(现南京中医药大学)WHO 合作中心学习针灸,回国后开办了针灸学校,并与南京中医学院建立了长期协作关系。每年挪威针灸学校组织一定数量的学生到南京中医学院 WHO 合作中心学习针灸、推拿、中成药、营养、药膳等内容,学期 3 个月至 1 年。南京中医学院每年选派师资赴挪威针灸学校联合举办中医药、针灸各种培训班,普及中医药基础知识。南京中医学院为挪威培养 4 年制针灸医生,由挪威政府推荐选派符合条件的留学生到中国学习,先到师范大学中文系学习两年汉语,然后再到南京中医学院学习针灸本科专业。

30 年来,南京中医药大学为挪威培养了 2,000 多名针灸等中医药人才,普及到了挪威城乡,首都奥斯陆虽仅有约 60 万人口,却有 30 多个针灸诊所,诊所针灸医生绝大多数是南京中医药大学 WHO 合作中心培养的,许多针灸医生知名度较高,很受患者信任。

由于针灸等中医药疗法得到挪威政府重视和人民信任,上世纪 90 年代挪威针灸学校经政府批准升格为挪威针灸(包括中医药内容)学院,成为一所针灸中医药高等学府,培养高层次中医药人才,既有本科生,也有硕士生、博士生。2008 年 7 月挪威针灸学院与南京中医药大学国际教育学院签订协议,正式建立了本科学位联合办学,南京中医药大学向挪威针灸学院提供针灸临床实习、中医文献科学研究等条件。以针灸、中医药作为基础保健和医疗模式,与挪威文化整合,为挪威培养高层次人才,并向符合条件学生授予学位。挪威针灸学院主要是为学生提供国际学习环境、生活条件、国外学习机会,承担外国语教学等课程。

两校还就学生在南京中医药大学学习的理论课、实习和科学研究内容进行分阶段总结、研究、改进,并就学习效果经常交换意见,确保学生获得能够从事针灸医疗活动的知识和能力。

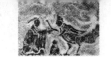
选择适合的教育方式,按照完成课程所规定时间及学习效果共同考核评估。

为促进针灸在挪威的长远发展,南京中医药大学国际教育学院与挪威高等教育国际合作中心签订了高等教育的国际化合作 2005—2010 年的战略协议,探索在不同国家的医疗理念、产品与服务不同的基础上,如何进行针灸和中医药的人才培养和交流合作。

挪威针灸学院在 2008 年 6 月份由挪威政府教育质量保证机构批准成为针灸本科学士学位点。同年 7 月,两校还就联合培养中医药针灸硕士与博士学位又签订了意向书。

四、瑞　士

瑞士,全称"瑞士联邦",是位于欧洲中部的一个小国,其地理位置在法国、德国、意大利和奥地利之间,国土面积为 41,293 平方公里。它的南部横亘着阿尔卑斯山脉,西部屏障为汝拉山脉,莱茵河则沿着它的东部和北部边境蜿蜒而过。瑞士是一个由数个拥有不同历史、传统、政治和社会结构的民族组成的联邦制国家,行政区划为 26 个半州,全国人口 7,164,400 人。由于瑞士联邦是由多个不同民族组成的国家,因此决定了瑞士文化和社会结构的多元性特征。

瑞士又是一个高度工业化且相当富裕的西方发达国家,境内森林密布,湖泊众多,山川雄伟,美景天成,是名副其实的"世界花园"。

(一) 瑞士针灸从业人员状况

进入 20 世纪 90 年代以来,针灸疗法在瑞士的普及程度明显提高。尤其是 90 年代末期以后,在中国国家中医药管理局的支持下,中日友好医院等多家国内医疗机构采取与瑞士有关方面合作的方式,派出针灸专门人才到瑞士从事临床医疗工作,极大地促进了针灸事业在瑞士的发展。据了解,瑞士现有 5 个针灸学会组织,其成员多少不一,成员较多的一个学会是"瑞士针灸医生协会(Association Suisse des Medecins Acupuncteurs)"。有关检索显示,全瑞士现在提供针灸医疗服务的机构已经达到 163 家,在瑞士这样一个小国,这是一个不小的数字,说明瑞士的针灸医疗市场处在一种激烈的竞争状态。在这些提供针灸医疗服务的机构中,有公立医院、私立医院、私立的中医医疗中心,还有一些是私人小诊所。这些机构遍布瑞士各州,尤其以德语区居多。2003 年以前,法语区只有中国中日友好医院与瑞士有关方面合作的蒙特勒(Montreux)中医中心一家较大机构,而现在,仅沃州首府洛桑(Lausanne)就出现了 3 家中医中心。

在瑞士从事针灸治疗工作的人员主要有以下几类:第一类是通过与中国有关医疗机构合作从中国引进的专业针灸人才,这类人员无论从专业素质还是从综合能力上,都可以说是瑞士针灸界的主导力量;第二类是瑞士的一些西医医生,这类人员开展针灸治疗是在其业余时间,其动力或是因为兴趣,或是出于获利的目的(在瑞士,西医医生如提供针灸服务,保险公司无条

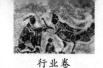

件予以报销);第三类人员是一些缺乏现代医学理论基础的治疗师,这类人员的构成比较复杂,一部分是瑞士当地的针灸(中医)学校的毕业生,还有一些是取得瑞士国籍的外籍人士。以上三类人员都可以获得保险公司的支持,以第二类人员的支持力度最大。

(二)针灸临床常见病种

在瑞士,针灸临床的常见病种与中国国内有较大区别。从就诊患者的疾病种类来说,其病种数量远多于国内。比较常见的病种有:卡他性鼻炎(花粉过敏)等过敏性疾病、抑郁症等精神心理疾病、偏头痛等神经科疾病、颈肩腰腿痛等骨伤科疾病、更年期综合征等妇科疾病、各类皮肤病、常见内科疾病以及戒烟、减肥治疗等,内耳眩晕、耳鸣耳聋患者也较国内为多。而在国内针灸临床上常见的脑血管疾病后遗症和周围性面瘫等症,在这里几乎没有。据笔者了解,瑞士的脑中风急救水平很高,急救系统发达,大大减少了脑中风后遗症的产生。不幸遗留后遗症的脑中风患者,大多被送进了各种疗养中心,这些患者不到针灸机构就诊的原因很多,可能主要还是经费问题。

(三)医疗保险支持情况

根据在欧洲对德国、荷兰、比利时、英国等国所做的调查了解,瑞士是欧洲各个国家中医疗保险系统对针灸(中医)项目支持力度最大的国家。在瑞士,一次针灸治疗的费用约为100～150瑞士法郎,绝大多数患者可以从保险公司报销80%,如前所述,如果施行治疗的医生是有执业资格的西医医生,这个报销额度还会更大。目前,多数针灸机构同时应用中药治疗,其费用保险公司同样大多予以报销。相对于其他欧洲国家的保险公司目前尚不支持针灸及中药治疗费用的情况,针灸在瑞士的发展应该说是比较顺利的。当然,其根本原因还在于瑞士健全而发达的社会保障体系。

(四)中医及针灸教育状况

1.学校教育

目前,瑞士已经有数家取得政府教育部门认可的中医教育机构,这些中医学院(校)大多学制3年,一般都采取类似国内函授教学的方法,平时学生在工作之余先行自学,每个月学校进行一次面授教学,连续2天。学生来自社会各行各业,入学没有任何限制,也不进行入学考试,只须向学校交纳一笔数目不菲的学费即可入学。学校的教师主要来自中国,或曾在中国的高等中医院校留学的瑞士人、法国人、德国人等。关于这类学校的课程设置,主要为中医理论各科目,不包含人体解剖学、生理学等医学基础课程。但是,瑞士保险公司要求,针灸学校的毕业生要想从事临床医疗活动并取得保险公司的支持,除了获得所在学校的毕业证之外,还必须提供必要的临床实习证明(多数学校的临床实习在中国有关医院完成)和人体解剖学和生理学各

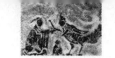

600学时的学习证明,否则保险公司拒绝报销经该治疗师治疗的患者的医疗费用。而解剖学和生理学的学习必须由学生自行联系解决。联邦政府和各州政府没有有关的执业资格考试。除人体解剖学和生理学之外,保险公司对其他医学基础知识并没有要求,因此,学生的医学基础知识一般比较欠缺。依此而言,瑞士的中医教育机构所培养的治疗师,在综合医学素养和临床水平上与来自中国的中医医生完全处于不同的层次。还有一点,这些治疗师只能从事针灸、按摩等非药物疗法,而不能同时使用中药。虽然现在瑞士已经有不少机构通过与中国有关医疗机构的合作,引进了一些中国的中医专业人才,但由于瑞士的治疗师也可以获得医疗保险的支持,加上众多的瑞士民众对中国医学的崇尚,因此仍然有很多人参加中医学院(校)的学习,一些学生毕业后,还到中国的中医高等教育机构和医疗机构进行长时间的进修和实习,可以说,瑞士的中医针灸教育方兴未艾。

2.继续教育

瑞士联邦政府规定,医师、治疗师每年必须进行一定学时的继续教育,针灸治疗师每年的继续教育应至少不少于20学时。继续教育的形式允许多种多样,可以是学术讲座(听或讲)、学术讨论、参加教学查房等等。没有足够学时的继续教育,保险公司将不再支持其治疗费用,这个要求是非常严格的。例如,在苏黎世大学举办的针灸讲学活动,每次参加听讲的人数都非常多。他们当中,有爱好中医的瑞士西医医生、有瑞士的针灸治疗师、整骨治疗师,也有在瑞士行医的中国人。这些人之所以踊跃参加此类讲座,一方面是希望学到一些治病的"绝招",另一方面,也是因为讲座列入了保险公司承认的继续教育项目。

(五)小结

随着中国对外开放步伐的加快,广阔的国际针灸医疗市场越来越清晰地展现在我们面前,针灸疗法在瑞士的发展过程表明,医学是没有国界的,东西方文明的交流与不断融合是大势所趋,西方社会对于来自东方的传统医学是欢迎的、接纳的,而良好的临床疗效是这一切的基础。由于客观上西方医学对于某些疾病尚无理想的解决办法,而针灸疗法却可以获得不同程度的疗效,因此,即便是欧洲国家的西医医生对于针灸疗法也持欢迎态度。需要指出的是,我们必须珍视祖国医学在海外的良好声誉,在外派人员选拔等环节上严加把关,并采取积极主动的措施不断扩大祖国医学的海外市场,为中医事业的发展探求更多更好的途径。

五、丹　麦

丹麦王国地处北欧,面积43,092 km²,人口523万。首都哥本哈根市是全国政治、经济、文化中心,最大的军港和自由商港口,在西兰岛东岸和阿马厄岛北部,临厄勒海峡。丹麦位于欧洲北部波罗的海到北海的出处,包括日德兰半岛的大部分及西兰、菲英、洛兰、法兰斯特和波

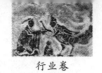

恩荷尔姆等 406 个岛屿。西临北海,东濒波罗的海,北和东北隔海与瑞典、挪威相望,南接德国,是目前世界上发达国家之一。

(一)丹麦的中医针灸情况

在 20 世纪内,丹麦从事中医针灸工作的医生和治病救人者,逐渐形成三类人才:(1)丹麦医生;(2)治疗实践经验者;(3)中国中医针灸医生。丹麦政府规定,必须有医生资格的人才能开医生门诊。丹麦人和在丹麦的中国人经过短期的培训即可应用针灸疗法治病,他们所治疾病的范围非常有限,而从中国聘用的中医针灸医师,具有中医基础理论和多年的临床经验,治疗疑难疾病效果比较好,受到丹麦患者的好评,而且针灸、中成药治疗范围广泛,患者容易接受。中国医生带来的新理论和独特的、领先的专业技术,在治疗风湿病、高血压病、冠状动脉粥样硬化性心脏病、糖尿病、脑血管病、眼科病、妇科疾病、皮肤病以及减肥和戒烟等方面,有着明显的优势。

(二)中医针灸教学情况

丹麦有数十所中医针灸学校,比较著名的有北欧中国针灸学院、哥本哈根大学针灸学校等,教材多为中国教科书,教师有从中国聘请的中医学院教师,也有在丹麦工作的中国医生,还有丹麦人在中国留学中医回国后从事针灸教学和临床工作者。学习时间多为晚上和周六、日业余时间,每次 2~4 小时。短期培训者 3 个月,长期学习者 4 年,并颁发毕业证书。通过系统的学习使丹麦人针灸技术水平不断提高。目前丹麦人在中国学习针灸技术的人越来越多,由于针灸简便易学,注重临床实践,所以不少人边学边应用针灸治病,针灸门诊开设较多,效益较好。

(三)中医针灸门诊情况

丹麦医生一般是在应用其他治疗方法无效的情况下才应用针灸,一般针灸在西医门诊。另外,在丹麦取得医生资格的中国医生、一般丹麦公民和有居留权的中国人,都可以开设门诊,区别在于有无处方权和收费标准不同。针灸门诊一般设有 3~5 张床,多者有数十张床,每一张床都是一个独立的空间,诊疗床单为一次性纸制品。患者首先通过电话预约就诊时间,来后先在休息间休息一会,可以听音乐,看报纸杂志,喝咖啡、可乐等饮料,秘书安排进入谈话室内,医生进行问诊,检查患者身体,诊断之后让患者躺在诊疗床上开始针灸治疗,并且放有中国古典音乐,每次治疗 30 分钟,每周或每月治疗 1 次,治疗周围环境比较安静,患者之间互不干扰。针灸针为一次性用品,大多数为国内苏州厂家生产,也有产于日本的。门诊以 1 寸短针、耳针和七星针应用较多,另外也经常使用电针、拔罐、耳穴贴压、外敷中药等。收费标准根据医生和一般公民开设的门诊而异,医生收费最高者每次 1,200 丹麦克朗,大多数 500 克朗,少数者 300 克朗。一般公民开设的针灸门诊收费最高 300 克朗,大多数 200 克朗。另外,还有正骨、

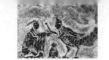

按摩、足底按摩、理疗、人工太阳浴等。由于目前开设的门诊较多,所以互相降价,竞争比较激烈。许多丹麦患者愿意到中国医生开设的门诊治病,中国医生医术娴熟,针灸治疗和使用方法比丹麦医生广泛,各种穴位刺激,如:拔罐、艾条灸、隔姜灸、电针、体针、耳针、头针、眼针、埋针、点压等多综合应用。艾灸使用的较少,主要是气味较大,又需要几个人配合完成,所以门诊一般不用,个别患者偶尔应用一次。针灸之后配合一些中成药治疗及中医辨证论治,可取得更好的效果。兰州佛慈制药厂按照欧洲规定生产药品,每瓶外包装上有 10 种文字,只有原料(成分)和用法用量,比较完善。中国医生应用中成药治疗各种疾病,取得较好的效果。

(四)中医针灸治疗范围

目前中医针灸在丹麦的运用范围,除了世界卫生组织(WHO)制定的针灸适应证外,还治疗神志方面的疾病,如恐慌、忧郁症、心悸、失眠、烦躁等;神经损伤型疾病,如面瘫、椎间盘综合征、手脚麻木等;不明原因的疾病;带状疱疹引起的神经痛;妇科不孕症、月经失调、痛经;内科方面的半身不遂、支气管哮喘、风湿性关节炎;皮肤科白癜风、牛皮癣、湿疹、带状疱疹、性病;眼科上睑下垂、麻痹性斜视、角膜炎、老年性白内障、葡萄膜炎、视神经炎、视神经萎缩、视网膜色素变性、视网膜动脉阻塞、黄斑盘状变性、中心性浆液性视网膜脉络膜病变、中心性渗出性脉络膜视网膜病变、急性视网膜色素上皮炎、眶上神经痛、眼疲劳、屈光不正等针灸适应证。

(五)协会

中医针灸协会有丹麦医生针灸协会、针灸协会。医生针灸协会主要是医生组成,分布在大城市,如哥本哈根、欧登塞、奥尔胡斯和奥尔堡等;针灸协会主要是非医生人士组成,分布在小城市。都有自己固定的杂志,大多为双月刊,发表针灸治疗疾病的文章。协会有自己的网站,每个医生和从事针灸工作者都有自己的主页,经常在报纸、杂志上做广告宣传自己,从而提高了针灸治疗疾病的地位。

近年来,针灸在丹麦的发展不断走向规范,针灸从业人员在中国医生的帮助下,业务水平不断提高,国家医疗保险公司开始对医生使用针灸予以承认,探讨保险公司支付针灸治疗费用的可能。不少丹麦医生为了生存和提高竞争能力,学习中医针灸技术,多次来中国进修。另一方面,中国医生在丹麦工作进一步发扬光大和传播了中医针灸技术,促进了丹麦医学的发展。但因中国医生因为签证不易而无法长期在丹麦工作,又制约了中医针灸的发展。而在丹麦从事中医针灸工作者,大多数未经过系统正规的中医院校学习,有些治疗后不尽如人意之处,又对中医针灸有损无益。不过丹麦患者还是愿意自费到中国医生门诊接受治疗,所以医生技术水平的高低是患者的首要选择。

根据目前这种情况,中国急需培养会讲英语、丹麦语的中医针灸专业技术人才,使中医针灸技术在丹麦的开展与日俱增,更为广泛。中国中医针灸专业医生在丹麦讲学、工作和开展科研活动,会进一步推动中丹两国在中医针灸领域的合作与发展。

六、欧洲中医基金会简介

欧洲中医基金会在 1989 年由西班牙塔拉戈纳官方医师协会提出申请而成立。它是西班牙唯一的完全致力于中医学的基金会。

其主要宗旨是根据科学的严谨及质量的准绳,在西班牙,欧洲,乃至全世界推广中医的应用、普及、教学和科研。

其工作任务是促进中医学科在法律,教育和医疗的范围内走向标准化。其最终目标是捍卫中医行业得到官方认可,中医教育达到大学水平,并促进西班牙政府有关部门制定立法草案。

欧洲中医基金会自成立以来,始终与中医界最领先的机构保持合作协议,为共同的目标努力:官方认可、发展、国际化,以及中医全球标准化。

欧洲中医基金会与许多西班牙,欧洲和中国官方和非官方的中医药单位和团体维持长期稳定的合作关系,致力于推动中医药在国际间获得其应有的发展和地位。

欧洲中医基金会董事会组成。

主席:Sr. Alfons Montserrat;副主席:Dr. Fernando Vizcarro;副主席:Dr. Ramón Ma Calduch 拉蒙马利亚卡尔杜克;副主席:Dr. Gao Sihua(北京中医药大学校长高思华教授);副主席:Dr. Li Malin(云南中医学院院长李玛琳教授);副主席:Prof. Zhang Boli(中国中医科学院院长张伯礼教授);秘书长:Dr. Carlos Llopis;司库:Dr. Emilio Burillo 总裁:Prof. Yue Ling Chen。

欧洲中医基金会下属机构及其相应的活动平台为中国传统医学高等学校(Escuela Superior deMTC)。

自 1989 年至今,与北京中医药大学和云南中医学院合作进行中医 4 年制本科教育,在西班牙是中医针灸高等教学领域的先锋机构。

在与北京中医药大学和云南中医学院的合作范围内,中国传统医学高等学校定期组织针对中医针灸专业人员的专题讲座、继续教育,邀请上述大学享有盛誉的教授们来西班牙巡讲传授理论和实践课程。

与世界针灸学会联合会、世界中医药学会联合会和北京中医药大学等单位合作组织西班牙历届毕业生去北京各大中医针灸医院进行暑期临床实习。

通过基金会独有的模拟大学城进行 4 年制的中医网络教育。

基金会下属六所广安门中医诊所,分别位于马德里、巴塞罗那、瓦伦西亚、塔拉戈纳、安波斯塔等城市,为西班牙广大群众提供可靠有效的中医针灸医疗服务。

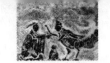

第一所广安门诊所始建于 1989 年,是与中国北京著名的广安门中医院签署合作协议的成果。治疗团队由中国各大中医院校出身的医师组成,他们具有广泛的理论基础和公认的临床经验。

广安门诊所对病人采用综合治疗的方式进行治疗,包括针灸、推拿、耳针及中药疗法,每年接待约 20,000 名患者。同时,广安门诊所与知名的大学和团体合作,已成为一所具有广泛国际支持和声望的诊所。

基金会下属中医针灸专业人员注册有西班牙全国各地和拉丁美洲西班牙语国家中医针灸从业人员参加。其宗旨为促进和保护中医针灸职业人士,让他们与其他国家的同行人员团结起来。

中医针灸专业人员注册类似于一个同业协会。它组织和赞助活动,提供专业咨询、网上图书资料、行业保险,寻找与同行企业单位签订合作协议,推展继续教育,组织专题研讨会、国际学术交流会议,等等;通过欧洲中医基金会对治疗中心进行质量检定,逐月将国内和国际上中医药方面的最新动态通过一份简讯定期传送给其成员。

中医针灸专业人员注册是西班牙和国际间一个中医针灸专业人员的聚集点,其产生起源于欧洲中医基金会与 PEFOTS(全欧洲中医药学会联合会)之间的合作。它是西班牙以及拉美国家所有中医在业人员最信赖的选择。

欧洲中医基金会是西班牙组织的国际水平的中医药大会,也是第一个国际水平机构。基金会至今已经主办了七届大型的国际会议。多年来,由欧洲中医基金会组织的历届中医药大会已成为中国和欧洲机构的一个汇聚点,如 PEFFOTS(全欧洲中医药学会联合会)或 WWFC-MS(世界中医药学会联合会)。

基金会与中国中医科学院中医杂志社合作持续 20 年,每三个月定期出版中医杂志西班牙文版。目前,基金会也出版此杂志电子版,有助于更广泛地普及。

第三节　美　洲

一、美　国

(一)四十年美国针灸热

中医针灸是一门古老而神奇的科学。它是中国人以天人合一的整体观为基础,以经络腧穴理论为指导,运用针具与艾叶等主要工具和材料,通过刺入或熏灼身体特定部位,以调节人体平衡状态而达到保健和治疗的传统知识与实践。

中国针灸渊远流长，有关针灸经络的最早文献记载是 1973 年在湖南长沙马王堆三号汉墓的两部医学帛书，即《足臂十一脉灸经》和《阴阳十一脉灸经》。经过历代医家的发展、补充和完善，至今已形成了完整的理论体系，在针灸史上大体经历了三次大的飞跃：针灸学产生在战国时期，以《黄帝内经》为代表，形成于晋代《针灸甲乙经》，发展于明代《针灸大成》，历经 2,000 余年，经久不衰，现在更是名扬海外，布满全球。不断传播到世界各地的每一个角落，造福于全人类。2010 年 11 月 16 日，联合国教科文组织保护非物质文化遗产政府间委员会第五次会议审议通过中国申报项目，将"中医针灸"列入"人类非物质文化遗产代表作名录"。这是针灸史上的里程碑，说明中国针灸已得到了全世界的认同，这将带来针灸事业的进一步全球化。极大地振奋了全球的中医针灸工作者的信心，也激励我们不断的努力，为中医针灸在海外特别在美国本土的发展做出贡献。

　　针灸传播到国外的时间最早可以追溯到公元 6 世纪，传入朝鲜和日本，17 世纪末叶传到欧洲。目前，在亚洲、西欧、东欧、拉美等已有 120 余个国家和地区应用针灸术为本国人民治病，不少国家还先后成立了针灸学术团体、针灸教育机构和研究机构，著名的巴黎大学医学院就开设有针灸课。根据国际医疗组织报告，针灸治疗有效的病种达 307 种，其中效果显著的就有 100 多种。1980 年，联合国世界卫生组织提出了 43 种推荐针灸治疗的适应病症。1987 年，世界针灸联合会在北京正式成立，针灸作为世界通行医学的地位在世界医林中得以确立。

　　美国是一个移民国家，兼收并蓄世界各国的文化，包括医术。但是，对于针灸，在很长的时间里，美国人根本不知其然，更不用说接受了。与其他国家相比，针灸传入美国的时间是比较晚的。针灸传入美国已有 40 个多年。对中国人来说，逢 5、10 是大庆的年份，所以 2011 年对纽约执照针灸医师公会来说是一个值得庆祝和纪念的年份。

　　在美国，18 世纪华工移民美洲后，美国就有使用针灸疗法的记载，但只局限于华人社区，美国主流社会对针灸几乎一无所知。直到 1971 年，针灸在美国的兴起起了主要作用的是美国资深记者詹姆斯·赖斯顿（James Reston1909-1995）。他于 1971 年 7 月 26 日在《纽约时报》头版刊登文章，介绍他自己在北京阑尾炎手术后出现腹胀不适，针灸治疗后效果良好（而同时该报同一版刊登了"阿波罗 15 号发射成功"的消息），因此引起了美国主流社会对中国针灸的关注。由于赖斯顿擅长政治时事报道，采访过从罗斯福到布什等数届美国总统，以及周恩来和赫鲁晓夫等各国领袖人物，获过多项新闻大奖，在一般美国人心目中，这样一位记者写出的文章，可信度是极高的。因此，他的这篇纪实报道发表后，在美国引发了一场至今仍然热势不减的"针灸热"，这也是他始料不及的一件事。尤其是 1972 年尼克松访华期间，总统的随行私人医生塔卡在华参观了针麻手术，塔卡回国后介绍他的见闻："我看到的东西很少，但已足够使我相信其中有重要的东西存在，这是我们应当重视的，并可在临床上应用它。"此后美国一些著名医

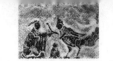
学刊物和其他报刊上经常登有介绍中医、针灸的文章和报道。那时针灸一时是轰动了西方,美国患者对针灸治病都抱有了极大的希望和兴趣。针灸发展到今天,针灸医生遍布全美国,成为一项医疗职业和产业,数以万计患者受益。

学术界普遍认为:赖斯顿发表在《纽约时报》的这篇《让我告诉你,我在北京的阑尾炎手术》文章是"中国现代针灸传入美国的标志"。从此,引发美国各界极大反响。针灸的神秘面纱,在美国揭开了一角,针灸在美国的知名度也从此打开。美国人也以赖斯顿向美国人介绍针灸的神奇功效为针灸传入美国的起点。

从那时至今,已经40多个春秋了。40多年来,随着中国的不断强大,随着针灸功效越来越为美国民众所熟知,针灸也越来越深入美国民心,在美国执业的执照针灸师也与日俱增。据不完全统计,如今全美执照针灸医师已经超过3万人。

(二)十五载纽约中医人

纽约州执照针灸医师联合公会(UnitedAlliance of NYS Licensed Acupuncturists)成立于15年前,为一非营利性组织。以纽约州执照针灸医师为主体会员的专业中医学术团体,由五个中医针灸组织、团体联合组成。按纽约州法律经州政府于1996年6月16日正式注册成立。在本公会成立以前,纽约执照针灸医师界处于一盘散沙的无组织单干状态,各个针灸医师单打独斗,形不成大气候。公会的成立,使针灸医师们有了靠山,大家拧成一股绳,为争取针灸医师的应有权益进行了不懈的努力和抗争。纽约州执照针灸医师联合公会的知名度越来越大,在美国针灸界影响力也越来越大。公会现有会员除纽约州外,还有来自新泽西州、康州、麻州、马里兰州、华盛顿特区、佛罗里达州等十几个州。几乎遍布美东地区。

纽约州执照针灸医师联合公会成立15年来,在历届理事会的带领下,通过公会会员和所有针灸医师的不懈努力,在针灸立法、保险支付、学术教育、社会公益等各个方面均取得了可喜的成绩。

立法保险方面:作为倡议并出资单位之一,支持以下四个提案。一是"针灸医师职称及职业范畴法案"(*Scope of Practice Bill-Draft*);二是"独立保险支付法案"(Independent Insurance *Bill A*06206);三是"儿童保健附和案"(Child HealthPlus Bill);四是"部分保险支付案"(Parity *Reimbursement*)。

联合、配合其他中医针灸团体,反对以下提案:一是"足科医生针灸证书案"(Podiatry Certification);二是"脊椎科医生针灸证书案"(ChiropracticCertification);三是"针灸助理证书案"(Registration of Assistants)。

另外,竭力推动和支持"允许外州,或外国执照针灸医师,在纽约从事临时性针灸教学示范"的提案。

自 2007 年以来，本公会联合、配合和参与了大量为针灸医师争取权利的活动。2009 年 6 月，本公会与其他两个中医针灸团体联合发起"争取针灸医学纳入奥巴马总统的全民健保改革计划之中"请愿信活动，动员全体会员写信签名推动该法案。

2008 年 6 月 6 日，为增加更多保险公司为针灸承保，公会部分会员在市政厅门前集会，支持纽约州众议员杨爱伦的提案：将"针灸纳入纽约州工伤陪保范围"法案 。

在 2006 年末和 2007 年初之际，国内外出现了一股反中医的思潮，即社会上有些人发表歧视诋毁中医的言论，全体公会会员给予坚决的抵制和反击。本公会为此专门参与记者招待会，坚决抵制"反中医思潮"。

2007 年 4 月，美国 FDA 准备发表"限制中药使用草案"，如果按 FDA 原方案执行，所有没有西医执照的中医师将失去使用中药的权利！对此，纽约中医针灸界李永明、郑灵等医师起草了 3 份不同样式的英文意见样本，通过电子邮件或信件寄往 FDA。为中医师的切身利益而抗争！

此外还有支持针灸医师"博士学位计划"，呼吁签署支持信和争取针灸医师与西医针灸治疗的同等保险给付待遇等。

特别值得一提的是，公会在与牛津保险公司，特别是第一保健保险公司谈判的过程中，得到了纽约西医公会、中美医师协会（CAIPA）的大力支持和合作，是在针灸的医疗给付上迈出了一大步，中医的发展需要全美华人的共同努力。经过多方努力，2007 年 7 月 12 日，完成了牛津保险"老人精选计划"（MosaicPlan）涵盖针灸支付。2010 年 1 月 1 日，完成了第一保健"老人翡翠计划"（Jade BenefitsPlan）涵盖针灸支付。公会大部分会员从这两个项目中获益，又达成了纽约探访护士（Visiting Nurse Service，VNS）和 Triad 保险公司"老人首选健保计划"（Choice HealthPlan）的实施。目前还有另外两家保险公司正在谈判中。公会会尽力继续争取更多的医疗保险公司涵盖针灸支付。这些都充分体现了纽约华裔针灸医师和华裔西医之间的紧密合作精神，也是全体华人在美为针灸事业发展而精诚合作的具体写照。

学术教育方面：自 2007 年 10 月至 2011 年 9 月，公会共主办、承办、合办、协办和参加大型国际中医针灸学术会议 11 次；聘请美国国外中医针灸专家来本会讲座 10 次；本地和本会学者医师讲座 24 次；特别组织邮轮学术活动和敦煌、新疆、上海之万里行大型活动各 1 次；各类学术讲座共申请 NCCAOM 学分 221 分；国外学术活动积分超过 200 分。在此期间还建立公会网站 www.acupunctureny.org，出版纪念和学术书刊 2 本《纽约中医人》和《庆典的史册》；恢复《会员通讯》（1998 年 2 月第一期），更名发行《美国中医针灸通讯》。

社会公益方面：近年来公会组织参加各类大小捐款 7 次，合计捐款超过 6 万余美元。2008 年 5 月 21 日，向"四川震灾"捐款 3 万余美元；2009 年 3 月 8 日，向中国云南贫困地区"希望工

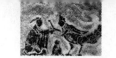

程"捐款;2010 年 12 月 4 日,为将传统中医纳入世界卫生组织"国际诊断标准号码(ICD-11)"项目捐款近 2 万美元,其他还为扶持少数民族文化教育项目捐款。公会积极参加社区举办医学保健知识讲座 32 次、耆老中医义诊、中秋节社区义诊活动等社区公益活动 38 次。

在其他方面,公会积极扩大组织吸收会员,组织 4 次大型联合庆典晚会,以及举办舞蹈和健身活动等,以丰富会员的业余文化生活,增加了会员们的凝聚力和自豪感。

下一步,公会要进一步推动和促进"中医针灸疗法纳入美国的联邦医保体系"。目前首位华裔众议院赵美心正在推动这一联邦针灸法案,如果这一法案通过,到 2014 年,全美将有 5,200 万老人可以享受到联邦支付的针灸治疗。使成千上万的美国老年病患能感受针灸的神奇功效,延年益寿。目前已有 70 多个国会议员支持本法案。如果获得 100 个国会议员的支持,本法案将有望通过,届时将成为美国历史上里程碑意义的法案。

针灸在美国 40 多年的发展历史中以实实在在的疗效已经深得人心,到目前为止已有 44 州通过了有关针灸法律,针灸也逐步纳入正规的临床、教学和科研体制,全国已有 56 所针灸学校,全行业年产值约 17 亿美元。

奥巴马总统的医疗改革,给低成本针灸提供了全新的发展契机。美国医疗体系的最大弊端是医疗费用高昂,手术及住院费用更是高度惊人,而中医针灸疗法,针对很多病症可以采取免于手术的保守疗法,成本低廉,疗效显著。对于旨在让更多民众享受价廉质优的医疗服务的美国医疗改革,针灸将是补充替代医疗手段的重要选择,在美国的发展前景十分乐观。

中国针灸是我们祖先留给我们的宝贵遗产,也是全人类的财富。它没有种族和国界的区分,它的光芒必将照耀世界的每一个角落。

纽约是一个国际化的大都市,世界上有 200 多个国际组织机构落住,是全世界的政治经济中心。纽约执照针灸医师联合公会立足纽约,放眼全国,纽约中医人自然肩负着推动全美中医针灸发展的历史使命,必将起到带头的作用。

最后,号召全美国的中医同仁团结起来,让中医针灸在美利坚的国土上发扬光大,携手奋斗,共创中医针灸业美好的未来!

(三)美国中医药针灸学会会务简介

美国中医药针灸学会自 2007 年 4 月成立以来,致力于与中医针灸相关领域的立法推动工作,为提高中医针灸业者的专业地位和维护专业权益进行了大量的卓有成效的工作;为争取健保公司对针灸疗法合理公平的支付与健保业者进行了一系列的游说和沟通工作;为提高中医针灸业者的学术水平、拓展在美国及世界范围内的中医针灸学术交流,学会定期举办学术活动,并积极与当地西医专业社团进行交流,向主流医学社会宣传传统中国医学的成就并争取获得认同,以推动中医针灸业融入美国主流医学社会并提高本行业在医学学术领域中的地位。

与此同时,学会也致力于自身建设,制定了会章及一系列规章制度,使学会领导班子自觉遵循办事民主、公开、透明的原则,从制度上保障了学会的长期稳定发展。有关具体活动情况介绍如下:

1. 积极参加与中医针灸相关的美国联邦及纽约州立法推动工作

(1)发起请愿活动,要求将针灸纳入到美国联邦健保改革法案:2009 年 6 月份当美国国会正在起草联邦健保改革法案的关键时刻,学会联合加州中医政治行动联盟(CAOMA)和纽约州执照针灸医师联合公会(UANYSLA)在全美范围内发起了请愿活动,向奥巴马总统和国会参众两院主导这个法案起草工作的议员写信要求将针灸纳入联邦健保改革法案之中,并由学会负责请愿信和相关文件资料的起草工作。这个请愿活动得到了全美针灸界同仁及病人的积极响应和支持,在不到一个月的时间里,共有 1 万 5 千多人发信到白宫和国会,让联邦政府的决策者们了解到美国民众对针灸这种有效、经济、安全的治疗手段的迫切需要,将其纳入到全民健保福利计划对节省健保的总体开支具有正面意义。2012 年元月,联邦卫生部根据 2009 年底所通过的联邦健保改革法案的规定,对由政府提供的健保计划制定出基本医疗福利(Essential Health Benefits,简称 EHB)项目并向美国民众征询意见,学会积极和其他中医针灸专业社团配合并协调行动,动员业界人士及病人及时向联邦卫生部提出建议,要求将针灸纳入 EHB。

(2)推动联邦针灸法案:由联邦众议员 Maurice Hinchi 所提出的联邦针灸法案(Federal Acupuncture Act)要求将针灸纳入美国老年人医疗福利(Medicare)和联邦政府雇员健保福利计划(FEHB)。多年以来,学会积极参加这个法案的推动工作并全力游说纽约州的联邦众议员参加对这个法案的联署行动。

(3)参与纽约州与中医针灸有关的立法推动工作:2008 年春,学会和纽约州几个主要中医针灸团体及学校组成纽约州针灸立法行动联盟(New York State Acupuncture Coalition,简称 NYSAC),携手推动将中药的使用权纳入到纽约州执照针灸师的行医专业范畴及将针灸师纳入纽约州工伤保险的法定治疗者(Authorized Provider)等两个法案。在这个过程中,学会积极与当时的提案者、纽约州华裔众议员杨爱伦女士进行沟通和协调,使这两个法案在纽约州议会按计划提出。虽然由于客观原因,这两个法案的在纽约州议会的推动工作进展缓慢,但学会立法工作小组的成员仍继续与纽约州其他中医针灸专业社团一道克服困难,为实现立法目标而努力。

2. 努力维护中医针灸业者的专业权益

(1)积极与美国食品和药品管理局(FDA)就中药的使用权问题进行沟通:2007 年 4 月,学会在成立之初,就针对美国食品和药品管理局即将颁布实施的《替代医学产品分类管理指

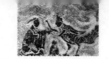

南》中有关中药的使用权问题提出了有利于中医针灸专业人员的建议,并及时地向全美各中医针灸专业团体示警。

(2)发动纽约针灸界成功阻挡纽约州整脊医师(Chiropractor)学会介入针灸业的立法企图:2008年4月,在由纽约州整脊医师学会推动的旨在允许纽约州整脊医师通过300学时针灸训练后便能获得针灸许可的法案在纽约州参议院高等教育委员会进行表决前夕,学会率先行动,紧急动员学会会员及纽约州其他中医针灸社团和学校给纽约州参议院高等教育委员会所有议员发电邮对这个法案表达强烈的反对意见。由学会起草的反对信函中强调这个法案允许对中医针灸完全陌生的整脊医师在仅接受短时间训练的情况下从事针灸的临床治疗工作将对民众的针灸治疗和安全问题所产生的负面影响表示关注。在不到4天的时间里,200多份电邮寄达每一位纽约州参议院高等教育委员会议员的办公室,给这些纽约州的立法官员造成极大的社会压力并促使他们在对这个法案的表决中投票反对。纽约州整脊医师学会在推动这个法案的近10年过程中第一次在立法程序的第一个阶段遭受惨败,被迫放弃了这项立法计划。这个快速而强有力的行动也使企图染指针灸业的其他医疗专业学会慎重考虑在纽约州推动类似立法的可行性,使纽约州的针灸市场免受了一次被瓜分的灾难。

(3)与纽约州各中医针灸团体一道反对排除执照针灸师的车祸保险改革法案:2011年3月,由车祸保险公司所推动的纽约州车祸保险改革法案在纽约州议会提出,由于这个法案中要求对纽约州车祸病人的治疗采用由纽约州工伤保险理事会颁布实施的《工伤病人治疗指南》中的新规定条款,使目前尚未获得纽约州工伤理事会治疗师认证(Authorization)的纽约州执照针灸师极可能丧失原来纽约州法定的对车祸病人的治疗资格。学会积极与其他中医针灸团体一起联合行动,向纽约州参众两院的保险委员会主席及主要议员发信对这个法案表达反对意见。学会还利用这个法案对其他医疗行业的负面影响,游说势力强大的纽约州主流西医社团共同反对这个法案。目前,这个法案在纽约州议会中还处于僵持状态,学会将继续关注着这个法案的进展并根据情况协同其他专业社团随时采取必要的行动。

3. 积极游说争取健保业对针灸疗法的合理开放,提高业界同行的针灸健保讨账技能

(1)游说健保公司修正其不合理的针灸给付政策:随着美国民众对针灸的认识和对针灸疗法接受程度的不断提高,美国医疗市场对针灸的需求与日俱增。健保公司为吸引健保客户提高其健保产品的竞争力,在不增加健保成本的情况下逐步开始对针灸疗法施行有限度的开放政策。然而,一些健保公司为了控制成本,在对针灸疗法的实际临床效果了解有限的情况下,制定了一些华而不实、不切实际的针灸给付政策,使病人在求医过程中很难有效地利用这些健保针灸福利,也严重影响了针灸师接受健保付费的机会和可能性。学会健保工作小组清醒地意识到美国民众对针灸的需求和健保业对针灸的给付之间的矛盾焦点已经在过去10余年里从"是否支付针灸治疗费"转化为"是否能合理地支付一些常见病症的针灸治疗费"问题,游说健保公司修正其不合理的针灸给付政策已成为针灸业者的生存关键所在。在过去几年里,学会针对 Aetna 健保公司只支付针灸麻醉的健保政策,一方面通过广大会员向病人(投保者)揭露这个健保公司通过华而不实的针灸福利吸引投保者的商业宣传手段,鼓励病人向这家公司投诉予以压力。同时主动联系 Aetna 公司,以针灸循证医学研究资料和数据,阐明针灸对一些常见性疾病治疗有效、省钱、安全等基本事实,说服他们调整其不合理的针灸福利政策,扩大其健保福利中针灸适应证的范围;针对帝国蓝十字蓝盾(Empire BC & BS)原来将针灸的适应证只局限于怀孕和化疗后的恶心呕吐及拔牙手术后的面颊部等临床针灸师几乎接触不到的病症,经本会代表与之沟通,不久前这家健保公司已将膝、髋关节痛也列入针灸适应证中。

(2)以法律为武器对某些健保公司的歧视性政策施压并进行抗争:长期以来,联合健保公司(United Healthcare Inc)在其出售的其中一个健保计划中只支付由西医针灸师提供的针灸治疗费用,而拒付执照针灸师的针灸治疗费。针对联合健保公司对执照针灸师的歧视性政策,学会代表多次与这家公司的部门主管进行交涉,并起草了一份保险申诉信在学会的会员通讯上发表,供会员和针灸界同行在健保讨账遭遇类似情况时参考使用。事实证明,这个方法行之有效。目前,联合健保公司在压力下已态度软化,这个带有明显歧视性的政策已不了了之。

(3)提高会员及业界同行的针灸健保讨账知识和技能:学会领导团队成员在美国行医多年,其中有部分成员在实践中积累了丰富的针灸健保讨账经验和法律知识。利用这一优势条件,学会以学术讲座及会员通讯为平台,不定期地对会员及业界同行进行有计划的针灸健保讨账知识普及教育工作和经验交流,这项工作受到广大会员的欢迎。通过这一系列活动,相当一部分会员已掌握了对病人针灸保险福利的确认和评估、正确填写针灸健保申报表及相关医疗文件的准备工作,并了解在针灸健保讨账被无理拒付的情况下如何与健保业者沟通并进行申诉的技巧和方法。为了方便会员在向健保公司沟通过程中提供针灸对某一疾病或症状进行针灸治疗必要性(Medical Necessity)的客观证据,学会健保工作小组组织团队成员收集了大量的针灸循证医学研究资料,并以病种进行归类后将其放在学会网站供会员使用。这些工作极大地提高了会员和业界同行接受健保病人的机会和对健保讨账工作的技能,为针灸业者的生存和发展创造了必要的条件。

4. 积极开展中医针灸领域的学术交流活动,提高专业人员的业务水平和临床技能:

(1)开展中医针灸学术讲座和专科培训工作:提高中医针灸业者的学术水平、拓展在美国及世界范围内的中医针灸学术交流,是学会的另一个主要工作目标。学会的相当一部分会员毕业于中国各中医院校,他们活跃于大纽约地区各中医针灸科研、医疗和教学领域,在本地区形成了一个最优秀的中医针灸精英群体,为中美中医针灸文化交流作出了不可替代的贡献。

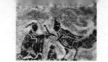

利用这一优势和条件,学会每年举办 4～5 次高质量的学术活动,为中医针灸专业人员的学术交流提供了机会和舞台。自 2007 年 5 月份以来,学会以开展了 21 次大型的中医针灸学术交流活动,邀请中国、中国香港及美国等地的知名中医针灸专家和学者来纽约访问交流并举办学术讲座。同时,还组织本会学术骨干,为在本地中医院校毕业的会员举办了 6 次专科培训。

(2)举办 2008 年纽约国际中医峰会:2008 年 11 月,学会受世界中医药学会联合会(WF-CMS)委托,在美国纽约市成功地举办了 2008 年纽约国际中医峰会,邀请来自于全球 20 多个国家和地区的数百名中医药针灸专家和学者共聚一堂,交流中医药针灸科研和临床方面的最新信息。

5. 积极与本地西医专业社团沟通交流,推动中医针灸业融入美国主流医学社会

学会领导团队成员中又具有针灸师资格的执照西医,学会充分发挥其教育背景和中英双语优势,并利用与美国主流医学社会的广泛联系,积极向主流医学社会宣传传统中国医学的成就并争取获得认同,以推动中医针灸业融入美国主流医学社会并提高本行业在医学领域中的地位。

6. 积极开展中医针灸义诊和赈灾等公益活动

学会不定期举办中医针灸义诊活动,以让美国主流民众进一步了解中医针灸文化。学会还为四川地震和台湾风灾等举办了大型的赈灾筹款活动,提高中医针灸专业人员的社会形象。

7. 加强学会内部建设,努力实现学会的本土化和多族裔化

(1)通过会章确保本会的民主运作机制:有感于一些传统中医针灸社团的经验和教训,本会创会成员根据民主办会的宗旨及美国非盈利性专业团体的运作特点,经过近一年时间的反复讨论,制定了《美国中医药针灸学会章程》并于 2008 年 3 月 2 日经第一届理事会第一次全体工作会议审议通过。这个章程明确了学会各领导职务的权力、责任、任期、选举和罢免机制,规定会长不得连任,并强化了监事会的监督功能。从制度上保证了学会的民主化运作程序,为学会的长期稳定发展奠定了基础。

(2)组建学会工作团队,明确各功能部门的职责和任务:根据学会的实际情况和工作任务,以常务理事为骨干将 40 多位理事分成秘书组、学术组、保险和立法组、会员福利和联谊组、宣传组(会员通讯编辑组)、财务组、会员发展组、及网站服务组等八个部门,并明确各组责任及年度工作任务。学会定期对各部门工作进行评估,以督促各团队的工作。

(3)制定严格的学会管理条例和规章制度:为了将学会管理制度化,学会在会章的框架下制定出一套财务收支管理和监督、学会固定资产管理和登记、会员资料管理和会员卡发放、小班教学和培训的承包和管理等一系列规定和条例,使各部门工作有章可循。

(4)努力实现学会的本土化和多族裔化目标:着眼于学会的长期发展,学会领导集体注重发展本地会员,尤其是非华裔会员,以实现中医针灸团体族裔多元化、本土化的长期发展目标。为了方便日益增加的非华裔会员参加学术交流活动,学会专门添置了中英双语同声翻译设备并组建了由 10 余人组成的双语翻译队伍,提高了双语服务的质量。学会的领导集体认为:只有在本土化的基础上,中医针灸团体才能在美国这个土地上生根、发芽,并且获得长期发展的可能。一个不能容纳不同文化、族裔和语言背景的同行的专业社团势将难以在这个号称为各民族大熔炉的国度里保持着持久而旺盛的生命力。

作为一个非盈利性的中医针灸专业社团,美国中医药针灸学会秉持着"民主、学术、服务、非盈利"的创会宗旨,通过上述活动为广大会员和当地中医针灸专业人员服务。并努力向美国主流社会宣传中医针灸等中医文化,促进中医针灸业在美国的健康发展,推动中医针灸业融入美国主流医学社会。美国中医药针灸学会将继续为实现这一目标而不懈努力!

二、加拿大

(一)加拿大安大略省的针灸发展历程

加拿大安大略省中医针灸的历史可追溯到 19 世纪 80 年代,它经历了三个历史阶段——萌芽期、成长徘徊期和发展成熟期。进入成熟期的主要标志是"传统中医药法案"的诞生。目前,安大略省正处于从立法建制逐步走向执法注册的过渡阶段。(加拿大安大略省简称安省)

1. 萌芽期(19 世纪 80 年代—20 世纪 70 年代)

根据《皇家委员会对中国移民的报告》,从 1881 年 1 月到 1884 年 10 月,来到加拿大的华人大约为一万七千人。他们大多为青壮年男子,主要从事加拿大太平洋铁路的修建。修建完成后,华人劳工在安省安家落户。在移民的过程中,有人将中医针灸带入加拿大,并在华人圈内使用,中医针灸开始了它的萌芽阶段。

1911—1971 年,在加拿大的华人移民由二万八千发展到十一万九千人。他们大多选择安省或卑斯省定居,因为这里有比较成熟的华人社区和渐具规模的唐人街。随着一批批华人的到来,中医针灸也在这里生根发芽。

萌芽期的中医针灸仅仅局限在唐人街、华人圈,并以"师徒帮带"的教育形式传承着中医针灸。

2. 成长徘徊期(20 世纪 70 年代)

(1)短暂的"针灸热"

20 世纪 70 年代,赖斯顿(James Reston)的纪实文章、尼克松访华、中国针灸外交政策等一系列历史事件,引发了北美及安省的"针灸热"。

詹姆士·赖斯顿(1909——1995)是美国《纽约时报》著名的记者,曾两度获得普利策新闻

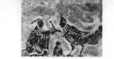

奖,深为美国人民所信赖。

1971年7月中美建交前夕,赖斯顿访华。因急性阑尾炎,接受了手术。术后出现腹胀不适,中国医生为赖斯顿施行了针灸治疗,症状立刻缓解。有感于针灸的神奇的疗效,赖斯顿随后写下了手术和针灸治疗的纪实文章,题为"现在让我告诉你我在北京的手术"。

赖斯顿的纪实文章在《纽约时报》发表后,反响热烈。很多患者给他写信询问针灸是否能治疗他们的疾病,连赖斯顿本人都没有想到他的文章如同一根导火索引发了北美的针灸热。

20世纪70年代,中国推行"针灸外交政策"。参观中医针灸和针麻手术成为中国接待外宾的重要内容之一。1972年尼克松访华,尼克松及其随从被安排参观针刺麻醉。中国独创的针刺麻醉手术方法令他们耳目一新。随行记者们向美国发回大量关于针灸的报道。北美大地兴起"针灸热"。以针灸一词在《纽约时报》出现的频率为例:在1970年前116年里,针灸一词在纽约时报仅出现过27次(大多与美国无关),而在1971、1972年中,针灸分别出现过42次、103次。

北美"针灸热"持续了不到一年的时间,可谓是昙花一现。然而,它却为安省中医针灸的成长提供了历史的契机。

(2)徘徊中成长

伴随着西方媒体的大力宣传,中医针灸走出了唐人街,迈出了华人圈,逐步进入西方百姓的生活。1972年,安省历史上第一个中医针灸专业团体诞生,名为"安省传统中医针灸协会"。1974年,7位对针灸有兴趣的西医在安省申请并组建了"加拿大针灸基金会"。其主要目的是向西医和其他有执照的医务工作者提供有关针灸的咨询和训练。在斯鲍尔医生(Dr. Spoerel)主持下,安大略省伦敦大学医院内还设立了针灸诊所。安大略省的中医针灸进入成长期。

令人遗憾的是,由于医疗体制、法规的制约,安省中医针灸的成长之路,荆棘重重。当时,除了西医可以公开做针灸以外,中医针灸师不能开设私人诊所。1976年安大略省西医公会甚至说服政府规定:凡是没有西医、牙医、兽医执照者,不能进行针灸医疗,只能被西医院雇佣为针灸技师;不能单独行医;不允许使用"医生"头衔。安省中医针灸师面临着非法行医的尴尬局面。所幸的是,中医针灸因其自身强大的生命力和卓越的疗效,尽管举步维艰,仍然得以在困境中徘徊成长。

3. 发展成熟期(20世纪八九十年代)

(1)"高林事件"

1981年的"高林事件"是安省中医针灸发展的转折点。法籍针灸医生高林(Denis Colin),在安省的渥太华针灸行医,被安省西医公会两次上告到法庭,罪名为"非法行医"、"非法使用医生名衔"。法官认为"针灸非西医之一科,任何人拥有正式学位或博士都可称Doctor,但不能称西医。"因此判高林医生无罪。安省卫生厅也在西医管理法的"除了执照西医之外,任何人不得用利器穿过皮肤"的条文旁边加上了"针灸除外"的附例。

"高林事件"意义重大,它冲破了多年以来西医控制和垄断针灸的局面。"高林事件"之后,在较为宽松的环境下,中医针灸得以发展,中医针灸师也可以开诊所为民众服务。随后,在80至90年代"移民潮"汹涌澎湃的历史背景之下,中医针灸迅速发展。

(2)"移民潮"

伴随着中国改革开放,大量的华人移民加拿大。据加拿大的人口统计:1981年华人移民人数约为30万,1991年增长为60多万人,2001年更攀升至100多万。在华人移民中,有大学教育背景的占30%。

迅速扩展的华人社区,为中医针灸提供了广阔的市场。高素质移民的到来,使得中医针灸队伍迅速壮大,中医诊所在安省亦如雨后春笋般涌现。为了共同的利益和行业的发展,专业团体、学会等机构应运而生。安省最具代表性的有"加拿大中医药针灸学会"(会员约1,600人)、"全加中医药针灸协会"(会员约2,200人)和"加拿大中医学会"(会员约1,500人)。他们创办学校,培养新人,召开学术会议,争取保险公司对针灸治疗的付费。这一时期,社会对中医针灸的认可度也不断提高,越来越多的民众接受针灸治疗,中医针灸有了长足的发展。

(3)"无政府状态"

长期以来,尽管中医界要求立法的呼声从未停息,但是,安省中医针灸始终处于"无法可依,无章可循"的无政府状态。设立诊所、从事中医针灸纯属民间的商业行为,中医针灸从业人员的素质也参差不齐。随着中医针灸的日益普及,如何保障公众健康安全、如何保证中医针灸从业人员的专业水平,成为安省中医界、政府和社会普遍关注的问题。

4."传统中医药法案"

(1)漫长的求法过程

1974年,"安省传统中医针灸协会"向政府提出针灸立法的要求,并发动他们的病人签名请愿。1974年12月,安省卫生厅就"针灸标准事宜"进行讨论。然而,70年代的安省中医针灸业不仅规模小,从业人数少,而且有着语言、文化的障碍,立法一事在讨论后并无结果。

80年代以后,随着中医针灸在安省的发展,立法呼声再度高涨。"加拿大中医药针灸学会"、"加拿大中医学会"与"全加中医药针灸协会"一起,代表安省中医针灸界不断地向政府提出立法申请,年复一年。直到90年代中后期,立法时机逐步趋向成熟。

(2)政府的关注与参与

20世纪90年代以来,世界卫生组织在全球推广"传统医学策略",并使之成为各国医学发展的指标之一,此举积极影响了安省针灸立法进程。在全球"传统医学"越来越受重视的大环

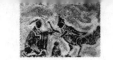

境下,安省政府也开始参与和日益关注中医针灸的发展。无论是1994年新民主党执政,还是1999年保守党执政,两届政府都对针灸立法表示欢迎和重视,立法曙光初显。

（3）自由党的竞选承诺

2001年的多伦多（安省省府）,华裔有537,060,占多伦多人口的9%。华裔选民已成为一股不可忽视的政治力量。华裔选民的态度,是各党派能否登上政治舞台的重要因素之一。2003年安省大选,自由党推出包括"传统中医药法案"在内的竞选纲领,并向华人选民承诺:一旦顺利当选,将会顺应华裔选民的意愿,推动中医针灸的立法。2004年10月,自由党大选获胜,执政后,立即履行了竞选承诺。"传统中医药法案"顺势进入立法程序。

（4）"传统中医药法案"诞生

2006年12月"传统中医药法案"在省议会通过,它是安省中医针灸发展的里程碑。中医针灸专业从此和其他23个医疗专业一样受到立法规管,成为安省医疗系统的一部分,其意义是重大的。安省卫生厅长斯米斯迈（George Smithman）就此评论到:"立法管理是承认中医专业在维持安省民众身心健康所作出的杰出贡献"。他特别强调:"在我们西方生活中,这是一个非常重要的时候,因为我们终于接受和采用这一早已深入我们生活的古老医学方式"。

"传统中医药法案"确认了"注册中医师"和"注册针灸师"的专业地位;并给予有条件的祖辈注册。根据法案条例,安省传统中医师及针灸师管理局主持的执法、注册将于2012－2013年展开。

5. 未来之路

（1）"纯中医"的局面

立法规管之后,根据"传统中医药法案"规定:中医师、针灸师只能进行中医的诊断和治疗,不可涉及西医领域。这使得中医只能走"纯中医"的发展道路。这不同于中国的中医师,同时具有中/西医的诊断和治疗权。海外中医要想明确诊断,提高疗效,只能刻苦钻研中医"经典",博采历代及百家之长,并在专科专病上下工夫。

随着中医针灸立法在各国的展开,若干年或几十年后,海外"纯中医"的局面将会逐步形成。届时,海外中医将在发掘、传承、发扬传统中医文化上,作出自己的贡献。这种情况应该首先发生在加拿大、美国、澳大利亚等移民国家。

（2）教育/科研/临床大发展

立法规管后,安省将设立更加规范的中医针灸教育标准和操作程序;安省教育厅私立专上学院管理局,将会定期审查和监管各中医学院,安省中医药针灸教育将会跃上一个新的台阶。

科研也会被提到日程上来。政府基金、企业赞助及自筹资金进行科研,将是未来中医针灸科研的发展之路,其科研成果必将推动安省中医针灸的大发展。

目前,安省中医针灸诊所大多数都是"个体户"。立法规管后,随着病患增加和病种的扩大,尤其是可以和其他医疗专业平等的合作,中医针灸联合诊所将会涌现。在联合诊所中,中医针灸师将与其他专业(如注册按摩师、物理治疗师等)合作。从"个体户"到"联合诊所"应是安省中医针灸临床未来发展方向,当然,这一发展进程取决于多种因素。

(二)加拿大安大略中医学院简介

加拿大安大略省中医学院是经加拿大联邦人力资源发展部核准,教育和移民就业部认可,并在安大略省及多伦多市牌照标准局和联邦税务局注册。报读该院的本国学生有资格申请政府贷款资助,毕业的学生凭本院颁发的专业证书和文凭可向政府部门申办开业执照。

加拿大安大略省中医学院始建于 1998 年,是目前安大略省仅有的两家全日制英、中文双语授课的学院之一。授课以英文为主,因为 90% 为加拿大人。同时设有半日制及夜校课程,以满足不同情况的学生需要。学院设有全日制 4 年(4,385 学时)的中医专业(因学院是每年 3 个学期,若按每年 2 个学期,则需 6 年才能完成学业,以下专业类同)、及全日制 2 年针灸专业(2,090 学时)、全日 2 年制推拿专业(1,745 学时)和全日 1 年制医疗气功专业(现为 845 学时,将增加至 1,000 学时)。安大略中医学院是北美唯一设有医疗气功专业的中医学院。

加拿大安大略中医学院在欧洲布达佩斯设有分校;与澳大利亚悉尼中医学院、加拿大东方医学和针灸学院建有姐妹学校关系;还与黑龙江中医药大学、长春中医药大学、成都中医药大学、河南中医学院、及中国中医科学院均建有良好的合作关系,共同培养中医药针灸专业的硕士和博士研究生,已有连续五届毕业的博硕研究生逾二十多名。

加拿大安大略中医学院国际学生来自美国、瑞士、伊朗、韩国、中国大陆及中国台湾许多不同地区和国家。本地学生中亦有许多在原居住国从事西医工作,移民加拿大后改行来学中医。学院旨在建立联系东西方医疗文化的桥梁,培养高质量的中医药针灸人才。

学术团队:

张缙教授	荣誉校长
梁繁荣教授	荣誉校长
吴滨江教授	校长
张忆翎教授	副校长
刘东博士	教授
周国平博士	教授
Azita Sadrair 博士	讲师
Inga Spatari 博士	讲师
杨千慧博士	教授

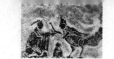

Paul Rosiers 医生	讲师
王方医生	讲师
Robert Li 医生	讲师
单自强医生	讲师
James Yuan 医生	讲师
Peter Wong 医生	教授
Van Lam 医生	讲师
Vu Le 医生	讲师
Zoran Jelicic 医生	讲师
Dylan Kirk 医生	讲师
James Huang 医生	讲师
Alice Au 医生	讲师
Master Chao 医生	导师

加拿大安大略中医学院自 1986 年以来,曾培训过来自日本、美国、加拿大、苏联、意大利、德国、瑞士、伊朗、中国台湾、南斯拉夫等国家的许多学生,尤其是在奥地利、匈牙利和加拿大教授了近千名学生。

加拿大安大略中医学院院长吴滨江博士的许多关于中医、针灸、气功的研究文章发表在一些国家的公开出版物上,并在一些国际会议上进行交流,如有《吴氏头部推拿疗法》专著,现有英、匈、中文出版,以及为百万字的《针灸大成校释》(第 2 版)副主编,其曾多次被日本、美国、德国、法国、奥地利、匈牙利、中国、南斯拉夫、加拿大等国的报纸、杂志、刊物及电视、广播等传闻媒体所报道,其资料 250 余篇。

独创吴氏头部推拿疗法,并朝全球推广,在海外已渐成学派。有 30 多年的临床经验,对针刺手法、气功养生、失眠、宫血、不孕、身心疾病等亦有研究。近年来对中医海外战略发展和海外中医教学已进行了一定程度的研究。

2006 年 1 月 8 日被评选为加拿大 2005 年八大"杰出华商"之一,9 月 22 日在加拿大多伦多召开的第三届国际传统医药大会上"吴氏头部推拿疗法"获"金杯奖";2007 年 11 月被聘为世界中医药学会联合会教育指导工作委员会副会长;2008 年 3 月被中国国家自然科学基金委员会聘为生命科学部中医学与中药学项目评审专家,11 月被聘为世界针灸学会联合会大学协作工作委员会副主任委员;2009 年 1 月受邀成为美国《华夏财富》杂志元月刊封面嘉宾,8 月成功组织召开"2009 多伦多国际传统医学手法大会",11 月在法国召开的世界针灸联合会的第七届会议上被选为世界针灸学会联合会执委及标准委员会常委。2010 年 12 月成为加拿大《名

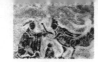

行业卷

人名商》周刊的圣诞专刊封面报道人物；2011年8月成功组织召开"2011多伦多国际传统医学大会"，9月在英国伦敦召开的第八届世界中医药大会上被选为世界中医药学会联合会常务理事，10月再次当选为世界中医药学会联合会教育指导工作委员会副会长。

学术、社会活动掠影（图片）

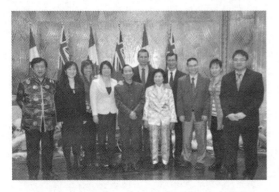

2012年与加拿大安大略省长麦坚迪春节联欢合影

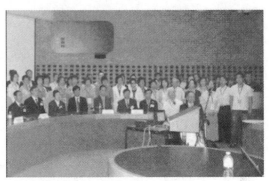

2011多伦多国际传统医学大会

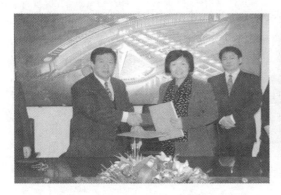

与河南中医药学院院长郑裕玲合作签约仪式

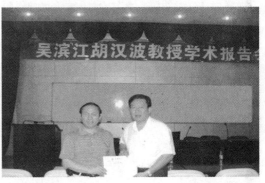

成都中医药大学梁繁荣副校长向吴滨江院长颁发学术报告感谢状

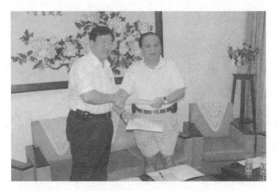

与世界针灸学会联合会主席邓良月先生签署合作协议

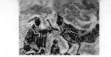

与其他国家交流情况简介（图片）

参加众多国际学术会议交流，主要包括：

1. 第二届世界中医药教育大会学术论坛　　　　（中国·北京）　　　2011 年 10 月
2. 第八届世界中医药学术大会　　　　　　　　（英国·伦敦）　　　2011 年 09 月
3. 2010 世界针灸联合会学术大会　　　　　　（美国·旧金山 ）　　2010 年 11 月
4. 第七届世界针灸联合会学术大会　　　　　　（法国·斯特拉斯堡）　2009 年 11 月
5. 2009 多伦多国际传统医学手法大　　　　　（加拿大·多伦多）　2009 年 08 月
6. 世界卫生组织传统医学大会　　　　　　　　（中国·北京）　　　2008 年 11 月
7. 纽约中医高峰会议　　　　　　　　　　　　（美国·纽约）　　　2008 年 11 月
8. 世界针灸学会联合会成立 20 周年暨针灸学术大会（中国·北京）　2007 年 10 月
9. 第三届国际传统医药大会　　　　　　　　　（中国·北京）　　　2004 年 11 月
10. 第六届世界针灸联合会学术大会　　　　　（澳大利亚·黄金海岸）2004 年 10 月
11. 首届国际中医药教育研讨会　　　　　　　（中国·北京）　　　2002 年 11 月
12. 加拿大多伦多世界中医药学术大会　　　　（加拿大·多伦多）　2000 年 10 月
13. 第二届世界气功大会和第一届美国气功学会（美国·旧金山 ）　1997 年 11 月
14. 第四届世界针灸联合会学术大会　　　　　（美国·纽约）　　　1996 年 09 月
15. 社会行为联系研究国际学术大会　　　　　（匈牙利·布达佩斯）1996 年 05 月
16. 第三届世界针灸联合会学术大会　　　　　（日本·东京）　　　1993 年 07 月
17. 德国哥瑞特德·哥瑞巴美容学术大会　　　（德国·慕尼克）　　1993 年 04 月
18. 第二届世界针灸联合会学术大会　　　　　（法国·巴黎）　　　1992 年 12 月
19. 第一届世界传统医学和医学气功大会　　　（中国·北京）　　　1989 年 11 月

大事记

1998 年 4 月建立加拿大安大略中医学院院长。

2001 年 4 月 9 日，多伦多城市电视台早餐黄金时段节目（City TV Breakfast）邀请加拿大安大略中医学院院长吴滨江教授到电视台现场演示"吴氏头部推拿疗法"，并进行直播采访。

2002 年米切那医学应用学院（The Michener Institute for Applied Health Science）将"吴氏头部推拿疗法"列入四年制针灸系课程。

2003 年安大略省按摩师管理学院（College of Massage Therapist of Ontario）将"吴氏头部推拿疗法"列为执业注册按摩师（RMT）深造课程，并承认 30 节学分。

2004 年 11 月加拿大安大略中医学院院长吴滨江教授在澳大利亚黄金海岸举行的第六届世界针灸联合大会上，做了《吴氏头部推拿疗法》专题报告并演示，引起与会者的极大兴趣和轰动。

2005 年 10 月历时十几载的英文版专著《吴氏头部推拿疗法》在美国出版并向全球发行。

2005 年 11 月"吴氏头部推拿疗法"文字及图形，获加拿大联邦政府商标局注册批准，拥有 Trademark 知识产权。

2006 年 1 月 8 日海外中医教育家头部推拿之父—加拿大安大略中医学院院长吴滨江教授被评选为加拿大 2005 年八大"杰出华商"之一。

2006 年 5 月 29 日吴滨江教授在匈牙利首都布达佩斯主持匈文《吴氏头部推拿疗法》新书发行，并接受"匈牙利吴氏头部推拿研究会"名誉会长称号。之后的每年夏季吴教授都赴欧洲开班讲学。

2006 年 9 月 22 日在加拿大多伦多召开的第三届国际传统医药大会上，"吴氏头部推拿疗法"获得"金杯奖"。

2007 年 3 月 2 日加拿大安大略中医学院受邀为多伦多西区医院睡眠研究中心的西医专家们演讲"中医如何对抗睡眠障碍"的专题，安大略省其他城市的十几家医院的神经精神科医生通过远程电视参加演讲会。

2007 年 10 月参加"世界针灸学会联合会成立 20 周年暨世界针灸学术大会"，院长吴滨江教授受邀担任大会分会场执行主席。

2007 年 11 月院长吴滨江教授受邀赴台湾长庚纪念医院及台湾"国际"手法医学协会、整复师健康支援网教育总会等机构讲学，促进两岸中医传统文化的交流。

2007 年 11 月院长吴滨江教授被聘为世界中医药学会联合会教育指导工作委员会副会长。

2008 年 3 月院长吴滨江教授被中国国家自然科学基金委员会聘为生命科学部中医药学项目评审专家。

2008 年 11 月院长吴滨江教授被聘为世界针灸学会联合会大学协作工作委员会副主任委员。

2009 年 1 月院长吴滨江教授受邀成为美国《华夏财富》杂志元月刊封面嘉宾。

2009 年 2 月"吴氏头部推拿疗法"文字及图形，获中华人民共和国商标局注册批准，拥有中国境内的知识产权。

2009 年 8 月加拿大安大略中医学院成功主办"2009 多伦多国际传统医学手法大会"。

2009 年 10 月在法国（斯特拉斯堡）第七届"世界针灸学会联合会大会"上，院长吴滨江教授被选为世界针灸学会联合会第七届执行委员及标准化委员会常委。

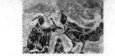

2010 年 8 月"吴氏头部推拿疗法"文字及图形,获欧盟商标局批准,同时拥有欧共体内所有成员国(20 多个国家)的知识产权。

2010 年 8 月加拿大安大略中医学院成功主办"2010 多伦多国际传统医学大会"。

2010 年 12 月院长吴滨江教授成为加拿大《名人名商》周刊的圣诞专刊封面报道人物。

2011 年 9 月 6 日"吴氏头部推拿疗法"文字及图形,获美利坚合众国联邦政府商标局注册批准,拥有商标(Trademark)知识产权。

2011 年 9 月院长吴滨江教授在英国伦敦召开的第八届世界中医药大会上被选为世界中医药学会联合会常务理事。

2012 年 2 月 24 日加拿大的"加华视讯"电视台下午五点黄金时段节目,直播采访吴滨江教授,介绍加拿大安大略中医学院及中医针灸立法和国际发展状况。

三、巴 西

20 世纪 80 年代初,受世界性的"中医热"影响,中医针灸疗法开始风行于巴西。自 1981 年祖传中医王钰医师到南美举办针灸师培训班及针灸研究班开始,中医针灸疗法才真正在巴西逐渐开展起来。

据巴西卫生部门统计,仅圣保罗一地,每年就有约 60 万人向中医求助。巴西著名的《请看》杂志曾撰写长文,专门介绍针灸对人类健康的作用,并举例说明"为什么 50 万圣保罗人对自己的医生不屑一项,宁可求助于中医"。戏剧演员兼导演费拉维奥·德索扎从小就患血小板减少症。他从 8 岁起,就不得不经常出入圣保罗的血液病诊所,接受大量的激素治疗。14 年前,他开始接受中医治疗,每星期针灸 1 次,同时服用中草药。治疗两年后,费拉维奥愉快地说:"我的健康大为改善,犹如脱胎换骨,我不再用激素了。"因此,1989 年,巴西里约热内卢的州政府组织成立了里约热内卢卫生局民间传统医疗机构。该机构专门负责把汉方、中草药、自然饮食、导引等以中医针灸疗法及各种民间疗法为基础的医学传入州内的国立、州立和市立医院里,并进行普及指导。同时该州政府还表示,今后对用针灸为市民进行治疗的活动将给予协助。这对中医针灸疗法在巴西的合法化,起到了促进作用。1990 年,巴西卫生部部长提出了把针灸纳入公共卫生体系内的计划,但是遭到了圣保罗医学委员会的强烈反对。该委员会的主席断言:针灸不科学,西医不会接受。当巴西卫生部部长召开阐述这项计划的会议时,该委员会的成员拒绝参加,因而使这项计划未能得到实施。

然而,在 1992 年,这个委员会却彻底转变了态度,不仅在委员会内设立了针灸部,以指导该国的西医医生从事针灸,而且还通过了只准许西医医生从事针灸的决议,以达到控制这一专业的目的。该委员会排斥在国外受过教育的针灸师,因此开业针灸师只限于巴西医学院的毕业生。因此,尽管当时中医针灸疗法已在巴西开展了十余年,但一直未取得合法地位。1996 年 8 月,巴西联邦医学委员会,经过 10 年的观察和思考,终于承认了中医针灸的合法性,承认

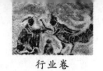

中医针灸至少在减少疼痛和消炎方面是有效的。

虽然,中医针灸疗法在巴西获得合法地位的时间比较晚,但自从中医针灸疗法传入巴西开始,就受到了巴西人民的欢迎和信赖。巴西医疗卫生当局对中医针灸疗法的态度也是宽容的。因此,中医针灸疗法在巴西得到了不断发展。目前,全巴西约有1万多名针灸师,仅圣保罗就有2,500名。圣保罗市卫生局新开设了一所传统疗法医院,主要采取针灸、推拿、理疗等疗法。该市还计划在全市600家小医院开设针灸科。现在,巴西除有私人开业的中医针灸诊所外,一部分医院也设置了针灸科。针灸被用于治疗各种疼痛、关节炎、面神经麻痹、血小板减少、精神紊乱症等多种疾病,并取得了良好的效果。在巴西12所大学的附属医院和37个公共卫生站中,每月有8,000人接受针灸治疗。在圣保罗市公务员医院针灸科,每天就诊的患者络绎不绝。

近年来,巴西医学界除了应用针灸治疗疾病外,还开展一些科研活动。巴西里约热内卢针灸协会成员、针灸师蓬法迪,研究将针刺麻醉用于牙科手术,取得了成功,并获得了巴西联邦医学会的承认。蓬法迪针灸师说,鉴于针灸麻醉副作用小,使用针麻对于那些患有心脏病和糖尿病的牙病患者非常有益。

中医针灸疗法在巴西取得合法化之前,巴西只有伯南布哥大学曾提供过针灸教育,后因学生缺乏兴趣而中断,人们只好从其他途径寻求针灸培训,包括去国外学习、师带徒、参加中医学会开办的学习班。

中医针灸疗法在巴西合法化以后,该国已有6所医科大学设置了针灸课程。例如,圣保罗医科大学是培养博士后的高等院校,该校设置了中医课培养中医高级人才,该校专门挑选有临床工作经验的西医进校学习中医,课程以针灸为主,学习目的是更深地了解和研究中医。还有,巴西利亚大学已经在其医学院开设了针灸培训班,里约州联邦大学医学院、圣卡塔里那州联邦大学也开设了针灸课程。

为了逐步提高巴西的针灸学术水平,巴西针灸界在该国医疗卫生当局的支持下,成立了巴西中西医学协会、圣保罗针灸协会等学术组织,开展针灸学术交流活动。例如,举办各种针灸学术讨论会,组织会员参加南美地区的针灸学术会议等,并创办了针灸杂志。1996年10月,首届拉美针灸学会联合大会在巴西南部城市弗洛里亚诺波利斯举行,来自拉美各国的近200名代表出席了会议。会议期间,代表们宣读了近40份学术报告,就中医针灸疗法和养生康复学进行了广泛学术讨论。这次学术交流,对促进传统中医在拉美的发展起到了有益的作用。

近年来,随着中国的改革开放,很多巴西人渴望了解中国文化。巴西贝洛奥里藏特市成立了巴中文化交流协会,以增进巴西人民对中国的了解。其交流内容中,针灸、推拿、按摩、气功、太极拳、武术等项目占有相当比重。

近几年,巴西对中医针灸人才的需求量很大。因为,在前几年,就连圣保罗医科大学这样

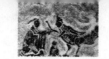

一个培养博士后研究生的高等学府,也没有一个"正宗"的中医教师,担任教授的是一名日本后裔,这位日本先生原是一名外科医生,对针灸是自学成才。在巴西其他地方,有些担任针灸培训教学任务的老师也不是科班出身的中医。为此,巴西政府已与中国的有关机构合作,进行这方面的人才引进和培养。

此外,巴西自然资源丰富,民间已有应用草药治疗各种常见病、多发病的习惯,并有几十种草药已制成饮片、散剂、片剂、胶囊、酊剂。但是,其加工生产工艺很落后,不仅加工粗糙,质量也难以保证、尚未能作为法定药品销售。因此,在传统药物生产制备技术方面,巴西也开始与中国的有关机构合作。

鉴于以上情况,人们应该相信,随着中医针灸在巴西的合法化、针灸教育及学术交流活动的进一步开展,中医药事业在巴西必将得到更大的发展。

四、阿根廷

阿根廷与世界上大部分的国家一样,其法律的制订均立足于保护本国专业人员,医师资格的认定更是如此。阿根廷国立医学院的教学质量一向要求甚高,"入学容易,毕业难",同时,医学研究人员亦曾多次荣获"诺贝尔医学奖"。因此,其西医对于非本科毕业生,多予歧视,对民间的自然疗法,更是经常在传播媒体上予以丑化、歪曲,再加上制药厂商等利益团体从中作梗,当然更不允许以中医为主的各项自然疗法纳入其社会医疗保险体系。在此情况下,中医要想向下扎根,向上开花结果,实非易事。

(一)阿根廷针灸发展的历程

1948年,首位将针灸介绍到阿根廷的是当地西医雷布尔朵(Jos A. Rebuelto,1911—1960)。1954年,雷布尔朵为提高本身的针灸水平,到法国向非西医出身的傅叶(Roge de La Fuye,1890—1961)学习针灸。1955年,雷布尔朵在傅叶的指引下,自法国返阿,创立"阿根廷针灸协会"(La Sociedad Argentinade Aeupuntura),并担任会长。未几,即向布宜诺斯艾利斯大学医学院院长骆哈斯(Nerio Rojas)建议在医学院内教授针灸课程,经骆哈斯首肯后,旋即提出教学计划,但该案送至医学院的教学委员会后,遭受多方横阻,而被束之高阁。1958年,雷布尔朵因积劳成疾,协会会务乃交由副会长苏斯曼(DavidJ. Sussman)代理,苏氏决定在学会内自行开班教授针灸基础课程,招生对象为自医学院毕业之西医。首届"针灸初级班"于1959年7月13日正式开课,授课地点在"阿根廷科学学会"会址。自此,该针灸协会每年均开设新班,截至1972年,已有400多名西医自该班结业。1960年,首任会长雷布尔朵病逝,苏斯曼正式接任会长,至1971年1月卸任,复被任命为荣誉会长。苏斯曼在会长任内,于1964年,创办了《阿根廷针灸杂志》(Revista Argentinade Acupuntura),该刊物不对外公开发行,仅限于西医会员订阅。

1971年,该协会另一创始人卡尔拔秀(Floreal Carballo,1918—1982)接任会长及《阿根廷针灸杂志》发行人,同年并成立"阿根廷针灸医学所"(Instituto Medico Argentinode Acupuntura)教授针灸,1974年,卡氏担任"拉丁美洲针灸暨耳针学会"(La. Sociedad Latinoamericana de AcuPunturay Aurieu-loterapia)会长,1976年,复担任阿根廷针灸暨耳针学会(LaSpcoedad de Acupuntura y Anrieuloterapia de la Repdbliea Argentina)会长。

1975年起,移居阿根廷的华人逐渐增多,其中亦不乏从事中医针灸工作者,经多次会商筹备,于1987年3月10日,在当地首都成立了一个以华侨为领导成员的"阿根廷中华针灸学会"。会长王任教授,年轻时曾随叔父学习针灸,对中医基础理论颇有研究,医德高尚,乐善好施,对在当地推广针灸,贡献良多。该学会除曾礼聘针灸名家邱茂良、王本显、周嵋声等来阿讲学外,曾在阿根廷国会礼堂主办过3次"国际传统中医学术大会",并于1997年9月,邀请"中国国际针灸考试中心"来阿举办首次"国际针灸专业人员水平考试"。1987年阿根廷北部吐库曼省的省立尼古拉斯·阿贝侠内达总统医院开始对该省医学院毕业生,开办第一届针灸专业教育,每届为期3年,第1年为针灸基本理论,第2年为随师看诊,第3年随师诊治。1996年、1997年复开办第2,3届针灸专业教育,目前该医院设有针灸门诊部,公开对外服务。1988年,旅阿侨胞除从事针灸工作外,亦开始从事中药、伤科、足部反射区健康法、拔罐等多项疗法。1989年3月18日,又一个以华侨为领导成员的"阿根廷中医公会"正式成立,该公会的成立,不但加强了对从事中医的当地阿根廷人与华侨之间的联系,在推动中医针灸合法化的行动上亦起了促进作用。同时,该公会附属"传统中医学校"对内开设"中医针灸专业班",对外则经常借着中医针灸义诊活动,为生活在城市、农村、山区的贫困病人服务,让更多的当地居民认识中医,受惠于中医。

2000年2月,为维护从事中医针灸等自然疗法者的合法权益,组成了"阿根廷针灸暨自然疗法协会",该协会的成立标志着未具西医身份之针灸及其他自然疗法从业者开始团结起来,并经由法律途径寻求合法的保护及应有的地位。同年11月7日,阿根廷政府第29.520号新闻公报刊载,卫生部于10月18日以第932/000号决议,批准"慢性痛症可使用针刺疗法"。11月25日,布宜诺斯艾利斯省的医师公会以C.S.第459/00号决议规定"唯有西医可以执行针刺疗法"。

上述公报与决议至2001年3月经《阿根廷针灸杂志》披露后,才为外界知悉。2000年6月5日,卫生部"专业暨法规之监督与注册登记处"处长安东尼亚可在接受《地铁公众报》(Publimetro)记者访问时指称:该部正在执行一项规定唯有西医可以从事针刺疗法的决议。

至此,未具西医身份的针灸同道决定促请"针灸暨自然疗法协会"聘请律师为保护同道权益而抗争,并于6月19日,由协会会长苏阿资(MarioSchwarz)具名上书法院控告卫生部在无法令的基础上,任由其官员随意向大众传播媒体散播不利于未具西医身份之针灸同道的言论,

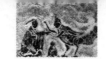

致使他们的工作权益受到严重影响。6月29日,受理该案的首都法官古葛理耶米诺(Osvaldo Guglielmino)认为:迄今尚无正式法令规定谁可以或不可以从事针刺,故驳回"协会"的申诉,但指出"有才能的"针刺工作者可以继续从事"针刺疗法",直到有法令明文禁止时,才可以针对事实,诉请法律保护。

基此,"协会"乃正式函请卫生部于制订"针灸法令"时,应公开化、透明化,并停止对未具西医身份的针灸同道的歧视行为。但阿根廷政府第29.733号新闻公报刊载,卫生部仍于9月7日以第997/2001号决议,批准"针灸系医疗行为,唯有《西医暨牙医医师法》所批准工作之专业人员才可以执行此一业务"。为此,"阿根廷中医公会"在"世界针灸学会联合会"的支持下,于10月10日,亦循法律途径向法院抗议卫生部未经征询即剥夺未具西医身份者学习与执行针灸工作之权益,并要求法官裁决卫生部之决议无效,建议制定公平合理的法令,来规定针灸的合法地位。

综上所述,针灸在阿根廷的发展,可分为三个阶段:

(1)第一阶段(1948—1987)

系"引进启蒙"阶段,主要是部分西医接受了针灸的信息与基本技术,但因受医学法规的限制,无法在医院临床中运用,仅有少数的西医于公余之暇,在其私人诊所内试用,而又因他们对针灸的机理及技术掌握不够全面,故疗效不佳,在病患中的影响亦很有限。

(2)第二阶段(1987—1997)

系"深耕普及"阶段,来自中国大陆与台湾的针灸医师们,大多具备一定的中医基础理论与临床经验,故很快获得了当地病患的信赖,且口碑载道。但也因此刺激了部分从事针灸的西医,他们不但一再在新闻媒体上强调"仅有西医可以从事针刺",同时还联合政府行政部门(卫生部、教育部)阻挠刁难"中医针灸专科学校"的设立。但中医针灸确实有效,且无副作用的观念,已深入人心。

(3)第三阶段(1997—2001)

系"争取合法"阶段,自1997年在阿根廷举行的"国际针灸专业人员水平考试"后,除提高了各参试者中医针灸学术水平外,也带动了当地中医针灸界的学术研究活动与读书风气,并进一步取得了对中医针灸地位的共识,确认中医以其独特的理论体系和卓著的临床疗效。几千年来,为保障人类健康做出过巨大的贡献,因此中医在世界卫生医疗体系中应有其独立合法的地位,我们可以接受中西医平等的结合,但决不能眼看着中医的某项疗法(针灸)被纳入西医,成为西医的一项专业或一种医疗手段故"争取中医针灸合法化"即成为现阶段同道们的共识与努力方向。而当地从事针灸的西医,亦正在推动一项排他性的针灸立法,欲将针灸仅限毕业于当地医学院,并经"阿根廷针灸学会"针灸班结业之西医,始准从事针灸医疗工作。

(二)阿根廷针灸发展的趋向

将针灸正式纳入阿根廷的医疗体系,已是大势所趋,指日可待。但究竟是以"西医针灸"独尊式的合法或包容"中医针灸"在内的立法,则有待观察。初期西医对当地"中医针灸者"采取漠视的消极态度,近5年来,由于面对社会上普遍欢迎"中医针灸"卓著疗效及无副作用的优势,则从各方面贬低中医针灸者的地位,以打压、毁谤控告等行动排斥之。目前,掌握医事行政权的西医正在推动"针灸立法",计划将中医的针灸自中医母体中切割移植至西医体系内,并将其转化为西医专科的一项专业技术,不但拒绝与此地未具西医身份的"中医针灸"工作者建立一条正式的学术交流渠道,同时欲规定唯有西医才有权学习针灸和从事针灸临床,由此看来,针灸的发展,将建立在以西医诊治思维逻辑的基础上,而中医基础理论与诊治原则的运用,则将名存实亡。此举,对曾在针灸发源地(中国)或在承认针灸的国家(如日本、韩国、美国、加拿大、古巴、法国等)接受过针灸教育或通过专业考试的同道已产生了负面的影响。许多在此曾付出过多年岁月从事中医针灸临床、教学与研究的同道,或移居他国,或弃医从商,或隐匿行医。总之,西医的作为已有形无形地削减了"中医针灸"在此的力量。

我们现阶段争取的目标,是将"中医针灸"完整地纳入"针灸立法"的范围内,要求阿根廷有关部门允许"中医针灸"从教育到临床,能建立独自的体系,在学术上能与"西医针灸"争鸣抗衡,在临床上能与之合作共存。同时,对未具西医身份的中医针灸者,应有一套合理的考核审查程序,将之正式纳入法律所规定的工作范围内,并接受相关法令的监督与保护。

第四节　大洋洲

澳大利亚

中医针灸传入澳大利亚始于19世纪淘金热的出现,大量华人劳工的涌入也把中医药带人了澳大利亚。1911年,带有英文标签和说明的中药开始在澳大利亚出现。近年来,随着大量亚洲移民的引进及国际上"中医热"的出现,澳大利亚中医针灸诊所如雨后春笋般涌现。中医,特别是针灸基本被澳大利亚主流社会接受。目前澳大利亚大约有5,000家中医针灸诊所,每年门诊人数最少280万人次,80％以上病人母语为英语。虽然澳大利亚中医发展不如美国及欧洲一些国家引起国人关注,但是在其发展过程中也颇具特色。

(一)中医注册管理委员会(Chinese Medicine Registration Board of Vietoria,CMRB)和中医注册法案(Chinese Medicine Registration Act2000)

2000年5月,中医注册法案的通过在澳大利亚维多利亚州(墨尔本为该州首府)的中医发展中写下了非常重要的一笔,维多利亚州成为西方世界第一个单独为中医立法的州,同年12月维多利亚州政府成立中医注册管理委员会(CMRB)主管中医事务,从此中医在维州的发展走上了正轨。该法案经过多次修改逐渐完善,目前最新的版本是第4版,于2006年10月11

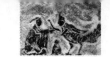

日通过,平均每半年修订1次,可以看出中医立法在西方世界是一个全新的尝试。该项法案的宗旨在于规范中医针灸执业者的行为来保障公众健康不受损害,包括中医师的注册、评核、处罚、管理,制定课程、批准大纲、处理有关投诉及有毒中药管理等与中医有关的方方面面均在法案中有所规定。其中最重要的部分是关于注册的管理,在申请表中,中医、针灸及中药配药员分开注册,并有一般注册(general regisrration)和特别注册(speeific registratlon)2种形式。关于一般注册,目前法案要求的资格:(1)完成 CMRB 认可的中医、针灸或相等程度的课程;(2)通过 CMRB 举行或认可的资格考试。而对于不符合一般注册资格要求的还可以考虑申请特别注册,它要求:(1)在 CMRB 认可高校中承担教学、指导学生实习或研究工作者;(2)外国中医或针灸师与维州注册中医或针灸师在限定时间内交换开业者;(3)CMRB 认为符合特别需要的,如该申请人在中医针灸方面有特殊才能或某些偏远地区稀缺中医针灸师,也可以申请特别注册。迄今为止已有 882 名中医师或针灸师在 CMRB 注册,其中有一半以上同时注册中医师和针灸师。在该项法案下成立的中医注册管理委员会是该法案的具体执行者,该委员会目前由 9 名委员组成,下设管理、财务和交流委员会、法律委员会、注册委员会和计划委员会共 4个小组委员会。管理委员会每个月开会 1 次,讨论批准注册等相关事务,平日的工作人员只有注册员 Debra 女士和她的助手。该法案在维多利亚州实施几年来日趋完善,其他州也相继效仿。据悉,新南威尔士州(悉尼为该州首府)及西澳大利亚州已经启动对中医立法的工作,同时也有相关人士开始游说澳大利亚联邦政府将中医纳入全国注册议程。

该法案的实施对于国内的中医针灸医师赴澳行医也设置了越来越高的壁垒,2004 年到墨尔本市行医时,通过提供国内的学历及相关工作证明可以取得注册资格,而到了 2005 年,出现一般注册和特别注册 2 种形式,国内的学历及相关工作证明无法作为取得注册资格的有效凭证。为此,国内中医针灸医师特意造访 CMRB,Debra 女士和 DavidHalstead 律师,同时也是 9名委员之一接待他们,并向他们解释法案中有关注册的条文,分析他们注册的可能性,建议他们可以尝试根据特别注册条件的第 1 条来努力,同时还介绍几所经过 CMRB 认证的学校。最后国内中医针灸医师找到了在 CMRB 认可高校中的中医教学工作,从而取得了特别注册资格。总而言之,中医注册法案的出现对于中医在海外的规范健康发展无疑起到了积极的促进作用。

2005 年 12 月 13 日,国家中医药管理局与 CMRB 及维多利亚州公共事务部共同签订了《中医药合作谅解备忘录》,旨在促进并发展中医药领域的合作,成为维多利亚州中医药发展历史上又一个里程碑。

(二)中医药行业协会

中医药行业协会对中医药在海外发展的作用十分重要,在几十个中医药协会中,选择两个也是最具规模的协会加以简单介绍。

（1）澳大利亚针灸及中医药协会（Australian Aeupuneture and Chinese Medieine Assoeiation，AACMA，网站 www.aeupuneture.org.au），作为澳大利亚最大的针灸中医团体，于1995年由澳大利亚针灸联合会（Australian Aeupuneture Assoeiation）与针灸道德规范及标准组织（Aeupuneture Ethies and Standards Organisation）合并而来，其中的澳大利亚针灸联合会更是早于1973年成立，为澳洲最早的针灸协会，1984年该协会成为澳大利亚医师协会下属的组织之一，这是针灸得到澳大利亚医学界接受的表现。AACMA 目前共有会员1,650多人，根据申请者的情况，有执业会员、学生会员等多种会员形式，并招收海外会员，总部设在布里斯班，协会定期在澳大利亚各大城市举办讲座等学术活动及学术年会，会刊《经络》（Jing Luo）。申请成为该协会会员并非易事，除了要提供详细的学历及工作证明外，申请表最后还有10道问题，考核申请者能否安全地进行中医药针灸活动。这也看出在海外执业与在国内作一名针灸中医医生还是有不小的差别。加入协会后要定期参加学术活动，取得一定的学分，才能继续申请下一届的会员。

（2）澳大利亚全国中医药针灸学会联合会（Fe deration of Chinese Medieine and Aeupuneture Australia，FCMA，网站 www.fema.org.au），是一个以华人为主的团体，成立于1991年，总部设在墨尔本，并在全国6个州及地区设有分会，目前拥有会员600多人，会长为林子强博士。林子强博士作为维州中医注册法案的最强有力的启动者之一，协会为提升中医药在澳大利亚的社会地位，在政府与中医师之间沟通等做出了卓越的贡献。

此外，还有澳大利亚传统医学协会（TheAus tralianTraditional-MedicineSoeiety，ATMS，网站 www.atms.com.au），拥有1万余名会员，包括中医针灸、按摩疗法、营养疗法、顺势疗法、草药医学等部门，是澳大利亚最大的补充和替代医学专业团体。

（三）中医药教育

澳大利亚中医药教育与欧美国家不同的是，它较早地进入了公立大学的教学体系，在墨尔本，有2所大学设有中医系，墨尔本皇家理工大学（RMIT，网站 www.rmit.edu.au）和维多利亚大学（VU，网站 www.vu.edu.au），并可授予博士学位（PhD），其中成立于1993年的 RMIT 中医系作为西方世界大学中的第一个中医系，更是为中医药教育在海外的规范化发展起到了重要作用。该系主任薛长利博士毕业于广州中医药大学，取得硕士学位，后到 RMIT 攻读博士学位，毕业后留校任教，在 RMIT 中医系成立及中医注册法案的颁布实施中均有重要贡献，目前为 CMRB9 位委员之一。2001年，他在 RMIT 成立中医药研究所开展中医针灸基础及临床研究工作。

除了大学教育外，各种中医药针灸教育机构更是星罗棋布，为中医针灸的普及起到了重要作用。早期的中医针灸师大多数为华人或者在海外接受过中医教育的当地人，近年来随着中医药教育的发展，绝大多数中医针灸师都可以在澳大利亚境内接受正规的中医药教育，相对国

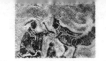

内的中医药教育,澳大利亚的中医药教育更加灵活,学生可以根据自己的条件选择不同程度的课程,从兴趣班到博士教育一应俱全,同时《中医注册法案》的颁布对中医药教育的规范化起到了推动作用,毕业于通过 CMRB 认证的中医针灸课程后可以直接注册开业。南部自然疗法学校(网站 www. ssnt. vie. edu. au)是中医专科教育学校中规模较大的一所,原本以自然疗法教学为主,随着中医针灸的兴盛,中医专业占了很重要的部分。目前设有 4 年全日制中医学士学位课程,包括中医理论及临床、生物医学、社会科学、科研等课程及临床实习在内,同时学校还根据需求开设了针对针灸医师的中医 3 年业余制学士学位课程。生源以当地人为主,系主任 DavidBenn 早年曾在中国学习中医,师资上除 David 外全部为兼职教师,这也是当地学校的特色,老师在各个学校兼职教书或在诊所行医,十多位教师中一共有 4 位华人。课程使用的教材由授课老师根据课程要求自己选择,学生可以在校图书馆借阅老师指定的教材和参考书。在校图书馆中,中医书籍中除中文翻译版外,也有不少欧美人士撰写的中医针灸书籍。

(四)医疗保险

澳大利亚联邦政府实行全民医保(MediCare),每人都有自己的西医家庭医生(General-Practitioner,GPs),并有各种专科医生和医院可以转诊。由于公共医疗资源较为缺少,政府鼓励大家购买私人医疗保险,这样可以得到更好的医疗服务,如可以缩短手术排队等待时间、选择手术医生、对一些非 Medicare 的诊疗项目给予保险返款等。中医针灸虽然还没有纳入澳大利亚的全民医疗保障系统,但是各大私人保险公司都将针灸纳入他们的个人保险计划中,目前更有越来越多的保险公司将中医药开始纳入他们的个人保险计划。以澳大利亚老牌保险公司 Medibank 为例,加入保险计划的患者在经过公司认证的针灸师处就诊,可以拿到诊金 $30\%\sim60\%$ 的返款,而中医诊费也列入了保险返款范围,但是处方中药目前还不能得到返款。保险公司的态度无疑基于吸引患者考虑,这也从一个侧面反映了中医针灸的普及程度,同时也和中医药行业协会的努力争取分不开的。

(五)体会与思考

澳大利亚作为一个移民国家,一直倡导多元文化社会,华人华侨作为澳洲社会重要的一分子,在商业、政治、科技各个领域均取得了很大的成功。中医针灸作为中华文化的代表,在澳大利亚历经近百年的发展,逐渐壮大并深深扎根在这片异国土壤。中医针灸的兴盛无疑基于它的卓越疗效,前澳大利亚总理霍克就曾因为腰痛接受过针灸治疗。作为国内的针灸医生,在墨尔本行医最大的感受就是正规,中医在这里完全摆脱了我们想象中江湖郎中的地位,与在国内行医时的感觉相比,并没有明显的心理落差。澳大利亚和我国的医疗体系不同,中医针灸不属于主流医学,而是替代和补充医学的一部分,但是由于《中医注册法案》的颁布,中医针灸师的地位明显上升,中医针灸师可以使用医生(Doctor)的头衔,可以使用听诊器、血压计等西医诊疗工具,可以开病假证明,通过注册的医师很容易成为各大保险公司的会员,还可以申请工伤治疗。澳大利亚曾对全国的西医家庭医生对于替代和补充医学的态度作过随机抽样调查,结果显示以针灸为代表的非药物疗法被广泛接受,并认为是高度有效和安全的,西医家庭医生对学习替代医学持欢迎态度,和患者间就接受替代疗法的良好沟通有利于减少相关不良事件。已经有西医家庭医生通过学习中医针灸后开始注册中医针灸师执业。同时由于澳洲政府对于药物的严格管理,我们看到在澳洲的中药材质量更好,也有相当多数的患者更接受中药浓缩粉剂治疗。但是我们还是可以看到还有许多地方需要进一步努力改进,如有毒中草药及一些侵害性较大的针灸治疗方法如火针、水针、小针刀的合法规范使用,中医取得合法地位后如何与当地西医就医疗、教育、科研方面进行沟通互补,中医药进人全民医疗保障系统等。

在墨尔本的当地中医人士对于祖国医药在异国他乡发展壮大做出了不懈努力,相信在他们的推动下,中医将会携手现代医学,对世界各族人民的健康作出更辉煌的贡献。

第五节　非　洲

埃　及

(一) 中埃两国中医针灸交流合作的背景

阿拉伯埃及共和国地处非洲北部地中海南岸,是非洲比较富裕的国家,也是在非洲很有影响力的国家。中埃两国,都是著名的文明古国,特别是有着各自引以为自豪的传统民族文化。近几十年来,两国传统的文化交流与合作项目的开展日趋广泛与活跃。作为中国传统文化重要部分的中医针灸也传播到了埃及乃至多数非洲国家。在埃及,这个现今在医学方面与西方交流较为密切的国家,对于中医的了解既有受西方国家学习、应用中医药的热潮的感染,也与两国间的根深蒂固的民族传统有关。因此,从民间人士到政府首脑,普遍要求了解中医文化,进而有意加强中埃在传统医学方面,尤其是中国中医针灸与埃及的交流与合作项目。正是基于此点,于1995年底与1996年初,在中国驻埃及大使馆文化处的努力促成与具体工作下,中华人民共和国卫生部和埃及卫生与人口部在开罗签署了两国间的有关中国政府派遣针灸医生去埃及临床医疗与培训埃及医师的合作项目协议书。1996年初,我国卫生部向中国中医研究院针灸研究所下达任务书,派遣2名针灸医生去埃及工作。在其后的6年间,我国共分5批派出6名中医针灸专家前往埃及工作。

(二) 埃及的中医针灸现状

1. 埃及民众对中医针灸的认识

虽然中国中医针灸传入埃及有30多年的历史,但绝大多数埃及人对于中医针灸的了解多

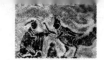

限于报纸杂志的报道或传闻。中国中医针灸师主要是应邀进行针灸临床及教学,故多在针灸的宣传与应用上做些工作。除了接受国家医院就诊病人的治疗以外,还对这些病人讲授必要的针灸治疗原理,让曾经接受过针灸治疗的病人对其他半信半疑的新病人进行现身说法,并利用不同疾病的普遍疗效,说明针灸治疗的广泛适应性,尤其强调,针灸作为自然疗法,在无毒副作用方面更具优势。中国针灸医师积极组织病源,广泛吸纳诸如心脑血管疾病、糖尿病、骨性关节炎、风湿病、腰椎间盘突出症、截瘫、月经病、皮肤病以及药物依赖性疾病等。另外,还接受报纸、杂志、电视台的采访,撰写文章,进行宣传,并通过为所在医院西医诸科医生示范性治疗一些难治性疾病来观察即时疗效与累积效应的方法来取得西医医生的合作。病人中有不少西医医生,甚至是原先对针灸持怀疑态度的医学院教授。一位开罗大学医学院著名的神经科教授患长期膝关节疼痛,曾经西医多种方法治疗无效,在经针灸治疗 5 分钟后疼痛即显著缓解,经过 3 次治疗以后,疼痛全部消失。这位教授从当初对针灸的怀疑者,成为针灸的治疗者,再成为了针灸的拥护者,最终成了针灸的支持者与宣传者,他给针灸科介绍了不少病人。一些疑难病症,或西医认为需要做手术才能解决的病症,通过针灸治疗取得了良好疗效,他们因而叹服针灸适应范围之广泛、治疗效果之神奇。经过他们的言传身教之后,一些病人、西医医生、上层人士,也逐渐改变了过去对中医针灸的片面认识。经过中国几任医生多年的不懈努力,埃及民众对于中医针灸作用与原理也渐渐明了,对于针灸治病方法逐渐接受。中国针灸医师所在的医院为埃及卫生部所属的国家医院—金字塔医院,该医院负担着为埃及,特别是开罗中下层民众免费治疗的任务。富人或上层人士平时一般较少到基本免费医院就诊,但后来因为有了中医针灸科室,他们中的不少人也来此就诊(针灸收全费),并且还有时要求出诊服务。针灸在这些人群中的应用,实际上表明了埃及不同阶层人士对中国针灸的认可程度的提高。

2. 中医针灸在埃及的现状

1972 年,中国针灸大夫在埃及亚历山大进行了一次讲座。其后,一位埃及大夫在中国学习了短期的针灸,回去以后在首都开罗市中心的"查迈力克"岛上开办了一家"针灸中心",治疗一些常见病症,因其疗效较好,方法独特,引起了当地民众的关注,当然,这位医生也收到了很好的经济效益。同时,在客观上也相应对针灸在埃传播与应用起了很好的宣传作用。其后逐渐有人利用了中国耳穴贴压方法进行减肥。埃及肥胖人群比例大,因此法减肥简便易行,经济有效,人们应用的兴趣也日增。1975 年,埃及政府以文件形式,对于中国针灸的应用予以肯定。1976 年,在 M·K·EL Gogary 等医生的努力下,20 多名医生成立了埃及针灸学会,M·K·EL Gogary 任会长(其学会办公地址就设在他的诊所,即开罗塔哈雷尔街 183 号河岸大楼5 楼)。1984 年,M·K·ELGogary 医生被选为世界针灸学会联合会筹委会副主席,1987 年被选为世界针灸学会联合会副主席。后来随着中国针灸医生在埃及国家医院中的正式开诊治疗,才使针灸在埃的传播与应用进入一个新的阶段。

2.1 埃及针灸教育现状

埃及目前尚未有正规的针灸教育体系。埃及人学习针灸的途径主要有 4 种：一是由中国针灸专家在埃的针灸教学。我国与埃及政府传统医学的合作项目中实行最早的项目是针灸，且其任务之一也包括培训埃及针灸医生。中国针灸专家在埃先后为埃方培训针灸医生近 20 名，其学生由埃及卫生与人口部选派，其中既有工作多年的公有医院的西医医生（如神经科、麻醉科、骨伤科医生）等，并有年资很高的教授，也有部分想个体开业的一般学员。至今，仍有埃及医生随中国大夫临床学习；二是到中国学习。不少医生，甚至是社会青年，对于到中国学习针灸具有很大的兴趣，几乎每天都有人在询问此类事宜。有位叫哈桑的医生，是针灸科邻室大夫，刚刚大学毕业，他非常热爱针灸，仅见过中国针灸医师治疗病人数次以及他本人接受三棱针、火针美容 1 周，便决定来华学习中医针灸。埃及现有不少针灸医生是从中国学习后归国的；三是去欧美学习，多以去西欧学习针灸为主。他们多是富家子弟或家庭世代业医者，但这部分人学习针灸时间长短不一，水平参差不齐，与在中国学习的学生比较，其质量差别很大。有一位曾在英国学习过 1 周的埃及内科医生，也自称懂针灸；四是埃及医生办班传授针灸。少数理疗科或短期学习过针灸的医生，自我招生办班，多是短期培训班，讲些基本理论，基本无临床实践，一般 1～3 个月。作为"针灸老师"的医生，针灸经络腧穴与刺灸知识有限，基本上不涉及辨证施治。据 M·K·ELGogary 医生统计，他们通过此途径，共培训了 200 多名针灸医生。最近，开罗一家较有名气的医学院登出广告，要培养针灸硕士与博士，尚不知其教学质量如何。

（2）埃及针灸临床现状

现今埃及从事针灸临床者，主要有 3 种形式：其一，国家医院的针灸门诊，即由埃及政府邀请并由我国政府派出中国针灸专家所在的门诊。在埃及只此一家，即金字塔医院。此医院规模较大，医疗设备较新，科室设置较全，管理较为正规。中国大夫的针灸门诊附在该院的理疗科中，每周 6 天工作制，每天工作 8 小时，周五休息（此为伊斯兰国家公休日）。除临床以外，还有培训埃及针灸医学生的任务。其二，个体开业者的针灸门诊。现在埃及有了一些个体开业的针灸小门诊，一般是 2～3 张诊疗床，每周开诊 3～4 个晚上。这些开业者，部分原是中国大夫在埃培训的学生结业后自主开诊，他们共在开罗及其他城市开设了近 10 个小诊所；一部分是从中国留学归国的，如新近有一位刚从南京学习归国，便在埃及著名港口城市—亚历山大港，新开设了一个针灸门诊，就连在那儿工作的中国体操教练们也常去就诊；少数是私授班结业生所设门诊。其三，个别中国游医私下开设的针灸门诊或附属在埃及人诊所中治疗。陆续在埃及开罗及其他城市，有零星的国人附在当地医院、私人诊所或直接私下开设针灸门诊。埃及政府过去不批准外国人独立在埃办医院或开诊所，近几年政策有所改变，允许外国人开办一定规模的专科医院，但目前尚未批准开办中医类诊所或医院。

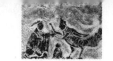
（3）埃及针灸临床水平现状

个体针灸门诊开业者临床水平参差不齐,可分为 3 类:一类,潜心学习者,临床应用也有心得。从他们的咨询电话与预约求教面谈的信函所涉及问题来看,其掌握的专业知识已有一定的深度与广度。有一位医生,曾先后师从于中国大夫学习中医针灸 4 年以上。另一类则占多数,此类开业针灸医生,对针灸知识所知不多,或仅会贴几个耳穴减肥(有时几个耳穴也未贴准),多以挣钱为目的。曾见一个埃及大夫用"蜂疗",找几只小蜜蜂放在一只小瓶子里,到处治病,用小镊子夹住蜂翅,为病人刺上几处,所刺诸穴,多是阿是穴,疗效欠佳。有一位西医骨伤科大夫,想在他诊所中应用针灸止痛或减肥,买来一只中国产的电针仪,想学会 5 分钟针灸。可见已开业或想结合应用针灸的医生中,一些人是急功近利者。在私人诊所里,不管其治疗方法与针灸有无关系,往往会摆上一两件针灸器具(如电针仪、针灸人体模型)或针灸挂图等,以此为荣。其三,个别中国游医开设的针灸门诊,其临床水平也有限,多是非专业人员从医,或是临时改学,或打工谋生者为之。一位来自我国西北地区学英语专业的人在开罗一家较有名气的清真寺医院里针灸多年,其后又私自开业数年,前后合计在开罗开诊近 10 年时间,并且还招收了外国学员。5 年前,一位中国某医院骨伤科大夫到开罗后,在一家医院应用针灸治疗 3 年。现在,在开罗及其他一些大的城市,针灸门诊日渐涌现。有时在繁华的地方或诊所集中的楼寓,举目能见挂有针灸内容的门诊招牌,将针灸治病简缩为止痛与减肥。总体说来,个体开业的临床水平还偏低,治疗范围狭窄。

为了提高针灸临床水平,埃及针灸界人士倡议在埃及建立一家具有一定规模的合资针灸医院,目前正在积极为之而努力。2002 年 11 月下旬,已届耄耋之年的 M·K·EL Gogary 医生冒着严寒,不远万里来京参加世界针灸学会联合会成立 15 周年暨学术大会,他在会上进一步确认了此项计划。

（三）埃及政府对于针灸医疗的管理

埃及政府对于针灸医疗管理尚处于放任自流的阶段,或者说,正处于观望阶段。各大报纸、杂志,自由评说针灸,可谓百花齐放,百家争鸣,但总体以肯定为主;政府则不评说、不提倡、不限制。鉴于针灸诊所有日益增多之势,埃及卫生部门近来则着手强调审批手续,要求持有学习证明、结业证书,限定卫生条件等,实际上已有对针灸医疗的管理之意。但因针灸行医无需较大房屋、过多仪器设备,加之诊所开设主要在社会小区或居民集中之处,卫生防疫等部门无从知晓究竟谁开了此类诊所,并且此类针灸诊所主要用耳压减肥或耳压镇痛,对于老百姓而言也显得简便经济,故私下得到民众的支持,有一定针灸治疗市场,因此卫生部门也仅是纸上执法,并未形成管理效应。

针灸目前尚未纳入埃及政府卫生保健体系,政府和保险公司不能为患者承担针灸费用。但对于部分公费医疗患者,开业医生主要通过改写为其政府部门报销认可的治疗方法费用,如理疗费、检查费等来解决报销问题。对于个别特殊身份的人士，政府还是网开一面，允许报销的。如埃及的一位大法官非常喜欢针灸疗法，他已将其作为常规保健手段，定期应用针灸治疗4年，政府都给他承担了医疗费用。可是，不久前，其管理部门也对该法官的针灸费用报销颇有微词，来医院询问他的病情，探讨其接受针灸治疗的必要性。由此看来，对此类人士的针灸治疗费报销问题也列入了管理范畴。

埃及近几年的针灸学术会议，其中较大的一次是在开罗尼罗河边的希尔顿饭店召开的纪念埃及针灸学会成立25周年暨针灸学术研讨会，会议都是由企业赞助的。在会上，大家都畅所欲言，讨论了针灸方法、效果、原理、禁忌、不足等，不少话题也触及到针灸管理乃至立法问题。不少业界人士建议，近期至少先把针灸的行业管理先搞起来。因此，埃及政府对于针灸的立法管理，只是时间迟早问题。

参考文献

[1]戴昭宇,全颂.日本汉方与针灸现状概观[J].中医药管理杂志,2009,17(12):1069-1071.

[2]荣军.针灸教育在日本[J].中医教育.2010,29(06):73-74.

[3]杨硕,徐俊.韩国医药发展现状评析[J].中国医药技术经济与管理,2007,1(07):23-29.

[4]叶开伟,李海燕,朱庆文,等.中医药在印度尼西亚的发展机遇[C]//第四次全国中西医结合诊断学术研讨会论文集.呼和浩特:中国中西医结合学会,2010.

[5]陈增力,吴俊宏.针灸在英国的现状和发展[J].中国针灸,2009,29(07):555-557.

[6]博涵.英国的中医[J].社会,2003(12):56-57.

[7]杜野岚,李沛.近代针灸在德国的发展[J].中国针灸,2001,21(06):378-380.

[8]李沛,杜野岚,刘梅.针灸在德国的发展(续)[J].中国针灸,2005,25(05):333-336.

[9]李沛,杜野岚,刘梅.针灸在德国的发展[J].中国针灸,2005,25(04):275-279.

[10]刘梅,李沛.针灸在德国的发展概况[J].福建中医学院学报,2003,13(06):57-58.

[11]彭力,彭锐,赵大贵.针灸在德国的现状及其发展[J].中国针灸,2004,24(07):503-505.

[12]世界中西医结合杂志.中医药在德国的历史和现状[J].世界中西医结合杂志,2011,6(02):176.

[13]赵熔,陈德华.让针灸在挪威生根开花[N].中国中医药报,2010-01-27(002).

[14]李石良.中国针灸在瑞士的发展概况[J].中国针灸,2004,24(04):283-285.

[15]李郭梦寒,徐玉东,王宇,等.针灸在西欧的发展现状[J].长春中医药大学学报,2011,27(02):307-309.

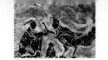

[16]托马斯·海思.自然疗法和中医在欧洲的发展[J].云南中医学院学报,2003,26(01):49—52.

[17]郑进.中医教育在欧洲的现状及思考[J].中医教育,2004,23(06):65—68,79.

[18]Suela Baruti,徐玉东,杨永清,等.中美针灸研究重点和思路现状[J].上海针灸杂志,2008,27(01):38—40.

[19]陈二员.中医在美国的发展历程与现状[J].中国中医药信息杂志,2008,15(07):1—2.

[20]陈靖.中医针灸在美国加州的发展概况[J].亚太传统医药,2005(03):25—26.

[21]陈业孟,李蕙,郑欣,等.以健康信念模式分析美国"针灸热"之兴起与可持续性发展[J].北京中医药大学学报(中医临床版),2010,17(06):6—11.

[22]冯诗婉(GRACE FUNG).针灸医学在美国的历史与现状及前景[D].南京:南京中医药大学,2003.

[23]李珏.浅谈中医针灸在美国的发展[J].天津科技,2009,39(02):95—98.

[24]李新华.中医药在美国发展现状[J].亚太传统医药,2006(05):39—44.

[25]李永明.针灸传入美国30年回顾[J].中国针灸,2004,24(12):865—868.

[26]田小明.中医中药及针灸在美国的发展概况[J].世界中医药,2006,1(01):55—57.

[27]王东,杨爱萍.浅谈针灸在美国的发展[J].新疆医学,2009,39(05):95—98.

[28]吴伯平.美国中医药纵横谈[J].国外医学(中医中药分册),2003,25(01):9—12.

[29]吴根诚.谈中国针灸术传向美国的一段史实[J].中国针灸,2002,22(12):845—846.

[30]袁精华.简析中医药在美的发展形势[J].中国经贸,2008(04):68—70.

[31]郑灵.美国健康保险系统对针灸的给付现状[J].环球中医药,2011,4(03):210—212.

[32]世界中西医结合杂志.中医药在美国发展概况[J].世界中西医结合杂志,2011,6(01):80—88.

[33]周一辰,徐世芬,劳力行.针灸和中医药在美国的发展现况[J].环球中医药,2011,4(01):58—61.

[34]祝刚,蔡敏.针灸在美国[J].中国中医药信息杂志,2005,12(03):103—104.

[35]符仲华.关于"略谈中国针灸在加拿大的发展"一文的补充[J].中国针灸,2001,21(09):575.

[36]李永州.加拿大中医药及针灸的发展现状与展望[J].新中医,2009(11):127—128.

[37]白鸿仁.巴西针灸教学简况[C]//世界卫生组织传统医学大会卫星研讨会——针灸与人类健康论文摘要汇编.北京:世界卫生组织,2008.

[38]林明.中医针灸在巴西[N].中国中医药报,2001—12—19(19).

[39]朱克新.针灸在阿根廷的发展概况[J].中国针灸,2002,22(06):401—403.

[40]世界中西医结合杂志.澳大利亚中医立法的历程和意义[J].世界中西医结合杂志,2011(06):539.

[41]王波.澳大利亚中医针灸的现状与思考[J].中国针灸,2008,28(03):228—230.

[42]吴中朝.中医针灸在埃及发展概况[J].中国针灸,2003,23(06):363—365.

[43]张彬.丹麦中医针灸发展现状[J].河北中医,2001,23(12):957—958.

[44]江晓霎.厄瓜多尔针灸发展概况[J].中国针灸,2010,30(03):227—229.

[45]胡善家.针灸在厄特的现状及展望[J].中国针灸,2011(10):925—926.

[46]简栁军.中医药在法国的现状与展望[J].新中医,2008(12):107—108.

[47]贺霆.法国中医药现状及启示[J].亚太传统医药,2006(05):88—91.

[48]蒯强.法国针灸教学、研究及医疗现状[J].复旦教育论坛,2006,4(04):93—95.

[49]刘东辉,塞古·卡马拉.针灸在几内亚的发展状况[J].中国针灸,2010,30(07):595—
597.

[50]沈泉源.中医中药在墨西哥[J].世界科学技术,2002,4(03):74—75.

[51]陈昭明.台湾中医针灸发展概况[J].医古文知识,2005,22(02):37—40.

[52]肖林榕.台湾研究针灸概况[J].福建中医药,1989(02).

[53]蔡金川,施纯全,张永贤,等.台湾针灸标准作业程式(SOP)之建构与推动[C]//全国外治
法优秀医学人才及临床科技成果荟萃——首届国际传统医学外治法大会及中华中医药学
会外治分会第四次学术会议会刊.北京:世界针灸学会联合会秘书处,2006.

[54]林端宜.台湾针灸及趋势[C]//闽台中医药文化研究论文集上册(1988~1994).福建:福
建中医学院,2007.

[55]余依婷.台湾中药科技发展史研究[D].广州:广州中医药大学,2011.

[56]陈昭明.台湾中医针灸发展概况[J].医古文知识,2005(02):37—40.

[57]徐红,张仁.针灸在泰国[J].中国针灸,2010,30(09):752—754.

[58]中泰科技合作项目考察组.泰国的中医现状和发展[J].中医药通报,2002(06).

[59]钟秀美.新加坡的"针灸热"——访新加坡针灸研究院院长李金龙[J].中医函授通讯,
1992(04).

[60]Kevin Plaisted.新西兰注册针灸师学会介绍[C]//世界针灸学会联合会成立20周年暨
世界针灸学术大会论文摘要汇编.北京:世界针灸学会联合会,2007.

世界卫生组织指导性文件

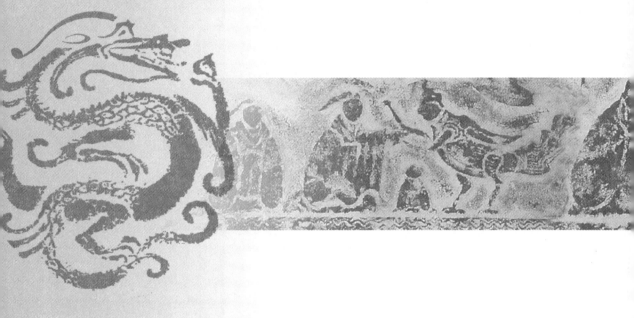

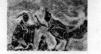

世界卫生组织(简称:WHO)是联合国下属的一个专门机构,是国际上最大的政府间卫生组织。它负责对全球卫生事务提供领导,拟定卫生研究议程,制定规范和标准,阐明以证据为基础的政策方案,向各国提供技术支持,以及监测和评估卫生趋势。世界卫生组织在引领针灸医学在国际上的发展发挥了不可替代的作用,本章选取了世界卫生组织关于针灸的各种指导性文件,进行介绍。

第一节　世界卫生组织总干事在世卫组织传统医学大会上的讲话

世界卫生组织总干事陈冯富珍博士在 2008 年世界卫生组织传统医学大会上的发言。

"陈部长阁下,各国尊贵的部长们,尊敬的各位来宾,女士们,先生们:

首先,我对在北京向本届世卫组织传统医学大会发表讲话深感荣幸。我还要感谢中国卫生部和中医药管理局与世卫组织联袂举办本届会议。

我拟从三个角度阐述传统医学:一是现状,二是重振初级卫生保健,三是慢性病上升问题。我将重点陈述为何这三个方面有力说明了必须更好地利用传统医学和传统医务人员。

我还要论述在适当、有效以及最重要的是安全地将传统医学纳入卫生保健主流的努力方面所面临的一些挑战。

我先陈述一下现状。至少从一个层面来看，现状是相当清楚的。在非洲、亚洲和拉丁美洲广大地区，传统医药很普遍，费用低廉，应用广泛。

对数以百万计的人来说，尤其是对发展中国家广大农民来说，草药、传统疗法以及传统医务人员是主要的、有时甚至是唯一的卫生保健渠道。

这种卫生保健面向基础社区，易于采用，且费用不高。在一些传统医学体系中，例如在中医和印度传统医学体系中，传统医疗历史悠久，是数千年智慧和经验的结晶。

在传统医学历史悠久、且有着丰富文化根基的地方，传统行医者往往在当地享有名气，获得尊重，其能力和治疗方法得到公众信任。

这是现状。这一卫生保健方式无疑能够缓解和治疗许多疾患，减轻痛苦，减少磨难。这是现实，但现况并不理想。

当我们看到估计数据显示一些非洲国家约有 60％的年幼儿童可能因患疟疾而发高烧，可是只能在家中接受草药治疗时，这就有非常严重的问题了。疟疾可以在 24 小时内置人于死地，而现代医药则可大大提高存活率。

据世卫组织估计，今年约有 1.36 亿妇女分娩，其中约有 5,800 万名妇女在分娩和产后期间得不到任何医助，这些妇女及其婴儿的生命面临威胁。

我们在此方面也面临非常严重的问题。目前的普遍共识是，需要为更多的妇女提供经验丰富的接生员，而且，孕产妇必须能够获得紧急产科医疗服务，否则，孕产妇死亡率就会持续居高不下。

我在这里直话直说。传统医学确实大有用途，但并不总能替代关键时刻能够拯救许多生命的现代高效药品和紧急治疗措施。

这并不是抨击传统医学。它反映出许多国家卫生系统未能向最需要的人充分提供有效的干预和治疗。在推动实现卫生领域千年发展目标的过程中，人们现在已普遍认识到这一失误。正加紧努力纠正这一偏误，加强基础医疗设施、服务和人员。

现状的另一侧面也显示了当前卫生保健服务的提供方式存在缺陷。在富裕国家中，在正统医学外辅助治疗和疗法显然日益风行，有时还替代了正统治疗。

北美和欧洲最近的研究结果显示，收入较高、且教育水平较高的人群往往最常采用这些手段。在许多情况下，医疗保险部门并不报销这类医药费。这些补充和替代疗法现已成为数十亿美元的行业，而且预计这一行业将继续迅速增长。这并不是穷人因无缘获得传统医疗保健而采用的补充疗法。

这一趋势说明了什么呢？对正统医疗的这种反应是可以预料得到的，而且我认为也是相当正当的。但这一趋势隐含着一些风险。

如前所述，一些传统医学体系有着数千年的悠久历史。而在较短时间内，现代医学发展出了一整套疗效验证、质量保障、良好制造方法的标准化、安全测试以及在投入市场后监测副作用等强有力的方法。

用这些标准衡量，许多（并非全部）传统医药缺乏证据基础。质量检验和生产标准往往不够严格，且控制不够。产品可能会逃脱严格的药物安全保障规定制约。传统医务人员可能未获认证，或无照行医。

这些忧虑是合理和正当的，但我们仍需答复的一个核心问题是，补充和替代医学的应用为何会大幅上升呢？我们可以在正统医学界找到一些解释。在《英国医学杂志》《柳叶刀》和《新英格兰医学杂志》等刊物中，一些作者解释了这一现象，认为尽管高技术含量的专业医学好处确凿，但补充和替代医学上升趋势是对现代正统医学一记响亮的耳光。

卫生保健已变得越来越非人性化，有人甚至认为是"冷酷无情"。在多数富裕国家，家庭医生和提供初级治疗的医生数目不断减少。卫生保健日益高度专业化的趋势影响了医生与病人之间和谐的关系。在很多情况下不再以人为本，病人不再被视为完整的人，而沦为有关专家管理的、往往是极为娴熟地管理的由身体各部位构成的生产线。

许多人指出，替代医学的兴起反映了对更有人情味、更人性化和更全面的卫生保健的追求。越来越多的人相信所谓的天然产品具有自身的安全性和益处。虽然这一认识并不是可靠的假设，但它几乎肯定助长了替代医学的趋势。这为商业炒作和利用打开了大门。

而如果传统医务人员训练有素，经验丰富，并持照从事这一历史悠久、且在文化上获得尊重的人性化保健和治疗良方，传统医学就不会那么容易遭人利用了。

女士们、先生们：

世卫组织上月公布了本年度《世界卫生报告》，今年的主题是初级卫生保健，小标题是"过去重要，现在更重要"。报告回应了世界各地发出的要求重振初级卫生保健的呼吁。

初级卫生保健以人为本，全面对待健康问题，认为预防与治疗同等重要。初级卫生保健有助于开展预防工作，处理卫生领域以及非卫生领域中造成不健康的根源因素，从上游根治对健康的威胁。

几十年的经验告诉我们，初级卫生保健增进人们的健康，费用低廉，而且服务对象较为满意。

我要再强调最后一点：服务对象较为满意。我认为这是这份报告最突出的一项结论。随着社会现代化，世界各地社区对健康的期望也越来越高。人们要求能够享有公正、有效、全面、经济上承受得起的卫生保健。研究结果显示已存在广泛共识。在一系列国家中开展的调查显示，人们认为社会每个成员均应在生病或受伤后能够获得治疗和照护，而不应为此破产。

根据《世界卫生报告》，我的主要结论应该是不言而喻的。我认为，我们倾听到的要求重振初级卫生保健的大力呼吁为我们提供了极佳的机会，我们可以利用这一契机重新审视传统医学的地位，积极对待传统医学对公平、可及、可承受以及以人为本的卫生保健的众多贡献。

我认为，你们在本届大会期间将审议的《北京宣言》草案也体现了这一观点。

传统医学与西方医学这两套体系并不冲突。在初级卫生保健中，它们可以融于一体，取长补短。但这不会从天而降，也不会自动融合。必须为此作出深思熟虑的政策决定。可以成功地做到这一点。

许多国家已经将这两套体系高度有效地结合在一起。有几个国家的卫生系统围绕初级卫生保健，很好地纳入了传统医学内容，传统医学已成为常见疾患的主要保健和治疗的一大基石。

遍布中国的公立医院中西医相结合，应用了疗效已获证实的草药治疗许多疾病。

我一开始就提到，必须采取保障措施，建立管制、培训、认证或许可证颁发以及严格控制产品安全制度。对传统医药的疗效和安全性进行核实需要有专业研究方法。世卫组织正提供这方面支持，尤其是通过落实热带病研究和培训特别规划提供协助。

将传统医学作为宝贵资源的时机也已成熟。需要将传统医学作为促进医疗进展和发现新型药物的宝贵资源予以尊重和支持。用于治疗疟疾的青蒿素就是一个很好的例子。

今年世界卫生大会通过的公共卫生、创新和知识产权全球战略及行动计划包含了传统医学的研究与开发内容。此项行动计划除了确定传统医学的研究议程外，还处理了需要防止与健康有关的传统知识遭盗用的问题。世卫组织正与世界知识产权组织一道提供这方面协助。

女士们、先生们：

在公共卫生领域中，防胜于治的观念归功于中国以及中华传统医学古代最重要的典籍《黄帝内经》。

中医有着3,000年的悠久历史，它全面对待健康问题，首创了食疗、健身、注重环境对健康的影响以及草药治疗等。

其他国家的一些古老医疗体系，例如印度传统医学，也对健康持类似的观点。它们是珍贵的历史遗产，面对第21世纪不健康生活方式的全球化、毫无节制的迅速城市化以及人口老龄化这三大顽疾，尤其弥足珍贵。这些不良的全球趋势对全球健康造成了影响，其中最显著的是，心脏病、癌症、糖尿病和精神疾患等慢性非传染病发病率普遍上升。

针对这些以及其他疾患，传统医学可以大有作为，发挥预防、抚慰、温心和治疗作用。

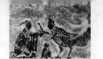

本届大会开得非常及时。在处理当代社会以及各传统社区许多疾患方面,给予传统医学适当地位恰逢其时,而且理由充分。

谢谢大家。"

第二节　传统医学《北京宣言》

2008 年 11 月 8 日在中国北京举行的世界卫生组织传统医学大会上通过。

2008 年 11 月 8 日在北京举行的世界卫生组织传统医学大会的与会者:

"回顾 30 年前在阿拉木图举行的国际初级卫生保健会议,并注意到人们有权利和有义务以个人和集体方式参与卫生保健的规划和实施,其中可包含传统医学的获得问题;

回顾世界卫生大会促进传统医学方面的决议,包括 2003 年 5 月有关传统医学的 WHA56.31 号决议;

注意到"传统医学"一词涵盖范围广泛的各种治疗方法和实践,这些方法和实践在国与国和区域与区域之间可能存有很大差异。传统医学亦可称为替代或补充医学;

确认传统医学为初级卫生保健服务的其中一项资源,可以增进普及性和可负担性并有助于改进卫生保健结果,包括千年发展目标中提及的结果;

认识到各会员国的国内立法、方针、监管责任和提供模式有所不同;

注意到许多会员国通过实施世卫组织 2002－2005 年传统医学战略在传统医学领域已取得了进展;

认为国际社会、各国政府以及卫生专业人员和工作者需要根据国家能力、工作重点和相关立法采取行动并开展合作,确保传统医学的适当使用,将其作为推动实现人人健康的一项重要内容;

根据国家能力、工作重点、相关立法和具体情况,兹通过以下宣言:

一、应根据每个国家的具体情况,尊重、保护、促进以及广泛并且适当地传播传统医学、治疗和实践的知识。

二、各国政府有责任保障本国人民的健康,应制定国家政策、法规和标准,作为国家综合卫生体系的一部分,以确保传统医学的适当、安全和有效使用。

三、认可许多政府在将传统医学纳入国家卫生系统方面迄今取得的进展,我们呼吁尚未这样做的政府采取行动。

四、应根据 2008 年第六十一届世界卫生大会以 WHA61.21 号决议通过的"公共卫生、创新和知识产权全球战略和行动计划",在研究与创新基础上进一步发展传统医学。各国政府、国际组织及其他利益攸关方应合作实施该全球战略和行动计划。

五、各国政府应建立传统医学从业人员的资格审核、认证或许可制度。传统医学从业人员应根据本国的需要，提高其知识和技能水平。

六、应加强现代医学与传统医学提供者之间的交流，并应为卫生专业人员、医学院学生和有关研究人员制定适当的培训规划。"

第三节　针灸临床研究方法指南

一、总　论

（一）背景

针灸作为一种医疗技术在中国已经使用了 2,500 年以上，其产生的年代还要早。公元前 2—3 世纪，针灸已经产生了系统的理论，这可见于《黄帝内经》之中。针灸作为一种显然是简便有效的临床方法于 6 世纪介绍到中国的邻国，包括朝鲜、日本、越南等，到 16 世纪初期，针灸传播到欧洲。

在过去的 20 年里，针灸已经遍及世界各地，人们对针灸在治疗方面的运用越来越感兴趣，并想用现代科学的知识来解释针灸的作用方式。世界卫生组织已经认识到针灸的潜在价值以及针灸对世界卫生组织"人人享有健康"这一目标所能作出的贡献。1985 年，世界卫生组织西太区事务地区委员会正式通过了一项关于传统医学的决议，承认传统医学疗法，尤其是草药医学与针灸，形成了恰当的技术方法，可以纳入国家的卫生战略规划中，并且敦促各成员国制定有关传统医学研究、培训及情报信息各方面的项目计划。两年后，于 1987 年世界卫生组织西太区事务地区委员会通过了另一项决议，重申了草药医学与针灸的价值并且敦促各成员国根据其各自的具体需求与情况建立或进一步发展有关传统医学尤其是草药与针灸方面的项目计划。

（二）针灸研究

在世界范围内针灸被认为是一种有效而可行的卫生保健资源，然而针灸的使用却主要是基于传统及个人的经验。虽然针灸已为数千年的临床实践所证实，但是适当的科学研究对于针灸的合理使用与进一步发展将是有益的。

世界卫生组织西太区事务地区委员会所通过的有关传统医学的两项决议鼓励各成员国在现代与传统医学观念的基础上开展评价传统医学（草药与针灸）的安全性与疗效的研究。评价针灸临床疗效的研究应当比研究其作用机理更受到重视，因为这种研究直接关系到针灸在卫

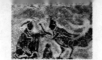

生保健服务体系中的发扬与投入。

(三)针灸临床评价对本规范之需求

针灸临床及其相关的研究早已为一些独立团体所开展,但研究质量迥异。应当把各种可接受的结果综合起来,进行比较并作出结论。结合并运用现代科研的基本原则与方式方法来保证研究课题的可靠性,对于针灸临床研究来讲是很困难的。现代科研的基本原则与方式方法的运用,如科研设计、科研实施、统计分析、论述与报告等尚不能为针灸研究者们恰当地掌握。1989 年,世界卫生组织的一个科研小组在日内瓦开会,建议由世界卫生组织出面健全强化针灸研究方法的规范,以确保研究结果的质量可以被接受。

二、术语解释

以下词汇在本文件中作为有特定意义的术语使用。

(一)与临床评价方法有关的词汇

(1)有效性:有效性要达到这样一种程度,即检测结果要与被检测现象的真实状态相符。一般来说临床评价有两种有效性:

①内有效性,即达到观察结果与本科研病例相符的程度;

②外有效性,即达到观察结果在其他场合亦有效的程度。与外有效性同义的一个词叫做"可推广性"。

(2)可靠性:可靠性要达到这样一种程度,即对一个相对稳定现象的多次重复检测,其结果都极为接近。这种性质也可用"可重复性"及"精确性"来表达。

(3)统计学意义(即 P 值):P 值是一项观察试验的统计评价,它指出,由一次重复实验研究单独机会进行观察结果的极端或更加极端的概率值。

(二)与针灸研究特别有关的词汇

(1)针灸:主要指针刺的操作,也包括其他很多非刺入性针灸穴位刺激术。针灸穴位的选取可以是根据:

①传统中医的方法;

②患者症状;

③穴位功用与现代科学的关系;

④穴位处方学。

(2)真实针灸:即作为真正临床治疗用于患者的针灸。

(3)假针灸:即对于所治疗的病情不适宜的针灸方法,包括一些微针疗法。

(4)模拟经皮神经电刺激:用无输出的 TENS 电针仪来进行治疗,病人并没有接受到什么电刺激,而电针仪看起来却在工作。

(5)浅针法:即将针浅浅地刺入。在有些研究中,以此作为安慰治疗,而有些研究将此作为真正的治疗。

(6)对照组:用来比较真正针灸治疗疗效的对照病人。对照组可以不予治疗,或接受常规医学疗法。

(7)安慰治疗:假如给针刺下定义为用针灸针来刺穿皮肤的话,那么真正的针刺安慰治疗看起来难以做到。一些疗效较差的针灸方式可能是十分恰当的对照疗法。在一些特定情况下,也可能用可靠的办法来模拟针灸。

三、目的与目标

(一)目的

(1)加强针灸的临床研究;

(2)促进针灸的合理使用。

(二)目标

(1)为针灸研究人员和临床医师提供基本原则与可用性标准,以便策划实施针灸疗效的临床评估;

(2)为检查科研计划、完成科研结果提供基本标准;

(3)促进研究经验和其他信息的交流,以便积累大量的关于针灸效验的可靠资料;

(4)为对针灸感兴趣的决策者选择并确定使用针灸提供判断准则。

四、总体考虑

(一)法律方面

各国政府应当积极鼓励针灸的研究,尤其是针灸临床方面的研究,因为设计完善的研究项目可以为针灸治疗的有效性提供可靠的参考资料。

针灸的立法以及针灸行医的规章在保障针灸治疗的质量与管理方面起着十分重要的作用。

(二)道德方面

针灸的临床研究必须根据所有相关的四项道德原则来进行,即公正、对人尊敬、善心、无邪恶之目的。如果研究中使用动物,它们的利益也必须受到尊重。

(三)针灸的性质特点

针灸是在东方哲学的基础上发展成为中医的一个分支,这种哲学主张用整体的方法来调

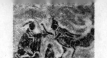

整身体的平衡。当然针灸存在着不同的学派,各自有自己的理论原则。在有关针灸的任何研究中,都必须优先考虑尊重这些理论原则。研究的针灸学派不同,这些原则也可能随之而有所不同。为达到这一目的,当策划、准备、实施研究项目时,研究人员应当充分地表达出针灸的传统知识与经验。

一个好的针灸临床研究项目应当在理解并结合传统与现代医学知识的过程中实施完成,传统与现代医学的诊断标准都可以使用。

(四)临床研究

1. 目的

针灸可以用作:一种治疗介入方式,包括用于康复治疗;一种预防与保健介入方式。据此而言,进行针灸的临床研究以帮助指导:

(1)开业医师选择治疗方法;

(2)病人决定是否选取针灸作为一种疗法;

(3)卫生保健的决策者们制定政策。

针灸的临床研究对于其他的卫生专业人员以及科学界人士也是有益的,因为这种研究对于他们的工作也可以提供很好的启发。

2. 研究项目的选择

研究项目的选择除了科研方面的考虑外,还要充分考虑多方面的因素,如研究结果对于改善公众健康的潜在价值,以及有关地方流行病方面的考虑。研究项目的科学认可以及使用替代方法的可行性都应得到考虑,可以通过研究评价来为传统经验提供新的科学依据;也可以通过研究来证实针灸穴位新的适应证或证实新的配穴方法的疗效;还可以研究比较不同穴位的疗效或多组穴位的疗效;可以分析研究多种针法以比较其效力。

(五)实验室研究

针灸的相关实验室研究可以为针灸临床研究的准备与实施提供有用的想法并起着一种参考作用。

(六)动物研究

进行动物研究目的在于①研究针灸用于兽医治疗;②进行基础研究。有些情况下动物实验并不适用于人类的状况。

(七)教育

通过办班学习的形式来向职业卫生工作者宣讲针灸及针灸研究的知识,将极大地有助于各方面在改善针灸临床研究中所尽的努力。有关针灸临床疗效及针灸临床研究结果的丰富信

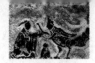

息对广大公众也将是十分有益的。

五、研究方法

(一)文献回顾

由于针灸早在现代科学出现之前就已形成,是建立在不同的文化、哲学基础上的,而且只是在不久前才对其进行科学性的研究,那么必须承认有关针灸的知识资料更多见于口传心授的非正式的观察材料里,在已经发表于科技文献上的系统的基础及临床研究报告里并不多见。进而言之,我们也不得不承认尽管一些针灸方面的出版物尚不能达到国际高水平评论杂志的严格要求,但是这些出版物仍然可以为进一步的研究潜在地提供有用的观察资料与观点想法。因此,在文献方面的全面考察了解应当作为针灸临床研究的起点。

(二)术语与技术

为确保针灸临床研究的可重复性,与研究相关的术语与技术应该清楚地表达出来并应建立严格的研究方案。

(1)标准针灸术语。研究中应当使用由世界卫生组织西太区总部建立的由世界卫生组织科研小组 1989 年于日内瓦开会推荐的标准针灸术语。

(2)针灸针的长度与直径应当用毫米表示。

(3)考虑到尚缺乏针灸穴位取穴的国际标准,所有参加研究的人员应当在描述与使用临床取穴方法时保持一致,应当鼓励取穴时使用身体的解剖标志。

(4)进针、留针、行针、出针等针刺技术应当标准统一,并且在研究方案中详细说明。在实施针刺技术时应当尽量限制研究人员的个人影响。

(5)应详细描述使用辅助针灸设备如激光或电针仪的情况。

(6)其他与患者状况有关的因素如生物节律、呼吸、体位也应写入报告。

(三)研究人员

(1)研究人员在研究过程中要对试验以及观察对象的权利、健康与福利负责。

(2)研究所涉及的所有研究人员和卫生工作者都应具有适宜的专长、资格与能力来进行所策划的研究。建议研究工作组既包括针灸医师又包括专业卫生工作者,因为在准备并实施一项可靠的针灸临床研究时,既需要针灸的知识也需要评价针灸临床疗效的特殊领域的知识。

(3)研究组必须明确以下责任:

①研究中对病人要一直给予适当的照顾;

②研究工作的道德要求(例如:如果继续其研究工作将对患者造成损害时,需要终止研究方案规定的治疗);

③要有针灸知识；

④研究方法学的评价。

(四)临床研究的设计与针灸的合理应用

通过临床研究可以使病人了解更多有关治疗的信息，执业医师在选择治疗方法时做出更明确的决定，以及使卫生决策与拨款机构对效用和效－价关系做出适当的决定。

因此针灸临床研究的目的就在于：

(1)让患者根据以下因素做出决定。

①疗效(绝对疗效与相对疗效)；

②安全性；

③费用；

④治疗过程中配合常规疗法；

⑤文化背景因素以及患者的优先选择。

(2)为针灸师进行良好的临床治疗确立规范，为针灸执业者以及卫生拨款机构双方准备同一备忘录，这样会引导针灸的合理应用。

切实可行的临床研究方法包括：

(1)随机对照临床实验；

(2)样本研究；

(3)回顾研究/病例对照研究；

(4)成果研究；

(5)序列试验设计；

(6)单个病例研究；

(7)临床核查；

(8)针灸的流行病学；

(9)人类学研究；

(10)市场后监测。

临床试验的定义为：以人体为对象的科学实验，通过治疗活动对疗法进行评价。

临床试验的实施取决于研究的基本目的，因此与试验结果直接相关。临床试验的基本组成部分为：

(1)投入，包括入围的患者、从事研究设计及制定疗法的人员、数据收集系统以及治疗活动。

(2)评价机制(设计)，如随机对照试验(RCTs)、样本研究、病例对照研究以及临床核查等。

(3)研究结果,当研究结果用来衡量研究评价的目的时,通常叫做"结论",任何时候都要考虑结论的有效性与可靠性。结论有"软"(如生命质量)"硬"(如实验室检测数据)之分。在进行效－价和效－用研究时需要利用这些资料。

随机对照试验作为临床研究各种方法中的"金标准",可以用来回答有关临床问题的大多数疑问,然而它并不总是实际可行和效－价相符的。因此也需要一些虽然不能完全排除治疗的随意性但却实用的解决办法。随机对照试验的误差是开放性的,如病人对治疗方法的优先选择态度可能会对结果产生影响如同某些文化背景所产生的影响一样。临床核查可以使进行中的研究直接鉴定患者状况,而使其很快得到适当的治疗,如有的患者其状况可以用针灸维持,有的患者其慢性病症可以得到控制则无需常规的侵入式治疗,以免造成潜在的损伤。

(五)随机对照临床试验的设计

针灸的随机临床研究应当由研究者在生物统计学者的参与下进行设计,以保证研究的质量。

1. 病例选择

研究中入围的病人应能代表这类患者群,此研究项目之结果将要用于他们身上。所患病症要明确限定。病人招募的来源及其取舍标准要认真考虑并在研究方案中做出说明。

如果在拟议研究项目时,针灸的使用以传统诊断的知识为基础,那么病人亦应根据传统医学诊断与辨证的标准来选择。这种情况也要在研究方案中仔细说明。

2. 研究规模

研究规模应根据统计学分析的需要而决定。为了提供充分的统计学数据以了解两治疗组之间的临床意义差异,需要足够的样本规模。

3. 研究场所

临床研究必须在能足够保证受试者安全的条件下进行。选供临床研究用的场所必须有充足的设施,包括必需的实验室与设备、足够的办事人员、医务人员以及相关的卫生工作人员来满足研究的需求。应有一定的设施来应付可能出现的紧急情况。

多中心的研究工作是必要的。这就需要有专门的管理系统来确保研究项目,在不同的场所由众多的研究者遵照同一研究方案同时而又适宜地开展进行。对于来自不同场所的研究人员进行培训就是必需的,以使他们在选择病人、终止参与、行政管理、收集资料以及评价评估方面遵循同一的研究方案和同一的方法标准。

4. 双盲技术

双盲技术可以用于随机对照临床试验,这种技术对于患者、研究人员以及试验结果评估人员等都适用。在可能情况下,患者都不应知道他们被分配到了哪一类治疗组别。但要让为患者实施针灸的研究人员也不知道治疗的情况就十分困难了。但必须将试验结果的评估情况对治疗方面保密。结果评估人应对行医者负责,并且也要负责记录从患者处得到的对治疗反应的细节以及治疗的效果。一般认为非双盲技术的治疗者可能会影响到患者的反应。

5. 随机性

在临床试验中,随机性有两层意思。其一,从母群体中进行研究群体的随机取样;其次为随机分配,即将患者以偶然性机制分到任何一个治疗组中。随机对照临床试验是使用随机分配的一种研究方法。使用这种方法要保证组别间的可比性。虽然随机对照临床试验在疗法选择的比较评价时是减少偏见的最有效方法,但在征集病人进行针灸领域的某些研究时却可能并非实际可行,尤其当患者极其喜爱针灸治疗时。换而言之,随机性过程可能会从正负两方面影响到试验结果。

6. 对照组

随机对照临床试验由于可进行比较的目的需要一组或多组对照组。对照组可以分为:模拟经皮神经电刺激组;假针灸组;无治疗组;常规标准治疗组;真实针灸组。

对照组的选择取决于实验的前提。

7. 交叉研究

交叉研究通常不适合于针灸。在急性的可自我限制的情况下,疾病的自然消减与交叉技术的意思相混淆。在慢性病症时,针灸在治疗结束后仍然在不同的时间(几天或几年)里起作用。如果要采用交叉模型的话,就需要长时间的"清洗",而这本身就有道德方面的问题。

8. 随机对照临床试验的运用策略

在为随机对照临床试验系统地选择最为适当的对照组方面并无成规。现有的科研依据提示在随机对照临床试验中,比较贴切的对照情况牵涉到单纯内啡呔递质作用,在取穴方面的对照情况不很恰当,而真假针灸的比较则更可能使人误解。反之,针灸治疗自动调解越多,象在治疗非疼痛病症时,在评价其临床疗效时使用真假针灸比较模式可能会越贴切。

(六)研究方案的形成

研究方案作为一份文件,在阐明试验的背景、原理及目的,并且描述试验的设计、方法以及组织,包括统计学方面考虑的问题以及试验实施与管理的条件。研究方案应当由各学科及各方面的代表共同努力产生,包括受试者(如果可能的话)、卫生工作者、针灸师以及生物统计学者。研究方案应包括以下内容:

(1)临床研究的题目;

(2)临床研究目的、目标的明确声明；

(3)研究策划的正当合理性，以包括现代与传统文献资料全面考虑在内的现存信息为基础；

(4)研究将要进行的场所与设施；

(5)每个研究人员的姓名、地址及资历；

(6)研究的种类（如：对照试验、公开试验），以及试验设计（平行组、随机性方法与步骤）；

(7)受试者的录、弃标准（可以以西医或中医的诊断标准为基础）；

(8)为达到研究目的所需的受试者数目（以统计学方面的考虑为基础）；

(9)主观与客观的临床观察以及实验室检查在研究过程中的记录；

(10)用于研究所选的针灸穴位，选穴的正当理由（从传统与/或现代针灸诊断技术出发），以及临床取穴方法的描述；

(11)研究所用针具与型号；

(12)针刺技术包括进针方向、角度、深度、留针时间、病人体位、行针情况如捻转提插、频率与幅度，其他的辅助行针方法（补法泻法）等，以及针刺得气情况；如果使用电针，要描述电针仪的型号、厂家、电刺激波型、脉冲时间、电压或电流、频率与电刺激的极性等；

(13)不良反应的纪录；

(14)使用的对照组；

(15)治疗日程，治疗时间；

(16)研究中受试者其他可行或不可行的治疗的标准；

(17)记录病情反应的方法，测验方法，测验时间，以及随访步骤；

(18)成果评价的方法（如：关于退出研究的患者/参与者的统计方法与报告）；

(19)需告知受试者的信息；

(20)需告知研究工作人员的信息；

(21)研究完成的时间表；

(22)研究中或研究后如果必须，可超过研究方案所规定的治疗而给予患者的医疗服务；

(23)与研究有关的道德方面的考虑与措施；

(24)与有关的管理机构的相关交流情况；

(25)研究方案涉及的文献目录。

(七)与研究有关的知识

1. 针灸的基本资料有其文化方面的基础

这就形成了任何研究项目所必需的第一步。学习前人所做过的工作是科研过程中固有的

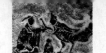

部分,而针灸的基本资料可以为发表过的作品提供适当的参考来源。

2. 描述性的研究项目应对所观察到的针灸效果及未加以控制的针灸效果进行以下几方面概述

(1)传统中医及其衍生疗法;

(2)每个国家医疗制度的文化背景;

(3)操作针灸的技术或过程;

(4)结果(客观与主观)。

综述性研究可以作为更详细研究的基础。

3. 随机对照临床研究

与其有关的问题和困难在别处略述。

需要考虑建立新的研究规划。这些规划是以对费用及卫生保健工作操作实施的文化政治背景的现实评估为背景的。这类规划包括:能比较患者接受不同治疗的方法(常规治疗和传统治疗)所取得的结果的实用性研究;能使我们更清楚了解治疗费用及价-效关系的发展性研究。

(1)定群研究

定群研究实质上是非对照性前瞻研究,这种研究可以保留详细的数据资料并对其进行分析以评价针灸的效果。定群研究的优势在于可以使研究人员设计连贯紧凑的基本资料,并将其作为开展详细临床实验的基础。然而,时常所见,此类研究的方案设计不当,其数据采集也不全面,不充分。这类研究代表了针灸多方式研究措施的重要的第一步。然而,此类研究评估所产生的结论必须谨慎对待,并尚需其他别的适当的研究来证实。例如,这类研究可以提供信息,说明哪一类患者可能就某种特定状况对针灸反应最好。这就能帮助研究人员制定某项随机临床试验所使用的标准。但是,不管定群研究如何精心设置,却不能确凿证实针灸的价值。

(2)回顾性研究/病例对照研究

本章所指的回顾性研究是指限于相对数目较少的患者的回顾性观察。

回顾性研究的价值在于它可以为某种特定治疗的效果提供初步的资料。此类研究经常遇到的困难与这样的事实有关,即经常有关的数据不能自始至终地采集到,因而缺少数据来做适当的统计分析。同时,也经常找不到适当的对照组,虽然这种局限性可以通过使用旧有的同类对照物部分地得到补偿。此外,有少数观察会反映出一些有悖于常理的结果而不是可以概括的现象。最常见的回顾性研究是病例对照研究,在此项研究中可以根据研究结果组合病人进行对照。

(3)序列试验的设计

序列试验设计没有事先决定试验者的规模,试验是以两组的比较为基础进行的。通常序列试验可以在少量的病人中进行,但必须达到有统计学意义的结果。而且不幸的是序列试验

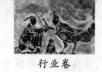

只能在某些情况下使用。

在序列试验中,很难允许有超过一个的可变反应,或很难允许有两种以上的治疗,而且如果试验呈多中心的话,管理上将很复杂。在某些疗法的使用中,序列试验可能要受到限制,即其治疗结果通常不能及时搞清而延误新试验病人的录用。

在常用的序列试验中,对病人进行配对分组,每对中的一人将随机接受所测验的治疗方法,而另一人则接受安慰剂(或替代疗法)。每对病人治疗结果一旦明确,相继就可以认定治疗之成败。而一对中两种疗法都是成功或都是失败的话,两者双双不予统计。通常对于所测疗法成功而安慰剂或替代疗法失败的结果将记＋1分;相反安慰剂或替代疗法成功而所测疗法失败的结果则记－1分。随着试验的进行,分数不断积累。很显然,如所测疗法明显优于替代疗法,则会积累起一个正数分值;如情况正好相反,就会积累起一个负数分值。临床试验统计时通常使用一个序列统计表。

(4)个例实验设计

个例实验设计(单例设计,1之 n 项试验)是在心理学领域中发展起来的,并于最近用于临床研究。个例设计能够评价各种针灸专有方法用于有各种个体差异的患者时的疗效,个例设计很容易用作考察性研究而且其费用相对较低。各种不同的个例实验设计被推荐使用于临床试验。在本文,特介绍两种简单的实验设计:

①是或否实验设计,即 AB 法,是最简单的 1 之 n 项试验。试验中,要首先于治疗前收集基本数据(A)并确定其稳定性。然后医师使用某种特定疗法并对其进行评价。我们推荐使用时间系列分析。反复测验(ABABAB……)可以增加效果的合理性。

②另一种变换的设计方式为:不同的疗法从随机的顺序反复使用,然后其数据将以常规统计的方法来分析。

然而,这两种技术显然不适用于有长期或不可逆效果的一些针灸疗法。个例实验设计的结果不容易总结,但这种实验设计在针灸临床研究方面的可用性应受到注意。

(5)临床核查

临床核查可以改进病人的处理情况。核查周期是对病人临床处理情况的批评措施的扩展。核查中需要患者全面综合的数据。核查的目的在于通过不断评价治疗方法与治疗结果的关系来为特定患者或特定疾病提供"最好"的治疗。通常是由一组临床医师来讨论这一类信息的,这样就可以使治疗的核查周期、治疗的批评性评估以及改进过的治疗体系不断地发展起来。临床核查的过程可以为针灸师们创造一个积极的支持性环境。这种环境对于研究的建立发展是必不可缺的,并且能在针灸界开展对于研究文化的评价并形成一个好的针灸临床规范。发展"最好针灸治疗"的过程就促进了其他研究技术所需要的方法措施,例如随机临床试验等,

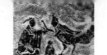

并直接起到了有益于患者的作用。

(6)针灸的流行病学

在药品的评估领域中,已经认识到从销售前的临床试验(第Ⅰ、Ⅱ、Ⅲ期)中所获得的信息是不完善的,这是因为:在销售前阶段,病人的数量还是受限制的;在销售后,药品就会用于各种不同的情况中而且会在复杂的临床情况下与其他药物及疗法共同使用。因而,一种叫做销售后监测(PMs)的机制发展起来,以采集和分析在非试验性背景下所获得的信息。最初销售后监测是设计用于采集有关药品安全性信息的,却逐渐开始涉足药品的疗效了。

"药物流行病学"就是用来说明这个领域的术语。这个词涉及报告系统、统计分析以及必要的药品规定,从而可以获得有关药品效果的信息。

在那些针灸已经得到合法承认或在不远的将来可能得到合法承认的国家,这种方法就可以用于针灸临床研究。这种方法可以称为"针灸流行病学"。而在有些国家,针灸的无规则无管理状态就成为这种方法发展起来的障碍,因为那些使用针灸的人不愿意参加这项活动。所以对于针灸的官方认可就成为发展针灸流行病学的先决条件。

有关针灸的"成果研究"可以说是针灸流行病学的同义词。在有些国家,可以利用其信息技术——那些覆盖卫生保健方方面面的电脑化的卫生信息数据库就是这种研究方法的潜在资源,也可以运用存有个人所有健康信息的医疗卫生卡。成果不仅与安全性有关,而且也与疗效及经济价值有关,那就是价—效关系。定群研究为前瞻说明性研究,也可以用在针灸流行病学的范围内。

(7)医学人类学研究

人类学研究要求要对开展针灸疗法的社会和文化环境有所了解。这可能会直接影响到针灸的临床研究,因为这可能会解释为什么有些国家在发展对照临床试验及博得病人对于研究心甘情愿的赞同时有文化方面的困难。这就涉及社会科学工作者们的合作,因而就应该让非政府组织(NGOS)及政府组织了解他们国家卫生保健服务方面的需要及其人民的要求。这种研究在社会经济与社会政治方面的重要性是显而易见的,所以有关针灸医学人类学的研究必须与针灸的临床试验相提并论。

(八)病例报告方式

病例报告表(CRFs)是根据研究方案的规定设计来记录试验过程中每一个试验对象的数据资料的,每一个试验病人的病例报告必须是完整的而且要有研究人员及评估人员的签字。试验中所有的经过都必须有文件记录,也应包括不良反应现象。

(九)数据资料管理

保持纪录及处理资料的目的在于毫无差错地集中研究信息,为以后能分析报导。研究人

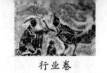

员及其指导者必须保证采集时的资料是质量最高的,每个实验病人的病例报告表必须是完整的,并经由研究人员及评估人员签字。病例报告表应根据研究方案的规定设计来记录试验过程中每一个试验对象的数据资料。应该有步骤地采集资料以保证其信息的保护、保留与再利用,并保证其易于核实与审查。病人的档案,即病人报告表及其他来源的基本数据必须保存好以备将来查询。病人资料的处理既要保持其机密性又要保障其精确性。病人治疗前的状况、对治疗的反应,包括评估者的观察、病人的感觉以及可能出现的不良效果都需要如实记录成文。应尽全力保证所有记录无差错。

当受试对象随机分组后,所用随机化的步骤必须记录成文。

(十)道德考察委员会

研究方案的形成应经由道德考察委员会来考虑。这种委员会的建立一般要达到研究机构的水平,当然达到区域或国家水平的委员会也很可取。这种委员会应为独立机构,由医学与非医学界的成员组成,但他们与要考察的实验评价活动无牵连。该委员会将核实参加临床评价的患者权利是否受到了保护以及试验在医学与社会方面都是正当合理的,委员会并且要考虑研究方案是否合适,因为这与病人的选择与保护有关,也与患者对研究的毫无顾虑的赞同等事项有关。然而,这种委员会不应在方法的指导方面起什么促进作用,除非在针灸研究方面相当内行。委员会的工作应在《赫尔辛基宣言》及所在国或机构制订的有关文件的指导下进行。如果试验治疗组的病人确实显示出了有益的疗效的话,分配到对照组的病人应有接受同样试验治疗方法的可能。

(十一)统计学分析

当临床研究开始设计时,就需要生物统计专业,而且在资料的采集、分析及为最后报告作准备时,此专业人员必须一直参与进行。在所有的临床研究中,对于统计评价的错误使用及对统计测验的滥用都是很常见的,尤其是与"t 测验"有关。应使统计分析用于揭示所获资料数据及所研究的临床情况的本质。应时常记住统计学意义是与临床意义不同的,而不要总是与一个简单的"t 测验"打交道。应尽量避免二型统计差错,并要取得至少 80% 的统计率,当然 90% 的统计率最理想。应通过统计学意义值来说明可信极限。小组型研究的值可以通过元分析来加强。如未能完成研究方案中制定的治疗,应加以记录分析。

要从统计学的角度考虑决定所需病人的数目,以便在研究中取得有意义的结果。所需病人数目取决于对研究中各治疗组之间结果的预期差别。计划在研究结束时所用的统计学分析应提前决定并在研究方案中详细说明。当研究结果最后进行分析时,应以便于临床解释的方式阐明。

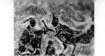

(十二)研究的督察

对研究项目采取正式的措施进行系统的督察会对项目的成果十分有益。督察应贯通研究实施的全过程,直到研究结束为止。

因为经常观察到针灸的疗效在疗程结束后仍持续一段时间,所以建议应对受试者进行随访评估,尤其是在探索性的研究方案中。随访的时间可取决于针灸疗效的持续时间,随访时间过长或过短都会曲解其结果。

以下研究项目的因素应该进行检查:研究的目的、研究方案与目的的一致性、研究向预定目标的发展,以及对研究的冲击影响。

研究的结果应对以下各方面进行评定:

(1)病人治疗前的状况;

(2)根据研究人员及评估人员的客观观察与病人的自我评价所描述的病情进展变化情况;

(3)研究过程中可能出现过的不良事件。

(十三)研究报告

研究负责人应当负责作出试验的最终报告,此报告应提供给研究项目的主持资助人、道德考察委员会以及所在地法规认定的任何其他当局机构。最终报告就是在研究项目完成后对其全面的描述,包括研究结果的发表与评价、统计学分析以及道德方面、统计学方面与临床方面的评价。针灸临床研究的结果应及时地予以公开发表,但必须包括所有的不良事件,甚至于未能显示疗效结果的研究也应当发表。因为有选择性的发表(如只讲有利于自己的结果)会导致某种形式的误解错觉,即众所周知的发表倾向性。

(十四)贯彻实施

清晰明确的研究结论并非总能在所有的医学领域里得到实施,针灸也不例外。对于临床研究者来说,重要的一点就在于要有明确的意向,即怎样使他们的研究结论(正反两方面的)能在他们自己所处的卫生机构内,进而在世界范围内得到实施传播。

(十五)结论

在本《指南》中所概括的各种研究方法都能为各种目的所进行的研究提供一些信息。在所有这些方法中,随机临床试验被认为是最复杂精细的,所以从很多方面来说就成为现代临床研究中临床试验的"金标准"。然而这种手段却有一些明显的局限性。首先,这种方法花钱较多,比较麻烦复杂,而又只能获取增量性的解答。这对于整个医学系统(如草药或针灸)的评估来说就是个弊端。另外,随机临床试验,从定义上来说,就排除了患者对治疗方法的首选性可能产生的影响以及医患之间在治疗结果方面的相互作用。这些局限性至少可以部分地用"针灸流行病学"中描述的设计完备的回顾性与前瞻性结果研究来补偿。而设计恰当的前瞻研究通常更优于回顾研究。

因而,在针灸研究的范围内,当研究目的在于帮助提高针灸的疗效,如要弄清那一种配穴处方对于治疗某种特定病情最适当时,就需要随机临床试验。相反,当研究目的在于评价针灸的预防价值以及指导患者选择疗法并帮助制订医疗卫生政策时,就需要针灸流行病学(结果研究)。

最后,虽然临床核查以及个例研究(1 之 n 项试验)有一些固有的局限,但这些方法对于激发所有针灸研究者与执业者在针灸研究方面的兴趣还是理想的。这种研究兴趣会导致很有价值的初级信息资料,这产生于对古代传统论述所持的逐渐增强的积极批评性态度。

六、使用规则

本《指南》意在促进针灸界的科研与临床工作者的工作并为那些尽力支持针灸临床研究的人士提供一些参考。本《指南》也可用于科研学术机构,有关的期刊可以评价这方面的报导文章。希望本规范范围足够广泛而能够使各成员国的研究机构为满足他们的特定需求对其加以修改。此外,本《指南》对于那些能对针灸行业制定法规,并规定针灸治疗适应证的卫生保健当局可能也有用处。

第四节 针灸基础培训与安全规范

一、张小瑞博士序

针灸是中国传统医药的一个重要组成部分。早在 2,500 年前,针灸已经得到广泛的应用。如同许多中医典籍所示,针灸理论在很早的时候就已经得到了完善的发展。在公元 6 世纪,针灸理论被介绍到亚洲邻国并被迅速接受,并于 16 世纪初传入欧洲。在过去的 20 年里,针灸已经遍及世界,特别是通过那些根据现代医学理念和方法学所做的研究充实后,这一古老的医术得到了进一步的完善与发展。

传统医学中的许多疗法都是行之有效的,世界卫生组织鼓励并支持各国在公共及私人保健机构施行安全、有效的治疗方法,同时在针灸临床应用的研究方面予以了特别的支持与关注,在 1991 年的第四十四届世界卫生大会上,敦促各会员国介绍各自对传统疗法的调节及监控尺度。

随着针灸的广泛应用,如何用一种通用的术语来促进教学、科研、临床实践与信息的交流,成为迫切需要解决的问题。1989 年,世界卫生组织成立了专家小组制定了针灸术语国际标准

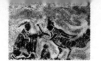
化方案,现已被广泛应用。

专家小组还建议世界卫生组织制定一系列的方针政策,以规范与针灸相关的基础培训、临床实习的安全措施、适应证与禁忌证及临床研究。1995 年,世界卫生组织西太区办公室起草了《针灸临床研究规范》。

本规范包括针灸基础培训和针灸安全规范。在编写过程中,采纳了来自世界各地的 50 多位专家提供的宝贵经验与建议。

1. 关于针灸的基础培训

本规范涵盖了培训非内科医师类针灸师和希望在临床工作中使用针灸的内科医师的基本需求,包括核心课程。本规范有利于国家卫生部门建立培训标准和官方考试,提倡医学院校安排培训课程。

2. 关于针灸的安全性

本规范适用于医院、诊所及针灸从业人员,并提供针灸临床运用的安全标准,目的在于减少感染和事故的发生,提醒针灸师注意针灸禁忌证,并提供处理治疗过程中发生的并发症的方法。

张小瑞 博士

世界卫生组织传统医药法规组协调员

二、内　　容

(一)针灸的基础培训

作为一种医疗技术,针灸在近些年中得到了更多的普及和推广,许多国家都有意将其引入初级医疗卫生保健中,这意味着国家卫生权威机构必须确针灸应用的范围及安全性。

在有合法的传统医学教育体系的国家里,针灸已被明确纳入医疗卫生常规组成部分,在医学院校针灸的培训持续数年,而且已经建立了适当的从业者的监督管理机制。

但是,在那些以现代西方医学为国家医疗卫生体系唯一基础的国家,情况则完全不同,那里缺乏教育、职业或立法机构对针灸行业进行管理。

针灸应用于现代医疗保健中,仅仅意味着它从传统医学中被筛选出来后,作为一种治疗技术被用于治疗为数有限但行之有效的疾病中,而不是对现代医学和传统医学的基础理论进行统一。在这种状况之下,以长期的传统医学教育作为从事针灸的背景既不可行也没有必要。

进一步讲,在许多国家针灸还未被官方认可,没有规范及注册的需求,针灸师的存在状况有很大的不同。有些国家,只有执业内科医师才可从事针灸;而另外一些国家,接受过传统医学培训的从业人员也可从事针灸。

配备良好的课程设置和有经验的师资力量后,再为相关的短期针灸理论及实践培训制订规范,看起来是行之有效的,它可足以保证被培训者的技能及针灸实施的安全性。

最近20年里,在许多国家中针灸的理论及实践均得到了发展,尤其是在那些把现代医学观点及研究方法学应用在传统疗法研究中的国家,这些研究成果也应该成为培训的内容。但是,在新的理论体系还没有建立之前,仍然应该以传统中医理论作为核心教程的基础。

1. 规范的目的

本规范旨在帮助那些以现代西方医学为基本卫生保健形式的国家卫生权威机构建立相关的规章制度,即:

(1)针灸基础培训和实践的总体需求。

(2)服务于国家医疗卫生体系的针灸从业人员所必需的现代西方医学知识和经验;希望将针灸配合西医方法共同应用的内科医师及其他医务人员所需的针灸知识及经验。

2. 针灸在国家公共医疗卫生体系中的应用

卫生部将针灸纳入以现代西方医学为主体的初级医疗卫生保健体系(或其他层次的政府公共医疗卫生服务机构)中,这一决议势必引发一些重要的问题或疑义,应将其提入议事日程。

(1)政府及院校注意事项

在保健人员的针灸培训中,政府和院校要考虑:

①应对何种人员进行培训?

②他们的责任和作用是什么?

③不同培训班应培训何种内容?

④在何地由何人进行培训?

⑤可否由适合的有资质的教师任教? 或者是他们也必须经过培训才可任教?

⑥官方认证培训课程、培训教师和机构的机制是什么?

(2)考试及认证

考试及认证制度是必需的,以确保培训质量,防止未经许可的针灸行业行为。当前,在某些工业化国家和发展中国家,针灸培训和实践的商业化宣传很普遍,可能会带来许多恶果。因此,这种制度的建立可以控制这种情况。

(3)监督、管理和评估

对医疗卫生体系中各种不同类别的人员进行培训,应该提供以下必要的措施:

①培训后进行一段实习指导。

②对学员的成绩进行个人及集体的考评。

③在没有用过针灸疗法的初级医疗卫生保健机构(或其他层次的机构)对针灸效益(及其他方面)进行评估,对于治疗常见病中针灸与其他疗法的效—价进行比较。

（4）继续教育和职业前景

值得期待和令人鼓舞的前景是：一些针灸从业者希望增加他们的现代西医学知识，同时另外一些没有接受过基础培训的医务人员愿意学习针灸知识以便于将来应用于临床中。最终，在某种程度上，这两种训练的融合肯定会出现。

3. 培训等级

本规范提出了4个层次的针灸培训等级，即：

（1）对那些以前从未接受过医学教育或没有从医经历，又希望得到针灸从业资格认证以独立个体行医的人员进行全日制培训，此种培训要受到国家卫生部的严格限制。

（2）对执业内科医师（西医）进行的全日制针灸培训。

（3）对那些从西医院校毕业（及其他医学毕业生），且希望将针灸作为一种治疗技术应用于临床中的执业内科医师，进行的培训。

（4）对那些服务于本国的初级医疗卫生保健体系的医务人员（西医）进行的短期培训。

4. 培训项目

以上四组基础培训的内容是不同的。对于应用传统针灸的从业者，建议其参加为时两年的完整培训课程。对内科医师及接受过西医学培训的非医师人员，培训将根据他们的特殊要求而调整，并限制在针灸的临床操作。以上各组所需培训时间说明详见下表。

针灸的基础培训

人员类型	培训等级	针灸核心教程			现代西方医学理论和临床	官方考试	认证
		理论	有指导的临床	临床			
非医学的针灸从业者	全日制培训	1000学时	500学时	500学时	500学时	针灸学和西医学	针灸学
执业内科医师	全日制培训	500学时	500学时	500学时		针灸学	
执业内科医师	针灸作为临床技术的短期培训	不少于200学时				针灸学	
其他医疗人员	针灸用于初级卫生保健的短期培训	根据临床需要而不同				针灸学	

5. 针灸从业人员的培训

（1）针灸从业人员

本培训课程是为那些接受过适当的教育，没有或仅有很少现代西方医疗经验或正规培训的人员设置的。

（2）招生范围

为第二学历教育，有大学或同等学历，及基础生物学学习经历。

（3）培训时间

全日制或同等学历业余培训两年（2500学时），应有不少于1000学时的临床实习。

（4）培训目的

该层次的培训是为服务于国家公共医疗卫生机构准备针灸医师。培训可以使他们从医院挑选合适的患者进行安全有效的针灸治疗，或者可以作为加入医疗卫生中心或社区的初级医疗卫生保健站的一部分。他们最初的工作应该在官方医务人员的管理监督下进行。

（5）针灸核心教程提纲

①针灸简史

②基础理论

·传统中医学的哲学体系，包括但不仅只限于阴阳及五行理论。

·气、血、神、精及津液的功能及其相互关系。

·脏腑（内脏器官）的病、生理表现及其相互关系。

·经络的循行及功能。

·病因和病机

③针灸穴位知识

·14正经的361个经穴和48个经外奇穴的定位。针对基础培训所选择的常用穴位的定位和穴位解剖。

·穴位代号和名称、腧穴的分类、针刺的角度和深度，附录中所列常用穴位的功效和主治。

④诊断

·诊断的方法，病史的采集，望诊、闻诊、问诊、切诊。

·八纲辨证、脏腑功能理论、气、血理论、经络理论。

⑤治疗（国家法律及医疗法规所允许范围内）

a.治则：

·在每个治疗个案中，理论和诊断的实际应用。

·针对患者采取适当的针灸疗法。

·针灸治疗计划。

·选择适当的针灸穴位及针刺手法。

·针灸的局限性，推荐到其他专家处。

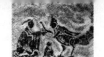

b. 针灸安全措施规范：

治疗技术

·针法：消毒和安全的针刺方法，针具的选择，正确的进针、深度、留针时间、手法（补法、泻法、平补平泻法），出针，及针灸禁忌证。

·国内所应用的微针系统：理论、穴位定位及主治。

·电针及激光治疗：理论及应用。

·艾灸：直接灸和间接灸，主治证和禁忌证。

·拔罐法：主治证和禁忌证。

疾病的治疗，疾病，患者要求针灸治疗的常见病。

针灸治疗急性病

传统医学的未病先防

（6）现代西方医学核心教程提纲

①培训方法

培训结束后，学生应具备以下能力：

·熟练掌握解剖学基本知识（包括针灸穴位解剖），生理学、病理学基础。

·熟悉卫生学原理，疾病的常见表现和社区中的疾病及病因。

·熟练的为患者进行简单但全面的检查，作出初步诊断及分析症状与体征。

·有能力判断患者是否适合接受针灸治疗，或将患者推荐至其他专家或诊所。

·接受急救和心肺复苏术培训，有处理急诊的能力。

②培训范围与程度

这将由国家医疗权威机构根据针灸从业人员在将来的国家公共医疗卫生体系中所承担的责任与义务来制定。其中包括是否应用西医方法（单独或与针灸配合应用），以及从业人员在工作中应受监督的程度。

（7）与医疗保健相关的其他领域

作为未来国家医疗卫生体系中的成员，非内科医师类的学生还应具备相应的知识，例如对国家医疗卫生服务组织、相关规章制度及程序、卫生人员及设备的配置的了解，伦理学知识及保险需求等知识。

（8）考试

学生在完成了全部的培训之后，应通过官方考试，以验证其所掌握理论知识、针灸熟练程度、西医学知识（适宜程度），并得到国家卫生权威机构认证，作为其取得行医许可的依据。

6. 执业医师的全日制针灸培训

本培训课程专为西医执业医师设置，他们希望独立应用针灸治疗那些通常是由针灸师治疗的各种疾病。

已经具备相当的西医知识及技术水平的执业医师,仅仅需要参加针灸核心教程的培训即可。与以前没有接受过医学教育的人相比,执业医师学习传统医学要容易一些,因此,理论课可以缩短。培训由不少于1,500学时的正式课程组成,其中包括1,000学时的临床实习。

完成课程并通过官方考试之后,学员具有在医学各领域适宜的病症中运用针灸的资格。

7. 执业医师的短期针灸培训

(1)基础培训

短期培训适宜于那些愿意将针灸作为一种医疗技术应用于西医临床(或作为科学研究项目)的执业医师(或某些医学院校毕业生)。对于他们,简要介绍传统针灸(从核心教程中节略而来)已足够,培训更多的定位于针灸在现代西方医学中的应用。

正式培训课程不得少于200学时,包括以下内容:

①中国传统针灸介绍

②针灸穴位

·14正经的361个经穴和48个经外奇穴的定位。

·穴位代号和名称、腧穴的分类、针刺的角度和深度,针灸基础培训所选择的常用穴位的功效和主治。

③针灸在现代西方医学中的运用

·在临床中应用针灸有效的常见病。

·患者的选择和进步/疗效评估。

·治疗计划,选穴,针刺方法,药物治疗或其他疗法与针灸的同时应用。

④针灸安全措施的规范

⑤治法

·治疗总则

·临床特殊情况

课程结束并通过官方考试之后,学员将能够把针灸应用到临床工作中,或作为专科应用。

(2)专门培训

某些内科医师或牙(口腔)外科医师希望精通针灸的某些特殊应用(例如:减轻疼痛,牙科及产科的针灸麻醉),应根据他们的特殊领域的兴趣,灵活设置专门的课程。

(3)高级培训

内科医师及其他医疗卫生人员在圆满完成短期基础培训课程之后,如希望参加高级培训,可定制合适的课程以满足他们的需要。

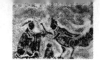

8.初级卫生保健人员的短期针灸培训

将针灸引入社区初级医疗卫生保健中,需要通过短期课程培训数量可观的人员,才有可能见到成效。这可能令国家有关的教学及监督人员出现短缺。在这种情况下,对上述人员进行指压培训比单纯针灸培训要明智得多。指压培训对相关人员需求量小,可以与初级医疗卫生保健人员的总体培训相结合,且对病人没有危险。在经过一段试验期之后,才可以将指压疗法应用于初级医疗卫生保健中。某些有特殊才能的人员被选择进行针灸基础培训,培训内容根据其应用前景而设置。

9.基础培训针灸穴位的选择

1996 年在意大利西尔维亚举行的世界卫生组织针灸研讨会上,与会者起草了常用穴位的名单,适用于针灸的基础培训。这些穴位选自于《针灸命名国际标准化方案:WHO 专家小组报告》(世界卫生组织,日内瓦,1991)。

如下表所示,常用穴位包括 361 个经穴中的 187 个穴位和 48 个经外奇穴中的 14 个穴位。因此,上述各类培训人员的基础培训课程将侧重于全部 409 个穴位中的 201 个穴位的应用。

在后文提到的本规范的安全措施部分,提及某些穴位有潜在危险,在使用需要特殊手法及经验。在所选定的常用穴位中,包括一些这样的穴位,其危险性应引起关注。

10.针灸基础培训应掌握的穴位

针灸基础培训应掌握的穴位

经络和奇穴	针灸穴名国际标准	基础培训所选穴位
肺	11	6
大肠	20	12
胃	45	25
脾	21	11
心	9	5
小肠	19	13
膀胱	67	34
肾	27	8
心包	9	7
三焦	23	12
胆	44	20
肝	14	8
督脉	28	13
任脉	24	13
总共	361	187
奇穴	48	14
共计	409	201

针灸的基础培训需掌握的穴位选自针灸穴名国际化方案（世界卫生组织专家组报告）。

(1)肺经

中府　尺泽　孔最　太渊　鱼际　少商

(2)大肠经

商阳　三间　合谷　阳溪　温溜　偏历　手三里　曲池

臂臑　肩髃　扶突　迎香

(3)胃经

承泣　四白　巨髎　地仓　大迎　颊车　下关　头维

乳根　梁门　天枢　大巨　归来　髀关　伏兔　梁丘

犊鼻　足三里　上巨虚　条口　丰隆　解溪　冲阳　内庭　厉兑

(4)脾经

隐白　大都　太白　公孙　商丘　三阴交　地机　阴陵泉

血海　箕门　大横

(5)心经

少海　通里　神门　少府　少冲

(6)小肠经

少泽　后溪　腕骨　阳谷　养老　肩贞　臑腧　天宗　秉风　肩外俞　天容　颧髎
听宫

(7)膀胱经

睛明　攒竹　通天　天柱　大杼　风门　肺俞　心俞　膈俞　肝俞　胆俞　胃俞
三焦俞　肾俞　大肠俞　膀胱俞　上髎　次髎　中髎　下髎　承扶　委阳　膏肓
志室　秩边　承山　飞扬　昆仑　申脉　京骨　束骨　足通谷　至阴

(8)肾经

涌泉　然谷　太溪　水泉　照海　复溜　筑宾　阴谷

(9)心包经

曲泽　郄门　间使　内关　大陵　劳宫　中冲

(10)三焦经

关冲　液门　中渚　阳池　外关　支沟　四渎　臑会

肩髎　翳风　耳门　丝竹空

(11)胆经

瞳子髎　听会　率谷　完骨　阳白　风池　肩井　日月　京门　居髎　环跳　风市 膝阳关　阳陵泉　光明　悬钟　丘墟　足临泣　侠溪　足窍阴

(12)肝经

大敦　行间　太冲　中封　蠡沟　曲泉　章门　期门

(13)督脉

长强　腰阳关　命门　至阳　身柱　陶道　大椎　哑门

风府　百会　上星　素髎　水沟

(14)任脉

中极　关元　气海　神阙　水分　下脘　中脘　上脘

巨阙　膻中　天突　廉泉　承浆

(15)经外奇穴

四神聪　印堂　腰痛点　八邪　四缝　十宣　鱼腰　太阳

内膝眼　胆囊　阑尾　八风　定喘　夹脊

(二)针灸的安全性

资料充分表明,针灸总体上是安全的,极少有禁忌证或并发症。将针刺入皮肤是最常见的应用形式,可与皮下或肌肉注射相比较。尽管微乎其微,但针灸还是有潜在的风险存在,如病人与病人之间的交叉感染(例如,HIV,肝炎)或感染病原体。因此,针灸的安全性要求在维持高标准的清洁、消毒和无菌操作等方面保持坚定不移的警惕。

另外,还存在一些不可预见或预防的危险,针灸师必须有处理这些意外的足够的准备,如断针、不良反应、疼痛或不适、不慎伤及重要器官。当然一些危险与其他治疗方法(如指压、电针、激光针灸、灸法、拔罐、刮痧、磁疗)有关,也一并归于针灸中谈论。

最后,由于针灸师培训不当所造成的危险,其中包括病人选择不适当,操作不当,对于禁忌证和并发症的错误认识,以及发生紧急情况时的急救措施不当。

1.预防感染

与任何皮下或肌肉注射一样,为避免感染针灸时需要做到:

- 清洁的工作环境
- 操作者手的清洁
- 针灸部位的准备
- 消毒针和器具以及适当的存放

• 无菌操作

• 认真管理和销毁使用过的针和棉签。

针灸疗法不仅局限于针刺,还包括指压穴位、电针、激光针、艾灸、拔罐、刮痧和磁疗等。

(1)清洁的工作环境

治疗室应无灰尘,并具有一个专门的工作区域,例如盖有消毒巾的桌子,摆放消毒过的器具。这些器具(包括针灸盘、棉球和棉签、70％酒精)都必须盖上消毒巾直至使用。整个治疗室要保持良好的光线和通风。

(2)手的清洁

治疗前,操作者必须洗手。针灸施治前再次洗手对于预防感染尤为重要。洗手包括用肥皂彻底地涂擦双手和指甲,流动水冲洗 15 秒,取干净纸巾仔细擦干。

许多针灸医师在针刺部位准备好后又触摸穴位,需用酒精棉片再次消毒指尖。建议使用外科手套或指套来保护病人和医者,特别是医者有割伤或擦伤时。对于那些手上有伤口感染的医者痊愈后方可进行操作。

(3)针灸部位的准备

针刺部位应清洁,并且没有伤口、皲裂或感染。用 70％酒精或异丙醇,从穴位中心向外周绕圈擦拭,令酒精自然干。

(4)消毒以及针和器具的存放

所有针具(毫针、梅花针、七星针、皮内针、揿针)、火罐和其他的器具(储物盘、镊子、管针管、棉球或棉棍等)都需消毒灭菌。

要大力提倡在任何情况下都使用一次性消毒针和管针。当然一次性针的使用也不可放松医者在临床中其他方面无菌操作的警惕性。所有一次性针在使用后必须马上丢弃,并放置于专门的容器中。

特别强调每一支消毒毫针只能使用一次。梅花针或七星针可反复用于同一个病人,但在下一个病人使用前必须消毒,或使用一次性梅花针头。

消毒常规见附录。医者有责任确保各项标准的实施。

治疗完毕,需重复使用的针具和其他被污染的器具需立刻浸泡于有效的化学消毒剂中,然后浸泡水中,可添加或不加清洁剂。认真清洁后,用水彻底冲洗,然后包裹好,准备再次消毒灭菌。

消毒包需存放于安全、干净、具有良好的通风、不潮湿的地方,排除任何凝结和真菌生长的可能性。依据消毒包种类的不同,最长的安全存放时间有所不同。针要放入试管中,塞上棉球,清楚地标记可使用的最后日期,一般不超过消毒日后 7 天。然而,由于不适当的存放会导

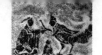

致消毒包在失效期前失效,所以在使用前必须检查消毒包。储存在针灸盒中的消毒针需在每天工作结束后重新消毒,因为针灸盒在治疗使用中已被污染。

(5)无菌操作

在进针前针体必须保持无菌状态。行针时操作者的手指不能触摸针体。对于需用长针而单持针柄很难进针的穴位,如环跳或秩边,可持捏消毒棉球或棉片,夹住针体进针。一次性外科手套或指套的应用可使操作简便而不污染针具。

起针时,用消毒棉球按压针刺部位的皮肤,以保护受创的皮肤表面不接触潜在的病原菌,也保护医者不接触到针体和病人的体液。所有被血液和体液污染过的敷料或棉球等都必须丢弃到一个专门的污物容器中。

2. 禁忌证

考虑到针灸在治疗中的"调整作用",很难为其界定绝对的禁忌证。但为安全起见,以下几种情况不宜针刺。

(1)怀孕

针灸可引产,因此不宜用于孕妇,除非为了其他治疗目的,方可小心谨慎使用。

只有当特定的手法针刺特定的穴位时可产生强烈的子宫收缩而导致流产,所以可用于引产或缩短产程。

传统上说,在怀孕头 3 个月,不宜针和灸下腹和腰骶部穴位。怀孕 3 个月以上者,避免使用上腹部、腰骶部穴以及那些可产生强烈针感的穴位,配伍耳针疗法也可引产。

(2)急症和外科适应证

针灸在急症中禁用。在这种情况下,应及时采取急救措施并转送医疗急救中心。

(3)恶性肿瘤

针灸不能于恶性肿瘤的治疗,特别是禁止在肿瘤部位针刺。当然,针灸可作为辅助手段,结合其他治疗,缓解疼痛和其他症状,减轻化疗、放疗副反应,从而提高患者的生活质量。

(4)出血性疾病

针刺不能用于有出血和凝血障碍的患者,正在接受抗凝血治疗,或正在服用抗凝血药物的患者不宜针刺。

3. 意外和不良反应

(1)针具质量

目前针具大多以不锈钢为原料。每一根针在使用前都要认真检查。如果发现弯针、针体锈蚀、针尖带钩或钝针,应及时剔除不用。

建议国家卫生权威机构监控针灸针的生产质量。

（2）患者体位

在针灸治疗前，患者应采取舒适的体位，在针刺过程中保持体位不变，不得突然变换体位。

（3）晕针

在针灸治疗过程中，病人可能出现晕针。应在治疗开始之前将针刺的程序和由此产生的感觉向病人认真解释。对于第一次接受针灸治疗的病人，最好选择卧位，并用轻手法。密切观察病人的面色和脉搏以及早发现任何不良反应。尤其在针刺能引起低血压的穴位时应特别注意，如太冲穴。

晕针的先期症状包括感觉不适、头晕眼花、视物旋转、精神疲怠。可出现胸闷、心悸、恶心，有时呕吐，面色苍白，脉象虚弱。严重者，可出现四肢厥冷、冷汗、血压下降、神志不清。这些反应通常是由于病人紧张、饥饿、疲劳、极度体虚，不适的体位以及过强的手法引起。

一旦出现先兆症状，应立刻起针，让病人平卧，头低脚高，饮温糖水。由于症状是由于短暂的脑供血不足引起，一般在短暂的休息后可缓解，严重者要给予急救措施，在病人病情稳定时，可用以下几种治疗方法：

指压水沟穴或针刺水沟、中冲、素髎、内关和足三里；或者艾灸百会、气海、关元。采取以上措施后一般患者都能很快有所反应，但如果症状持续进行，则需采取必要的急救措施。

（4）惊厥

对所有接受针灸治疗的患者都必须询问是否有惊厥病史。对确实有此病史者在针刺治疗过程中应密切注意观察。一旦发生惊厥，立即将针全部取出，采取急救措施。若病情没有立即得到控制或持续惊厥，应将患者及时转送急救中心。

（5）疼痛

①进针过程中

进针过程中产生的疼痛通常是由于操作者进针手法不熟练，或针尖钝、带钩，或针体过粗所致，有时也发生于过度敏感的患者。对大多数患者来说，熟练而快速的透皮进针是无痛的。正确的操作技能和适宜的进针力度必须通过反复实践才能获得，一些装置可使进针容易而快捷，例如管针套管（将针固定于穴位上，轻拍入穴），以及"轻弹"技巧（一种进针方法，用一只手的食指和中指轻持针柄，另一手的中指或食指轻弹针柄上端，使针尖轻触皮肤）。酸、麻、重的"针感"表明得气，要与痛反应相区别。

②进针后

针进入深部组织后发生的疼痛是由于触及了神经纤维的痛觉感受器，出现这种情况需将针提至皮下，改变针刺方向后重新进针。

当针在大幅度的提插捻转时产生疼痛，通常是由于纤维组织缠绕针身所致。应轻柔地前后捻转针使缠绕的纤维松解而缓解疼痛。

留针时产生的疼痛通常是由于病人移动体位造成弯针所导致，需恢复原先体位使之缓解。

③出针后

出针后的疼痛是由于行针手法不熟练当或过强的刺激所致。疼痛较轻时可按压局部；较重时除按压外可施以灸法。

（6）滞针

滞针是指进针后医者感觉针下涩滞，捻转、提插、出针均感困难或无法进行。产生滞针的原因是肌肉收缩、大幅度的捻转行针或向单一方向捻针，以致肌肉组织缠绕针体，也可发生于病人体位的改变。

一旦发生滞针，要求病人放松。若因向单一方向捻针太过而致者，可向相反方向将针捻回，即可消除滞针；若局部肌肉过度收缩造成滞针，可稍延长留针时间，然后捻转出针，或于滞针穴位附近进行循按，或在附近再刺一针以分散病人的注意力；若由病人体位改变所致，应恢复原来体位，将针缓缓起出。

（7）断针

产生断针的原因是针具质量欠佳，针体与针柄间损伤剥蚀，肌肉强烈的收缩痉挛，患者突然改变体位，或弯针、滞针时不正确的起针以及长时间的电刺激。

如果在进针过程中发现弯针，应立即出针并重新换一根针。避免过强的行针，特别是在提插时。针柄与针体的结合部是比较容易断的部位，因此进针时应留 1/4～1/3 的针身在体外。

一旦发生断针，嘱患者保持平静，切勿活动，以防断针向组织深部陷入。若残断部分针身仍显露于体外时，可用镊子将针起出。若断端与皮肤相平时，可轻轻按压针孔周围，使断针暴露体外，持镊子将针起出。若断针完全深入皮下，应使患者恢复原来体位，一般断端可暴露体外。若没有成功，则需外科手术取出。

（8）局部感染

忽视严格的无菌操作是导致局部感染的原因，特别在耳穴疗法中。一旦发现感染，应立即采取适当的处理，或指导病人进行药物治疗。

淋巴水肿部位不宜针刺。

（9）艾灸灼伤

在间接灸过程中应防止皮肤烫伤。尽管瘢痕灸是通过烫伤皮肤引起无菌性化脓症而完成的，但是在应用这一技术时，应事先征得患者的同意，并且对此技术要有充分了解。这是一种仅仅用在特殊穴位的特殊治疗技术。面部穴、肌腱及大血管部位的穴位不宜用直接灸。因为关节的活动不利于伤口的愈合，因此在关节部位不宜施行无菌性化脓灸。患者如伴有意识不清,感觉障碍,精神错乱,化脓性皮炎或局部循环障碍,施灸时应特别注意。

4.电刺激和激光疗法

电刺激具有潜在的危害。如下患者禁用:孕妇、装有心脏起搏器的患者、皮肤感觉缺失者、循环障碍者、患有严重动脉疾病者、没有确诊的发热以及皮肤严重受损者。

建议严格监控电刺激来预防神经损伤。电流刺激只能短时使用。

低能量激光疗法对眼睛有害,操作者和病人都需佩戴保护镜。

5.刺伤重要脏器

正确规范的针灸操作不会伤及任何器官。但是一旦损伤发生,将产生严重的不良后果。

大量的针灸穴位中,一些几乎没有或完全没有危险,另外一些却潜藏着严重的危险性,特别是对不熟练或缺乏经验的操作者来说。

针灸培训项目针对不同层次人员有不同等级培训。具体内容根据个人的学识、能力和经验而定。初级水平,针灸穴位的选择是有限制的;高级水平,选穴范围可扩大,但对某些穴位和手法仍然要有严格限定,即使他们有丰富的经验。

下面举例列出具有特殊潜在危险的穴位。在所有形式的治疗中,处理这些危险是重要的,因为它们不利于治疗效果。

(1)不宜针刺的部位

某些部位不宜针刺,例如:小儿囟门、外阴部、乳头、肚脐以及眼球。

(2)注意事项

针刺重要脏器附近或敏感部位的穴位时要特别谨慎。由于受针的特性、针刺特定部位、进针深度、行针手法以及刺激量等因素的影响,针刺意外在治疗过程中可随时发生。绝大多数情况下,只要有足够的谨慎均可避免意外发生。如果一旦发生意外,医者必须懂得如何采取有效措施,避免损害。对重要脏器的意外损伤必须采取急救或外科帮助。

①胸,背和腹

针刺胸、背和腹的穴位时要格外小心,最好斜刺或平刺,以免伤及重要脏器。注意严格掌握进针的深度和角度。

②肺和胸膜

由针刺胸、背或锁骨上窝的穴位过深所导致的肺脏和胸膜损伤会引起创伤性气胸,行针过程中常突然出现咳嗽、胸痛、呼吸困难等症状,尤其是针尖对肺脏有较严重的划伤时。或者,这些症状也可在针刺数小时后出现并逐渐发展。

③肝,脾和肾

刺伤肝或脾,可造成出血的裂缝,局部疼痛、压痛和腹肌紧张。刺伤肾脏可出现腰痛和血尿。损伤较轻时,出血可自行停止;较严重时,可出现休克并伴随血压下降。

④中枢神经系统

针刺高位颈椎棘突间或椎体旁的穴位,如风府、哑门,不当的操作手法可刺伤延髓,导致头痛,恶心,呕吐,突然呼吸减慢,定位障碍,继而惊厥,偏瘫或昏迷。第一腰椎以上棘突间的腧穴,过深的刺激可伤及脊髓,出现四肢或针刺水平以下躯干闪电样痛感。

⑤其他穴位

有些穴位有潜在危险性,使用中需特殊技巧和经验,包括:

- 睛明和承泣,位于眼球附近;

- 天突,位于气管前;

- 人迎,位于颈动脉附近;

- 箕门和冲门,位于股动脉附近;

- 太渊,位于桡动脉上。

⑥循环系统

要注意血液循环不良的部位(如静脉曲张),针刺时容易感染,针刺时要小心;要避免伤及动脉(有时有变异),否则会导致出血、血肿、动脉痉挛,或更严重有病理改变的并发症(如动脉瘤、动脉硬化症)。一般来说,刺到浅表血管引起的出血,可直接按压以止血。

6. 病历记录

病历记录应详细记录病史、临床表现、诊断依据、诊疗计划和治疗结果,并且应该是可信的。

附　　录

1. 针灸针与器具的灭菌

灭菌的概念是杀灭全部的微生物,包括细菌芽孢(杆状芽孢、破伤风梭状芽孢等)。高标准的消毒是指杀灭全部微生物,但如果最初芽孢存在很多,可能有残存的芽孢。

2. 灭菌的方法

蒸汽灭菌广泛地应用于针灸针和其他金属器具的消毒。它无毒、成本低、可杀灭芽孢而且快捷,使用时需依据生产商的指导(例如:时间、温度、压力、包装、灭菌包的大小、灭菌包的放置等)。蒸汽灭菌只有在真空中才能发挥最佳效应,100%的饱和蒸汽最为理想。压力本身对灭菌无影响,只是用它来获取所需高温。

干热也可用于针具消毒,尤其是湿热可使之受损的物品灭菌。但是干热灭菌可导致针体变脆,它需要较高的温度和较长的时间。

下表中建议使用压力蒸汽灭菌和干热灭菌所需要的温度和时间。

压力蒸汽和干热灭菌所需要的温度和时间

压力蒸汽(例如高压消毒锅、高压锅)	
所需压力:15 磅每平方英寸(101kPa)	
温度	时间
115℃	30 分钟
121℃	15 分钟
126℃	10 分钟
134℃	3 分钟
干热(例如电烤箱)	
温度	时间
160℃	120 分钟
170℃	60 分钟
180℃	30 分钟

(源自:WHO－GPA/TCO/HCS/95/16p. 15.)

不耐高压锅高温的橡胶或塑料器具可用化学消毒灭菌法,选择适当的浓度和确保足够的浸泡时间(例如:6％过氧化氢浸泡 6 小时)

关于火罐,建议使用玻璃罐,因其可耐高温消毒而优于橡胶或塑料罐。

值得注意的是针的煮沸消毒和酒精浸泡消毒都是远远不够的,因为这些方法都不能有效杀灭具有耐受性的细菌芽孢和某些病毒。

3. 消毒

物品煮沸 20 分钟即可达到高水平的消毒,在不具备专门的消毒器具时,这是一种最简单和较可靠的消毒方法,可杀灭大多数致病微生物,包括 HIV。只有在不具备干热或蒸汽消毒时才可使用煮沸消毒。乙型肝炎病毒可在煮沸数分钟后灭活;对热非常敏感的 HIV 也可在数分钟后灭活。尽管如此,为确保起见,煮沸消毒需持续 20 分钟。

化学消毒适用于对热敏感且易被高温损坏的器械。大多数消毒剂在灭活微生物时,只对一定范围的微生物有效,且灭活率不同。把器械分拆并完全浸泡于消毒液中。消毒器械必须用清水冲洗,以防再次污染。化学消毒剂稳定性差,而且会发生化学分解,有腐蚀性,对皮肤有刺激性,用时需注意穿防护衣。化学消毒的效果不如煮沸或灭菌消毒可靠。化学消毒剂包括:

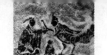

(1)含氯制剂,如:漂白粉。

(2)2%戊二醛溶液。

(3)70%酒精或异丙醇。

(源自:WHO—GPA/TCO/HSC/95/16p. 16 和 WHO AIDS Series 2,2nd edition, p. 3,1989)

4. 维护

所有消毒器必须定期检查。消毒物品的放置需根据产品说明,消毒包之间应有足够的间隔以利于循环和蒸汽或热气的渗透。消毒的有效性需定期地用生物指示剂、压力检测指示器或其他测试方法进行监测,以确保放置的被消毒物品消毒合格。

建议使用一种新型的可盛针的消毒盒。这种盒子是由特殊的热敏金属制成,带有气孔,在高温下可自动打开,温度低于 75℃时则关闭。

第五节 世界卫生组织 2002—2005 年传统医学战略

(世界卫生组织 日内瓦)

这是世界卫生组织首次制定的全球传统医学战略,是在广泛磋商的基础上起草的。但是,鉴于各地区传统医学及补充和替代医学的应用和作用的多样性,或许有必要对战略作灵活调整,以适应区域级的不同情况。此外,应当指出,对描述疗法及制品的词汇加以准确定义仍存在困难。相关数据的准确性也往往有争议。收集数据所使用的方法往往难以相互比较,一些参数也没有明确加以界定。因此,世界卫生组织总部的传统医学处欢迎对本战略所涉及的任何数据提出意见。来信请寄:Dr Xiaorui Zhang,Team Coordinator,Traditional Medicine,Department 0f Essential Drugs and Medicines Policy,World Health Organization,Avenue Appia 20,1211 Geneva 27,Switzerland 或发电子邮件至:zhangx@who. int.

感 谢 语

该战略是由世界卫生组织总部及区域办事处负责基本药物和医药政策的人员,在与世界卫生组织其他项目人员及主要开发伙伴磋商的基础上制定的。此后,在与会员国代表、广泛的联合国系统、非政府组织及其他国际组织、世界卫生组织传统医学合作中心及世界卫生组织专家委员会磋商的基础上完成。

它包含了国家、区域、区域间以及全球的工作,是基于世界卫生组织传统医学研究及评价方法磋商会(2000 年 4 月 11—14 日)讨论的基础上的。该磋商会由传统医学专家以及世界卫生组织总部及区域办事处负责传统医学工作的人员参加。此次会议后,又召开了一系列世界卫生组织总部与区域办事处之间,以及与会员国及联合国伙伴的电话会议,以审议《2002—2005 年世界卫生组织传统医学战略》草案。

世界卫生组织感谢全球医药界各成员的积极参与和建设性的评论。他们包括:

会员国:亚美尼亚(E. Gabrielyan)、澳大利亚(G. Morrison)、比利时(J. Laruelle)、加拿大(Y Bergevin,P Chan)、中国(M. Chan,T Leung,L_Peilong)、丹麦(P. Rockhold)、德国(K. Keller)、加纳(E. Mensah)、印度(S. Chandra)、印度尼西亚(K. Ritiasa)、意大利(P. Procacci)、伊朗(M. Cheraghali)、日本(A. Yokomaku)、荷兰(M. ten Ham)、尼日利亚(T. Fakeye)、挪威(O. Christiansen,E. Salvesan)、巴基斯坦(F. Chowdhary)、大韩民国(H. W Hart)、瑞典(A. Nordstrom)、泰国(M. N. Songkhla)、英国(J. Lambert)、美国(B. Clay,L. Vogel)、越南(L. Van. Truyan)、津巴布韦(L. Matondo)。

其他联合国及多边机构:欧洲委员会(L. Fransen)、联合国艾滋病规划署(J. Perriens)、联合国开发计划署(M. Bali)、联合国教科文组织(M—F. Roudil)、世界知识产权组织(s. Bhatti).世界银行(R. Govindaraj)。

非政府组织及基金会:福特基金(V. Davis Floyd)、伊斯兰医药科学组织(A. Awady)、John D. and Catherine T. MacArthur 基金(D. Martin)、洛克菲勒基金(A. So)、世界自疗药物工业组织(H. Cranz. J. Reinstein)、Li Ka Shing 基金(K. Lo)。

世界卫生组织传统医学合作中心:贝塞斯达国家补充及替代医学中心(N. Hazleton)、芝加哥伊利诺伊大学(N. Farnsworth)。

世界卫生组织专家委员会及专家小组 F. Takaku,D. Jamison。

世界卫生组织区域办事处:非洲区域办事处(O. Kasilo,E. Samba)、美洲区域办事处(G. Alleyne,C. Borras,R. D 坶 lessio,S. Land,D. Lopez—Acuna,J. C. Silva)、东地中海区域办事处(H. Gezairy,E Graaff,A. Salih)、欧洲区域办事处(M. Danzon,K. de Joncheere)、东南亚区域办事处(E Abeykoon,U. M. Rafei,K. Shein)、西太平洋区域办事处(K. Chen,S. Omi)。

世界卫生组织总部(基本药物及医药政策司):G. Baghdadi, A. Creese, J. Graham, H. Hogerzeil, Y. Maruyama, J. Quick, L. Rag6, J. Sawyer, G. Velasquez, D. Whitney, X. Zhang。

世界卫生总部(其他项目)O. B. R. Adams(政策依据和信息部门/卫生服务提供组织司)A. D. A. S. Alwan(非传染病及精神卫生部门/非传染病管理司),A. Asamoa—Baah(对外关系和理事机构部门)R. Bengoa(非传染病及精神卫生部门/卫生保健司),J. Cai(世界卫生组织日本神户卫生发展中心),J. Frenk(政策依据和信息部门),D. Heymann(传染病部门),Y. Kawaguchi(世界卫生组织日本神户卫生发展中心),B. Kean(对外关系和理事机构部门,对外合作与伙伴关系司),A. Kern(一般管理部门),M. T. Mbizvo(家庭及社区卫生部门/生殖健康

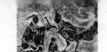

与研究司)，A. Mboi(家庭及社区卫生部门，妇女卫生司)，D. Nabarro(总干事办公厅)B. Sara-ceno(非传染病及精神卫生部门/卫生精神与物质依赖司)，Y. Suzuki(卫生技术及药物部门)，D. Tarantola(高级政策顾问)，T. Tmen(家庭及社区卫生部门)，E. M. Wallstam(可持续发展和健康环境部门同持续发展中的卫生司)，D. Yach(非传染病及精神卫生部门)。

　　该战略由 T·Falkenberg、J，Sawyer 和 X zhang 起草，J·Graham、J·D·Quick、J. Saw-yer、P·Thorpe、D－Whiney 和 X zhang 进行修改和编辑，V. A. Lee 和 Y. Maruyama 提供秘书支持。

一、缩略语及世界卫生组织区域

AFRO 世界卫生组织非洲区域办事处(分管会员国见后)

AIDS 获得性免疫缺乏综合征

AM 对抗疗法医学

AMRO/PAHO 世界卫生组织美洲区域办事处，泛美卫生组织(分管会员国见后)

CAM 补充和替代医学

CDS 传染病司

DGO 总干事办公厅

EGB 对外关系和理事机构部门

EGB/ECP 对外关系和理事机构部门/对外合作与伙伴关系司

EIP 政策依据和信息部门

EIP/OSD 政策依据和信息部门/卫生服务提供组织司

EMEA 欧洲医药制品评价机构世界卫生组织东地中海区域办事处(分管会员国见后)

EMRO 世界卫生组织欧洲区域办事处(分管会员国见后)

FAO 联合国粮农组织

FCH 家庭及社区卫生部门

FCH/RHR 家庭及社区卫生部门/生殖健康与研究司

FCH/WMH 家庭及社区卫生部门/妇女卫生司

GMG 一般管理部门

HIV/AIDS 人类免疫缺陷病毒/获得性免疫缺乏综合征

HTP 卫生技术及药物部门

NCCAM(美国)国家补充和替代医学中心

NGO 非政府组织

NMH 非传染病及精神卫生部门

NMH/CCH 非传染病及精神卫生部门/卫生保健司

NMH/MNC 非传染病及精神卫生部门/非传染病管理司

NMH/MSD 非传染病及精神卫生部门/精神卫生与物质依赖司

RHR/TSC 生殖健康与研究司/国家技术支持(家庭及社区卫生部门的一部分)

SED/HSD 可持续发展和健康环境部门/可持续发展中的卫生司

SEARO 世界卫生组织东南亚区域办事处(分管会员国见后)

TCM 传统中医学

TM 传统医学

UN 联合国

UNAIDS 联合国艾滋病规划署

UNDP 联合国开发计划署

UNESCO 联合国教科文组织

UNIDO 联合国工业发展组织

WKC 世界卫生组织卫生发展中心(日本神户)

WHO 世界卫生组织

WIPO 世界知识产权组织

WPRO 世界卫生组织西太平洋区域办事处(分管会员国见后)

WAMI 世界自疗药物工业组织

世界卫生组织非洲会员国:阿尔及利亚,安哥拉,贝宁,博茨瓦纳,布基纳法索,布隆迪,喀麦隆,佛得角,中非共和国,乍得,科摩罗,刚果,科特迪瓦,刚果民主共和国,赤道几内亚,厄立特里亚,埃塞俄比亚,加蓬,冈比亚,加纳,几内亚,几内亚比绍,肯尼亚,莱索托,利比里亚,马达加斯加,马拉维,马里,毛里塔尼亚,毛里求斯,莫桑比克,纳米比亚,尼日尔,尼日利亚,卢旺达,圣多美和普林西比,塞内加尔,塞舌尔,塞拉里昂,南非,斯威士兰,多哥,乌干达,坦桑尼亚联合共和国,赞比亚,津巴布韦。

世界卫生组织美洲会员国:安提瓜和巴布达,阿根廷,巴哈马,巴巴多斯,伯利兹,玻利维亚,巴西,加拿大,智利,哥伦比亚,哥斯达黎加,古巴,多米尼加,多米尼加共和国,厄瓜多尔,萨尔瓦多,格林纳达,危地马拉,圭亚那,海地,洪都拉斯,牙买加,墨西哥,尼加拉瓜,巴拿马,巴拉圭,秘鲁,波多黎各,圣基茨和尼维斯,圣卢西亚,圣多美和普林西比,苏里南,特立尼达和多巴哥,美利坚合众国,乌拉圭,委内瑞拉。

世界卫生组织东地中海会员国:阿富汗,巴林,塞浦路斯,吉布提,埃及,伊朗伊斯兰共和国,伊拉克,约旦,科威特,黎巴嫩,利比亚,摩洛哥,阿曼,巴基斯坦,卡塔尔,沙特阿拉伯,索马

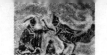

里,苏丹,叙利亚阿拉伯共和国,突尼斯,阿拉伯联合酋长国,也门。

世界卫生组织欧洲会员国:阿尔巴尼亚,安道尔,亚美尼亚。奥地利,阿塞拜疆,白俄罗斯,比利时,波斯尼亚－黑塞哥维那,保加利亚,克罗地亚,捷克共和国,丹麦,爱沙尼亚,芬兰,法国,格鲁吉亚,德国,希腊,匈牙利,冰岛,爱尔兰,以色列,意大利,哈萨克斯坦,吉尔吉斯斯坦,拉脱维亚,立陶宛,卢森堡,马耳他,摩纳哥,荷兰,挪威,波兰,葡萄牙,摩尔多瓦共和国,罗马尼亚,俄罗斯联邦,圣马力诺,斯洛伐克,斯洛文尼亚,西班牙,瑞典,瑞士,塔吉克斯坦,前南斯拉夫马其顿共和国,土耳其,土库曼斯坦,乌克兰,联合王国,乌兹别克,南斯拉夫。

世界卫生组织东南亚会员国:孟加拉国,不丹,朝鲜民主主义人民共和国,印度,印度尼西亚,马尔代夫,缅甸,尼泊尔,斯里兰卡,泰国。

世界卫生组织西太平洋会员国:澳大利亚,文莱达鲁萨兰国,柬埔寨,中国,库克群岛,斐济,日本,基里巴斯,老挝人民民主共和国,马来西亚,马绍尔群岛,密克罗尼西亚,蒙古,瑙鲁,新西兰,纽埃,帕劳,巴布亚新几内亚,菲律宾,大韩民国,萨摩亚,新加坡,所罗门群岛,托克劳,汤加,图瓦卢,瓦努阿图,越南。

二、内容提要

2002—2005 年世界卫生组织传统医学战略。

传统医学以及补充和替代医学带来了各种各样的反应——从盲目的热情到无知的怀疑。然而传统医学(TM)仍然在发展中国家广泛使用,与此同时补充和替代医学(CAM)的应用也在发达国家迅速增长。在世界许多地方,政策制定者、医学专业人员及公众正为这种卫生保健形式的安全性、有效性、质量、可获得程度及其继承和进一步发展的问题所困扰。因此,世界卫生组织明确其在传统医学/补充和替代医学方面的作用,制定战略来解决传统医学以及补充和替代医学的政策、安全性、有效性、质量、可及性及合理应用等问题是非常及时的。

三、什么是传统医学

"传统医学"是传统中医学、印度医学及阿拉伯医学等传统医学系统以及各种形式的民间疗法的统称。传统医学疗法包括药物疗法(若使用草药、动物器官和/或矿物)和非药物疗法(如在基本不使用药物的情况下进行,比如针刺疗法、手法治疗及精神治疗)。在主要卫生保健系统基于对抗疗法或传统医学尚未纳入国家卫生保健系统的国家,传统医学经常被称为"补充","替代"或"非常规"医学。

四、广泛和日益增长的应用

传统医学得到广泛应用并对卫生系统和经济起着日益重要的作用。在非洲,近 80%的人口以传统医学来满足他们的卫生保健需求。在亚洲和拉美,由于历史和文化的原因,人们仍继续使用传统医学。在中国,传统医学占所有卫生保健服务的约40%。

与此同时,在许多发达国家,补充和替代医学正越来越普及。至少使用过一次补充和替代医学的人群在澳大利亚占48%,在加拿大占70%,在美国占42%,在比利时占38%,在法国占75%。

在世界许多地方,传统医学/补充和替代医学的花费不仅显著,而且在迅速增加。在马来西亚,每年花在传统医学/补充和替代医学上的花费估计为5亿美元,而对抗疗法医学上的花费仅为3亿美元。在美国,1997年补充和替代医学的人群自付费用为27亿美元。在澳大利亚、加拿大和英国,每年补充和替代医学花费估计分别为8千万美元、24亿美元和23亿美元。

五、为什么应用如此广泛

(1)在发展中国家廉价且易获得。

在发展中国家。传统医学的广泛应用常常是由于其可负担性和可获得性。例如在乌干达,传统医学医生与人群的比例在1∶200至1∶400之间,这与对抗疗法医生与人群1∶20,000或更低的比例形成明显反差。而且,后者的人员分布也不均匀,大部分分布在城市地区,因此对农村人口而言其可及性很低。

(2)传统医学有时也是世界上最贫困患者唯一能够负担得起的卫生服务。研究表明在加纳、肯尼亚和马里,抗疟疾药息疟定一个疗程的费用可达若干美元。而在加纳和肯尼亚,每年个人人均卫生支出仅为6美元。相反,用于治疗疟疾的草药要便宜得多,而且可以以物品抵还所需费用或视患者的"财产"情形而定。

(3)传统医学在许多发展中国家广泛普及的另一个原因是它已牢固地植于人们的信仰中。

(4)发达国家卫生服务的替代方法。

在许多发达国家,补充和替代医学的广泛应用是由于人们对化学药品副作用的担心,对对抗疗法的方法和假设的疑问,以及卫生信息对于公众的可及性。

同时,人们寿命的延长也增加了发生心脏病、癌症、糖尿病及精神疾患等慢性病的危险。对许多病人来说,补充和替代医学似乎提供了比对抗疗法更为温和的对付上述疾病的办法。

六、盲目的热情和无知的怀疑

许多传统医学/补充和替代医学医生谋求对他们领域的持续的和更多的认可和支持。与此同时,许多对抗疗法的医生,甚至是传统医学有着悠久历史的国家的医生,对传统医学/补充和替代医学的益处表现出强烈的保留及明确的怀疑。管理者们为传统草药学的安全性和有效性的问题所困扰,而诸多企业集团和消费者则抵制可能限制传统医学,补充和替代医学可及性的卫生政策的制定。关于某些传统医药的强免疫激活作用的报道在艾滋病毒感染者中引发了

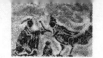

希望,而另一些人则担心这些"疗法"的使用会误导艾滋病毒/艾滋病患者,并会延误"已经证实的"疗法的治疗。

因此,随着传统医学/补充和替代医学应用的日益广泛,对传统医学/补充和替代医学产品和行为的安全性、有效性和质量提供证据的要求也在不断增加。有意思的是,许多传统医学/补充和替代医学的科学文献使用的是与现代外科相同的方法:个案病例报告或患者系列,没有对照组,甚至没有比较组。然而,对于针刺疗法的很多应用,某些草药以及一些手法治疗进行的一些随机临床试验所获得的证据却很有说服力。

总体上讲,在传统医学/补充和替代医学应用日益普及的同时,支持传统医学/补充和替代医学的临床证据在数量、质量和可获性上并没有提高。

七、开发传统医学/补充和替代医学潜力的挑战

1. 政策:传统医学/补充和替代医学良好行动的基础

只有为数不多的国家(世界卫生组织的 191 个会员国中只有 25 个国家)制定了传统医学和/或补充和替代医学的政策。然而这样的政策为明确传统医学/补充和替代医学在国家卫生保健服务系统中的作用,确保制定必要的管理和法律机制以促进和维持良好的行为,确保平等的可及性,保证地道、安全和有效的治疗提供了良好的基础。它还可确保为科研、教育和培训提供充足的经费。

事实上,许多发达国家已经认识到补充和替代医学安全性和质量、执业许可及培训标准以及研究重点等问题最好能在国家政策的框架下得到解决。在许多人群依赖传统医学作为卫生保健的形式,而传统医学尚未纳入国家卫生保健系统的发展中国家,制定国家政策的需要尤为迫切。

国家政策数目的增加对全球问题的解决有益,这些问题包括制定和实行国际认可的传统医学/补充和替代医学安全性和有效性研究的标准和规范、以可持续的方式使用药用植物以及保护及公平使用民间和传统医药知识。

2. 安全性、有效性及质量:对扩展传统医学,补充和替代医学服务至关重要

传统医学/补充和替代医学的实践在不同地区的不同文化中孕育而成。因此,没有相应的国家或国际标准和办法来对它们进行评价。

对传统医学/补充和替代医学产品的评价也存在问题,对草药来说尤其,因为草药的效果和质量可受许多因素的影响。对传统医学/补充和替代医学的研究无疑也是不足的,从而导致了数据的贫乏和研究方法开发不足。这也延缓了传统医学/补充和替代医学有关规定和立法的制定。

用于监测和评价不良反应的国家监测系统也不多见。因此,尽管许多传统医学/补充和替代医学疗法很有潜力,且应用日益广泛,但其中有很多没有经过验证,其使用也没有经过监测。正是由于这个原因,人们对其潜在副作用的了解也是有限的。这使得人们更难以找到最安全有效的治疗方法,并促进其合理应用。为了使传统医学/补充和替代医学成为卫生服务的一种资源,努力促进其合理应用并找到最安全有效的治疗方法是至关重要的。

3. 可及性:使传统医学/补充和替代医学可获得和负担得起

尽管据报道发展中国家的许多人群严重依赖传统医学来满足其卫生保健需求,目前仍缺乏准确的数据。因此呼吁进行定量研究以明确目前可及性的水平(经费上和地理上),同时进行定性研究以找出扩大可及性所面临的困难。重点应放在对贫困人口造成最重负担的疾病的治疗上。

同时,要对某些产品和疗法所依赖的自然资源进行保护,才能使可及性得到大大改善。有时草药原材料在野生植物中被过分大量采摘。

另一个主要的挑战涉及知识产权和患者的权利。传统医学知识的大规模应用所产生的经济效益是巨大的。然而,如何将这些效益在发明者和传统医学知识的所有者之间完好分配的问题尚未得到解决。

4. 合理应用:确保合理性和成本效益

传统医学/补充和替代医学的合理应用有许多方面,包括提供者的资格和执业许可;适当使用高质量的产品;传统医学/补充和替代医学提供者、对抗疗法医生和患者的良好沟通;以及提供科学信息和对公众的指导。

教育和培训方面的挑战有两方面含义。首先是确保传统医学/补充和替代医学提供者有足够的知识、资格和培训。其次是通过培训确保传统医学/补充和替代医学提供者和对抗疗法医生了解和理解他们所提供的卫生服务的互补性。

适当使用高质量的产品还可大大减少与传统医学/补充和替代医学产品如草药等相关的危险性。但是,在大多数国家,草药方面的规定和注册制度尚不完备,销售的草药制品的质量通常得不到保障。

还需做工作使人们了解何时使用传统医学才适当(并具有较高的成本效益),何时不应使用,以及为什么使用传统医学/补充和替代医学时要小心。

八、世界卫生组织目前的作用

世界卫生组织在基本药物和医药政策方面的使命是缩小基本药物的潜力与数以百万人(尤其是贫困和弱势人群)得不到、负担不起药物,不安全或不当用药的事实之间的巨大差距,

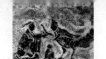

以拯救生命和改善健康。它通过履行若干核心职能来完成其使命:阐明政策和立场;与合作伙伴一起工作;制定准则和实用工具;制定规范和标准;激励战略和应用研究;开发人力资源;管理信息。

在传统医学/补充和替代医学方面,世界卫生组织通过以下活动完成上述职能:

(1)促进将传统医学/补充和替代医学纳入国家卫生保健系统。

具体措施:帮助会员国制定本国的国家传统医学/补充和替代医学政策。

(2)制定传统医学/补充和替代医学准则。

具体措施:制定和提供传统医学/补充和替代医学疗法和产品研究及传统医学/补充和替代医学产品生产中使用的国际标准、技术准则和方法。

(3)激励传统医学/补充和替代医学的战略研究。

具体措施:为传统医学/补充和替代医学安全性和有效性的临床研究项目提供支持。尤其是针对疟疾和艾滋病毒,艾滋病等疾病的研究。

(4)倡导传统医学/补充和替代医学的合理应用。

具体措施:促进以事实为依据的传统医学,补充和替代医学的应用。

(5)管理传统医学/补充和替代医学信息。

具体措施:作为促进传统医学/补充和替代医学信息交流的中心。

但是前面描述的挑战要求世界卫生组织在这一领域的活动有所扩大和增加。

九、传统医学战略行动框架

《2002-2005年世界卫生组织传统医学战略》回顾了全球的传统医学/补充和替代医学状况,勾画出世界卫生组织自身在传统医学/补充和替代医学方面的作用和活动。但更为重要的是,它为世界卫生组织及其合作伙伴提供了一个行动框架,旨在使传统医学/补充和替代医学在降低特别是贫困人口的过高死亡率和患病率方面起到更为重要的作用。该战略包含了以下四个目的:

(1)政策:通过制定和实施国家传统医学/补充和替代医学政策和项目,酌情将传统医学/补充和替代医学纳入国家卫生保健系统。

(2)安全性、有效性和质量:通过扩展传统医学/补充和替代医学的知识基础并提供管理和质量保证标准方面的指导,提高传统医学/补充和替代医学的安全性、有效性和质量。

(3)可及性:酌情提高传统医学/补充和替代医学的可获得程度和可负担性,重点关注贫困人口的可及性。

(4)合理应用:促进传统医学/补充和替代医学提供者和消费者的合理临床应用。

该战略实施的初期重点在前两个目的。实现安全性、有效性和质量的目标将为实现可及性和合理应用的目标提供必要的基础。

十、传统医学战略实施

最大限度地发挥传统医学/补充和替代医学在改善全球健康状况方面潜力的任务十分艰巨。它包含了各式各样的活动,要求许多种专业知识。值得庆幸的是,世界卫生组织已经建立了一个全球传统医学/补充和替代医学合作网,其成员包括国家卫生当局、世界卫生组织合作中心及研究机构的专家,以及其他致力于传统医学/补充和替代医学的非政府组织。他们会响应世界卫生组织的号召,提供必要的帮助。许多组织为《2002－2005年世界卫生组织传统医学战略》的制定做出了贡献,他们当中的许多同意在该战略的实施中成为我们的伙伴。

关键指标的应用将促进在每一个战略目标下国家的进展情况的监测。

(一)全球回顾

传统医学(TM)及补充和替代医学(CAM)在卫生服务提供和卫生部门改革方面正越来越受到关注。许多因素促进了传统医学/补充和替代医学的广泛应用。但是要成功地发掘这些因素的潜力,必须解决一些重要的问题。

1. 什么是传统医学,致力于工作定义

(1)定义

传统医学可以被立法、管理、公开传授及广泛和系统地实施,并受益于教以千年的经验。

另一方面,它也可能高度保密、神秘和极端地区化,仅口头传授其知识。它可以是基于明显的身体症状或感知的超自然力量。

显然,在全球水平,传统医学没有精确的定义或描述,它包含了各式各样的、有时相互矛盾的特性和观点,但是赋予其一个工作定义是有用的。就世界卫生组织而言,这样的定义应当是全面而包罗万象的。

世界卫生组织因此定义传统医学为包括各种医学实践、方法、知识和信仰,它整合了单独或联合应用以维护人类健康并治疗、诊断或预防疾病的以植物、动物或矿物质为基础的药物、精神疗法、手法治疗和运动。

有很多传统医学系统,包括传统中医学、印度医学和阿拉伯医学。还有各式各样的民间传统医学系统在不同的历史时期在亚洲、非洲、大洋州、中美和南美洲以及其他文化中形成。由于受历史、个人态度和哲学等因素的影响,它们的实践在国家之间和地区之间存在很大的差别。无疑,它们在理论和应用上常常与对抗疗法有着显著的不同。

可以根据传统医学/补充和替代医学使用的治疗方法对其进行分类。如其使用草药、动物和、或矿物质,则被分类为药物疗法;如其主要不使用药物,如针刺疗法、手法治疗、气功、太极、热疗、瑜伽及其他物理、精神及意念—身体疗法。

补充和替代医学"补充"和"替代"(有时也称"非常规"或"平行")等词用来指不属于一个国家自身传统或未纳入其主流卫生保健系统的一系列卫生保健实践。

针刺疗法是一种传统中医学治疗方法。但许多欧洲国家将针刺疗法及一般的传统中医学定义为补充和替代医学,因为它们不是其自身卫生保健传统的一部分。同样,由于顺势疗法和脊椎指压治疗法系统起源于18世纪的欧洲,时间在对抗疗法医学的引入之后,因此未被列为传统医学系统,也未被纳入欧洲的主流卫生服务形式,而被认为是补充和替代医学的一种。

说起"替代医学"就如同谈论外国人——字眼含糊其辞且带轻蔑,意指庞大混杂地根据其所非属而不是其所属进行分类。

1999年《英国医学杂志》的补充和替代医学丛刊中列举了一些常见的传统医学/补充和替代医学治疗方法(见下表)。此表并非面面俱到,现有疗法的新的分支正不断涌现。

常用的传统医学/补充和替代医学疗法和治疗技术

	中医	印度医学	阿拉伯医学	自然疗法	整骨疗法	顺势疗法	脊椎指压治疗法	其他
草药	●	●	●	●	■	●		●
针刺疗法/穴位指压	●				■			■
手法治疗	推拿	●	●	■	●		●	指压
精神疗法	●	●	●	●				催眠、康复、意念
运动	气功	瑜伽		放松				

● 超常使用此疗法治疗技术

■ 有时使用此疗法治疗技术

■ 使用治疗触摸

a. 例如,非洲和拉美的许多非正式传统医学系统使用草药。

b. 例如,泰国的一些常见传统医学疗法融合了针刺疗法和穴位指压法。

c. 传统中医学所使用的一种手法治疗。

d. 指源于日本的手法治疗,系以拇指、手掌等按压身体的某些点。

e. 传统中医学的组成部分,将运动、思念和呼吸的调节相结合,以增强体内生命能量(气)的流动,从而改善循环并增强免疫功能。

(2)将传统医学/补充和替代医学纳入国家卫生保健系统

世界卫生组织定义了三种形式的卫生系统,以描述传统医学/补充和替代医学被官方认可

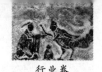
为一种卫生服务形式的程度。

①在整合系统中,传统医学/补充和替代医学得到官方认可,并被纳入卫生服务提供的所有领域。这意味着:有关国家药品政策包含了传统医学/补充和替代医学;提供者和产品均被注册和管理;公立和私立的医院和诊所均可提供传统医学/补充和替代医学治疗;传统医学/补充和替代医学治疗费由医疗保险报销;开展有关研究;有传统医学/补充和替代医学教育。全世界只有中国、朝鲜民主主义人民共和国、大韩民国和越南可被认为达到了整合系统(如下表)。

②包含系统承认传统医学/补充和替代医学,但尚未将其完全纳入卫生保健的所有方面,不管是卫生服务、教育、培训还是管理。传统医学/补充和替代医学可能不在所有级别的卫生服务机构提供,医疗保险可能不覆盖传统医学/补充和替代医学治疗,大学中可能没有官方的传统医学/补充和替代医学教育,对传统医学/补充和替代医学提供者和产品的管理可能不足或只是片面的。因此,政策、管理、开业、医疗保险覆盖、研究和教育方面的工作尚有待完成。有此包含系统的国家包括赤道几内亚、尼日利亚、马里等具有国家传统医学/补充和替代医学政策、但对传统医学/补充和替代医学产品没有或少有管理的发展中国家,以及加拿大和英国等没有大学传统医学/补充和替代医学教育,但正为确保传统医学/补充和替代医学的质量和安全性付出努力的发达国家。具有包含系统的国家最终有望达到整合系统(见下表)。

③在具有容忍系统的国家。国家卫生保健系统完全基于对抗疗法医学,但有些传统医学/补充和替代医学实践受到法律的容忍。

2. 广泛应用和受欢迎

在许多发展中国家,正如政府报告,大部分人使用传统医学来满足其基本卫生保健需求(如下图)。

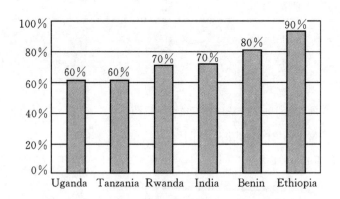

传统医学在一些发展中国家中广泛用于初级卫生保健

资料来源:由国家政府给世界卫生组织的报告编辑而成

传统医学和替代医学整合方法国国家举例

国家	国家传统医学/补充和替代医学政策	卫生部内的传统医学/补充和替代医学官方单位或司	传统医学/草药产品及草药产业法规	传统医学/补充和替代医学人力资源	在包括各公立医院在内的各级机构中存在的情况（如公立医院中存在传统医学/补充和替代医学，则说明其已纳入国家卫生系统）	传统医学/补充和替代医学医疗保险对治疗和产品的覆盖	大学水平针对传统医学/补充和替代医学和护士的传统医学和抗疗法教育	全国家研究医学研究机构
中国	1949年宪法中包含传统医学政策	国家中医药管理局	法规—有 药典中包括草药 基本药物目录中包括草药 生产厂家 600 草药农民 340 000	传统中医学医师 525 000 传统中医学对抗法医学医生 10 000 传统中医学药剂师 83 000 传统中医药医士 72 000 对抗疗法医学药剂师 55000	传统中医学医院 2 500 传统中医学对抗法医学医院 39 医学医院总床位数 35 000 少数民族传统医学医院 127	全部	170 所国家和省级研究机构 30 所传统中医学大学 3 所少数民族传统医学学院 51 所传统中医学卫生技校	
韩国	1969年国家传统医学政策	东方医学局	法规—有 药典中包括草药	东方医学医生 9914 针刺疗法医师 4500	107 所东方医学医学和东方医学诊所 6590 所地方东方医学诊所	全部	1 所国家研究机构 11 所东方医学大学	
越南	1955年国家传统医学政策	传统医学司	法规—有 基本药物目录中包括草药 国有生产厂家 2	传统医学医生 25 500 针刺疗法医师 20 000 传统医学提供者 5 000	48 所医院有传统医学科室	全部	3 所国家研究机构 3 所传统医学院有传统医学卫生技校	

资料来源：由国家政府给世界卫生组织的报告编辑而成。

传统医学和替代医学包含方法国国家举例

国家	国家传统医学/补充和替代医学政策	卫生部内的传统医学/补充和替代医学官方单位或司人负责	传统医学/或草药药制品法规	传统医学/补充和替代医学在包括各公立医院在内的各级机构中是否存在（如公立医院中存在传统医学/补充和替代医学，则说明其已纳入国家卫生系统）	传统医学/补充和替代医学医疗保险对治疗和产品的覆盖	国家或大学水平的传统医学和替代医学研究机构	大学水平针对医生、药剂师和护士的传统医学和抗疗法教育方
印度	是	是	两者都有	是，在一些医院	否	是	是
斯里兰卡	是	是	两者都有	是，在一些地区	否	否	否
印度尼西亚	是	否	两者都有	是，在一些地区	否	是，在一些地区	否
日本	否	是，在一些州	草药制品	是，在一些州医院	是	是，在一些州	是
澳大利亚	是，在一些州	否	两者都有	是，在一些州国立医院	部分	否	否
阿拉伯联合酋长国	否	专人负责	两者都有	是，在一些州国立医院	部分	是，在一所国立大学	否
德国	是	是	两者都有	是，在一些州国立医院	部分	是，在一些国立大学	否
挪威	是	否	两者都有	是，在一些州国立医院	部分	否	否
英国	否	否	两者都有	是，聋在一些州国立医院	部分	是，在一些国立大学	否，尚在准备
加拿大	否	是	两者都有	是，在一些州国立医院	部分	是，在一些州立大学	是
美国	否	否	两者都有	是，在一些州医院	部分	是，（美国）国家在一些州立大学	否
加纳	是	是	两者都有	否	否	是	否
尼日利亚	是	是	两者都有	是	否	否	否

资料来源：由国家政府给世界卫生组织的报告编辑而成。

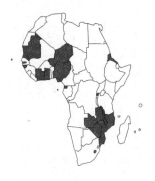

对传统接生婆进行卫生保健培训的非洲国家

资料来源:世界卫生组织,2000 年

  同样,2000 年 8 月世界卫生组织非洲区域第 50 届区域委员会会议通过的题为"促进卫生系统中传统医学的作用:非洲区域的战略"的决议中提到。非洲会员国人口的约 80% 使用传统医学来满足其卫生保健需求。这包括使用传统接生婆(TBAs)。事实上,一些非洲国家认识到接生婆对初级卫生保健的贡献。发起了培训项目,以改善接生婆的技巧和初级卫生保健知识(见上图)。其中一些国家还为药剂师、医生和护士提供传统医学培训。

  在许多亚洲国家,尽管对抗疗法医学很容易获得。但传统医学仍被广泛使用。在日本,60%~70% 的对抗疗法医生为患者开汉方药。在马来西亚,传统形式的马来、中医和印度医学被广泛使用。在中国,传统医学约占所有卫生服务的 40%,每年被用来治疗大约 2 亿患者。在拉丁美洲,据世界卫生组织美洲区(AMRO/PAHO)报道,智利人口的 71% 和哥伦比亚人口的 40% 使用过传统医学。

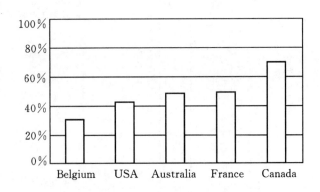

几个发达国家中至少使用过一次补充和替代医学的人群的比例

  在许多发达国家,某些补充和替代医学疗法非常受欢迎。各种政府和非政府报道(见上图)指出,"曾经使用过补充和替代医学的人群在澳大利亚占 46%,在法国占 49%,在加拿大占 70%。一项对 610 名瑞士医生的调查显示,他们当中的 46% 使用过某种形式的补充和替代医学。主要为顺势疗法和针刺疗法。这与瑞士总人口使用补充和替代医学的比例相符。在英国,近40%的对抗疗法医生提供某种形式的补充和替代医学转诊或治疗。在美国,一项由美国医学协会杂志报道的全国调查显示,上一年中使用16种替代疗法中至少1种的比例由1990年的34%上升到1997年的42%。到补充和替代医学提供者就诊的人次数远远超出美国所有初级保健医生的就诊人次数。

针刺疗法尤其受到欢迎。源于中国的针刺疗法目前在78个国家中使用,提供者不仅仅是针刺疗法医师,还有从事对抗疗法的医生(见下图)。根据世界针灸联合会的统计,亚洲有至少5万名针刺疗法医师。在欧洲有大约1万5千名针刺疗法医师,其中包括同时从事针刺疗法的对抗疗法医生。在比利时,74%的针刺疗法治疗由对抗疗法医生进行。在德国,77%的疼痛诊所提供针刺疗法。在英国,46%的对抗疗法医生推荐患者进行针刺疗法治疗或自己用针刺疗法治疗病人。美国有1万2千名注册针刺疗法医师,针刺疗法在38个州是合法的,有6个州正在制定针刺疗法有关政策。

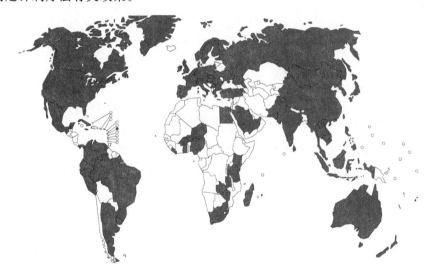

仅由对抗疗法医生或对抗疗法医生及针刺疗法医师进行针刺疗法治疗的国家

3. 花费

有关国家总的传统医学/补充和替代医学费用的报道非常少见。以传统医学/补充和替代医学进行自身治疗的全国总自付费用支出的信息更为少见。但还是有一些数据,而且随着传统医学/补充和替代医学在全球越来越广泛的使用,公共和私人支出显然在增加。在马来西亚,每年用于传统医学/补充和替代医学的支出估计为5亿美元,而每年用于对抗疗法的支出仅为3亿美元。在美国,1997年用于补充和替代医学的自付费用估计为27亿美元,相当于同年所有用于医师服务的估计自付费用。在英国,年补充和替代医学支出约为23亿美元。在加拿大，1997—1997年用于补充和替代医学的支出约为24亿美元。

以传统知识为基础的草药世界市场约为600亿美元。在美国。1996年5月至1998年5月草药在主流市场的销售额增长了101%。最受欢迎的草药制品包括人参、二裂片银杏、大蒜、松果菊和金丝桃（见下表）。

1997—1998年美国最畅销草药产品的销售增长情况

草药名称	销售额（百万美元）		销售额增长率
	1997	1998	（%）
全部草药制品	292	587	101
松果菊	33	64	96
大蒜	66	81	24
二裂片银杏	52	126	143
人参	76	96	26
金丝桃	1	103	102
其他草药	64	118	85

资料来源：美国 Scanner Data，FDM 公司的数据。

4. 使用和推广原因

在发展中国家可获得且负担得起。在一些发展中国家，传统医学的存在比对抗疗法医学广泛得多。在坦桑尼亚、乌干达和赞比亚。研究者们发现传统医学医生与人群的比例为1：200—1：400。这与对抗疗法医生通常为1：20,000或更低的比例形成强烈反差。1991年美国国际开发署的一项调查发现，南撒哈拉非洲传统医学医生与对抗疗法医生的比例为100：1。而且对抗疗法医生主要集中在城市或城区。因此，对许多农村人口来说。传统医学是唯一可获得的卫生服务资源。1998年世界卫生组织遏止疟疾项目的调查显示，在加纳、马里、尼日利亚和赞比亚，60%以上的高热儿童在家里接受草药治疗。其中一个主要原因是草药在农村很容易获得（见下图）。

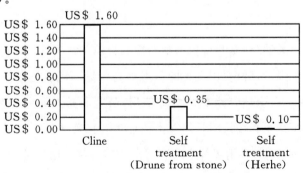

在加纳以草药治疗疟疾比其他治疗形式便宜得多

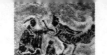

传统医学有时也是唯一可负担的卫生资源，尤其是对最贫困的患者而言。研究表明，在肯尼亚、加纳和马里，抗疟药物息疟定一个疗程可达若干美元。而在加纳和肯尼亚，每个人人均卫生支出仅为 6 美元，也就是说，有人负担不起化学药品；另一方面，草药不仅相对便宜，而且可以以物品抵还所需费用或视患者的"财产"情形而定。同样，在萨尔瓦多，公立医院门诊治疗一例腹泻病儿童的收费（包括诊费和药费）可高达 50 美元，而传统医学医生的治疗收费则不超过 5 美元，或可以实物相抵。

人们更便于接受传统医学医生的服务，加上对其治疗慢性病和顽症的信心，这也许是大部者使用传统草药来减轻症状和治疗机会感染的原因。传统医学医生常常由于他们在卫生保健和预防许多性传播疾病方面的专长而享誉社区。同时，传统医学扎根与人们的信仰中，并一直成为许多人生活中重要的有机组成部分。因此，联合国艾滋病规划署倡导在南撒哈拉非洲的艾滋病预防和护理中与传统医学医生进行合作。

2006 年 6 月，在坎帕拉由联合国艾滋病规划署组织的一次会议上有人指出，传统医学实际上正承担着非洲艾滋病人临床护理的任务。这一趋势总体上被各国卫生部和国际组织所忽略。

传统医学在亚洲的发展中国家也得到了广泛应用。印度政府报告，对于其 65％ 的人口来说，传统医学是唯一可获得的卫生服务。在一些亚洲国家，政府正积极地倡导传统医学。老挝卫生部鼓励传统医学的应用，包括将题为"药在你家的花园中"的报告在社区中广泛传播。在泰国，卫生部正努力提高人们的认识，更多地将药用植物用于初级卫生保健。这包括《用于初级卫生保健的药用植物手册》一书的出版。

传统医学是以个体需求为基础的，不同的人可能接受不同的治疗，尽管按照现代医学的理论，他们患有同一种病。传统医学史建立在这样的信仰之上的，即每一个个体都有其自身的体质和社会环境从而使他们对"病因"的治疗出现不同的反应。

同时，人们寿命的延长也增加了发生心脏病、癌症、糖尿病及精神疾患等慢性病的危险。尽管对抗疗法的治疗方法和技术很丰富。但有些患者发现这些治疗方法和技术并没有提供满意的解决办法。治疗和技术还不够有效，或导致了副作用。美国的一项全国调查显示，大部分补充和替代医学使用者事实上并不将补充和替代医学看做是对抗疗法的"替代"，而看做是其"补充"。最近的一项调查表明，美国 78％ 的艾滋病毒/艾滋病患者使用某种形式的补充和替代医学（见下图）。

发达国家就医行为和消费者满意程度的调查发现人们对补充和替代医学医生所提供服务的质量高度满意。人们对传统医学以过程为基础的治疗方法的低风险的认识可能是传统医学受欢迎的另一个因素。对于 1990—1996 年美国不良行医数据的分析表明，总体上讲，对脊椎

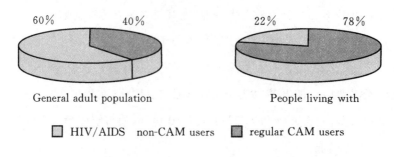

| 60% | 40% | | 22% | 78% |

General adult population   People living with

☐ HIV/AIDS   non-CAM users   ■ regular CAM users

美国艾滋病毒/艾滋病患者使用补充和替代医学的情况

指压治疗法医生、按摩医生和针刺疗法医生的不满比对一般医生不满出现得少,且损伤程度轻。对全球文献的搜索表明,15 年中仅有 193 例针刺疗法引发的副反应(包括相对较轻表现,如擦伤和头晕)。

必须承认和肯定常规医学所起的关键作用。承认和肯定它对急症和创伤应急反应的能力,在诊断和治疗方面的技术革命,以及基础科学发明的临床应用。然而,在综合护理和慢性疾病的治疗方面,常规医学的更为简化和机械化和专注于某一器官的方法则是欠缺的。

5. 应对传统医学/补充和替代医学的普及

各国政府正在应对传统医学/补充和替代医学的广泛应用。几个国家正在制定脊椎指压治疗法的规定,而有 24 个国家已经有了这样的规定(见下图)。其他一些国家正努力对草药进行管理。世界卫生组织会员国中有草药相关规定的由 1994 年的 52 个增加到 2000 年的 64 个(见下图)。仅在 2000 年一年,就有澳大利亚、加拿大、马达加斯加、尼日利亚和美国制定了草药的有关规定(世界卫生组织帮助马达加斯加和尼日利亚制定了其规定)。在一些国家,传统医学/补充和替代医学方面的组织结构、预算和培训正在稳步发展(见下表)。

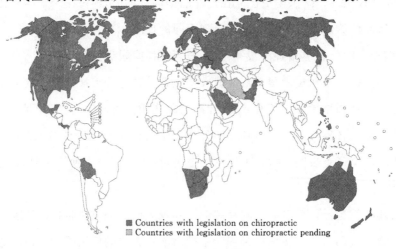

■ Countries with legislation on chiropractic
▨ Countries with legislation on chiropractic pending

24 个国家已有指压疗法规定

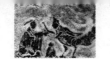

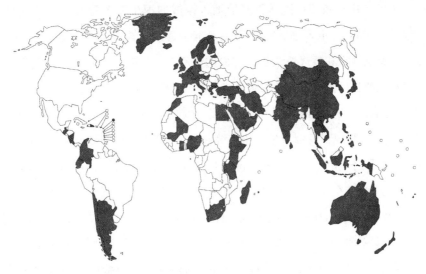

有草药规定的国家

　　发展中国家国家传统医学研究机构数目的增加也是传统医学重要性提高的标志。事实上，目前大多数发展中国家已经有了国家传统医学研究机构。显著的例子是中国、加纳、朝鲜民主主义人民共和国、大韩民国、印度、马里、马达加斯加、尼日利亚、泰国、印度尼西亚、老挝人民民主共和国、斯里兰卡和越南（见下图）。

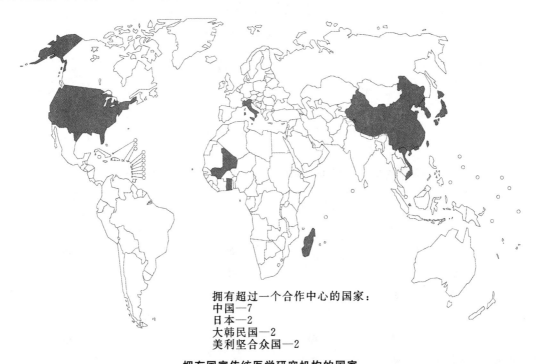

拥有超过一个合作中心的国家：
中国—7
日本—2
大韩民国—2
美利坚合众国—2

拥有国家传统医学研究机构的国家

　　与此同时，在发达国家，对补充和替代医学受欢迎程度提高的反应也越来越广泛。挪威议会于 1995 年对如何将补充和替代医学更好地纳入挪威的卫生服务进行了调查。这包括补充和替代医学专业培训和教育的证书制度，以及对补充和替代医学治疗进行记录。1997 年，卫生与民政部建立了一个检查补充和替代医学各个方面的委员会。委员会的报告建议废除《庸医相关问题法令》，并创建补充和替代医学提供者注册系统。委员会还建议调拨 5 年的经费，以便增加补充和替代医学知识并激励补充和替代医学提供者与挪威卫生保健系统的合作。后一项建议在 1999 年通过中国与挪威两国卫生部长签署的《卫生合作谅解备忘录》在国际级得到了落实。协议的目标是促进两国的卫生及卫生服务，重点在传统医学、补充和替代医学以及医院的发展、管理和组织工作。在英国，随着对传统医学安全性关注的增加，已正式审查了补充和替代医学的提供与应用。当今，除了被法律保护的整骨疗法和脊椎指压治疗法，任何人都可以不经任何培训就提供补充和替代医学治疗。1999 年，上议院要求科学技术委员会对这类卫生保健进行调查，委员会建议创建一个中央机制来协调、指导、监督补充和替代医学研究方面的培训（经费由政府和慈菩机构提供）。其次，委员会建议国家卫生服务研究与发展指导理事会和医学研究委员会以美国国家补充和管代医学中心为模式，提供研究经费来建立一些优秀的补充和替代医学研究中心。

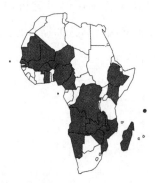

许多非洲国家具有开展传统医学研究的机构

越来越多的非洲国家已建立起传统医学方面的机构、预算和培训

国家	传统医学法律框架	国家管理或协调机构	传统执业医生协会	传统执业医生名册	用于传统医学的国家预算拨款
安哥拉			●	●	●
博茨瓦纳			●		
布基纳法索	●	●	●		
喀麦隆			●	●	
科特迪瓦	●	●	●		●
刚果民主共和国	●	●			
赤道几内亚	●	●	●		
厄立特里亚					●

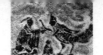

续表

国家	传统医学法律框架	国家管理或协调机构	传统执业医生协会	传统执业医生名册	用于传统医学的国家预算拨款
埃塞俄比亚	●		● 冈比亚	●	
加纳	●	●	●		
莱索托	●	●	●	●	
马达加斯加	●	●	●		
马拉维		●	●		
马里	●		●		●
毛里塔尼亚			●		
莫桑比克	●			●	
纳米比亚	●	●	●		
尼日尔	●	●	●	●	
尼日利亚	●		●		●
卢旺达			●	●	●
圣多美和普林西比	●	●	●		
塞内加尔			●		
赞比亚	●	●		●	
津巴布韦	●	●	●	●	

在英国,补充和替代医学培训和教育机遇的增多也反映了对这种卫生保健方式兴趣的提高。例如,越来越多的学术机构提供针刺疗法方面的培训。医学生也能够学习补充和替代医学课程,尽管只是倾向于提供学术性简介,而不是教授具体的临床技能。1995—1997 年,英国开设此类课程的医学院校比例从 10% 上升到了 40%。在美国,大量医学院校开设了选修课并召开补充和替代医学研讨会。

在发达国家,补充和替代医学研究经费和研究机构的建立同样有所增长。在英国,国家卫生部门最近为两项用针刺疗法治疗慢性疼痛的实验提供了经费。在德国,慕尼黑科技大学的一个补充和替代医学研究中心已进行了一系列重要的系统性回顾。

在美国,美国国会于 1992 年成立了国家卫生机构替代医学办公室(见 http://nccam.nih/gov/)。随着办公室发展成为国家补充药物与替代医学中心(NCCAM),1999 年办公室被赋予了更大的权力,NCCAM 的预算呈递进式增长,到 2000 年增至 6,840 万美元。同时,白宫在 2000 年成立了白宫替代医学委员会。根据 2000 年 3 月 8 日通过的执行规定,委员会负责提出一套具有法律和行政效力的建议,使普通公众能最大限度地受益于补充和替代医学。委员会有 10 名成员,包括参议员和专家。

在各研究机构,如马里兰大学、纽约的哥伦比亚大学、马萨诸塞的哈佛大学、纽约的斯隆-

科特林肿瘤中心等,美国还有许多补充和替代医学研究单位。

国际上有关传统医学/补充和替代医学的活动也变得更加突出。欧盟(EU)最近完成了关于"非常规医学"的 COST(欧洲在科技研究领域的合作)项目。1999 年欧盟的一次议会会议(名为"欧洲特色的非常规医学")号召成员国促进医学机构对补充和替代医学的正式承认,鼓励在医院中应用补充和替代医学,并鼓励对抗治疗法医生们到大学学习补充和替代医学。在欧洲,欧洲医药制品评估机构(EMEA)负责医用草药制品质量、安全性和药效方面的工作。欧洲医药制品评估机构在 1997 年建立了医用草药制品特别工作组。

53 个非洲国家和政府首脑在 2000 年签署的《遏制疟疾阿布加宣言》认可了传统医学在抵御疟疾方面做出的重要贡献。《宣言》包括要求政府确保传统医学治疗的有效性。并使社区中的最贫困人群能获得和利用这种服务。

(二)挑战

传统医学/补充和替代医学有许多积极的特征,包括:多样性与灵活性;在世界上的许多地区具有可获得性和可负担性;被发展中国家的人们广泛地接受;被更多的发达国家的人们所接受;比较低的费用;技术投入的水平较低;以及不断增强的经济重要性。这些可被视为应尽量加强的机遇。

但是,这种卫生保健方式其他的特征被视为必须应对的挑战。内容包括:政府认可的程度各不相同;许多疗法缺乏关于有效性的可靠科学依据;与本地的传统医学知识保护有关的困难;以及确保合理应用方面的问题。

世界卫生组织丰富的传统医学/补充和替代医学专业知识意味着它处在有利的地位,可以帮助应对这些挑战。事实上,世界卫生组织会员国在世界卫生组织各区域委员会会议期间,在国际药物管制当局大会(ICDRAs)上,以及国际政府论坛上反复持续地要求在传统医学/补充和替代医学方面获得更多的帮助和指导。

2000 年,有 25 个国家卫生部长出席的世界卫生组织非洲区域委员会会议要求在以下方面给予支持:为传统医学创造有利的环境;为形成和评估国家传统医学政策制定准则;建立机制以改善就地生产传统药物的经济和法律环境。1999 年世界卫生组织东南亚区域办事处,2000 年中国传统医学政府论坛和 1999 年第 9 届 ICDRA 会议都提出了相似的要求。

有些挑战是一些地区共有的。例如,中国和印度关心如何在偏远地区更好地利用传统医学来加强基本卫生保健。在非洲,许多国家正在寻找方法使地方传统医学资源得到充分利用并使传统医学成为最基本的卫生保健一揽子计划中不可缺少的组成部分。对世界卫生组织欧洲会员国来说,安全与质量、执业许可和培训标准、方法以及研究重点已迅速成为非常重要的问题。

1. 需要做些什么

下表概括了需要解决的最重要问题,并将其分为 4 类:

(1)国家政策与管制框架;

(2)安全性、有效性和质量;

(3)可及性;

(4)合理利用。

传统医学/补充和替代医学的挑战分为 4 类

国家政策与管制框架	• 缺乏对传统医学/补充和替代医学及其提供者的官方承认 • 传统医学/补充和替代医学未纳入国家卫生保健系统 • 缺乏管制与法制机制 • 本地的传统医学知识和产品效益的合理分配 • 传统医学/补充和替代医学发展和能力建设的资源分配不足
安全性、有效性和质量	• 缺少研究方法 • 传统医学/补充和替代医学的疗法和产品的依据基础欠缺 • 缺乏确保传统医学/补充和替代医学疗法和产品安全性、有效性和质量控制的国际和国家标准 • 缺乏适当的草药管制和注册 • 缺少对传统医学/补充和替代医学提供者的注册 • 对研究的支持不够
可及性	• 缺少衡量可及性水平和可负担性的数据 • 需要认定安全有效的治疗方法和产品 • 缺乏对传统医学/补充和替代医学提供者作用的官方承认 • 传统医学/补充和替代医学提供者与对抗辣法医生之间缺乏合作 • 不能持久地利用医用植物资源
合理利用	• 传统医学/补充和替代医学提供者缺乏培训,对抗疗法医生缺乏传统医学/补充和替代医学方面的培训 • 传统医学/补充和替代医学医生与对抗疗法医生之间以及对抗疗法医生与消费者之间缺乏沟通 • 公众缺乏关于合理使用传统医学/补充和替代医学的信息

2. 国家政策与法律框架

尽管传统医学广泛地应用于疾病的预防、诊断、治疗和管理,但是很少有国家制定了传统医学/补充和替代医学国家政策。

"没有对什么应纳入系统,什么不应纳入系统的有效评估,我们就有可能建立一个费用较高,安全性低且无法以对公众负责的态度管理慢性病的卫生保健系统"。

然而,为了明确传统医学/补充和替代医学在国家卫生保健提供系统中的作用并使之为卫生部门的改革做贡献,这些政策是十分需要的。这些政策还能确保具备必要的管制和法律机制以促进和保持良好的做法,确保传统医学/补充和替代医学可及性的合理性,并确保任一治疗方法的可靠性、安全性和有效性。没有这些政策,传统医学/补充和替代医学的实践就没有政府的监督,也没有对消费者和患者的保护。

因此,传统医学/补充和替代医学应涉及一系列问题,包括:关于草药产品和使用疗法的立法和管制;提供者的传统医学/补充和替代医学教育、培训和执业许可;研究与发展;经费及其他资源的调拨(见下表)。简单地说,健全的传统医学/补充和替代医学能增加患者和消费者,能够利用的安全有效的卫生保健类型。到目前止,世界卫生组织191个会员国中只有25个国家制定了传统医学,补充和替代医学国家政策。

传统医学/补充和替代医学国家政策中应包含的关键要素

- 传统医学/补充和替代医学的定义
- 政府在发展传统医学/补充和替代医学方面作用的定义
- 确保传统医学/补充和替代医学疗法和产品安全性和质量的规定
- 建立或补充与传统医学/补充和替代医学提供者及草药管制有关法规的规定
- 关于传统医学/补充和替代医学提供者教育和培训的规定
- 促进传统医学 /补充和替代医学提供者教育和培训的规定
- 关于传统医学/补充和替代医学适当应用的规定
- 关于国家健康保险覆盖面的规定
- 考虑到知识产权的问题

如果有关国家拥有用于传统医学/补充和替代医学产品的有价值的本地传统医学知识和/或自然资源,就还需要注意知识产权问题。一些团体建议在现在或新的知识产权形式下保护传统医学,另一些团体出于伦理或经济的原因反对这一建议。然而,"生物盗窃"——未经许可就盗用传统医学知识和材料,受到广泛指责。很明显,当起草国家传统医学/补充和替代医学政策时,应充分考虑到保护知识产权的目标和影响。

事实上,制定传统医学/补充和替代医学政策时通常应十分谨慎。首先应审慎地评估有关国家中传统医学/补充和替代医学的应用和实践情况以及利用定传统医学/补充和替代医学协助国家实现卫生保健目标的最适合的方法。国家政策应有益于患者利用传统医学疗法。如果出现下列情况。国家政策将无法体现益处:不能确保传统医学,补充和替代医学产品和实践的安全性、有效性和质量;不适当地约束传统医学,补充和替代医学的实践;导致更高的卫生保健费用;无正当理由地阻碍患者选择治疗方案;或者影响对抗疗法医生交叉转诊患者的能力。

3. 安全性,有效性,质量

对抗疗法医学是基于西方文化产生的。因此,行医者强调它的科学性。并主张它是纯客观的,也无文化价值观的烙印。传统医学/补充和替代医学治疗方法受到其最初形成时的文化条件和历史条件的深刻影响,有了不同的发展。它们共同的基础是对生命的整体观念。精神、身体及其环境间的平衡,以及强调健康而非强调疾病。一般情况下,行医者更关注个体患者的整体情况,而不是病人所患的特定疾病。

有关传统医学安全性和有效性的信息数量和质量,远不能符合在世界范围内应用传统医学所需的标准。缺乏研究信息的原因不仅与卫生保健政策有关,而是由于缺少足够的或者可接受的评价传统医学的研究方法。应注意到,各国有已出版和未出版的传统医学研究信息,但还应促进安全性和有效性的深入研究并改善研究质量。

这种更加复杂的卫生保健观念使传统医学/补充和替代医学对许多人有很强的吸引力。但是也使评估极为困难,因为必须考虑到这么多因素。由于传统医学/补充和替代医学的实践是在不同地区的不同文化中形成的。所以进行评估的标准和方法并没有相应平行的发展,无论是国内的还是国际的。而且,补充和替代医学提供者来自根本不同于治疗方法最初形成时周围环境的文化和哲学背景。这可能导致解释和运用方面的问题。因此,在有些国家,对抗疗法医生不愿将患者转给补充和替代医学提供者诊治于是可以理解的。(这转而使卫生保险系统不愿对补充和替代医学治疗费用进行报销,实际上是减少了患者对卫生保健的选择)

评估草药等传统医学/补充和替代医学产品特别困难。分辨植物的精确性很重要,提取有效成分也是如此。后者是复杂的,因为药用植物的性质受植物采集时间和植物产地(包括环境条件)的影响。同时,一种药用植物可包含上百种自然成分。因此,确定哪种成分有哪种作用是非常昂贵的。但由于草药在世界范围内广泛受到欢迎,急需以有限的资源评估草药的一种广泛适用的、适当和有效的方法(见下图)。

(1)研究、研究方法和成本效益

回顾显示临床实验数量很少,规模很小而且缺乏对照。这可能并不令人惊讶。循证替代领域(见第4章)发现,索引中列为“替代药物”类的文章仅占1966—1996年间MEDLINE医学文章总量的0.4%,但是在此期间每年的总量一直稳步增长,而且随机临床实验(RCTs)报告比例的增加表明出现了走向以依据为基础的医学的趋势。报告的随机临床实验中,只有一些包括费用(用于所涉及的疗法,并包括咨询、使用的材料等费用)。事实上,对传统医学/补充和替代医学所做的可靠和全面的经济分析是很少的。

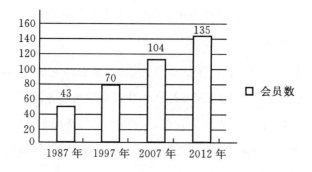

对有些草药,已有关于有效性的有力证据,但常常缺乏评估

近几年无法支持在这一领域的研究。结果是传统医学/补充和替代医学安全性、有效性和质量方面的数据缺乏,也无法发展评估方法。但是,已表明至少一些常用的替代疗法。例如一些草药、手法治疗和超脱静坐等行为减压技术,能对慢性病进行有效的管理。

(2)有发展潜力

草药和针刺疗法在传统医学/补充和替代医学疗法中应用得最为广泛。国际著名科学杂志已出版了一些有关传统医学临床效能的调查报告。例如,针刺疗法治疗疼痛和恶心的有效性已被最终证明,现在已在世界范围内获得公认。

对草药来说,除了用艾属一年生植物治疗疟疾,一些关于草药产品有效性的广为人知的依据包括用金丝桃治疗轻度抑郁症。对患者来说,使用中草药会比用阿密曲替林等抗抑郁药有更少的副作用。这些成果推动了世界范围的研究工作,以确立广泛使用的其他传统医学/补充和替代医学疗法的有效性。在实验室中,已表明植物提取物有多种药学作用。包括消炎、血管舒张、抗菌、抗痉挛、镇静和退热作用。但是,几乎没有开展过随机对照研究以调查草药提供者日常工作中行医和治病的情况。其他多数传统医学/补充和替代医学疗法的情况也是如此。

关于非药物疗法,1999年《英国药学杂志》的补充和替代医学丛刊评论说,随机对照试验很好地证明催眠和放松术可以减轻焦虑并预防恐慌和失眠。随机试验还表明催眠术对治疗哮喘和急性肠炎综合征很有价值,瑜伽对哮喘很有益处,太极拳可以帮助老年人减少对跌跤的恐惧。

正开始进行的一些更具体的成本效益分析。这方面更多强有力的证据可极为有助于提出理由以更大程度地承认和应用传统医学,如秘鲁的补充和替代医学成本效益研究。秘鲁补充药物国家项目和泛美卫生组织开展了一项研究,对补充和替代医学与对抗疗法在秘鲁社会保障系统内的诊的和医院中使用的情况进行了对比。

补充和替代医学的相关有效性从以下方面评估:

• 所见临床有效性;

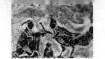

- 用户/患者满意度；

- 随着生活方式的改变，降低未来的医疗风险。

对病历和/或临床评价中记载的同等严重程度的选定病症进行了治疗比较。

对339名患者进行了为期一年的追踪，其中170名接受补充和替代医学治疗方法，169名接受对抗疗法。对以下病症的疗法进行了分析：中度骨关节炎；腰痛；焦虑导致的神经官能症；轻度或间断性哮喘；消化酸疾病；神经性偏头痛；外源性肥胖；面部神经瘫痪。结论（显著性为95%）总结如下：

①用补充和替代医学的直接成本的总体平均水平低于常规疗法（为了评估两个系统的直接费用，对选定的每种病症治疗期间发生的实际费用作了计算和比较）。

②对于评价的每一种标准—临床效果，患者满意度和未来风险的减少，补充和替代医学的有效性高于常规疗法，包括：

- 副作用较少；

- 患者感受到的效力和临床观察到的效力之间的关联度更高；

- 患者对医疗系统在解决卫生问题方面所起的作用给予更高程度的认可。

③对选定的病症，补充和替代医学总体成本效益比常规疗法高53%～63%。

（资料来源：Exsatwd和泛美卫生组织，2000）

事实上，若要促进并扩大传统医学/补充和替代医学的获取并确保合理使用这种卫生保健形式，这就是一个先决条件。

（3）在国家级确保安全性和质量

低水平的研究工作已使确保传统医学，补充和替代医学治疗方法和产品安全性和质量的国家标准的发展速度放缓。特别是技术指导和信息的缺乏，已障碍了草药管制和注册制度的发展。这又使诸如监测和评估不良事件的国家监测系统等方面的发展速度放缓。到1997年4月向世界卫生组织报告的771例有关假药的案例中只有3%涉及草药，这一事实可能反映监测水平较低，而不是表示草药不良作用较少。

（4）确定研究需要

英国科技委员会提交给上议院的第6份报告提到与英国补充和替代医学研究相关的一些问题，并视为在总体上适用于该领域的研究问题。委员会发现研究基础设施低劣，并认为研究质量常常太差是由于未能很好地理解研究的伦理准则，缺乏完善的方法，资源供应不足，而且研究人员不愿评估依据。下表总结了确保传统医学/补充和替代医学安全性、有效性和质量的关键要求。

确保传统医学/补充和替代医学安全性、有效性和质量的关键要求

国家水平：

- 国家对草药的管制和注册
- 草药和其他传统医学/补充和替代医学的安全性监测
- 支持传统医学/补充和替代医学的临床研究以解决本国的常见卫生问题。
- 评估传统医学/补充和替代医学安全性、有效性和质量的国家标准、技术准则和方法
- 药用植物的国家药典和专著

全球水平：

- 通过交流准确的信息和联网合作，获取现有的传统医学/补充和替代医学知识
- 为了治疗和解决常见的疾病与卫生问题，分享对传统医学/补充和替代医学使用情况的研究成果
- 关于传统医学/补充和替代医学产品和疗法安全性、有效性和质量的依据基础

下表概述了一些重点研究领域。

重点研究领域

- 每一种疗法的效果；有效性、安全性和成本效益
- 研究每一种疗法的作用机制，包括对治疗的反应模式
- 对传统医学/补充和替代医学类本身进行研究，包括对求助于传统医学/补充和替代医学的患者的动机和传统医学/补充和替代医学使用模式的社会研究
- 研究专门针对传统医学/补充和替代医学模式的新的研究战略
- 研究所用诊断方法的有效性
- 研究传统医学/补充和替代医学在特定卫生保健环境中的使用和效果

资料来源：上议院，2000

4. 可及性

统计数据充分证明，世界上最贫困的国家最需要能治疗传染病的廉价、有效的方法。在1999 年死亡的 1,050 万儿童中，99％为发展中国家的儿童。在发展中国家，超过 50％的儿童死亡仅仅源于 5 种传染病。与之相似，每年死亡的 200 万结核病人，99％存在于发展中国家，日前 3,000 万艾滋病毒感染者的 80％生活在南撒哈拉非洲。

同时，在传染病造成最大问题的地区，现代化学药品的可及性最低。原因广为人知，包括经费不足和落后的卫生保健提供。但在发展中国家，传统医学相对而言比较便宜。另外，虽然不一定获得官方承认。但传统医学医生受到广泛的信任和尊敬。

但是若要提高传统医学的可及性以帮助发展中国家改善卫生情况，必须解决几个问题（见下表）。首先，必须制定真实的标准指标以准确地衡量传统医学在经费和地域方面的可及性水平。还应开展定性研究以帮助确定阻碍扩大普及面的因素。

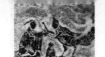

提高传统医学/补充和替代医学可获得程度和可负担性的关键要求

国家和全球水平:

- 确定最安全有效的传统医学/补充和替代医学疗法和产品(包括:治疗方法有效的依据;治疗方法安全的依据;治疗方法具有成本效益的依据)

- 研究安全有效的传统医学/补充和替代医学疗法,用于尤其对贫困人口造成最重负担的疾病

- 承认传统医学医生在发展中国家提供卫生保健方面的作用

- 优化和提高发展中国家传统医学医生的技术

- 保护和继承本地的传统医学知识

- 药用植物的可持续种植

其次,必须确定最安全有效的传统医学疗法,为促进传统医学提供坚实的基础,重点应是治疗对贫困人口造成最重负担的疾病,这意味着注重于研制抗疟药物以及治疗和预防艾滋病毒、艾滋病。

显然,提高安全有效的传统医学的可及性不应意味着代替可提高对抗疗法可及性的项目。相反,应创造增进传统医学医生与对抗疗法医生合作的机遇以满足患者的需要,使他们既能利用传统医学,也能利用对抗疗法。当然,在所有地方部应是这样(其中也包括补充和替代医学)。但在难以获取对抗疗法的地区,意义尤其重大。幸运的是,在这些地区,传统医学医生往往地位稳定并很受尊敬。同这些医生一起工作能促进重要卫生信息的有效传播,并促进安全的传统医学实践。

若要持久地提高传统医学的可及性,就必须维持传统医学所常常依赖的自然资源。例如,草药的原料常从野生植物群体采集,由于当地使用量的增加或为了满足出口的需要而导致的过置采集,是一个日益严重的问题。在东非和南非,野生非洲土豆(Hypoxishemeroca llidea – H. rooperi)的生存受到了威胁,原因是许多人知道这种植物可以治疗艾滋病毒。艾滋病,使得对它的需求猛增。由于绝大多数植物基因资源和生物多样化的其他形式存在于或发源于几乎无能力对其进行保护的发展中国家,所以这些问题急需解决。

未解决的知识产权问题是可及性的另一个问题。传统医学研究对确保获取安全有效的治疗是至关重要的。而研究人员掌握的关于本地传统医学手段和产品的知识可为公司和研究机构带来巨大效益。似乎越来越常见的是,传统医学知识被科学家和企业占有、改用并定为专利,而对原拥有者只给予少量补偿或没有补偿,也未征得他们的同意。

5. 合理应用

在许多国家,对以下方面要求开展相当大量的工作:提供者的资格和执业许可;保证质量的产品的正确使用;传统医学/补充和替代医学提供者、对抗疗法医生和患者之间的良好沟通;向公众提供科学信息和指导。

（1）教育与培训

这一领域的挑战至少是双方面的（见下表）。首先，确保传统医学/补充和替代医学提供者有充分的资格和培训。其次，通过培训确保传统医学/补充和替代医学提供者和对抗疗法医生理解并认识到他们提供的卫生保健的补充作用。第一方面涉及在可能的地方建立传统医学/补充和替代医学的考试和执业许可系统以及法规，以至只有具备资格的人才能在传统医学/补充和替代医学领域行医或出售传统医学/补充和替代医学产品。第二方面要求为传统医学/补充和替代医学提供者修改培训规划以包括初级卫生保健和公共卫生的基本要素，并确保药学、医学和公共卫生学位包括关于传统医学/补充和替代医学正确使用保证质量的产品。

促进提供者和消费者合理使用传统医学/补充和替代医学的关键要求

国家水平：

- 为最常用的传统医学/补充和替代医学疗法提供培训准则
- 加强并增加传统医学/补充和替代医学提供者的组织工作
- 加强传统医学/补充和替代医学提供者与对抗疗法医生之间的合作
- 为消费者提供有关正确使用传统医学/补充和替代医学疗法和产品的可靠信息
- 改善对抗疗法医生与患者关于利用传统医学/补充和替代医学的沟通

正确使用保证质量的产品也能减少与草药等传统医学/补充和替代医学产品相关的风险。但是，许多国家还未充分形成对草药的管制和注册。产品可能被污染，或在成分、质量和安全性方面有极大差异。例如，大蒜有降低胆固醇的作用，但如果用某种方法加工可能无法产生这种效果。同时，控制草药标签和宣传的标准很少。而且，许多草药直接出售或被作为饮食补给品出售，很少有关于正确使用的说明。消费者可能不清楚潜在的副作用，也不知道草药何时吃、如何吃才是安全的。要改变这一状况，就需要更严格地控制传统医学补充和替代医学产品更加严格的控制并在这一领域更努力地教育公众。

（2）信息与沟通

对传统医学,补充和替代医学的使用正在迅速增长,但对所具风险的认识和如何避免风险还未步入正轨。结果是,消费者不理解为什么只能找接受过培训并且取得适当资格的医生求诊,或为什么在使用传统医学/补充和替代医学产品时应非常谨慎。又如,还不能普遍理解,草药和化学药品同时服用可产生副作用。例如,人参本身很少有不良反应。但是如果与华法令抗凝剂混合,它的抗血小板活动会造成超常抗凝血的危险。与之相似,同标准的抗抑郁症药物丙咪呔相比,金丝桃作为抗抑郁症药物应用效果良好。但是如果正在服用银地那维(一种艾滋病毒蛋白酶抑制剂)的患者再服用金丝桃,银地那维在血液中的水平会降至阻碍艾滋病毒繁殖的水平以下。

没有关于这些相互作用可能性的知识,患者就不会告诉医生他们正在服用传统医学/补充和替代医学产品,而医生也不会去问。在美国,1990 和 1997 年中使用补充和替代医学疗法的案例只有不足 40% 告诉了医生。同时,可能被普通大众作为信息源泉的对抗疗法医生、护士和药剂师可能都不了解补充和替代医学,因此不能回答患者有关选择补充和替代医学治疗的问题。

信息、教育和沟通战略能够解决一些问题,并提高对传统医学/补充和替代医学潜在效益的认识。

(三)世界卫生组织当前的作用

世界卫生组织在传统医学/补充和替代医学方面当前主要的目标是提供规范和国家规划支持。以使得会员国能发展它们自己的传统医学/补充和替代医学,并将之以适当的方式融入它们国家的卫生保健系统,保证以适当、安全和有效地使用传统医学/补充和替代医学。

世界卫生组织同时也寻求:

使会员国与公众在科学界能更多地获取传统医学/补充和替代医学相关问题的准确信息。

下文概述了世界卫生组织旨在达到这些目标的一些成就和当前的活动。

在开展其传统医学/补充和替代医学的活动时,世界卫生组织不仅仅直接与会员国、国家和国际组织以及地区机构一起工作,而且与其合作中心网一起工作。

1. 开发传统医学/补充和替代医学,并将其纳入国家卫生保健系统

世界卫生组织特别积极地支持非洲、东南亚和西太平洋地区传统医学的发展,这包括帮助会员国制定国家政策和法规,推动各地区就这些问题的信息交流,并支持开展工作以确保产品安全和保证有受过训练的合格人力资源。

(1)非洲

正如第二章提到的,世界卫生组织非洲区域委员会在 2000 年通过了关于《促进传统医学在卫生系统中的作用:非洲区域战略》的决议。该决议承认传统医学对实现非洲区域"人人享有卫生保健"的重要性和潜力,并且建议加速发展就地生产传统药物。决议进一步敦促会员国在适当立法和国家与地方级具体干预计划的基础上把战略转变为现实。并在实施和评估方面积极与所有伙伴进行合作。该战略发展的具体成效正日益显现出来,其中包括在 16 个非洲国家中的传统医学法律框架。

(2)美洲

在 1999 年,美洲区域办事处的一个工作组对该区域传统医学的状况和使用情况(包括国家政策和管制)进行了评审,并建议召开两个会议——关于草药制品的管制和本土医药的研究。由世界卫生组织总部和美洲区域办事处主办的草药制品管制问题区域会议于 2000 年召开,分析了与国家政策、经济以及草药制品管制和注册相关的问题。另外,还介绍了世界卫生组织草药制品安全和功效评价准则。与会者还通过了关于草药制品注册统一要求的一项议案。后者将推动在美洲区进一

步把传统医学与国家卫生保健系统融为一体。特别在以下这些国家已经建立了草药制品的管制和注册制度：玻利维亚、智利、哥伦比亚、哥斯达黎加、厄瓜多尔、洪都拉斯、危地马拉、墨西哥、秘鲁、委内瑞拉。第二届有关本土医药研究的会议于 2001 年 3 月在危地马拉召开。

全世界范围内的卫生政策制定者们正在认识到传统医学和草药植物的使用仍然是一个国家文化、历史和信仰的重要组成部分，其中很大一部分的实践应当被看做该国卫生体系的一部分进行分析。

（3）欧洲

有超过 12 个西欧国家已经根据《世界卫生组织草药评估准则》建立或修正了对草药的管制。在管制传统医学补充和替代医学和如何评价其安全性和功效方面，世界卫生组织正在越来越积极地向欧洲国家提出建议。

（4）东南亚

传统医学在整个东南亚得到了广泛的应用和重视。1998 年，东南亚地区卫生部长会议倡导在此地区国家的初级卫生保健实践中更有效地使用这一笔"丰富的遗产"和"重要资源"。作为反应，随后一年，东南亚区域办事处组织了一次关于发展传统医学的区域协商会。会上重点探讨了加强国家传统医学规划以及传统医学专门知识在改进地区卫生体系方面的作用。另外，会上还分享了国家传统医学政策和规章方面的信息。东南亚继续积极支持各会员国制定传统医学国家政策并把传统医学纳入到它们的卫生保健体系的工作。

世界卫生组织尤其支持了印度医学系统和顺势疗法司的活动，该部门是 1995 年在印度卫生与家庭福利部内建立的。1998 年和 1999 年间，该司加大了提高印度医学、阿拉伯医学和顺势疗法药物质量控制并使之标准化的努力，其同时也完成了印度草药药品生产质量管理规范指南，并推动了印度传统医学教育。

（5）西太平洋

西太平洋区域同样拥有丰富的传统医学遗产，其会员国渴望能充分地利用它们。在 1997 年和 1999 年西太平洋区域卫生部长会上，与会者再次重申了他们对更广泛地应用和发展传统医学以改善卫生状况的全力支持。西太平洋区域办事处（WPRO）不仅支持会员国制定国家传统医学政策和规章，而且推动传统医学与卫生服务体系的融合。举例来说，在世界卫生组织帮助下起草并于 1997 年 12 月 8 日签署的法令创建了菲律宾传统和替换卫生保健学院。它还帮助巴布亚、新几内亚制定了国家传统医学政策。该政策已纳入 2001—2010 年的国家卫生计划，并将传统医学的研究列为一项首要的重点。在新加坡，中医从业人员法令于 2000 年在议会得到了通过，其中结合了西太平洋区域办事处关于从业人员管制方面的许多建议。

"该区域（世界卫生组织西太平洋区域）越来越多的国家和地区的政府已表达出正确使用

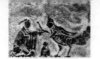

传统医学并将之纳入正式的卫生服务体系之中的愿望。现在该区域有 14 个国家和地区已制定政府官方文件,认可了传统医学及其实践,这和几年前形成了对照,那时仅有 4 个国家(中日韩越)官方认可了传统医学在正式卫生保健系统中的作用。"

与此同时,澳大利亚、中国、香港(中国)、日本、大韩民国和越南的大学中正在提供全日制的传统医学学位课程,其中许多受益于西太平洋区域办事处的投入。

西太平洋区域办事处的其他活动包括在 1997 年制定《草药合理使用指南》,目的是推动该区域的国家合理使用草药。该指南可于协助制定国家草药政策和规划。事实上,制定和实施国家传统医学政策是西太平洋区域办事处参与越来越多的一个领域。1999 年,世界卫生组织制定国家传统医学政策的一个讲习班审议了传统医学在西太区的作用并明确了拟订相关政府政策时的问题。1999 年晚些时候,世界卫生组织关于传统医学和对抗疗法的一次咨询会研究了如何协调这两种卫生保健手段以达到对卫生最大的影响。在 2000 年世界卫生组织关于传统医学和卫生部门发展的一次区域讲习班上,草拟了太平洋 20 多个岛国的传统医学行动计划。

2. 确保合理安全和有效地利用传统医学

传统医学/补充和替代医学疗法通常是在非常特殊的文化环境中形成的。但是,它们越来越多地传播到其他文化环境。这就提出了安全和功效的问题。比如,运用这些传播而来的疗法的人具备和原始环境中使用者一样程度的培训、技能和知识吗?针刺疗法就是个例子。针刺疗法如今在中国——它的起源国之外的许多国家被广泛应用,并可能已成为世界上最流行的一种传统医学/补充和替代医学疗法。世界卫生组织已据此与针刺疗法专家一起制定了国际标准术语汇编,如今已被广泛接受。世界卫生组织同样还已经制定了《针刺疗法基本培训和安全指南》和《针刺疗法临床研究指南》。这些指南强烈鼓励国家卫生当局管理针刺疗法实践和研究。

同样,传统医学/补充和替代医学制品,特别是草药,如今在地区间和国际上进行贸易。许多国家的卫生当局关切其使用是否合理和安全,特别是如果缺乏相关的规章并且不能确保这些制品的质量和安全。世界卫生组织已对此做出了反应,拟订了《药用植物材料质量控制方法》等参考文件,不仅便利了药品管制机构的技术工作,而且鼓励各国开展草药质量控制工作。

(1)世界卫生组织工具及协助

在大部分发展中国家,已建立起国家传统医学研究所,比如在中国、朝鲜民主主义人民共和国、加纳、印度、印度尼西亚、老挝人民民主共和国、马里、马达加斯加、尼日利亚、大韩民国、斯里兰卡、泰国和越南。世界卫生组织不仅提供指南和科学信息以支持它们的研究,而且为传统医学/补充和替代医学使用的安全性和功效研究提供资助。在非洲,世界卫生组织正在支持21 个国家的传统医学疗法研究。举例来说,它已经提供了研究资金以支持肯尼亚医学研究所、加纳国家草本药物科学研究中心和尼日利亚国家药物研究与发展研究所对草本抗疟药物进行临床研究。此研究遵循了《世界卫生组织传统医学研究与评估方法综合指南》。

（2）与其他组织的合作

世界卫生组织促进合理、安全和有效利用传统医学/补充和替代医学制品的工作得益于许多国家组织和国际组织的技术支持。比如美国的 NCCAM 在 1996 年被指定为世界卫生组织的一个传统医学合作中心。它不仅为制定《世界卫生组织选定药用植物专刊》和《针刺疗法基本培训和安全指南》提出了技术意见，而且为拟订诸如《传统医学研究与评估方法综合指南》等文件提供了财政支持。

在欧洲，已与欧洲医药制品评价机构草药制品特别工作组开展了合作。该工作组协助制定了《世界卫生组织选定药用植物专刊》《传统医学研究与评估方法综合指南》和《草药评估指南》。因此，进一步鼓励欧洲国家利用世界卫生组织关于传统医学/补充和替代医学的技术文件。

世界卫生组织同样与其传统医学合作中心合作以开展国家、区域以至全球的活动（这些合作中心的完整名单见附录1）。世界卫生组织传统医学合作中心同意通过它们的研究和培训规划促进本国的传统医学（见下图）。它们还同意提供技术意见和信息以支持世界卫生组织制定技术指南和文件，并应世界卫生组织的要求提供针刺疗法专家培训以及调查草药安全性和功效的研究技术方面的培训。

3. 提高传统医学/补充和替代医学信息的可及性

世界卫生组织拥有 191 个会员国，参与传统医学的一系列活动，并能直接获取关于许多传统医学问题的专门技术，因此在帮助提高传统医学精确信息的可及性方面处于非常有利的地位。这包括制定权威的参考资料，比如在药用植物方面，以及提供国家政策、培训、良好做法、疗法的选择和使用等方面的指导（见附录2）。本组织还在越来越多地促进信息交流。

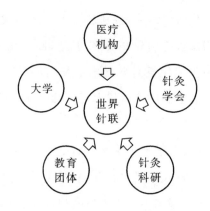

世界卫生组织传统医学中心—不断增长的资源

（1）权威信息

《世界卫生组织选定药用植物专刊》对广泛使用的药用植物的安全性、有效性和质量控制

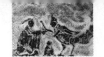

提供了科学的信息。这包括简明的药用植物植物学特性概要，植物主要化学成分清单和如何确保采自这些植物的草药材料质量控制的说明。《专刊》同时从三方面概述了药物使用：药理学、剂量学、禁忌证，并提出了应对可能副作用的注意事项。这是国家卫生当局、科学家和制药公司的一套极为重要的参考书，同时也用于指导非专业人士合理使用草药。另外，世界卫生组织不同的会员国如贝宁、墨西哥、南非和越南在制定本国的专刊或药典时已把该《专刊》作为样本使用。第 1 卷被欧洲委员会指定为其成员国的权威参照。

尽管《专刊》内容和出版的总体责任在世界卫生组织，但它仍然是一项合作的体现，正是这一合作增加了它的精确性和可靠性。时至今日，已有除世界卫生组织传统医学专家咨询组成员以外的 200 多名专家以及 50 多个国家的药物管制机构参与了《专刊》的编写。第 1 卷于 1999 年出版并随后广为散发，第 2 卷于 2001 年出版，而第 3 卷也已于 2001 年晚些时候完成。

《草药管制状况：全世界范围的评估》也是世界卫生组织和许多会员国之间的一项合作成果。这本参考著作提供了来自 50 个国家的草药管制信息，对其他国家中现在正寻求建立本国草药管制和注册体系的卫生当局可作为指南。研究机构和制药产业也发现该《评估》很有益。《药用植物材料质量控制方法》是世界卫生组织最近出版的另一部极为重要的参考书。

（1）促进信息交流

除了使其本身的出版物和文件广为传播外，世界卫生组织还通过其传统医学合作中心促进信息的交流。国家卫生当局、科学家和公众的询问就是与世界卫生组织的这些合作中心合作回答的。

芝加哥伊利诺大学药学院的传统医学合作中心药学院的传统医学合作中心有一个药用植物数据库，该数据库拥有 150,750 条天然产品编码信息。其中包括与民族医药、提炼物与纯化合物药理学以及植物化学有关的条目。自 1994 年以来，该中心为《世界卫生组织选定药用植物专刊》第 1 至 3 卷的起草工作提供了可贵的帮助。它同时也为发展中国家免费提供信息。2000 年，它对世界卫生组织总部和区域办事处收到的来自发展中国家的 10,182 份请求给予了回复，提供的参考条目数为 407,840（见下表）。

通过世界卫生组织设在芝加哥伊利诺大学药学院的传统医学合作中心开展的信息交流

世界卫生组织总部或区域办事处	收到的请求数	回应提供的条目数
总部	171	17,396
非洲区域办事处	1,759	31,238
东地中海区域办事处	28	1,784
美洲区域办事处/泛美卫生组织	5,135	131,760
东南亚区域办事处	2,801	179,113
西太平洋区域办事处	288	46,549

此外,中国(北京中国中医药研究院临床科学与信息研究所)、大韩民国(汉城国立大学自然作物研究院)和美国(国立卫生研究院补充和替代医学中心)的世界卫生组织传统医学合作中心同样也有传统医学/补充和替代医学信息数据库,在为医疗提供者和公众提供科学信息方面起到了重要和明显的作用。

世界卫生组织总部和区域办事处还正在建立有关传统医学/补充和替代医学的网页以提供有关国家传统医学/补充和替代医学政策、管制传统医学/补充和替代医学实践和使用情况的规章以及传统医学/补充和替代医学疗法安全性、功效和使用研究数据的信息。

(四)传统医学的国际和国家资源

最大限度地利用传统医学/补充和替代医学的潜力以改善全世界范围的卫生状况是一项令人畏惧的任务,它包含了众多的活动并要求许多不同种类的专业知识。幸运的是,致力于解决传统医学/补充和替代医学并能应世界卫生组织的请求给予协助的组织数量正在增加。其中的一些组织在下文中将予以介绍。同时也给出了这些组织与世界卫生组织之间已发生的合作情况。

政府认识到传统医学对本区域人口健康的重要性,并创造了有益于开展工作的环境,是优化传统医学使用的基础。需要通过倡导和使用社会推销手段及参与性方式,使决策者、传统医学执业者和非政府组织、社区、职业团体、教学和培训机构及其他利益相关方面形成可持续的政治承诺和支持。

1. 联合国机构

《国际濒危动植物贸易公约》(CITES)(http://www.cites.org/index.html),于1975年7月生效,如今已有125个缔约国。这些国家禁止对列入濒危物种名录的动植物进行商业开发同时也对那些可能濒危的动植物贸易进行管理和监控。公约秘书处由联合国环境规划署管理,并通过对其条款进行解释并提供实时建议,协助各国实施《国际濒危动植物贸易公约》。秘书处还开展一些项目以促进其实施。比如培训研讨会,并检查贸易所涉及物种的状况,以确保他们的开发保持在可维持的限度内。

联合国粮农组织(FAO)(http://www.fao.org/)的职责是提高营养水平和生活标准,增加作物产量,并改善农村人口的生活条件。该组织的一项特定重点是鼓励农业和农村的可持续发展,包括一项保护和管理自然资源的长期战略。从上世纪80年代起,粮农组织林业司已开始着手制定一系列有关非木材林业产品的文件,其中有一些包括药用植物。文件中包含了有关国家政策、保护工作和相关研究数据及活动的信息。粮农组织与世界卫生组织合作,为后者编写《选定药用植物专刊》的工作提供了研究数据。

联合国贸易和发展会议(UNCTAD)(http://www.unctad.org/)的主要目标是尽量扩大

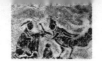

发展中国家的贸易、投资和发展机遇，并帮助它们面对全球化产生的挑战。世界上许多产品都建立在传统知识的基础上并且是收入、食物和卫生保健的主要来源。同样，大部分植物基因资源和其他多种形式的生物起源于或可见于发展中国家。据此，联合国贸发会议非常深入地参与了保护传统知识的问题。目前，它正在应对传统医学知识不时被盗用的问题。联合国贸发会议和世界卫生组织之间的合作仍处于初级阶段，但 WHO 在 2000 年参加了联合国贸发会议的保护传统知识、革新和实践系统与国家经验专家会议。而联合国贸发会议则出席了世界卫生组织在曼谷召开的有关传统医学的知识产权问题区域间讲习班。

联合国工业发展组织（UNIDO）（http://www.unido.org/）帮助发展中国家和转型经济体达到可持续的工业发展。它尤其寻求在政策、制度和企业的层次上从事有关竞争经济、良好环境、生产就业等事宜。1986 年，联合国工发组织的一次专家会议倡议广泛鼓励草药的研究、发展和传播，并将之融入卫生服务系统。特别是在发展中国家。1987 年，联合国工发组织第三届制药产业咨询会上倡议由联合国工发组织支持药用植物的工业化利用，包括工厂生产草药，提高草药生产的技术水平，以及制定标准化的草药生产工艺。联合国工发组织如今支持发展中国家发展草药生产的工业能力。联合国工发组织也参加了世界卫生组织制定《世界卫生组织选定药用植物专刊》的一次协商会。

世界知识产权组织（WIPO）（http://www.wipo.org/）致力于促进人类精神产品的使用和保护。它管理着涉及知识产权保护不同方面的 21 个国际条约。1998 年，世界知识产权组织的成员国要求该组织发起一项有关知识产权和传统知识的工作规划。从那时起，世界知识产权组织已举办了亚洲地区传统医学知识产权问题研讨会（1998 年 10 月，新德里）。并且与联合国环境规划署合作，进行了有关知识产权在分享药用植物使用和相关传统医学知识效益方面作用的两次案例调查。它还承担了知识产权与传统知识实情调查任务（1998—1999 年），并召集了关于知识产权和传统知识的两次圆桌会议。它同时制定了一个样本型的传统知识数码式图书馆（TKDI），包括大约 50 种药用植物和相关传统知识信息。世界知识产权组织邀请世界卫生组织参加它的会议并请求世界卫生组织在制定 TKDL 方面给予合作。

2. 国际组织

英联邦秘书处（http://www.the commonwealth.org）是英联邦的主要组织，它是一个由独立主权国家组成的志愿机构，不仅有发达国家，也有发展中国家。除了寻求改善民主及良好的管理并作为形成全球共识的平台以外。英联邦还为可持续发展提供实际帮助。这包括在最近推动了草药生产。秘书处为讲英语的非洲国家提供了有限度的资金以支持草药生产，并在 2000 年晚些时候在南非开普敦召开了一次药用植物论坛。该论坛研讨了尤其在非洲增加并鼓励种植和保护植物，并增加草药的产量以提供能负担得起的药物。该论坛同时也探讨了与贸易相关的问题。如非关税壁垒、管制与执业许可、专利与质量。秘书处在该论坛上首次发行了《欧洲市场药用植物及提取物指南》。该《指南》详细说明了欧洲草药业的成长及发展情况，并包括供药用植物生产商和出口商使用的实用信息。

欧洲医药制品评估机构（EMEA）（http://www.emea.eu.int/）致力于公众和动物健康的保护和促进。它努力确保高质量的医药制品评估；制定有效透明的程序以便利使用者及时得到新开发的药物；尤其通过其药物警戒合作网控制人用和兽用药物的安全性。1997 年，欧洲医药制品评估机构成立了一个特别草药制品工作组。该工作组作为成员国交换有关草药制品信息和经验的论坛。它也推动对该领域现有立法作出一个通行的解释并给各国药物管制当局提供了有关草药问题的指导。此外，该工作组正在准备提案，提出修订并制定确保草药制品质量、安全性和功效的新指南与要求。

欧洲草药疗法科学合作组织（ESCOP）（http://info.ex.ac.uk/phytonet/escop.html）成立于 1989 年。它致力于提高植物类药物的科学地位，并在欧洲层面上帮助协调其管制状况。ESCOP 的科学委员会已经完成了一些概括植物药用用途（包括其安全性）的欧洲专著。ESCOP 认为这一活动对协调是必不可少的，截至 1992 年已出版了 15 本专著。从那时起，注意力主要集中在编写单个植物性药物的产品特性概要，主要是已有欧洲或国家药理学专著的药物。每一概要内细目的顺序安排是为了突出有关植物性药物的临床使用情况，包括药效学、药理过程学和临床应用前的安全数据。

欧盟（EU）（http://userpage.chemie.fu-berlin.de/adressen./eu.html）是由 15 个独立国家在欧洲共同体的基础上建立的同盟。它的成立是为了增强政治、经济和社会方面的合作。成员国授权代表整个欧盟、其成员国及其公民利益的独立的机构处理某些事务。欧盟注重于传统医学/补充和替代医学的两个方面：政策和管制，以及对"非常规"医学的研究。最近完成的 COST（欧洲在科学和技术研究领域内的合作）项目研究了被称作常规和非常规医药在概念、研究和实践方面的不同之处，非常规医药日益普及的原因和常规医药因此所受的影响，以及当前的非常规医药研究状况。

世界银行（http://www.worldbank.org/）是世界上发展资助的最大来源，每年为其客户国提供大约 170 亿美元的贷款。它运用其财政资源、人员和知识库，寻求在与贫困的斗争中帮助发展中国家获得稳定、可持续和公平的发展。如今，这包括协助许多发展中国家制定药用植物保持、种植、加工和营销的政策和战略。另外，该银行还实行了一个本土知识规划（见 http://www.worldbank.org/afr/ik/index.htm），其目的是将农业、卫生保健、食物生产、教育、自然资源管理和社区关注的许多其他领域内的本土、传统知识纳入发展工作合作伙伴活动的主流，正在使用不同的战略以实现这一目标。其中包括关于本土传统知识和实践的数据库以

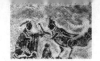

及一系列的"本土知识记录"。该规划还支持非洲各地致力于鉴别和传播本土传统知识与实践的资源中心。该规划与政府和地方合作伙伴一道。也已经开始帮助把本土知识的应用纳入世界银行项目和国家发展规划的主流。

世界贸易组织（WTO）（http：//www.wto.org）是负责为国际贸易制定基本法律原则的国际组织。尽管世界贸易组织只到 1995 年 1 月才开始正式运转。但它是成立于 1947 年的作为多边贸易体系的关贸总协定的后续组织。其目标是促进如下方面：无歧视、贸易壁垒的逐步消除、可预见的政策和透明性、竞争以及对发展中国家的特别规定。世贸组织的贸易相关知识产权问题协定理事会临时权宜地授予世界卫生组织观察员的身份。世界卫生组织如今可以旁听世贸组织可对卫生部门有影响的所有相关问题的讨论（在 1999 年 5 月世界卫生组织受委托检测和分析药品贸易协定对公共卫生的影响）。2000 年，世界卫生组织和世界贸易组织召开了关于区别对待基本药物定价与资助的一次国际研讨会。

3. 非政府组织

全世界范围内有许多非政府组织（NGOs）正在从事传统医学/补充和替代医学工作。下面仅列出了少数几个例子。通过准备、维持和促进获取对卫生保健干预效果的系统评估，循证合作组织（http：//hiru.mcmaster.ca/cochrane/）致力于帮助人们在得到充分信息的基础上做出有关卫生保健的决定。循证医学领域是关注卫生问题以外的卫生保健问题的循证类别，比如保健环境（如初级保健）、消费者类型（如老年人）、提供者类型（如护士）或干预措施类型（如物理疗法）。从事某一领域内工作的人员手工检索专业杂志，帮助确保合作评估小组的工作反映他们专业领域内的重点和观点，编制专业评估数据库，协调与该组织以外的相关机构的活动，并对其专门领域的系统评估作出评价。循证补充医学领域建立于 1996 年，以便对传统医学/补充和替代医学问题作出和维持系统评估，并散发评估结果。

福特基金会（http：//www.fordfound.org）的宗旨是"减少贫困并在全世界促进正义"。它支持非政府组织、学校、大学、研究机构、文化团体和政府机构。它特别关注非洲的艾滋病毒/艾滋病流行，并相信如果没有传统医务人员和传统医学组织的积极参与，非洲的艾滋病流行不可能得到遏制。它的一个主要捐助对象是传统医学促进会（见下文），并与之一道在讲英语和法语的非洲国家开展传统医学活动。

总部设在塞内加尔达喀尔，并在贝宁、喀麦隆和美国设有办事处的 PRO. ME. TRA，即传统医学促进会（http：//www.prometra.org），致力于提高传统医学的利用水平和接受程度。在运作一个由 450 个经过认证的医师组成的协会和设立在塞内加尔法提克的研究治疗临床机构的同时，它还为针对艾滋病毒/艾滋病的斗争提供健康教育信息。其沟通战略综合利用了印刷、电子媒体和数字卫星技术，并在瑞士日内瓦的当代基金会和美国的世界空间基金会的帮助下正在予以实施。

全世界自然基金（WWF）（http://www.panda.org）是世界上最大的独立保护组织。和世界自然保护联盟（IUCN）（http://www.iucn.org）一样，全世界自然基金致力于协助世界各地的协会保护自然的完整性和多样性，并确保公平、在生态方面可持续地利用自然资源。这包括可持续管理非木材林业制品的项目和研究，其中通常包括药用植物。这两个组织已表明对野生药用植物皮、根和整株的巨大需求会引起某些种类种群数量的严重下降，并有可能导致灭绝。为了强调这一问题，这两个组织已将保护主义者和资源使用者召集到一起以探讨可能的解决办法并研究药用植物的可持续的收割方法。两个组织都对如何保护药用植物制定了指南。

4. 全球性专业协会

国际顺势疗法医学联盟（LMHI）（http://www.lmhi.net/）成立于 1925 年，代表着 50 个国家的大约 8,000 名顺势疗法执业人员。其目标是：支持会员国努力确保顺势疗法得到法律认可；在获得执业许可并有医学证书的医师中创建联系；并在顺势疗法教育、顺势疗法研究和顺势疗法手段的记录方面对国家顺势疗法组织提供帮助和支持。它还推动健康保险计划报销顺势疗法的诊疗费用。

世界针灸学会联合会（WFAS）（http://www.wfas.org.cn）成立于 1987 年，拥有来自不同区域 40 个国家 73 个针刺疗法组织的近 60,000 名会员。这些会员中，70%（35,000）要么是医生，要么已经从被国家政府官方认可的传统医学院校和大学毕业（如在中国、大韩民国和越南）的学生，其余的则是已获得执业许可的针刺疗法医师。世界针灸学会联合会努力推动全世界各针灸协会之间的理解与合作，加强针灸国际学术交流并对针灸科学的发展作出贡献。世界针灸学会联合会与世界卫生组织合作制定了有关针灸的世界卫生组织技术指南和国际标准。这包括为世界卫生组织关于针刺疗法方面的许多技术文件作出贡献。

世界脊椎指压治疗法联盟（WFC）（http://www.wfc.org/）与国家和国际组织一道在脊椎指压治疗法和世界卫生领域提供信息和其他协助；在脊椎指压治疗法教育、研究和实践方面促进统一的高标准；努力在所有人中形成对脊椎指压治疗法的知情舆论；并应要求对会员国中脊椎指压治疗法的有关立法提供意见。当前与世界卫生组织进行的活动包括关于腰痛的研究和分国别收集脊椎指压治疗法实行的管制及注册管理信息。后者将协助世界卫生组织评估传统医学的法规状况并准备相关文件。

作为 54 个协会的联盟，世界自疗药物工业组织（WSMI）（http://www.wsmi.org./guid.html）成立于 1970 年，代表着非处方药（即柜台出售的药物）生产商和零售商，而这些非处方药的很大一部分是草药。种植、加工及销售草药的许多公司都隶属于世界自疗药物工业组织的

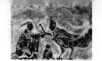

成员协会。世界自疗药物工业组织鼓励建立自疗药物工业协会以推动可靠的自疗药物的发展和对其的理解。事实上,它要求成员协会制定和实行广告操作自律准则并鼓励采用便于消费者识别的标签。世界自疗药物工业组织从 1977 年开始与世界卫生组织建立正式关系,并与本组织合作制定了草药评估指南以及草药研究与评估方法。它还提供研究数据支持《世界卫生组织选定药用植物专刊》的制定。

5. 国际和国家专业协会

许多不同的国际专业协会支持世界卫生组织的活动。比如,伊斯兰医药科学组织(IOMS)(http://www.who.int/ina-ngo/ngo/ngo192-htm)计划与世界卫生组织合作制定一本药用植物使用手册。伊斯兰医学融入了现代西方医学,但是它的第五项"使用一切有用的资源"的标准,意味着它同时愿意考虑任何可能有用的治疗方法,包括传统医学/补充和替代医学疗法,如使用草药治疗。伊斯兰医学科学组织在科威特建立了草药研究中心。作为非赢利组织,它将其服务扩大到所有寻求用草药和其他产品治疗的人们。

许多国家专业协会也与世界卫生组织合作。国家专业协会包括非洲和亚洲各传统医学医师协会,例如在南撒哈拉非洲有 22 个传统医学医师协会。在中国,存在兼用对抗医学和传统医学者的国家专业协会、手法治疗医生的国家专业协会以及营养和保健食品专家的国家专业协会。在印度,长期以来存在着印度医学、阿拉伯医学和顺势疗法医生专业协会。

6. 特定行动

全球传统卫生系统行动(GIFTS)(http://uscrs.ox.rdc.uk/.-gree0179/)受到了英联邦秘书处的支持(见第 4.2 节)。它寻求提高国际上对传统卫生系统作用的认识,并寻求促进制定确保其继续使用的政策。这一工作包括发展传统卫生系统、生物多样性保护和经济发展之间的联系。

传统抗疟方法研究行动(RIIAM)http://mim.nlh.gov/english/partnerships/ritam-app-ficafion.pdf)于 1999 年发起,是世界卫生组织、全球传统卫生系统行动、牛津大学以及世界各地正在研究植物抗疟特性或对之有兴趣的研究人员和其他人员的合作项目.目的是开发或确认预防和治疗疟疾的当地草药。该行动于 1999 年 12 月在坦桑尼亚莫希举行了发起会议。

(五)2002—2005 年战略行动计划

降低特别在贫困和边际人群中过高的死亡率、发病率和致残率,是 2002—2005 年世界卫生组织的战略方向之一。由于传统医学在许多低收入国家是高度普及和能够承担的,所以世界卫生组织在已证明其安全性和有效性的地方正在促进将其纳入改善健康状况的计划。

同时,全球人口老龄化使慢性病发病率日益升高,传统医学/补充和替代医学为控制这些疾病提供了可能的手段。确实在发达国家,越来越多的人正在使用传统医学/补充和替代医学与对抗医学结合使用或取而代之,以便帮助减轻慢性疼痛和,或提高生活质量。

但必须达到几项目标才能确保传统医学/补充和替代医学的最佳使用。同时,世界卫生组织的资源是有限的,它努力的方向必须是确保使最大数量的人取得最大的公共卫生效益。因此,2002—2005 年传统医学,补充和替代医学的具体目标是支持国家;

通过制定和实施国家传统医学政策和规划,酌情将传统医学/补充和替代医学纳入国家卫生保健系统;

通过扩大传统医学/补充和替代医学的知识基础及通过提供关于管理和质量保证标准的指导,提高传统医学/补充和替代医学的安全性、有效性和质量;

酌情提高传统医学/补充和替代医学的可获得程度和可负担性,并特别强调对贫困人群的可及性;

促进提供者和消费者正确使用适宜的传统医学/补充和替代医学进行治疗。

每项目标还含有两到三项具体内容并提及预期效果(表 13)。每项目标含有一项关键指标,并将用于帮助评价世界卫生组织在这方面的工作。此外,将与会员国和非政府组织合作,进行与传统医学/补充和替代医学政策以及传统医学/补充和替代医学管制和应用相关的一些调查,以评价进展情况。

在今后四年,世界卫生组织将把重点放在前两项目标上:制定和实施国家传统医学/补充和替代医学政策,并提高传统医学/补充和替代医学的安全性、有效性和质量。这将包括管制草药和其他传统医学/补充和替代医学产品。它还将包括重点加强研究方法,提高临床证据的可获得性,并提高其数量和质量,以支持关于传统医学,补充和替代医学有效性的说法。

传统医学积累的临床经验和知识财富值得承认,并应使用可靠的方法对传统做法的规模和局限性进行研究。患者、政府、行医人员和现代医学的医生都可以获益于以依据为基础的传统医学实践。要想将传统医学纳入主流卫生服务,就需要科学界和现代医学医生的支持。

1. 政策

通过制定和实施国家传统医学/补充和替代医学政策和规划,酌情将传统医学/补充和替代医学纳入国家卫生保健系统。

(1)组成部分

承认传统医学/补充和替代医学。帮助国家制定国家传统医学/补充和替代医学政策和规划。

保护和保存与卫生相关的当地传统医学知识。帮助国家制定保护当地传统医学知识的战略。

(2)世界卫生组织的战略

世界卫生组织将鼓励政府承认某些形式的传统医学/补充和替代医学对增进和保护健康的重要贡献。它还将加强其总部与区域办事处传统医学规划之间的合作,以便高效率和高效益地确定和执行共同的任务。它将继续与联合国其他相关机构合作,并探讨与新合作伙伴合作的可能性。这将包括为国家卫生当局组织一系列区域和区域间传统医学/补充和替代医学政策和应用讲习班。

最重要的是,世界卫生组织将帮助会员国制定和实施国家传统医学,补充和替代医学政策和规划,并根据世界卫生组织的准则促进安全和有效的本土传统医学形式。世界卫生组织还将促进国家间传统医学/补充和替代医学的信息交流。

(3)关键指标

关键指标

战略目标	报告看国家传统医学政策的世界卫生组织会员国家/世界卫生组织全体会员因数	1999 年状况	2005 年目标
国家传统医学政策的世界卫生组织会员因数	25/191	13％	25％

2002—2005 年期望结果:

①通过全面的国家传统医学政策增加政府对传统医学/补充和替代医学的支持。

②将相关的传统医学/补充和替代医学纳入国家卫生保健系统服务。

③更多地记录和保护当地传统医学组织,包括发展传统医学数字图书馆。

世界卫生组织 2002—2005 年传统医学战略——目标、内容和期望结果

目标	内容	期望结果
政策:通过制定和实施国家传统医学/补充和替代医学政策和规划。酌情使传统医学/补充和替代医学与国家卫生保健系统相结合	1. 承认传统医学/补充和替代医学帮助国家制定国家传统医学/补充和替代医学政策和规划	(1)通过全面的国家传统医学/补充和替代医学政策,加强政策对传统医学/补充和替代医学的支持 (2)将相关的传统医学/补充和替代医学纳入国家卫生保健系统服务
	2. 保护和保存与卫生相关的当地传统医学知识 帮助国家制定保护当地传统医学知识的战略	更多地记录和保存当地传统医学知识,包括发展传统医学数字图书馆

续表

目标	内容	期望结果
安全性、有效性和质量;通过扩大传统医学/补充和替代医学的知识基础及提供关于管理和质量保证标准的指导,提高传统医学/补充和替代医学的安全性、有效性和质量	3.传统医学/补充和替代医学的依据基础 提高传统医学/补充和替代医学安全性、有效性和质量知识的可及性并扩大其范围,尤其注重于疟疾、艾滋病毒/艾滋病等重点卫生问题	(1)通过联网合作和交流准确的信息,提高传统医学/补充和替代医学知识的可及性并扩大其范围 (2)对传统医学/补充和替代医学用于预防、治疗及管理常见病方面的研究进行技术审评 (3)有选择地支持对传统医学/补充和替代医学用于疟疾、艾滋病毒/艾滋病和常见病等重点卫生问题的临床研究
	4.草药管制 支持国家建立有效的管制系统,用于草药的注册和质量保证	(1)树立和实施国家对草药的管制,包括注册 (2)对草药及其他传统医学/补充和替代医学产品和疗法进行安全检查
	5.安全性、有效性和质量准则 制定和支持实施技术准则,以确保草药及其他传统医学/补充和替代医学产品的疗法的安全性、有效性和质量控制	(1)评价传统医学/补充和替代医学安全性、有效性和质量的技术准则和方法 (2)以依据为基础的传统医学/补充和替代医学疗法安全性、有效性和质量数据标准
可及性:酌情提高传统医学/补充和替代医学服务的可获得程度和可负担性,并特别强调对贫困人口的可及性	6.承认传统医学/补充和替代医学医生在卫生保健方面的作用 通过鼓励传统医学/补充和替代医学医生和对抗疗法医生之间的互助和对话,促进对传统医学/补充和替代医学医生在卫生保健方面作用的承认	(1)尽可能确定标准和指标,以衡量传统医学/补充和替代医学的成本效益和公平获取 (2)更多地通过国家卫生服务提供适宜的传统医学/补充和替代医学 (3)增加国家传统医学/补充和替代医学提供者组织的数量
	7.保护药用植物 促进可持续使用和栽培药用植	(1)与药用植物相关的农业规范指南 (2)可持续使用药用植物资源

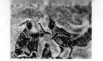

续表

目标	内容	期望结果
合理使用，促进提供者和消费者正确使用适宜传统医学/补充和替代医学进行治疗	8.提供者适当使用传统医学/补充和替代医学 提高传统医学/补充和替代医学提供者适当使用传统医学/补充和替代医学产品和疗法的能力	(1)为对抗疗法医生进行常用传统医学/补充和替代医学疗法的基本培训 (2)为传统医学医生进行初级卫生保健的基本培训
	9.消费者适当使用传统医学/补充和替代医学 提高消费者对使用传统医学/补充和替代医学产品和疗法作出知情决定的能力	(1)向消费者提供关于适当使用传统医学/补充和替代医学疗法的可靠信息 (2)改进对抗疗法医生与患者之间关于使用传统医学/补充和替代医学的沟通

2. 安全性、有效性和质量

通过扩大传统医学/补充和替代医学的知识基础，并通过提供管制和质量保证标准的指导，提高传统医学/补充和替代医学的安全性，有效性和质量。

（1）组成部分

传统医学/补充和替代医学的依据基础。提高传统医学/补充和替代医学安全性、有效性和质量知识的可及性并扩大其范围，尤其注重于疟疾、艾滋病毒/艾滋病等重点卫生问题。

草药管制。支持国家建立有效的管制系统，负责草药的安全和质量保证。

安全性、有效性和质量准则。制定和支持实施确保草药及其他传统医学/补充和替代医学产品和疗法安全性、有效性和质量控制的技术准则。

（2）世界卫生组织的战略

世界卫生组织将加强和扩大现有的全球传统医学/补充和替代医学专家网络，其组成包括世界卫生组织合作中心、国家卫生当局、学术和研究机构以及其他相关的国际机构，例如欧洲医药制品评估机构、欧洲药典、联合国粮农组织、非洲统一组织和联合国工发组织。它与这些伙伴合作，继续制定技术准则和收集科学信息，特别在草药方面。本组织将扩大其传统医学的依据基础，以便确定哪些传统医学,补充和替代医学疗法被证实安全有效，从而提高传统医学,补充和替代医学在公共卫生方面的可信度。这些工作将包括对传统医学,补充和替代医学在预防、治疗和管理常见病的临床应用方面的技术审评，以及对传统医学/补充和替代医学安全性和有效性临床研究的进一步支持。

世界卫生组织总部和区域办事处将建立草药及其他传统医学/补充和替代医学疗法安全监测系统的全球管理网络,这将包括帮助国家确立对草药的售后监测。世界卫生组织将继续与相关专业协会和学术机构合作,以制定和提供某些手法治疗基本培训的准则。它还将为国家当局组织培训规划和讲习班,以提高它们在草药安全性与有效性方面的知识。

(1)关键指标

关键指标

战略目标	报告有草药法和制定的世界卫生组织会员国数/世界卫生组织全体会员国数	1999 年状况	2005 年目标
有草药法律和规定的世界卫生组织会员国数	657191	14%	40%

2002—2005 年的期望结果:

通过联网合作和交流准确的信息,提高传统医学/补充和替代医学知识的可及性并扩大其范围。

对使用传统医学/补充和替代医学预防、治疗与管理常见病的研究进行技术审评。有选择地支持对使用传统医学/补充和替代医学解决疟疾、艾滋病毒艾滋病和常见病等重点卫生问题的临床研究。

确立和实施国家草药管制,包括注册。

对草药及其他传统医学/补充和替代医学产品和疗法进行安全监测。

制定评价传统医学/补充和替代医学安全性、有效性和质量的技术准则和方法。

确立以依据为基础的关于传统医学/补充和替代医学疗法安全性、有效性和质量的数据标准。

3. 可及性提高传统医学/补充和替代医学的可获得程度和可负担性,重点为提高贫困人口的可及性

(1)组成部分

承认传统医学/补充和替代医学医生在卫生保健中的作用。通过鼓励传统医学/补充和替代医学医生和对抗疗法医生之间的互动和对话,促进对传统医学/补充和替代医学医生在卫生保健方面作用的承认。

保护药用植物,促进可持续使用和栽培药用植物。

(2)世界卫生组织的战略

广泛遭受疟疾、艾滋病毒/艾滋病和其他常见传染病折磨的多数国家,人均每年用于卫生的费用不到 15 美元。有些国家人均每年用于药物的支出只有 0.75 美元。世界卫生组织将探

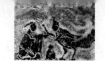

讨使用可得和可负担的传统医学/补充和替代医学资源与常见传染病作斗争的可能性。这将包括对最有效草药的研究，以及鼓励政府制定保护野生药用植物群落和可持续种植这些植物的战略(这不仅有利于获得卫生保健，而且可以保护环境和创造收入)。在进行的任何研究中，都将促进保护当地与健康相关的传统医学知识并公平地分享其效益。

世界卫生组织还将鼓励传统医学/补充和替代医学医生和对抗疗法医生之间的对话和互动，以促进对传统医学在提供卫生保健中作用的认识。在发展中国家，它将与传统医学医师协会和非政府组织合作，以便最大限度发挥传统医学医生在预防和管理常见传染病方面的作用。

（3）关键指标

关键指标

战略目标	报告专业上承认传统医学医生的世界卫生组织非洲会员国数/世界卫生组织全体非洲会员国数	1999年状况	2005年目标
专业上承认传统医学医生的世界卫生组织非洲会员国数	21/46	45%	60%

2002—2005年的期望结果：

尽可能制定标准和指标，以衡量成本效益和公平获取传统医学的程度；

通过国家卫生服务，更多提供适宜的传统医学/补充和替代医学治疗；

增加国家传统医学提供者组织的数量；

制定与药用植物相关的农业规范准则；

可持续使用药用植物资源。

4. 合理使用

促进提供者和消费者使用适当的传统医学/补充和替代医学进行治疗。

（1）组成部分

提供者正确使用传统医学/补充和替代医学。提高传统医学/补充和替代医学提供者正确使用传统医学/补充和替代医学产品和疗法的能力。

消费者正确使用传统医学/补充和替代医学。提高消费者对使用传统医学/补充和替代医学产品和疗法作出知情决定的能力。

（2）世界卫生组织的战略

世界卫生组织将鼓励国家为对抗疗法医生组织培训规划，使他们获得传统医学/补充和替代医学的基础知识，并促进持照行医。

我们必须拓宽替代和补充医学以及常规卫生保健执业者的知识基础,使之包含所有安全有效地卫生保健措施——真正扩大卫生保健的范围,这些措施可以纳入与患者共同制定的最佳多科治疗计划。这些必要条件使之有必要在科研、培训、教育和沟通方面作出极大的努力。

世界卫生组织将为各会员国继续编写权威性参考材料,如《世界卫生组织选定药用植物专刊》。它还将编写(包括翻译)信息和教材并发展传统医学/补充和替代医学网站,以便提高对合理使用传统医学/补充和替代医学必要性的认识并指导公众安全使用。

(3)关键指标

关键指标

战略目标	有国家传统医学补充和替代医学研究所的世界卫生组织会员国数/世界卫生组织全体会员国数	1999 年状况	2005 年目标
有国家传统医学/补充和替代医学研究所的世界卫生组织会员国数	19/191	10%	14%

2002－2005 年期望结果

为对抗疗法医生进行传统医学/补充和替代医学常用疗法的培训;

为传统医学医生进行初级卫生保健的培训;

向消费者提供关于正确使用传统医学/补充和替代医学疗法的可靠信息;

改进对抗疗法医生与患者之间关于使用传统医学/补充和替代医学的沟通。

附件一　世界卫生组织传统医学合作中心

1.合作中心总数:19

2.按区域划分

非洲区域 3

美洲区域 2

欧洲区域 1

东南亚区域 1

西太平洋区域 12

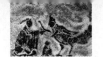
（1）非洲区域

Centre for Scientific Research in Plant Medicines，Mampong-Akwapim，Ghana

Centre National d'Application des Recherches Pharmaceutiques（CNARP），Antanana-viro，Madagascar

Institute National des Recherches enSant Publique，Bamako，Mali

（2）美洲区域

National Center for Complementary and Alternative Medicine（NCCAM），National Insti-tutes of Health Department of Health and Human Services，Bethesda，USA

College of Pharmacy，University of Illinois at Chicago，Chicago，USA

（3）欧洲区域

Centre of Research in Bioclimatology，Biotechnologies and Natural Medicine，State Uni-versity of Milan，Milan，Italy

（4）东南亚区域

Academy of Traditional Korean Medicine，Pyongyang，Democratic People's Republic of Korea

（5）西太平洋区域

中华人民共和国北京，中国中医研究院针灸研究所

中华人民共和国北京，中国中医研究院临床科学情报研究所

中华人民共和国北京，中国医学科学院药用植物开发研究所

中华人民共和国北京，中国中医研究院中草药研究所

中华人民共和国南京，南京中医药大学

中华人民共和国上海，复旦大学针灸研究所

中华人民共和国上海，上海中医大学

Oriental Medicine Research Centre，The Kitasato Institute，Tokyo，Japan

Department of Japanese Oriental Medicine，Toyama Medical and Pharmaceutical University Toyama，Japan

East-West Medical Research Institute，Kyung Hee University，Seoul，Republic of Korea

Natural Products Research Institute，Seoul National University，Seoul，Republic of Korea

Institute of Traditional Medicine Hanoi，VietNam

附件二　世界卫生组织关于传统医学的部分出版物及文献

以下出版物和文件备有英文版。如果还有法文和/或西班牙文版，则标出 F 和/或 S。

(一)国家政策及监测

1. Apia Action Plan on Traditional Medicine in the Pacific Island Countries. Manila, WHO Regional Office for the Westen Pacific. 2001.

2. Development of National Policy on Traditional Medicine. Manila, WHO Regional Office for the Western Pacific. 2000.

3. Legal Status of Traditional medicine and Complementary/Alternative Medicine: a World-wide Review. Geneva, World Health Organization. In press.

4. The Promotion and Development, Traditional Medicine: Report of a WHO Meeting. Geneva, World Health Organization, 1978(WHO Technical Report Series, No. 622).

5. Regulation, Situation of Herbal Medicines: a World-wide Review. Geneva. World Health Organization, 1998(document reference WHO/TM/98. 1)(F in press/S).

6. Report of the Inter-regional Work shop on Intellectual Property Right in the Context of Traditional Medicine. Geneva. World Health Organization(document reference WHO/EDM/TRM/2001. 1).

7. The Role of Traditional Medicine in Primary Health Care in China (Based on an Inter-Regional Seminar Sponsored by the WHO in Association of the Ministry of Public health of the People's Republic of China, (9 - 21 October 1985). Geneva, world Health Organization, 1986(document reference WHO, IM, 86. 2).

8. Traditional Health Systems in Latin America and the Caribbean: Base line Information. Washington, DC, Pan American Health Organization/World Health Organization, 2000.

9. Traditional Medicine and Health Care Coverage. Geneva, World Health Organization, 1983. Reprinted 1988.

10. Traditional Practitioners as Primary Health Care Workers. Geneva. world Health Organization.

(二)质量,安全和有效性

药用植物

1. Basic Tests for Drugs: Pharmaceutical Substances, Medicinal Plant Materials and Dosage Forms. Geneva, World Health Organization, 1998(F/S).

2. Good Manufacturing Practices: Supplementary Guidelines for the Manufacture of Herbal Medicinal Products. Annex 8 of WHO Expert Committee on Specifications for Pharmaceutical Preparations. Thirty-fourth Report. Geneva, World Health Organization, 1996

(WHO Technical Report Series, No. 863)(F/S).

3. Guidelines for the Appropriate Use of Herbal Medicines. Manila. WHO Regional Office for the Western Pacific, 1998(WHO Regional Publications, Western Pacific Series No. 23).

4. Guide lines for the Assessment 0f Herbal Medicines. Annex ll of WHO Expert Committee on Specifications for Pharmaceutical Preparations. Thirty-fourth Report. Geneva. World Health Organization, 1996(WHO Technical Repo~Series, No. 863)(F/S).

5. Quality Control Methods for Medicinal Plant Materials. Geneva, World Health Organization, 1998. Medicinal Plants in China. Manila, WHO Regional Office for the Western Pacific. 1989(WHO Regional Publications. Western Pacific Series No. 21.

6. Medicinal Plants in the Republic of Korea. Manila, WHO Regional Office for the Western Pacific, 1998(who Regional Publications. western Pacific Series No. 21).

7. Medicinal Plants the South Pacific. Manila. WHO Regional Office for the western Pacific. 1998 (WHO Regional Publications, Western Pacific Series No. 19).

8. Medicinal Plants in Viet Nam. Manila. WHO Regional Office for the Western Pacific. 1990(WHO Regional Publications. Western Pacific Series No. 31).

9. WHO Monographs on Selected Medicinal Plants. V01. 1. Geneva, World Health Organization, 1999.

10. WHO Monographs on Selected Medicinal Plants. V01. 2. Geneva, World Health Organization, 2001.

(三)研究

1. Clinical Evaluation of Traditional Medicines and Natural Products. Report of a WHO Consultation on Traditional Medicine and AIDS, Geneva, 26 – 28 September l990. Geneva, World Health Organization, 1990(document reference WHO/TM/GPA/90. 2).

2. General Guidelines for Methodologies on Research and Evaluation of Traditional Medicine. Geneva, World Health Organization, inpress (document reference WHO/EDM/TRM/ 2000. 1). Guidelines for clinical Research on Acupuncture. Manila. WHO Regional office for the Western Pacific, 1995(WHO Regional Publications, western Pacific Series No. 15).

3. In Vitro Screening for Anti-HIV Activities. Report of art Informal WHO Consultation on Traditional Medicine and AlDS. Geneva, 6 – 8 February 1989. Geneva. 1989(document reference WHO/GPA/BMR/89. 5).

4. Research Guidelines for Evaluating the Safety and Efficacy of Herbal Medicines. Ma-

nila. WHO Regional office for the Western Pacific. 1993.

5. Traditional and Modern Medicine：Harmonizing the Two Approaches. Manila，WHO Regional office for the Western Pacific. 2000.

（四）合理使用

针灸穴位命名

1. A Proposed Standard International Acupuncture Nomenclature：Report of a WHO Scientific Group. Geneva，World Health Organization，1991.

2. Report of the Working Group on Auricular Acupuncture Nomenclature. LYON France，28 – 30 November 1990. Geneva，World Health Organization，1991（document reference WHO/TM/91. 2）.

3. Standard Acupuncture Nomenclature，2nd ed. Manila. WHO Regional Office for the Western Pacific，1993.

（五）药用植物的保护

1. Conservation of Medicinal Plants. Proceedings of all International Consultation，ChiangMai，Thailand，21 – 27March 1988. Cambridge，UK，Cambridge University Press，1991.

2. Natural Resources and Human Health：Plants of Medicinal and Nutritional Value. Proceedings of the First WHO Symposium on Plants and Health for All：Scientific Advancement. Kobe，Japan，26 – 28August 1991. Amsterdam，Elsevier Science Publishers，1992.

3. WHO/IUCN/WWF Guidelines on the Conservation of Medicinal Plants. Gland，Switzerland，International Union for the Conservation of Nature，1993（F/S）.

（六）疗法选择和和使用

1. WHO/DANIDA Intercountry Course on the Appropriate Methodology for the Selection and Use of Traditional Remedies in National Health Care Programmes. Report of an Inter country Course Held in Kadoma，Zimbabwe，26June – 6Jury 1989. Geneva，World Health Organization，1991 （document reference WHO/TM/91. 1）.

2. WHO/DANlDA Training Course：the Selection and Use of Traditional Remedies in Primary Health Care. Report of an Inter-Regional Work shop Held in Bangkok，Thailand，25November – 4 December 1985. Geneva，World Health Organization，1986（document reference WHO/TM/86. 1）.

（七）培训和规范

1. Guidelines for Training Traditional Health Practitioners in Primary Health Care. Ge-

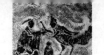

neva. world Health Organization,1995(document reference WHO,SHS,DHS,TM95. 5).

2. Guide lines on Basic Training and Safety in Acupuncture. Geneva,World Health Organization,1999 (document reference WHO/TM/GP99. 1).

3. Prospects for Involving Traditional Health Practitioners. Report of the Consultation on AIDS and Traditional Medicine, Francistown, Botswana,23 – 27 July 1990. Geneva. World Health Organization,1990(document reference WHO/TM/GPA/90. 1).

4. Acupuncture:Review and Analysis of Reports. Geneva,World Health Organization,in press. Training Package for Practitioners of Traditional Medicine. Manila,WHO Regional Office for the Western Pacific. 1999.

(八)世界卫生组织传统医学合作中心

1. Report of the Third Meeting of Directors of WHO Collaborating Centres for Traditional Medicine. Beijing,People's Republic of China,23 – 26 October 1995. Geneva. World Health Organization, 1996(document reference WHO/TM/96. 1).

2. Report of the Second Meeting of Directors of WHO Collaborating Centres for Traditional Medicine Beijing,People's Republic of China,16 – 20 November l987 Geneva, World Health Organization. 1988(document reference 1988. WHO/TM/8. 11).

参考文献

[1]Pietroni P. Beyond the boundaries:relationship between general practice and complementary medicine[J]. British Medical Journal,1992,305:564 – 566.

[2]World Health Organization. Promoting the Role of Traditional Medicine in Health Systems:a strategy for the African Region 2001 – 2010[R]. Harare:World Health Organization,2000 (document reference AFR/RC50/Doc. 9/R).

[3]World Health Organization Traditional Chinese medicine in the African Region. An Initial Situation Analysis(1998 – 1999)[R]. Harare:WHO Regional office for Africa,2000.

[4]World Health Organization. Consultation Meeting on Traditional Medicine and Modern Medicine:Harmonizing the Two Approaches[R]. Geneva: World Health Organization, 1999 (document reference,WP/TM/ICP/001/RB/98 – RS/99/GE/32(CHN)).

[5]World Health Organization. Traditional,Complementary and Alternative Medicines and

therapies[R]. Washington DC: WHO Regional office for the Americas/Pan American Health Organization(Working group OPS/OMS),1999.

[6]World Health Organization. Report: Technical Briefing on Traditional Medicine. Forty-ninth Regional Committee Meeting,Manila,Philippines,18 September 1998[R]. Manila: WHO Regional Office for the Western Pacific,1998.

[7]Fisher P, Ward A. Medicine in Europe: complementary medicine in Europe[J]. British Medical Journal,1994,309:107－111.

[8]Health Canada. Perspectives on Complementary and Alternative Health Care. A Collection of Papers Prepared for Health Canada[C]. Ottawa:Health Canada,2001.

[9]G. Domenighetti et al. Usage personnel de pratiques relevant des medecines deuces ou alternatives parmi les medecins suisses[J]. Medecine and Hygiene,2000. 58:2291.

[10]Zollman C, Vickers AJ. ABC of, Complementary Medicine[J]. London, BMJ Books, 2000. (reprinted from a series articles that appeared in the British Medical Journal during 1999).

[11]World Federation of Acupuncture and Moxibustion Societies. The Distribution of WFAS Member Societies and Executive Members in Each Continent[R]. Beijing:World Federation of Acupuncture and Moxibustion Societies,2000.

[12]World Health Organization. The Legal Status of Traditional and Complementary Alternative Medicine :a World wide Review[M]. Geneva:World Health Organization. 2002.

[13]Eisenberg DM et al. Trends in alternative medicine use in the United States,1990－1997:results of a follow up national survey[J]. Journal of the American Medical Association,1998,280(18):1569－1575.

[14]Sermeus G. Alternative health care in Belgium:all explanation of various social aspects [M]// Lewith G, AldridgeD,eds. Complementary Medicine and the European Community. CIV Daniel:Saffron Walden 1991.

[15]Marthiessen P,Rosslenbroich B,Schmidt St. Unkonventionelle Medizinische Richtungen-Bestandaufnahme zurFroschungssituation[M]. Bonn:Wirtschaftverlag, NW, 1992. (Materialen zur Gesundheitsforschung,Band 21.).

[16]House of Lords,United Kingdom. Select Committee on Science and Technology. Session 1999－2000. 6th,Report. Complementary and Alternative Medicine[M]. London:Stationery Office, 2000:123.

［17］United Nations Conference on Trade and Development. Systems and National Experiences for Protecting Traditional Knowledge，Innovations and Practices. Background Note by the UNCTAD Secretariat［R］. Geneva：United Nations Conference on Trade and Development，2000.（document reference TD/B/COM. 1/EM. 13/2）.

［18］Data from Information Resources，Inc. Scanner Data，quoted in Herbal Gram［J］. Journal of the American Botanical Council and the Herb Research Association，1998，43：61.

［19］MhameP. The Role of Traditional Knowledge（TK）in the National Economy：the Importance and Scope of TK，Particularly Traditional Medicine in Tanzania［C］. Geneva：Paper presented at UNCTAD Expert Meeting on Systems and National Experiences for Protecting Traditional Knowledge，Innovations and Practices，30 October - 1 November 2000.

［20］Spry-Leverton J. West Africa's traditional healers promote the new magic of immunization［R/OL］. UNICEF Information Feature，October 2000.［2012 - 5 - 23］. http：// www. unicef. org/ features/feat164. htm.

［21］Vongo R. Local production and dispensing of herbal antimalarials［R］. Moshi，Tanzania：A report from the First International Meeting of the Research Initiative on Traditional Anti-malarials（RITAM），8 - 11 December 1999.

［22］Gyapeng Metal. Report on Pre-testing of Instruments of Roll Back Malaria Needs Assessment in the Dangme West District［R］. Ghana：WHO 10 January l999.

［23］DiarraD et a1. Roll Back Malaria-Needs Assessment Report［R］. Mail：Field Test of Instruments and Methodology，2 - 28 January 1999.

［24］Brieger Wetal. Roll Back Malaria［R］. IDO Local Government，Oyo State，Nigeria：Pretsting of Needs Assessment Procedures，13November-4 December 1998.

［25］RBM Country Team. The Final RBM Report on the Pre-testing of the RBM（WHO）Research Instruments，and the Situation Analysis for Action Against Malariain Petauke District［R］. Zambia：WHO21 December 1998-20 January 1999.

［26］Ahorlu CK. Malaria-related beliefs and behaviour in southern Ghana：implications for treatment，prevention and country［J］. Tropical Medicine and International Health，1997，2（5）：488 - 499.

［27］World Health Organization. The World Health Report 2000 - Health Systems：Improving Performance［R］. Geneva：World Health Organization. 2000.

[28]Manuel Vasquez. Personal communication from Manuel Vasquez,Rescate Ancestral Indi-
gena Salvadorefio[M]. Minnesola:U of Minnesot a Press, March 2001.

[29]Green E. Indigenous Theories of Contagious Disease[M]. Walnut Creek,California:Alta
Mira Press,1999.

[30]IUNIDS. Collaboration with Traditional Healers in AIDS Prevention and Care in Sub –
Saharan Africa:a Comparative Case Study Using UNAIDS Best Practice Criteria[R].
Geneva,UNAIDS,1999.

[31]Bur-ford G et al. Traditional Medicine, HIV/AIDS in africa[R]// A Report from the
International Conference on Medicinal Plants, Trational Medicine and Local Communi-
ties in Africa. Nairobi,Kenya:A Parallel Session to the Fifth Conference of the Parties
to the Convention on Biological Diversity 16 – 19 May 2000. 3 July 2000.

[32]Jonas WB. Alternative medicine-learning from the past,examining the present,advancing
to the future[J]. Journal of the American Medical Association,1998,280(18):1616 –
1618.

[33]Astin JA. Why patients use alternative medicine:results of a national study [J]. Journal
Dr of the American Medical Association 1998,280(19):1548 – 1553.

[34]Mason F. The Complementary Treatment Project's Treatment Survey[R]. Toronto:
WHO,1995.

[35]Anderson W et al. Patient use and assessment of conventional and alternative the rapies
for HIV infection and AIDS[J]. AIDS,1993,7:561 – 566.

[36]OstrowMJ et al. Determinants of complementary therapy use in HIV – Infected individu-
als receiving antiretroviral or anti-opportunistic agents[J]. Journal of Acquired Immune
Deficiency Syndromes and Human Retrovirology,1997,15:115 – 120.

[37]Chez AR&Jonas WB. The challenge of complementary and alternative medicine[J]. A-
merican Journal of Obstetrics and Gynecology,1997,177:1556 – 1561.

[38]Studdert DM etal. Medical malpractice implications of alternative medicine[J]. Journal of
the American Medical Association,1998,280:1569 – 1575.

[39]World Federation of Chiropvactic. Reported by World Federation of Chiropractic[R].
Geneva:WHO 2000.

[40]World Chiropractic Alliance. Reported by World Chiropractic Alliance[R]. Del Mar:
WCA,2000.

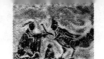
[41]World Health Organization. Regulatory Situation of herbal medicines. A World wide Review[R]. Geneva：world Health Organization，1998(document reference WHO，IIRM，98.1).

[42]The Aarbakke committee. Report of a committee，appointed by the Ministry of Health and Social Affairs，to the Ministry 0f Health and Social Affairs[R]. Oslo：Norway offiwal. 1998.

[43]Vickers A. Complementary medicine，Recent advances，Clinical review[J]. British Medical Journal，2000，321：683 - 686.

[44]Bhattcharya B M D. Programs in the United States with complementary and altemative medicine education opportunities：an ongoing fisting[J]. Journal of Alternative and Complementary Medlcine，2000，6：77 - 90.

[45]National Center for Complementary and Alternative Medicine. Expanding Horizons of Healthcare，five-year Strategic Plan 2001 - 2005[R]. Maryland：National Center for Complementary and Alternative Medicine，2000.

[46]Council of Europe. Resolution 1206(1999). A European approach to non-conventional medicines[R]. Tampere：Parliamentary Assembly. 4 November 1999. (Extract from the Official Gazetteof the Councilof Europe-November 1999)(document reference 8435).

[47]World Health Organization. Regional Consultation on Development of Traditional Medicine in South-East Asia Region，1999[R]. New Delhi：WHO Regional Office for South-East Asia，1999(document reference SEA/Tred. Med. /80).

[48]World Health Organization. Report of the Inter-Regional Workshop on Intellectual Property Rights in the Context of Traditional Medicine，Bangkok，Thailand，6 - 8 December 2000[R]. Geneva：world Health Organization，2001(document reference WHO/EDM，TRM/2001. 1).

[49]World Health Organization. General Guidelin Methodologies on Research and Evaluation of Traditional Medicine[R]. Geneva：World Health Organization，2000(document reference WHO/EDM/TRM/2000. 1).

[50]European Commission. COST actionB4：Unconventional Memcine. Final Report of the Management Committee，1993 - 98[R]. Brussels：European Commission，1998(document reference EUR 18420 EN).

[51]EsSalud/Organizacion Panamericana de Salud. Estudio Costo-Efectividad：Programa Na-

cional de Medicina Complementaria,Seguro Socialde EsSalad（Study of Cost-Effective-ness：National Program in Complementary Medicine. Social Security of EsSalad）[R]. Li-ma：EsSalud/Organization Panamericana de Salud（Pan American Health Organiza-tion）,2000.

[52]World Health Organization. Counterfeit and Substandard drugs in Manmar and Vietnam[R]. Ge-neva：World Health Organization,1999(document reference WHO/EDM/QSM/99. 3).

[53]WHO. Speech of WHO Director-General Dr GroHarlem Brundtland at the opening of the Com-mission for Macroeconomics and Health[R/OL]. Paris,8 November 2000. [2012 - 05 - 23] ht-tp：//www. who. int/director-general/speeches/2000/20001108_paris. html.

[54]Berthold HK,Sudhop MD,BergmannK. Effect of agarlic oil preparation on serum lipo-proteins and cholesterol metabolism[J]. Journal of American Medical Association,1998,279：1900 - 1902.

[55]Kleijnen J,KoipschildP,terRietG. Garlic,onions and cardiovascular risk factors：A re-view of the evidence from human experiments with emphasis on commercially available preparations[J]. British Journal of Clinical Pharmacology,1989,28：535 - 544.

[56]Nortier JL et al. Urothelial carcinoma associated with the use of a Chinese herb（Aris-tolochia fangchi)[J]. New England Journal of Medicine,2000,342(23)：1686 - 1692.

[57]Piscitelli SC et al. Indinavir concentrations and St John'S wort[J]. The Lancet,2000,355 (9203)：547 - 548.

[58]World Health Organization. Regional Meeting on Regulatory Aspects,Herbal Products. November13 - 16,2000,Final Report,Washington,DC[R]. Washington,DC：WHO Re-gional Office for the Americas/Pan American Health Organization,2000.

[59]World Health Organization. The Work of WHO in the Western Pacific Region,Report of the Regional Director,1 July2001 - 31 June2001[R]. Manila：WHO Regional Office for the Western Pacific,2001.

[60]World Health Organization. Policy and Budget for One WHO[R]. Geneva：World Health Organization,2002(document reference PPB/2002 - 2003).

[61]World Health Organization. Traditional Medicine,Regional Committee for the WHO Western Pacific Region,Fifty-second Session,Brunei Darussalam,10 - 14 September 2001,Provisional Agenda Item 13[R]. Manila：WHO Regional Office for the Western Pacific,2001(document reference WPR/RC52/7).

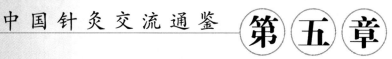

世界针灸学会联合会与针灸行业

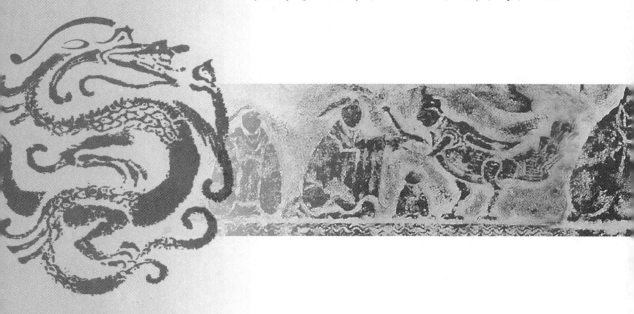

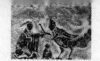

世界针灸学会联合会(简称:WFAS)是唯一与世界卫生组织建立正式关系的针灸国际组织,是国际针灸界的学术领导机构,世界针灸学会联合会自成立以来,就与针灸国际发展息息相关,对于推动针灸的全球化立下了汗马功劳。可以说近二十年来,世界针灸学会联合会的发展,就是国际针灸发展的缩影。

第一节　世界针灸学会联合会简介

一、创建的背景与过程

世界针灸学会联合会的创建是中国针灸医学走向世界,发展到一定历史阶段的必然产物。20 世纪 50 年代以来,针灸医学在国际上的发展进入了一个崭新的阶段,这就是传统的针灸学术与现代科学技术相结合的阶段。在这个阶段里,针灸不会被西方医学所取代,也不会成为西方医学物理疗法的附庸,而是沿着其自身的发展道路得到进一步提高。到 70—80 年代,针灸医学越来越受到各国医学界的关注,学习、应用、研究针灸的医生和学者与日俱增。针灸已传播到 120 多个国家和地区,许多国家成立了针灸学术组织,国际性的针灸学术交流活动日益频繁。伴随着国际上"针灸热潮"的到来,各国针灸界的一些有识之士一致认为,组建一个世界性的针灸学术联合组织,已经成为促进世界针灸医学发展的直接需要。

1982 年 12 月世界卫生组织西太区办事处在马尼拉召开的一次经络穴名工作会议上,与会的一部分国家针灸学者倡议筹建世界针灸学会联合会,并商定以日本高木健太郎教授为首,进行初步准备工作。同时,由于中国是针灸的发源地,所以国际针灸界一再呼吁中国在国际针灸学术活动中发挥应有作用,牵头建立世界性的针灸组织,办事机构设在北京,以期团结各国针灸团体,共同促进针灸事业的发展。

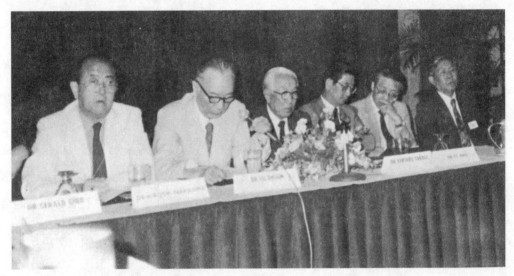

1985 年筹委会会议高木健太郎(左三)、WHO 官员韩相泰(左四)、王雪苔教授(右一)

1984 年 6 月在日本京都开会,会议采纳了中国针灸学者的意见,决定利用在中国召开第二届全国针灸针麻学术研讨会之机,邀请来自世界各主要国家和地区的学者,成立世界针灸学会联合会筹备委员会。同年 8 月世界针灸学会联合会筹备委员会在北京正式成立。这个委员会由十五个国家,三十多位从事针灸医疗、科研和教育的学者组成。日本高木健太郎教授担任筹委会主席,中国针灸学会会长鲁之俊教授任筹委会执行主席。世界针灸学会联合会筹委会总部设在北京。

1987 年 11 月 22 日由中国针灸学会作为东道主,举行世界针灸学会联合会成立大会暨第一届世界针灸学术大会,世界针灸学会联合会在北京宣告成立。第一届会员大会共接纳团体会员 57 个(包括 5 个国际性团体),他们分布于近百个国家和地区,以亚洲、欧洲和美洲居多。57 个团体会员代表着 37,000 多名针灸工作者。大会通过了世界针灸学会联合会章程和世界针灸学会联合会道德准则。

世界针灸学会联合会于 1987 年 11 月 22 日在北京成立并召开第一届学术大会。世界针

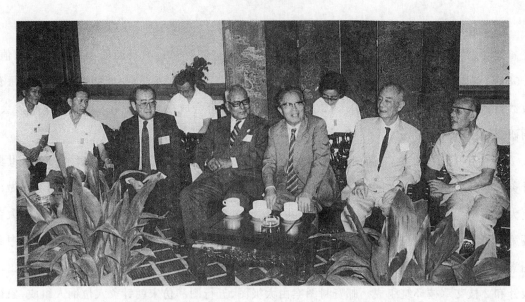

1987 年 8 月，世界针灸学会联合会筹备会议。前排左起第二位 WHO 官员中岛宏、印度巴苏、中华人民共和国全国人大常务委员会副委员长黄华、筹委会执行主席鲁之俊、中国卫生部副部长谭云鹤。

灸学会联合会是总部设在北京的第一个国际民间组织，学会的成立标志着针灸学发展到一个新的里程，对促进具有悠久历史的我国针灸医学的发展和为世界人民的健康服务具有重要意义。邮电部为纪念大会召开，发行纪念邮资封一枚。

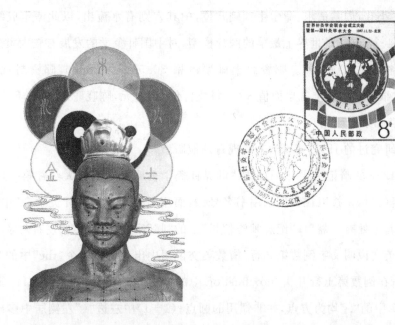

邮票图案是彩带衬托着世界针灸学会联合会会标。封图由太极图五行图和仿宋朝针灸穴位铜人及缥缈的青烟组成，青烟表示灸学。

相关资料：

英文志号：JF012；所属类别：JF 邮资封；发行时间：1987－11－12；面值：0.08 元；总面值：0.08 元；邮票尺寸：180×105mm；设计者：陈晓聪；印刷厂：北京邮票厂；印刷版别：胶版；每套枚数：1；发行量：67.2 万套；附：JF.12《世界针灸学会联合会成立大会暨第一届针灸学术大会》的研究；耿守忠，杨治梅。

1987 年 11 月 22 日，世界针灸学会联合会在北京成立，同时召开第一届学术大会。世界针灸学会的成立，标志着针灸学会发展到一个新的里程，源于中国的针灸学将为人类健康做出更大的贡献。为纪念大会召开，中华人民共和国邮电部特发行《世界针灸学会联合会成立大会暨第一届针灸学术大会》纪念邮资封一枚，志号 JF.12。邮资封上邮票图案以大会会标为中心图案，周围环衬彩带，象征世界针灸学者欢聚一堂，热烈庆祝的气氛。大会会标由世界地图、5根针和 2 枝艾草枝环绕组成。邮资封图案由太极图、五行图和仿宋朝针灸穴位铜人组成，象征针灸学在中国有着悠久的历史和独特的理论体系及丰富的临床经验。中国古代太极视为派生万物本源，"心为太极"或借"太极"来说明"气"，"一物两体，气也"。五行指金、木、水、火、土 5种物质。古代流行"五行相生相胜"的原理，"相生"意即相互促进，如"木生火、火生土、土生金、金生水、水生木"；"相胜"意即互相排斥、相克，如"水胜火、火胜金、金胜木、木胜土、土胜水"。针灸穴位铜人是古代针灸用人体模型，由宋代针灸学家王惟一设计，于公元 1027 年铸造，共两具。铜人外壳分为腹背两半，可以开合，体内脏腑齐全，体表刻有穴位名称，穴处有孔。考试时，裹蜡封住小孔，内蓄清水，命学生针刺穴位，中其穴则有水流出，以此考定成绩。铜人躯壳表面刻有 354 个穴位，是世界上最早的医疗模型，对中国针灸学的发展有较大贡献。明代对针灸学比较重视，曾复制铜人。邮资封上邮票规格 30.5mm×38mm，邮资封规格 180mm×105mm，布纹纸。邮资封上邮票面值 8 分，每枚售价 0.23 元，陈晓聪设计，彩色胶印，印量 67.12 万枚，北京邮票厂印制。

就专家研究过的 JF.12 而言，未发现有其他版型。

（1）JF.12 上的暗记主要有：①封题"世界针灸学会联合会成立大会暨第一届针灸学术大会"纪念邮资信封，未按以往惯例采用书名号《》，而用引号""；"世界针灸学会"中的"世"字，最上方的一横起笔处有一豁口；"纪念邮资信封"中的"邮"字，左边"由"的左右两竖笔下部均露头（见图）。②英文说明文字倒数第 3 行，横数英文说明中出现的第 2 个"the"中的"t"，左侧居中多出一圆点；在倒数第 1 行开头 moxibustion 中的"x"字母右上角，有一豁口。③志号"JF.12（1－1）.1987 中的"."均为方点，并非惯用的圆点；（1－1）中左边"（"左侧居中多出一点，"（1－1）.1987"中，在（1－1）与"1987"之间，多了一个"."，在 JF 系列中，绝大多数均无此"."。

（2）JF.12 的印刷变异。在 JF.12 中，有邮资图套色移位印刷变异；邮票中的黑色专版下

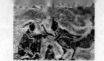

移或上移时,出现"8分"与边框呈短距或长距的印刷变异。

二、性质、宗旨、任务及组织机构

(一)性质

世界针灸学会联合会是与世界卫生组织建立正式工作关系、与国际标准组织(ISO)建立A级联络关系的非政府性针灸团体的国际联合组织,总部设在中华人民共和国首都北京。

(二)宗旨

促进世界针灸界之间的了解和合作,加强国际间的学术交流,进一步发展针灸医学,不断提高针灸医学在世界卫生保健工作中的地位和作用,为人类的健康做出贡献。

(三)任务

组织世界针灸学术大会、中型学术研讨会和专题学术讨论会;促进国际针灸界之间的友好往来,鼓励各种针灸学术交流;完成与世界卫生组织建立正式关系所承担的工作,实施世界卫生组织传统医学战略;宣传和推广针灸医学,争取各国针灸合法地位;发展针灸教育,提高从业人员水平;开展针灸医疗服务;出版针灸学术刊物,提供针灸信息服务;制定和推广有关针灸的国际标准;为实现本会宗旨所必须承担的其他任务。

(四)组织机构

世界针灸学会联合会由团体会员组成。会员必须是所在国或地区成立三年以上拥有50名成员以上的合法针灸学会或合法针灸机构。世界针灸学会联合会现有团体会员142个,代表着50个国家和地区20余万名针灸工作者。

会员大会是世界针灸学会联合会的最高权力机构,执行委员会是常设权力机构,秘书处是世界针灸学会联合会常设办事机构。

1.世界针灸学会联合会组织机构图

世界针灸学会联合会每四年召开一届会员大会、举办一次世界针灸学术大会。两次世界针灸学术大会之间,每年召开一次国际针灸专题学术研讨会。

执行委员会下设国际针灸资格(水平)考试委员会、顾问委员会、专家委员会和工作委员会。国际针灸资格(水平)考试委员会在国际上开展针灸资格水平考试,促进针灸工作者的业务素质和学术水平的提高;专家委员会和顾问委员会为执行委会提供专业技术、政策法规的咨询和建议,支持和协助执行委员会开展工作。工作委员会由教育、立法、资格审查、学术、财务、道德标准、义诊、标准、外交、科技协作、大学协作、国际志愿者、国际标准基金管理13个专项工作委员会组成,负责开展各项工作。

秘书处设在中国中医科学院,负责处理日常工作。秘书处工作由秘书长主持。

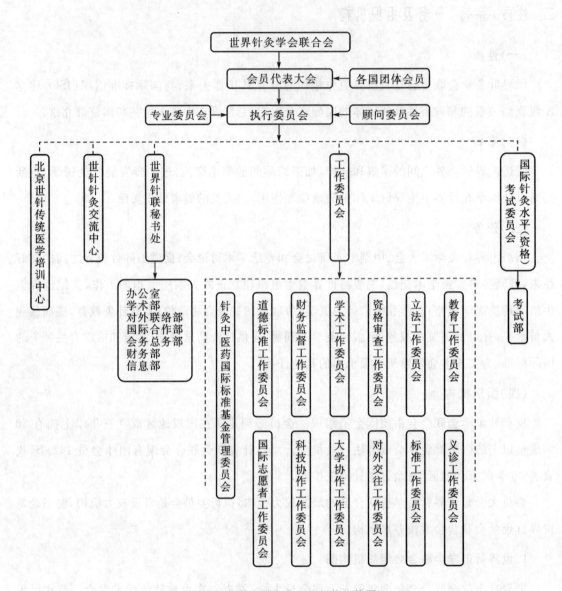

世界针灸学会联合会组织机构机构图

2. 世界针灸学会历届主席

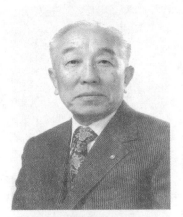

筹委会主席高木健太郎

终身名誉主席(日本)

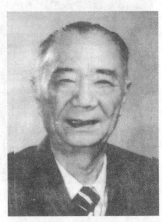

筹委会执行主席鲁之俊

终身名誉主席(中国)

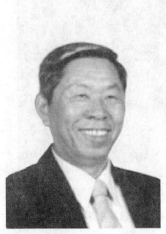

王雪苔终身名誉主席(中国)

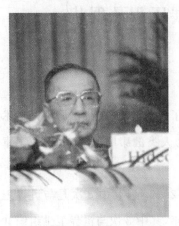

名誉副主席 山村秀夫(日本)

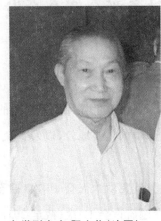

名誉副主席 阮文仪(法国)

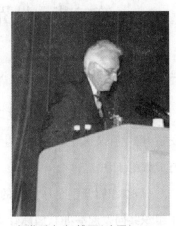

名誉副主席 博西(法国)

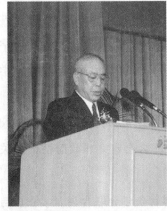

第一届主席(1987—1990)

胡熙明(中国)

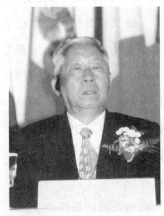

第二届主席(1990—1993)

王雪苔(中国)

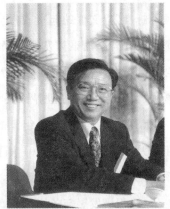

第三、第四届主席(1993—1999)

陈绍武

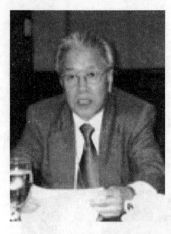

第四届递补主席(1999—2000)

洪伯荣(美国)

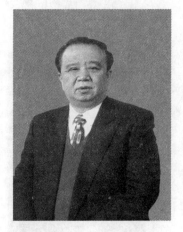

第五、第六届主席(2000—)

邓良月(中国)

第二节　世界针灸学会联合会发展历程及现状

一、发展历程

世界针灸学会联合会成立以后,在促进世界针灸界之间的了解与合作,加强国际间的学术交流,确立针灸医学在世界卫生工作中的重要地位,以及针灸为人类健康服务等方面,做了卓有成效的工作。

(1)组织召开了全球范围的世界针灸学术大会10次(截至2012年,其中8次是与世界卫生组织共同发起举办)、国际针灸专题研讨会17次(截至2012年,其中3次与世界卫生组织共同发起举办)、开展针灸标准化研究,参与世界卫生组织的国际"针灸术语标准化"、"经穴部位国际标准"等文件的起草、制定及有关针灸标准地区性协议的推广工作。1988年创办《世界针灸学会联合会通讯》,发往各国会员组织和世界卫生组织有关部门,1991年创办了世界针灸学会联合会会刊《世界针灸杂志》。1997年开展国际针灸资格(水平)考试,并出版《国际针灸学教程》。2004年创办世界针灸学会联合会网站(www.wfas.org.cn)。

(2)加强与世界卫生组织的关系,与世界卫生组织在针灸发展战略上保持高度统一。1998年1月,世界卫生组织101届执委会讨论通过,与世界针灸学会联合会建立非政府性正式关系,每三年制定一次合作计划,现已完成第三个合作计划。

(3)积极发展与各国政府、学术机构及民间组织的交流。世界针灸学会联合会非常注重与各国家政府部门的关系,在不同的国家召开学术大会时,许多国家的高官政要都为世界针灸学会联合会的学术活动给予了实质的支持或者密切的关注。世界针灸学会联合会与国际上的一

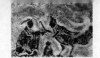

些医学机构、学术团体之间的接触与交流也在不断增加。

世界针灸学会联合会现由第七届执行委员会主持工作。世界针灸学会联合会名誉主席由王国强担任,主席由邓良月教授担任,秘书长由沈志祥教授担任。

二、发展现状

世界针灸学会联合会秘书处共设置 10 个职能部门,包括:办公室、学术部、对外联络部、国际合作部、国际标准部、考试部、培训部、会务总务部、财务部、信息部。共有在职办公人员 25 人。

2009 年之前,世界针灸学会联合会的办公地址在北京市东城区东直门内南小街 16 号中国中医科学院内。2010 年,在国家中医药管理局的支持下购买了办公大楼共 2000 平方米,位于北京市东城区夕照寺街东玖大厦 B 座 7 层。

(1)世界针灸学会联合会在广泛开展学术交流的基础上加强与世界卫生组织、各国政府及医学学术机构的合作,促进针灸教育、考试的规范化,促进针灸在各国的合法化,进一步提高全球的针灸学术水平,使针灸安全有效地服务于人类健康。

(2)继续开展与世界卫生组织有关针灸学科的合作,完成与世界卫生组织建立非政府性正式关系的组织所应承担的权利与义务。

(3)继续与世界卫生组织及其区域机构合作,完成有关针灸穴位部位标准、针灸技术操作规范、针灸临床研究指南、针灸临床疗效评价规范等一系列标准和标准化专题的研究。对世界卫生组织已经发布的有关针灸国际标准和指南,积极在世界针灸学会联合会各个会员组织中推广。在各国组织有关的针灸水平测评和临床疗效评价研究协作等相关活动。

(4)加强和世界各国有关大学和研究机构在针灸领域的合作,筹建国际针灸教育与科研协作平台,逐步规范各层次的针灸教育与培训,不断提高国际针灸教育的质量,加强针灸科研工作。

(5)调查了解针灸立法在各国的情况,与世界卫生组织一起为推动针灸立法工作,促进针灸医学在更多的国家确立合法地位,并纳入各国基本医疗保障体系,成为医疗保险项目而努力。

(6)召开国际针灸学术专题研讨会和世界针灸学术大会,着重提高学术会议的质量与水平,推动针灸学术发展。

(7)制订国际针灸教学标准和针灸水平考试标准,逐步开展国际针灸水平考试工作。

第三节 交流与合作

一、世界针灸学会联合会针灸交流(1982—2012)

1982 年 12 月世界卫生组织西太区办事处在马尼拉召开的一次经络穴名工作会议上,与会的一部分国家针灸学者倡议筹建世界针灸学会联合会。

1984 年 6 月在日本京都开会,会议采纳了中国针灸学者的意见,决定利用在中国召开第二届全国针灸针麻学术研讨会之机,邀请来自世界各主要国家和地区的学者,成立世界针灸学会联合会筹备委员会。同年 8 月世界针灸学会联合会筹备委员会在北京正式成立。这个委员会由十五个国家,三十多位从事针灸医疗、科研和教育的学者组成。日本高木健太郎教授担任筹委会主席,中国针灸学会会长鲁之俊教授任筹委会执行主席。世界针灸学会联合会总部设在北京。

1987 年 11 月 23 日,由世界针灸学会联合会主办、中国中医科学院和中国针灸学会承办的世界针灸学会联合会第一届世界针灸学术大会在北京召开,国家副主席乌兰夫、卫生部部长陈敏章、世界卫生组织西太区办事处主任中岛宏出席大会开幕式并讲话。

1988 年 9 月 16 日,由世界针灸学会联合会会员加拿大中医药针灸学会承办的 88 世界针灸学会联合会国际针灸学术研讨会——"针刺麻醉与针灸镇痛机理"专题研讨会在加拿大多伦多召开。

1989 年 9 月 4 日,由中国针灸学会承办的 89 世界针灸学会联合会国际针灸学术研讨会——"国际针灸教育"专题研讨会在北京召开。

1990 年 12 月 4 日,世界针灸学会联合会在法国巴黎召开第二届会员大会,卫生部副部长胡熙明、世界卫生组织代表阿克瑞拉、中国针灸学会副会长王雪苔、国家中医药管理局办公室主任王凤岐等世界针灸学会联合会官员和代表参加会议。大会选举中国针灸学会副会长王雪苔为第二届世界针灸学会联合会主席,中国针灸学会副会长、中国中医科学院针灸研究所所长邓良月为世界针灸学会联合会秘书长,国家中医药管理局办公室主任王凤岐为世界针灸学会联合会司库。

1990 年 12 月 5 日,由世界针灸学会联合会与世界卫生组织共同举办的世界针灸学会联合会第二届世界针灸学术大会在法国巴黎召开,世界卫生组织总干事中岛宏,联合国教科文组织代表,中国卫生部副部长、国家中医药管理局局长胡熙明、法国卫生部代表出席大会开幕式。

1991 年 6 月,由世界针灸学会联合会与中国中医科学院针灸研究所共同主办的《世界针灸杂志》创刊。

1991 年 11 月 23 日,由中国针灸学会承办的 91 世界针灸学会联合会国际针灸学术研讨会——"针法灸法"研讨会在北京召开。

1992 年 10 月 22 日,由意大利针灸和传统中医协会承办的 92 世界针灸学会联合会国际针灸学术研讨会——"国际针灸研究趋势"研讨会在意大利罗马召开。

1993 年 11 月 20 日,世界针灸学会联合会在日本京都召开第三届会员大会,大会选举中国中医科学院原院长、中国针灸学会副会长陈绍武为第三届世界针灸学会联合会主席,中国中医科学院针灸研究所所长、中国针灸学会副会长邓良月连任秘书长,中国针灸学会副会长陈佑邦为司库。

1993年11月21日,由世界针灸学会联合会与世界卫生组织共同举办的世界针灸学会联合会第三届世界针灸学术大会在日本京都召开,世界卫生组织助理总干事胡庆礼出席开幕式,卫生部部长陈敏章、国家中医药管理局局长张文康致贺信,日本国宽仁亲王、文部大臣、京都市市长等政要出席开幕式。

1994年11月12日,由大韩针灸医师协会承办的94世界针灸学会联合会国际针灸学术研讨会——"针灸临床适应证及其治疗"专题研讨会在韩国汉城召开,韩国政府社会保健部部长徐相穆、国会议员宋斗镐、世界卫生组织传统医学项目官员张小瑞、中国卫生部副部长兼国家中医药管理局局长张文康出席开幕式并讲话,中国中医科学院院长傅世垣出席开幕式。

1995年11月3日,由土耳其针灸学会承办的95世界针灸学会联合会国际针灸学术研讨会——"针灸与气"专题研讨会在土耳其伊斯坦布尔召开,世界卫生组织传统医学项目官员张小瑞出席开幕式并讲话。

1996年9月21日,世界针灸学会联合会与世界卫生组织共同举办的世界针灸学会联合会第四届世界针灸学术大会在美国纽约召开,中国驻联合国总部副秘书长金永健、驻纽约总领事邱胜云、中纪委驻卫生部纪检组组长、世界针灸学会联合会高级顾问张凤楼、国家中医药管理局副局长李振吉,世界卫生组织助理总干事弗尔南多,美国联邦卫生部官员及纽约州州长、市长等政要出席开幕式;卫生部部长陈敏章、副部长兼国家中医药管理局局长张文康向大会致贺信。

1997年10月31日,世界针灸学会联合会在北京召开第四届会员大会,卫生部副部长兼国家中医药管理局局长张文康、世界卫生组织总部传统医学项目官员张小瑞、世界针灸学会联合会名誉主席鲁之俊出席开幕式并讲话,国家中医药管理局副局长李振吉、世界卫生组织西太区办事处传统医学项目官员陈恩出席开幕式。大会选举产生了第四届执行委员会,中国针灸学会副会长陈绍武、邓良月、陈佑邦,分别当选为主席、秘书长和司库。

1997年11月1日,世界针灸学会联合会与世界卫生组织共同举办的世界针灸学会联合会成立十周年学术大会在北京召开,全国人大常委会副委员长吴阶平、国务委员彭佩云、卫生部部长陈敏章出席开幕式并为大会题词;世界卫生组织总干事中岛宏为大会题写贺词,世界卫生组织西太区办事处主任韩相泰在开幕式上讲话,世界卫生组织驻华代表季卿礼、世界卫生组织总部传统医学项目官员张小瑞、世界卫生组织西太区传统医学项目官员陈恩出席开幕式;卫生部副部长兼国家中医药管理局局长张文康宣布大会开幕。参加开幕式的还有世界针灸学会联合会主席、副主席等世界针灸学会联合会官员和卫生部、中医药管理局、中国科协、中国中医科学院、北京中医药大学、中国针灸学会的有关领导。

1997年11月2日，世界针灸学会联合会国际针灸医师水平考试委员会成立，卫生部副部长、国家中医药管理局局长张文康任名誉主任委员，国家中医药管理局副局长李振吉任主任委员。

1998年1月27日，世界卫生组织执行委员会第101次会议做出EB101.R21号决议，决定世界卫生组织与世界针灸学会联合会建立正式关系。世界针灸学会联合会成为世界上唯一与世界卫生组织建立正式关系的国际针灸组织。

1998年3月16日，世界卫生组织总干事中岛宏博士在世界卫生组织驻华代表季卿礼、卫生部国际合作司司长刘培龙、国家中医药管理局外事司司长沈志祥、中国中医科学院院长傅世垣等有关领导的陪同下视察了中国中医科学院世界卫生组织传统医学针灸合作中心，并约见世界针灸学会联合会主席陈绍武、世界针灸学会联合会前任主席王雪苔、世界针灸学会联合会秘书长邓良月座谈世界针灸学会联合会有关工作。

1998年5月11日，世界针灸学会联合会应世界卫生组织的邀请，派出代表团赴日内瓦参加第51届世界卫生大会暨世界卫生组织成立50周年庆典。

1998年5月11日，中国中医科学院党委书记、世界针灸学会联合会高级顾问房书亭，世界针灸学会联合会主席陈绍武，秘书长邓良月在日内瓦世界卫生组织总部，同世界卫生组织传统医学项目官员张小瑞、世界卫生组织机构互往事务处官员卡瓦库奇、莫西莫多进行友好会谈，双方就1998至2000年两组织合作计划达成了基本一致的意见。

1998年11月17日，由西班牙针灸与手世界针灸学会联合会合会承办的98世界针灸学会联合会国际针灸学术研讨会——"针灸临床的安全与疗效"专题研讨会在西班牙巴塞罗那召开，世界卫生组织荣誉总干事中岛宏、世界卫生组织传统医学项目官员张小瑞、国家中医药管理局副局长李振吉出席开幕式并讲话，中国中医科学院党委副书记仇芙林参加会议。

1998年11月17日，世界针灸学会联合会聘请世界卫生组织荣誉总干事中岛宏为世界针灸学会联合会终身名誉顾问。

1999年11月9日，由越南全国针灸学会承办的99世界针灸学会联合会国际针灸学术研讨会——"跨入21世纪，服务于公共保健事业的针灸"专题研讨会在越南河内召开，越南卫生部部长杜元芳出席开幕式并讲话。

2000年11月12日，世界针灸学会联合会在韩国汉城召开第五届会员大会，中国卫生部副部长兼国家中医药管理局局长佘靖、韩国汉城市副市长康泓彬出席开幕式并讲话。大会选举中国中医科学院针灸研究所所长、中国针灸学会副会长邓良月为第五届世界针灸学会联合

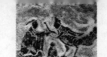

会主席,国家中医药管理局国际合作司沈志祥为世界针灸学会联合会秘书长,中国针灸学会副会长李维衡为世界针灸学会联合会司库,中国中医科学院副院长刘保延为世界针灸学会联合会执行委员。中国针灸学会高级顾问王雪苔被聘为世界针灸学会联合会终身名誉主席。

2000 年 11 月 13 日,由世界针灸学会联合会与世界卫生组织共同举办的世界针灸学会联合会第五届世界针灸学术大会在韩国汉城召开,韩国负责卫生工作的国会议员、中国卫生部副部长兼国家中医药管理局局长佘靖、韩国保社部部长代表、越南卫生部代表、菲律宾卫生部代表、世界卫生组织荣誉总干事中岛宏、中国中医科学院常务副院长姚乃礼等要员出席大会开幕式并讲话。

2000 年 11 月 14 日,世界针灸学会联合会第五届执行委员会第一次会议决定,聘请卫生部副部长、国家中医药管理局局长佘靖为世界针灸学会联合会国际针灸医师水平考试委员会名誉主任委员。

2001 年 12 月 13 日,由新加坡中医师公会承办的 2001 世界针灸学会联合会国际针灸学术研讨会——"新世纪的国际针灸科研、教育与临床疗法"专题研讨会在新加坡召开。

2002 年 11 月 7 日,由意大利针灸和传统中医协会承办的 2002 世界针灸学会联合会国际针灸学术研讨会——"国际针灸临床研究方法"专题研讨会在意大利罗马召开,意大利卫生部部长代表,罗马国家大学医学院、罗马教会大学医学院的代表,中国中医科学院院长姚乃礼出席开幕式并讲话,中国驻意使馆派出文化官员参加开幕式。

2003 年 9 月 12 日,由挪威针灸学会承办的 2003 世界针灸学会联合会国际针灸学术研讨会——"针灸循证、安全性及其应用"专题研讨会在挪威奥斯陆召开,世界卫生组织高级官员张小瑞,挪威卫生部部长代表,奥斯陆市市长西门森,中国中纪委驻卫生部纪检组组长、世界针灸学会联合会高级顾问张凤楼、国家中医药管理局副局长、世界针灸学会联合会高级顾问房书亭出席开幕式并讲话。

2004 年 10 月 28 日,在澳大利亚黄金海岸召开第六届会员大会,国家中医药管理局副局长李振吉出席大会并讲话。大会连选举中国中医科学院针灸研究所所长、中国针灸学会副会长邓良月连任第六届世界针灸学会联合会主席,国家中医药管理局国际合作司沈志祥连任世界针灸学会联合会秘书长,中国针灸学会副会长李维衡连任世界针灸学会联合会司库,中国中医科学院副院长刘保延连任世界针灸学会联合会执行委员。

2004 年 10 月 29 日,世界针灸学会联合会与世界卫生组织共同举办的世界针灸学会联合会第六届世界针灸学术大会在澳大利亚黄金海岸召开,国家中医药管理局副局长李振吉、世界卫生组织西太区传统医学项目官员崔昇勋、黄金海岸市市长出席开幕式并讲话。

2005 年 11 月 4 日,由葡萄牙电针学会承办的 2005 世界针灸学会联合会国际针灸学术研讨会——"针灸新方法,新世界,21世纪的医学"专题研讨会在葡萄牙里斯本召开,世界卫生组织高级官员张小瑞,中国保健协会会长、世界针灸学会联合会高级顾问张凤楼,国家中医药管理局副局长、世界针灸学会联合会高级顾问房书亭出席开幕式。

2005年11月18日,世界针灸学会联合会常务副秘书长胡卫国博士应邀出席了法国FAFORMEC协会(医学继续教育针灸医师协会)在里昂举办的2005年度工作会议和第九届法国针灸学术会议。里昂市市长、FAFORMEC协会主席、世界针灸学会联合会常务副秘书长胡卫国、法国医学继续教育协会负责人等在主席台就座并在开幕式致辞。这次学术年会的会场选在"里昂法国高等师范学院"会议厅,会议主题为"紧张与现代生活,从焦虑到抑郁症",安排了近30个大会学术交流报告,内容包括针灸治疗紧张、焦虑、抑郁症等有关疾病的神经生理机制、文献回顾与临床评价研究、中医传统文献与治疗方法、有关诊断治疗中经络穴位的特异性、针灸方法与现代精神药物治疗的配合等方面的内容。这次参加会议的代表大约300多人,参会人员均为医生,还有一些来自英国、瑞士、比利时的医生专程赶来参加会议。在会场外还设置了20多个展台,展销有关针灸图书、针灸器材、激光针灸仪、植物制剂等。

2006年4月21日至23日,由马来西亚中医师针灸专业学会承办的"马来西亚2006年国际针灸学术研讨会"在吉隆坡召开。大会主题为"中医药、针灸提升中老年人的生活质量"。

2006年5月19日至26日俄罗斯五十周年反射疗法及二十五周年手操作疗法国际会议在俄罗斯莫斯科市举办。该会议由俄联邦卫生与社会发展研究中心、俄罗斯医学科学院研究生院、俄罗斯国立医科大学RMAPS手操作疗法及俄罗斯反射疗法协会、俄罗斯联邦卫生部手操作疗法中心、俄罗斯职业手操作疗法联合会,以及莫斯科反射疗法及手操作疗法学会共同组织。主题全部围绕反射疗法与手操作疗法展开。在俄罗斯,反射疗法与针灸疗法为同义语。反射疗法与手操作疗法在俄罗斯是否能够获得成功发展,很重要因素取决于各种医疗学校进行的有关医生培训,疾病预防治疗、诊断等多项工作的完善,进一步鼓励新的科学技术的发展,以及相关科学研究方向确定的整合。世界针灸学会联合会主席邓良月教授向卡强会长发去祝贺。

2006年第三十七届传统中医大会于5月24日至28日在罗腾堡举行。本届大会由德国针灸学会主办。本届大会的主题是"中医缓解精神紧张"。这次大会受美国国家针刺疗法及东方医学认证委员会和欧洲传统医学会的委派。访问者均是这些组织的成员,他们得到指派参与德国中医学会的工作,并且这些工作将对初学者和高级医师进行有价值的培训工作。组委会邀请了27位来自德国的演讲者,同时还邀请了多名来自中国、美国和欧洲其他国家的近25位演讲者。

2006年6月15日国家中医药管理局李大宁副局长率中国中医药代表团赴俄罗斯莫斯科

市参加了由中国中医药管理局与俄罗斯卫生与社会发展署共同主办的第二届中俄传统医药应用研讨会。中国中医科学院梁菊生副院长，中药所黄璐琦所长，西苑医院王书臣院长和世界针灸学会联合会翻译杨宇洋参加了本次代表团出访。

2006 年 6 月 16 日上午，代表团参观了由国家中医药管理局传统医药国际交流中心与俄罗斯公司合作建立的中医诊所，该诊所俄方负责人热情地接待了代表团。该诊所位于莫斯科市中心，目前有 3 名医生。据了解，目前来就诊的大部分患者都接受了针灸、按摩方法的治疗，但由于中药在俄注册困难，进口数量很少，故诊所仅能开具少量的处方中药。如今，诊所运行良好，吸引了大批的上层社会人士就医。

在 6 月 17 日的研讨会开幕式上，李大宁副局长做了开幕致词。他回顾了中俄教文卫体合作委员会卫生分委会成立后双方在传统医药领域所做的工作，并对今后的合作提出了几点建议。进入大会报告部分后，国际合作司王笑频副司长首先做了题为《中医药在中国国家卫生体系中的作用》的报告，介绍了中医药在中国的法律地位、发展现状、对外交流概况和新世纪中医药面临的机遇与挑战等。国家中医药管理局中医师资格认证中心王北婴主任介绍了国际中医师资格认证技术框架，并将医师注册相关参考资料送给传统诊疗方法临床试验中心主任卡尔佩耶夫先生。国家中医药管理局传统医药国际交流中心沈毓龙主任着重介绍了该中心与瑞士和俄罗斯合作办诊所的情况并介绍了国际合作开展传统中医合作的体会。梁菊生副院长报告的主题为《中医药临床研究与疗效评估》，从研究方法、临床研究的特点和疗效评估等方面阐述了中医药学赖以生存和发展的基础是临床疗效的问题。黄璐琦所长主要就中药的研究与开发作了主题发言；王书臣院长就肺间质纤维化中西医结合治疗这一专题作了学术报告。

2006 年 8 月 16 日世界针灸学会联合会主席邓良月教授会见了来访的拉脱维亚医学院（Medical Academy of Latvia / Riga Stradins University）综合医学实验室主任伊戈·库兹亚为奇（Igor Kudryavtsev）教授。伊戈教授首先介绍了中医、针灸、气功在拉脱维亚的发展情况，邓良月教授则简要介绍了世界针灸学会联合会的成立背景及在世界针坛的地位。伊戈教授表示非常愿意加入世界针灸学会联合会，能够在世界针灸学会联合会的帮助下，进一步发展、推动拉脱维亚的针灸事业。双方就发展针灸事业的共同目标，探讨了针灸、推拿、气功等学科的研究、教育可能的合作，伊戈教授表示回国后，将与世界针灸学会联合会保持密切联系，落实各项合作项目。拉脱维亚医学院成立于 1919 年，所开设课程不仅仅限于医学，还包括自然科学、社会科学、公共卫生学等的科目，目前学生总数为 3,500 人。综合医学实验室是拉脱维亚医学院下设的一个部门，其目标是：把最普遍的、最受欢迎的传统医学（TCM）和其他的综合医学（IM）融入到医学学习中，并协调配合在拉脱维亚进行的关于综合医学与传统医学（IM/TCM）的科学研究。

2006年9月16日至20日,"预防疾病,健康生活"——2006北京国际健康论坛在北京人民大会堂举行。2006年北京国际健康论坛是由中外专家共同就健康生活方式、预防疾病、养生保健加强健康教育,提高健康水平等方面进行探讨。本次论坛由北京市科学技术协会、世界针灸学会联合会秘书处支持、北京亚健康防治协会主办。会议将特邀美国Cornell大学、韩国人参研究所和俄罗斯等国外专家做专题报告。

2006年9月18日至22日世界卫生组织西太平洋地区第五十七次会议在新西兰奥克兰召开。世界卫生组织西太区邀请世界针灸学会联合会作为NGO机构派代表参加此会。根据世界卫生组织要求,世界针灸学会联合会主席邓良月教授向西太区国家的世界针灸学会联合会会员发出邀请,决定选派世界针灸学会联合会资格审查委员会副主任委员,澳大利亚针灸中医协会会长张仲民医生代表世界针灸学会联合会出席此次会议并就会议议题发言。

2006年9月20日,世界针灸学会联合会与平凉市政府在皇甫谧故里灵台县共同主办"2006中国·灵台中医针灸(国际)学术交流大会暨皇甫谧文化节"。200多名世界各地的专家、学者和当地近万名群众参加了这次盛会。

2006年10月18日德国传统针灸中医学会董事柯立德·奥姆斯特德医生(Mr. Gerd Ohmestede)与副主席布莱特·茨格勒医生(Ms. Birgit Ziegler)一行抵京与世界针灸学会联合会主席邓良月教授、世界针灸学会联合会常务副秘书长宋莉、世界针灸学会联合会学术部主任刘炜宏教授会面。邓良月教授在听取德国传统针灸中医学会董事柯立德·奥姆斯特德医生(Mr. Gerd Ohmestede)的会谈后对其在针灸的发展中起到的重要作用给了肯定,会后,双方还就针灸与传统医学方面的合作与交流进行了进一步的交流。

2006年10月28日至10月29日由世界针灸学会联合会主办,卫生部中日友好医院承办,中国医师协会神经外科分会小儿神经外科专家委员会、《中华神经外科杂志》编辑部及西安中医脑病医院等单位协办的"2006(北京)脑性瘫痪诊疗理论与技术新进展国际研讨会"在北京召开。来自世界各地和国内的著名脑瘫专家出席,并做专题报告和技术演示。

2006年10月31日—11月2日《针灸腧穴定位国际标准》会议在日本筑波国际会议中心举行,这次会议由世界卫生组织西太区主办、日本第二届针灸标准委员会、日本筑波科技大学支持和承办,来自世界针灸学会联合会等针灸组织和9个国家(日本、中国、韩国、美国、英国、澳大利亚、蒙古、越南、新加坡)的20位正式代表和5位观察员出席了这次会议。这次会议正式讨论通过了《针灸腧穴定位国际标准》的文本、挂图等,并对有争议的部分进行了表决。会议当天日本《朝日新闻》和NHK电台对会议进行了报道。

世界针灸学会联合会一贯积极配合和参与世界卫生组织开展有关针灸国际标准化工作，世界针灸学会联合会的很多专家也应邀出席了这次会议，他们是世界针灸学会联合会副主席、越南针灸学会主席阮才秋教授，世界针灸学会联合会秘书长、中国国家中医药管理局国际合作司司长沈志祥教授，世界针灸学会联合会国际针灸标准委员会常务副主任、中国中医科学院针灸研究所副所长黄龙祥教授、世界针灸学会联合会常务副秘书长胡卫国博士。

　　2006 年 11 月 11 日至 14 日，应日本兵库县针灸师会的邀请，世界针灸学会联合会执行委员会委员、中国中医科学院副院长刘保延教授，国际合作处李向东副研究员访问了日本神户，参加了兵库县针灸师会成立五十五周年的庆典大会。在庆典大会上，刘保延教授以世界针灸学会联合会的特别代表身份，介绍了世界针灸学会联合会和中国中医科学院的科、医、教等情况。庆典大会之后的纪念祝贺会上，日本兵库县针灸师会会长佐伯先生宣读了世界针灸学会联合会主席邓良月的贺信。来自兵库县的知事（相当中国的省长）及参、众两院的几位议员和韩国的代表等三百多位代表出席了此次大会。

　　2006 年 11 月 24—26 日，由印度尼西亚国家针灸联合会承办的"印度尼西亚 2006 世界针灸学会联合会国际针灸学术研讨会"在印度尼西亚巴厘岛召开。会议主题是："针灸在提高健康水平、疾病的预防、治疗和康复方面的发展"。来自 17 个国家和地区的 300 多名代表参加了本次会议。

　　2006 年 12 月 12 日，世界针灸学会联合会第六届执行委员会委员、日本东京大学药学院研究科、医药政策学医学博士津谷喜一郎教授（Dr. Tsutani Kiichiro）访问了世界针灸学会联合会总部。世界针灸学会联合会主席邓良月教授，世界针灸学会联合会执委、中国中医科学院副院长刘保延教授等会见了津谷喜一郎教授。津谷喜一郎教授曾在世界卫生组织西太区任职，负责传统医学项目。世界针灸学会联合会从开始筹备到创建他给予了积极地支持和关注。从 1997 年开始，他经全日本针灸学会推荐、世界针灸学会联合会第四届会员大会选举，担任了第四届执行委员会委员。至今，津谷喜一郎教授连续三届担任执行委员会委员。会谈伊始，宋莉常务副秘书长向他简要介绍了执委会讨论通过的各项建议和提案，并向他详细通报了当时现场讨论的情况。津谷先生作为世界针灸学会联合会执委对本届执委会所作的各项决议表示了支持和赞赏，同时他也对世界针灸学会联合会秘书处今后的具体工作提出了很多建设性意见，还特别强调了经第三次改版后的世界针灸学会联合会网站的重要性。世界针灸学会联合会网站作为世界针灸学会联合会对外宣传的窗口，其作用不容忽视。他会密切关注网站的建设并提出更多宝贵的意见。

　　2006 年 12 月 13 日下午世界针灸学会联合会主席邓良月教授及秘书长沈志祥教授与世

界卫生组织西太区传统医学官员崔昇勋教授会面。沈志祥秘书长介绍说，世界针灸学会联合会将要向世界卫生组织提交《2007－2009世界卫生组织与世界针灸学会联合会三年合作计划》。其中很重要的一点："要继续与世界卫生组织及其区域机构合作，完成有关针灸穴位部位标准、针灸技术操作规范、针灸临床研究指南、针灸临床疗效评价规范等一系列标准和标准化专题的研究"。未来三年世界针灸学会联合会标准化委员会办公室，将立足国内，以国家中医药管理局为依托，积极组织中国专家的力量，与世界卫生组织西太区密切合作，全力推广针灸既定标准，尤其WHO西太区组织制定的经穴定位标准。要在世界针灸学会联合会各个会员组织中推广世界卫生组织已经发布和未来将要发布的有关针灸国际标准和指南。

2007年1月22—30日世界卫生组织执委会第120届会议在世界卫生组织总部日内瓦召开。世界针灸学会联合会作为世界卫生组织的非政府组织（NGO）成员，应世界卫生组织临时总干事邀请参加会议。为此，世界针灸学会联合会选派副主席李国瑞教授（意大利）、考斯兰教授（挪威）和常务副秘书长胡卫国代表世界针灸学会联合会出席本次会议。陈冯富珍博士作为新任总干事在开幕式发表了讲话。

2007年2月10日中国国家中医药管理局李大宁副局长、国际合作司张奇司长、王笑频副司长等领导在北京广西大厦接见了世界针灸学会联合会邓良月主席、王雪苔名誉主席、沈志祥秘书长及有关领导成员，听取了"世界针灸学会联合会"的工作汇报和情况介绍，发表了重要的指导性意见，对世界针灸学会联合会的工作给予了大力支持。

张奇司长表示要把国际合作司与世界针灸学会联合会的关系提高到一个非常重要的高度，并作为工作的一项重要部分，密切协助，密切合作，定期研究。"今后要从政府的角度进一步加强与WHO等国际组织的联系与合作，加大对传统医学的重视程度和工作力度，当然包括针灸学领域；世界针灸学会联合会是国际性学术团体，联合和团结各国成员一起从民间组织的渠道，加强与WHO的合作，做好这一工作。我们相互促进，共同努力，促进传统医学及针灸事业的发展。在标准化工作、世界针灸学会联合会成立20周年大会及换届工作，对国际合作司有何要求，我们将作为头等大事来优先处理。"

王笑频副司长认为：世界针灸学会联合会是国际化程度非常高、国际化影响非常好的组织，要适应形势的变化，要在世界形势发生了变化的情况下，与从事中医药工作的其他团体共同做好工作是十分重要的，大家携手共进是非常好的事情。我们要继续与世界针灸学会联合会密切合作关系，优势互补，世界针灸学会联合会是世界组织，国际合作司是中国政府组织，我们之间是伙伴关系。在新形势应该要探讨新的机制，我们非常愿意与世界针灸学会联合会共同努力。

最后,李大宁副局长做了重要的讲话:

首先,李大宁副局长对世界针灸学会联合会取得的工作成绩给予了充分肯定。认为世界针灸学会联合会制定章程促成全世界针灸界的团结、合作与发展,中国针灸在世界上的主导地位得到了认可和巩固,针灸的学术影响得到了扩大,针灸的合法化得到增强;世界针灸学会联合会的层次和地位越来越高,与世界卫生组织的合作卓有成效。

李大宁副局长对世界针灸学会联合会的发展思路表示赞赏。认为,今后继续把针灸医学在各个国家的推动能力放在首位,主要通过 WHO 及各国政府的能力,如现在韩国的针灸已合法化;高水平高层次地开展针灸研究,如意大利、印尼的针灸科研技术研究都不错;加强针灸学术组织的联系,现在有 48 个国家,争取 2～3 年再增加几个国家,方向为非洲、东欧、阿拉伯等国家等;分别在世界各国各地建立起研究中心,医疗保健、教育、科技、信息等;加强与世界卫生组织的合作;加强世界针灸学会联合会秘书处的工作,主要提高工作人员的工作能力,外语能力,增强国际法律事务意识等;利用现有的国外组织,发展国际队伍,建立紧密的合作关系,扩大国际合作的范围。

李大宁副局长指出:世界针灸学会联合会的发展要体现它的国际性,加大世界针灸学会联合会的发展,促进中医药走向世界。在走向世界的过程中,世界针灸学会联合会必须发挥主导作用。

李大宁副局长表示:我们需要对世界针灸学会联合会的发展进一步关注,因为世界针灸学会联合会是中医药国际合作当中的一个重要资源。对于世界针灸学会联合会发展过程中的成绩和困难,我们都非常关注。对它所取得的成绩,我们非常高兴,对它遇到的困难,我们也非常担忧。根据吴仪副总理和王国强部长的要求,对世界针灸学会联合会在中医药国际化中的作用,在新的形势下,要有新的认识。意思就是说,我们负责联系的这个部门,也是我们工作的一部分。

最后,李大宁副局长希望:

第一,世界针灸学会联合会以国际组织的名义,就世界针灸的发展及动态,世界针灸学会联合会的工作情况及要解决的问题,以及解决问题的建议,准备一份材料,为中国国家中医药管理局提供进行深入的研究、解决问题和大力支持的依据。

第二,对针灸国际标准化的组织实施,由中国针灸学会等拿出一个意见来,和世界针灸学会联合会密切配合,加强与世界卫生组织的联系,走出一条国际标准的制定、推行、推广的道路。这个问题非常重要,必须抓紧。世界针灸学会联合会的主要责任就是抓好针灸的国际标准化,这里包括资金、科研课题等等。我们需要站在更高的角度上,调整好思路,做好协调和配合。

第三,希望办好今年 20 周年大会,可先建立筹办组,做好方案,有什么问题,及早提出来,以便我们及时帮助和解决。

出席会议的人员还有中国国家中医药管理局国际合作司的朱海东、吴振斗、迟春源、李亚婵四位处长；世界针灸学会联合会司库、中国针灸学会会长李维衡，世界针灸学会联合会执委刘保延、麻颖、刘蕴，世界针灸学会联合会常务副秘书长宋莉，副秘书长陈振荣、宋虎杰，学术部主任刘炜宏等。

2007 年 3 月 21 日，世界针灸学会联合会传统医学部主任陈飞松教授参加中国人口福利基金会"萌芽工程"海南义诊活动，该活动得到英国驻华大使馆的赞助。在海南义诊的 10 天中，先后到海口、琼中、五指山、保亭和三亚的少数民族地区为需要医疗帮助的少数民族服务，每天从早晨到夜晚，都在当地卫生院为 100 多位少数民族兄弟姐妹进行诊疗服务，曾两次到村中、家里进行诊疗。利用吃饭和其他间隙，向当地义务人员传授诊疗方法和技术。周到、细致和高质量的医疗，得到少数民族同胞赞许，至今，还有多名就诊者，还通过各种形式继续得到医疗服务。

2007 年 3 月 22 日下午，世界针灸学会联合会秘书长沈志祥教授在北京总部会见了来访的白俄罗斯卫生部针灸及现代诊治方法首席专家、白俄罗斯针灸及传统医药协会主席亚历山大·西瓦科夫（Alexander P. SIVAKOU）教授，白俄医学科学院瓦扎斯拉夫（Halynnikau Vjacheslav V.）教授一行。白俄罗斯国民因受乌克兰切尔诺贝利核电站泄漏事故影响，国内肿瘤发病率很高，儿童先天残疾患者很多，给该国社会经济发展造成巨大压力。目前现代医学对此尚无行之有效的治疗康复方案，而此前中医药针灸学家在该领域的治疗康复取得了令人满意的成果。

2007 年 3 月 24 日下午，世界针灸学会联合会常务副秘书长宋莉女士会见了日本铃鹿大学医疗科学大学理事石田寅夫教授，随行的有该校针灸科王晓明副教授。宋莉女士向来宾介绍了世界针灸学会联合会近年发展的基本情况及取得的成绩，并邀请他们参加将于十月在北京举行的世界针灸学会联合会成立 20 周年暨世界针灸学术大会。2007 年将是世界针灸学会联合会发展史上具有特殊意义的一年，世界针灸学会联合会成立的大学工作委员会也将启动。该委员会意在整合国际、国内知名的中医药大学，推动、推广针灸的学历教育。铃鹿大学虽然成立只有三年，但起点高、基础好，具有一定的国际影响，若加入世界针灸学会联合会大学工作委员会将很好地推动教育合作及多项科研学术交流活动等。

2007 年 1 月和 3 月应泰国马希敦大学的邀请，于全义教授受世界针灸学会联合会的委托，与马希敦大学校长、医学院院长及相关人员，就世界针灸学会联合会与该大学的合作进行了较深入的讨论，并在马希敦大学召开了皮内卧针的学术演示会。马希敦大学校长潘猜教授表示，他很重视与世界针灸学会联合会在各个相关领域里的合作，并认为皮内卧针疗法可纳入

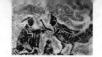

泰国针灸研究生教学内容。

2007 年 4 月 6 日,世界针灸学会联合会主席邓良月教授在北京总部会见了来访的白俄罗斯卫生部针灸及现代诊治方法首席专家、白俄罗斯针灸及传统医药协会主席亚历山大·西瓦科夫(Alexander P. SIVAKOU)教授,白俄医学科学院瓦扎斯拉夫(Halynnikau Vjacheslav V.)教授一行,并与其签署了合作意向书。双方就传统医学卫生领域的互利合作达成一致共识,形成合作意向,期待就有关中医针灸培训、考试、学术交流等领域开展广泛、长期的相互合作。

2007 年 4 月 15 日应中巴贸促会会长刘保罗先生的邀请,世界针灸学会联合会专程派出两位专家——世界针灸学会联合会执行委员会委员、中国中医科学院副院长刘保延教授,北京中医药大学针灸学院副院长赵百孝教授,前往巴西进行传统医学交流。并对巴西的会员巴西针灸学会更好地开拓针灸立法工作给予支持。4 月 20 日,刘保延、赵百孝在圣保罗访问期间拜会了中国圣保罗总领事李姣云、副总领事董玉忠。李姣云表示,正值巴西国会研讨表决中医针灸立法之际,两位中医针灸专家来访非常有意义,希望他们在与巴西医学界的交流中,能从中医与西医是完全不同的医学体系方面阐述中医针灸的独特性,以确立中医针灸在巴西的应有地位,很好地推广普及中医针灸,以造福巴西的广大民众,并维护华人针灸执业者的合法权益。4 月 22 日,刘保延、赵百孝抵达巴西圣卡塔林纳州 SANTA. CATARINA 市,受到市长的特别接待,并在该市的 UNIV·LI 大学进行了中国传统医学的专题讲座。

2007 年 4 月 17 日,世界针灸学会联合会信息部主任侯泽民和资格考试部主任白光雄参观了世界针灸学会联合会副主席、大韩针灸师协会会长申泰镐的针灸诊所和大韩针灸师协会,受到了友好和热情地接待。申会长等大韩针灸师协会的领导与侯泽民、白光雄二位主任就针灸立法、针灸考试和加强信息交流等方面的工作深入地交换了意见。

2007 年 5 月 13 日,国家中医药管理局李大宁副局长会见了世界针灸学会联合会副主席、大韩针灸师协会会长申泰镐,世界针灸学会联合会成员、大韩中医协会会长赵根轼,大韩针灸师协会网络部负责人、韩国传统医学研究院研究室长林成茂一行。会见中,申泰镐会长向李大宁副局长介绍了大韩针灸师协会的工作情况,共同探讨了进一步推动针灸医学在全世界发展的工作。李大宁副局长肯定了大韩针灸师协会的工作,对年逾八十高龄仍为针灸事业辛勤工作的申泰镐会长表示赞赏,希望在 WHO 框架内、在世界针灸学会联合会这个国际大平台上,各国成员共同努力,推动针灸事业在全世界的发展,使之为人类健康事业做出更大贡献。世界针灸学会联合会邓良月主席、国家中医药管理局国际合作司朱海东处长、中国中医科学院麻颖副书记、世界针灸学会联合会常务副秘书长宋莉、副秘书长陈振荣参加了会见。

2007年6月12日，由大韩韩医研究院主办的一次性无菌针灸针国际标准发展论坛在韩国大田召开。来自韩国、中国、日本、澳大利亚、越南的专家共10人参加了此次会议，世界卫生组织西太区传统医学官员崔昇勋出席了此次论坛，世界针灸学会联合标准委员会办公室主任谭源生参加了此次论坛，韩国9家针灸针制造厂家派观察员列席了会议。大韩韩医研究院院长李亨柱到会致开幕词。此次论坛讨论了关于制定一次性无菌针灸针国际标准（ISO）的程序，参会人员一致认为有必要制定一次性无菌针灸针国际标准（ISO），讨论和修改了韩国起草的一次性无菌针灸针国际标准（ISO），但是参会人员一致认为，发展一次性无菌针灸针国际标准需要继续讨论，并且会将此次论坛讨论过的草案带回本国，向有关部门咨询。

2007年6月14日下午，世界针灸学会联合会学术部副主任谭源生访问了大韩中医协会，与大韩中医协会会长赵根轼先生亲切会谈。谭主任向赵会长介绍了世界针灸学会联合会的十年规划，赵会长则向谭主任介绍了韩国医疗市场的现状，以及大韩中医协会的发展规划与前景，并咨询了与世界针灸学会联合会相关的问题。

2007年6月18日，世界手法医学联合会常务副主席黄国松教授来访，世界针灸学会联合会常务副秘书长宋莉接待了黄教授。黄国松教授介绍了世界手法医学联合会的情况和他提出的基于经筋理论基础上的动态结构医学。

2007年8月8日，世界针灸学会联合会主席邓良月教授在北京总部会见了来访的韩国大韩韩医师协会代表团一行五人，他们分别是大韩韩医师协会首席副会长金基玉，大韩韩医师协会副会长、大韩韩医学会会长金璋显，大韩针灸师学会会长李建穆，大韩针灸学会理事、世界针灸学会联合会执行理事金容爽，大韩韩医师协会国际部南孝柱。

2007年9月6日，世界针灸学会联合会主席邓良月、世界针灸学会联合会秘书长沈志祥在世界针灸学会联合会总部会见了前来访问的巴西传统中医药针灸学会监事长张无咎先生。双方互相表达了衷心的问候，并对当前自身学会的发展情况交换了信息，加深了相互了解。

2007年9月6日上午，美国中医协会和校友会主席彭定伦访问世界针灸学会联合会，世界针灸学会联合会主席邓良月、世界针灸学会联合会秘书长沈志祥在世界针灸学会联合会总部会见了彭定伦医生。双方在世界针灸学会联合会的国际知名度及发挥的重要作用、针灸医学在美国的发展等方面深入交换了意见，达成了共识。

2007年9月24日下午，世界针灸学会联合会主席邓良月教授在世界针灸学会联合会总部接受了美国NBC电视台的采访。针灸作为中国传统医学的重要组成部分，在上世纪70年代初传入美国以后，开始被美国人民认识，并因其独特的治疗方式和对许多疾病的良好疗效逐

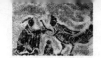

渐被接受,美国大部分州纷纷立法承认针灸这一医疗方法,并于近日将针灸医学从"补充和替代医学"中分离出来,改称为"整体医学"。虽然这样,对于广大的美国人民来说,传统的中医理论和针灸独特的治疗方法,仍然被视为"神秘的东方疗法"。此次 NBC 选派了由美国知名主持人、优秀制片人和摄影师组成的摄制组到中国拍摄系列专题片,将在 2008 奥运会前播出,中医针灸医学是一个重要板块。NBC 方面了解到,世界针灸学会联合会是与世界卫生组织建有正式工作关系的非政府性针灸团体的国际联合组织,总部设在中国北京,是针灸方面的最权威机构。根据 NBC 多年的奥运转播经验,奥运前介绍东道国风土人情的专题片,在美国拥有很高的收视率。此次 NBC 的采访,将向更多的美国观众宣传中国的针灸医学,使其为更多人所了解,将针灸医学进一步发扬光大。

2007 年 10 月 20 日至 22 日,世界针灸学会联合会成立二十周年暨世界针灸学术大会在北京召开。大会主题"针灸医学的回顾与展望"。大会由世界针灸学会联合会、世界卫生组织、中国中医科学院和北京市中医管理局联合主办,中国卫生部副部长兼国家中医药管理局局长王国强担任大会名誉主席。中国国务院副总理吴仪给大会发来贺信,中国全国人大常委会副委员长许嘉璐、蒋正华和世界卫生组织前总干事中岛宏出席开幕式。巴西总统卢拉、中国卫生部部长陈竺也给大会发来了贺信。三十多个国家和地区的一千余名针灸医师参加了会议。

2008 年 2 月 26 日下午,世界针灸学会联合会秘书长沈志祥教授、副秘书长陈浩、宋莉在世界针灸学会联合会总部会见了来访的荷兰中医药专业协会秘书长刘成先生。双方就荷兰中医药专业协会申请加入世界针灸学会联合会,并共同开展有关培训、考试等中医药方面的合作事宜进行了深入的交谈。沈秘书长表示希望该学会能早日成为世界针灸学会联合会的会员,积极开展传统中医针灸理论与现代医学相结合的研究工作,向荷兰医生传播中医针灸学知识及最新研究成果,提高针灸疗效,以针灸带动中医中草药、推拿等其他方面治疗方法,使之获得荷兰社会的认同。荷兰中医药专业协会成立于 2006 年年底,荷兰文全称为 Nederlandse Beroepsvereniging voor Chinese Geneeswijzen,荷兰文缩写为 NBCG,简称为 YI,是由荷兰具有正规中医(针灸)学历的中医师为主组成的中医药专业团体。该协会是目前荷兰华人中医社团中唯一获得众多荷兰医疗保险公司承认和退款并可以真正代表在荷兰的中医针灸师利益的社会团体。刘成先生给沈秘书长展示了由该学会主办的《欧洲中医报》。该报纸设有媒体新闻、科学研究、法律法规、健康生活等特色专栏,在欧洲有较强的影响。他最后表示,将不遗余力地把协会各项工作做好,在世界针灸学会联合会的帮助和指导下把中医更好地纳入荷兰社会医疗。

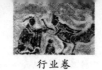

2008年8月1日,世界针灸学会联合会首家临床基地落户安徽中医学院附属针灸医院。

2008年8月3日,由中国对外文化交流协会、世界针灸学会联合会和欧洲中国基金会联合主办的"生命之光"义演音乐会在北京人民大会堂上演。此次义演音乐会所募集的善款将全部用于陕西地震灾区中医医疗机构的重建。中国卫生部部长陈竺,文化部副部长孟晓驷,卫生部副部长、国家中医药管理局局长王国强,国家中医药管理局副局长李大宁出席义演音乐会。

2008年11月7日至9日,由世界卫生组织、中华人民共和国卫生部、中国国家中医药管理局共同发起,世界针灸学会联合会、世界自我药疗产业协会、世界药学会、世界整脊联盟协办的"2008年世界卫生组织传统医学大会"在北京召开。由世界针灸学会联合会承办,中国针灸学会协办的"针灸与人类健康卫星研讨会"同期召开,会议主题为"发挥针灸优势,为人类健康服务",来自27个国家和地区的300余名针灸工作者参加了本次卫星研讨会。

2008年11月7日,世界针灸学会联合会在北京召开了"世界针灸学会联合会大学协作工作委员会"成立大会,正式成立了世界针灸学会联合会大学协作工作委员会,哈佛大学医学院等28所大学成为第一批委员会成员。

2009年11月4日,世界针灸学会联合会第七届会员大会在法国欧洲议会大厦召开。中国卫生部副部长、国家中医药管理局局长王国强教授成功当选为世界针灸学会联合会名誉主席,邓良月教授连任主席,沈志祥教授、李维衡教授分别连任秘书长及司库,刘保延教授、麻颖教授当选为副主席和执委。本届会议由法国国家针灸传统医学学会(CFA－MTC)和欧洲中医药发展促进协会(APEMEC)联合承办。共有来自39个国家和地区的500多名代表参加,是近几年来在欧洲召开的国际针灸界规模最大的一次盛会。

2010年4月19日,世界针灸学会联合会教育基地——河北与国际针灸水平考试部河北分部落户河北医科大学。

2010年5月25日,世界针灸学会联合会辽宁教育基地考试分部落户辽宁中医药大学。

2010年6月,世界针灸学会联合会与国际标准组织(ISO)建立A级联络关系。

2010年7月23日,世界针灸学会联合会董氏针灸基地落户杭州。

2010年11月6日,世界针灸学会联合会2010美国国际针灸学术研讨会在旧金山召开。本届会议由世界针灸学会联合会和中国中医科学院共同主办,美国中医针灸学会承办,美国马里兰医学院、美国针灸研究协会和中国针灸学会协办。来自40多个国家和地区的近800名代表参加。

2010年12月13－14日,首届世界针灸学会联合会学术论坛·澳门暨庆祝澳门特别行政

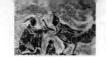

区回归十一周年庆典于中国澳门特别行政区召开。此次论坛为世界针灸学会联合与澳门国际中医药科技学会联合主办。

2010年11月6日在美国召开标准化工作委员会工作会议,各国推荐的专家经会议决议,确定了标准化工作委员会新一届委员名单。

2011年1月10日世界针灸学会联合会国际推拿考试长春分部在长春中医药大学成立。

2011年1月14日世界卫生组织合作项目办公室成立。项目执行办公室隶属于世界针灸学会联合学会,其宗旨是在世界卫生组织全球传统医学发展战略的框架下,加强国际间的学术交流,进一步发展针灸医学,不断提高针灸医学在世界医疗卫生保健工作中的地位和作用,推动针灸医学的标准化建设,提高针灸临床的安全性、有效性,加强针灸的科普和扩大为民众服务的范围。

2011年1月17日参加WHO执行委员会第128届会议。世界针灸学会联合会副秘书长胡卫国博士、世界针灸学会联合会外交委员会委员、意大利Mr Sergio Bangrazi等作为观察员参加了此次会议。

2011年1月18日俄罗斯自然疗法学会会长Kiseleva一行4人访问世界针灸学会联合会总部。

2011年1月26日,邓良月主席应意大利罗马萨彬萨大学传统医学与西医结合学院院长巴巴罗萨缪尔教授邀请,到该校访问,参加有关世界传统医学研讨会。意大利卫生部司长帕瑞斯医生、意大利教育部大学司司长措莫教授、意中学会主席何家梁教授、意大利国家研究理事会阿洛伊和玛妮医生、罗马萨彬萨大学研究生院院长纳塔莉教授、罗马萨彬萨大学传统医学与西医结合学院付保田教授、法国巴黎医学中心巴斯德研究所博士阿尔巴尼塞医生等参加了会议开幕式。

2011年4月22日由世界针灸学会联合会主办,新加坡中医师公会承办,世界针灸杂志社协办的世界针灸学会联合会"针灸风采全球行"第一站,新加坡——针灸实用技术推广学术研讨会,在新加坡隆重举行。来自新加坡、马来西亚和印度尼西亚的350多名代表参加了此次研讨会。新加坡中医师公会会长黄进来医师、新加坡前国会议员王世丰医生出席了研讨会开幕式,并向与会者致欢迎词。

2011年5月1日世界针灸学会联合会邓良月主席与河南中医学院客座教授李志杰博士一行在捷克布拉格访问查理大学第一医学院治疗康复中心。访问期间会见捷中商会主席巴桑先生和捷克著名针灸专家彼得·费非拉博士并进行友好商谈与交流。

2011年5月16日第六十四届世界卫生大会在瑞士日内瓦召开。来自193个会员国的官员开始对世卫组织的活动进行年度审议,并为未来设置新的优先事项。本届卫生大会将讨论儿童卫生、慢性病、疟疾及孕产妇健康等一系列公共卫生问题,同时还将讨论世卫组织的规划预算、行政和管理事项。世界针灸学会联合会副主席 Aldo Liguori 教授、世界针灸学会联合会执委会委员 Filomena PETTI 教授、世界针灸学会联合会副秘书长胡卫国博士、世界针灸学会联合会外交委员会委员、意大利 Sergio Bangrazi 先生等作为观察员参加了此次会议。

2011 年 8 月 6—9 日世界针灸学会联合会第一副秘书长麻颖教授率世界针灸学会联合会代表团于,前往俄罗斯车里亚宾斯克市进行访问。分别与俄联邦车里亚宾斯克州卫生部副部长及俄联邦车里亚宾斯克市卫生与社会发展监督局副局长娜杰日达进行了会谈,同时还参观了车里亚宾斯克第一阴阳诊所。

2011 年 8 月 14—16 日,世界针灸学会联合会"中医针灸风采全球行"第 2 站:《中医针灸养生保健》大讲堂在俄罗斯莫斯科市举办。本次会议由世界针灸学会联合会主办,凤凰高科国际有限公司承办,俄罗斯自然疗法学会、俄罗斯国际传统保健体系研究学会、俄罗斯莫斯科黄帝诊所、俄罗斯莫斯科西诺法姆有限公司等机构协办。会议的主题为:"中医针灸与养生保健"。

2011 年 9 月 22 日,"中国皇甫谧针灸产业化基地战略合作"签约仪式在甘肃举行。这标志着,世界针灸学会联合会与甘肃将携手,共同致力于中国皇甫谧针灸医学的发展。世界针灸学会联合会与甘肃皇甫谧针灸新技术开发有限公司正式宣布达成战略合作关系,世界针灸学会联合会主席邓良月与甘肃皇甫谧针灸新技术开发有限公司董事长史星海代表双方签署了全面战略合作协议。甘肃省卫生厅厅长刘维忠说,此次签约使甘肃皇甫谧非物质文化遗产得到了进一步传承、保护和发展。

2011 年 11 月 4—6 日,世界针灸学会联合会 2011 巴西国际针灸学术研讨会在圣保罗隆重举行,来自世界各国的 980 名代表出席了开幕仪式。世界针灸学会联合会主席邓良月、中国国家中医药管理局副局长于文明、中国驻圣保罗总领事孙荣茂、世界针灸学会联合会高级顾问房书亭、北京市中医药管理局局长赵静、世界针灸学会联合会副主席惠青等就座主席台前排。巴西总统迪尔玛、前总统鲁拉等政要及中国驻巴西大使馆、圣保罗总领馆等为大会发来贺电贺信。

2011 巴西国际针灸学术研讨会上,世界针灸学会联合会第七届执行委员会第三次会议经过讨论,最终从 3 个备选方案中确定每年的 11 月 22 日为"世界针灸日",这标志着全世界针灸从业者的最重要的节日正式诞生。

2011 年 12 月 22 日,美国 CIVA—USA/中华传统医学文化推展委员会会长宋执仁、秘书长吴棕曜等一行访问世界针灸学会联合会总部。

2012 年 2 月 24 日世界卫生组织传统医学国际疾病分类项目第二次工作会议在上海召

开。此次会议由国家中医药管理局国际合作司主办,上海市中医药发展办公室承办,就国际疾病分类项目的进展、国际形势、存在问题和下一步工作计划进行了研讨。会议由国家中医药管理局国际合作司王笑频司长主持,来自全国各地的专家七十多人参加会议,香港卫生署派员参加会议,世界针灸学会联合会学术部谭源生参加会议。

2012 年 4 月 10—13 日,由世界针灸学会联合会主办,北京世界针灸学会联合会康复医学研究院、中国经络诊疗研究专业委员会承办的世界针灸学会联合会"针灸风采全球行"第 3 站:山东泰安(泰山)首届国际针灸经络诊疗特技现场演示交流大会在山东泰安市(泰山)举行。

2012 年 4 月 6—8 日由世界针灸学会联合会主办,长春中医药大学承办的"针灸治疗网球肘国际多中心临床研究项目启动会"在长春中医药大学隆重召开。该项目由世界针灸学会联合会协调召集,长春中医药大学、悉尼科技大学和香港浸会大学共同合作研究。本次启动会在保证针灸特色的前提下,遵照国际临床研究规范设计研究方案,并在合作机制等方面达成了共识,此项国际多中心临床研究项目的启动,将推进针灸国际多中心临床研究的科学化、规范化,让针灸更好地服务于人类健康。

世界针灸学会联合会学术大会(每 4 年举办)

时　　间	届　　数	地　　点
1987.11.23	第一届	中国北京
1990.12.15	第二届	法国巴黎
1993.11.20	第三届	日本京都
1996.09.21	第四届	美国纽约
1997.11.01	10 周年	中国北京
2000.11.12—13	第五届	韩国汉城
2004.10.29	第六届	澳洲黄金海岸
2007.10.20—22	20 周年	中国北京
2009.11.05	第七届	法国斯特拉斯堡

世界针灸学会联合会国际针灸学术研讨会(每年举办)

时　　间	专　　题	地　　点
1988.9.16	针刺麻醉与针灸镇痛机理	加拿大多伦多
1989.9.04	国际针灸教育	中国北京
1991.11.23	针法灸法	中国北京

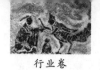

续表

时　　间	专　　题	地　　点
国际针灸研究趋势	意大利罗马	
1994.11.12	针灸临床适应证及其治疗	韩国汉城
1995.11.03	针灸与气	土耳其伊斯坦布尔
1998.11.17	针灸临床的安全与疗效	西班牙巴塞罗那
1999.11.09	跨入21世纪，服务于公共保健事业的针灸	越南河内
2001.12.13	新世纪的国际针灸科研、教育与临床疗法	新加坡
2002.11.06	国际针灸临床研究方法	意大利罗马
2003.09.12	针灸循证，安全性及其应用	挪威奥斯陆
2005.11.04	针灸新方法，新世界，21世纪的医学	葡萄牙里斯本
2006.04.22	针灸在提高健康水平、疾病的预防、治疗和康复方面的发展	印度尼西亚巴厘岛
2006.11.24	中医药及针灸提升中老年人的生活质量	马来西亚吉隆坡
2008.11.07	针灸与人类健康	中国北京
2010.11.06	针灸研究、教育及临床试验	美国旧金山
2011.11.05	传统医学服务与人类健康	巴西圣保罗

二、合　作

(一)世界针灸学会联合会与世界卫生组织的合作

世界针灸学会联合会成立前后，一直得到世界卫生组织的热情支持和密切关注。世界卫生组织西太区办事处，为世界针灸学会联合会的组建进行了大量的通讯联络工作，为世界针灸学会联合会章程及医德宣言的制定提供了技术指导，还在由世界卫生组织召开的会议中为世界针灸学会联合会的筹备工作提供帮助。世界卫生组织的官员曾多次参加世界针灸学会联合会的会议，并提出过许多指导性建议。1988年3月世界卫生组织西太区办事处对外关系官员首先提出与世界针灸学会联合会建立工作关系的可能性。从此，世界针灸学会联合会与世界卫生组织的关系更加密切，表现在官员之间频繁的通讯联系、出版物的交换和相互参加对方的会议。1990年2月世界卫生组织传统医学项目官员代表世界卫生组织总干事，同意了世界针灸学会联合会主席提出的世界针灸学会联合会与世界卫生组织共同发起第二届世界针灸学术大会的建议。1990年3月世界卫生组织西太区办事处向日内瓦总部报告，请求世界卫生组织考虑与世界针灸学会联合会建立全球级的正式关系。1993年11月世界卫生组织同世界针学会联合会共同发起了第三届世界针灸学术大会。1996 年 3 月,在世界卫生组织的指导下,世界针灸学会联合会正式向世界卫生组织递交了与其建立正式关系的申请。1996 年 9 月和 1997 年 11 月,世界卫生组织与世界针灸学会联合会共同发起了第四届世界针灸学术大会和世界针灸学会联合会成立十周年学术大会。1998 年 1 月 27 日,世界卫生组织第 101 次执行委员会会议做出了 EB101.R21 号决议,审议通过世界卫生组织与世界针灸学会联合会建立非政府性正式关系。世界针灸学会联合会是与世界卫生组织建立了正式关系的 191 个非政府性民间组织中的唯一的针灸学术组织,根据《世界卫生组织与非政府组织关系准则》的规定,世界针灸学会联合会的代表有权参加世界卫生组织召开的世界卫生大会及执行委员会会议,并在会议上就双方关心的项目发表讲话;有权获得世界卫生组织的非机密性文件;有权向世界卫生组织提出技术方面的咨询和建议;有义务就两组织的合作内容提出三年规划。

　　1998 年 5 月世界针灸学会联合会官员应世界卫生组织的邀请赴日内瓦参加第 51 届世界卫生大会,并确定了两组织在推动针灸学术发展方面的合作计划。2000 年 11 月世界卫生组织又同世界针灸学会联合会共同发起了第五届世界针灸学术大会。至今,世界针灸学会联合会与世界卫生组织在为人类健康服务的共同利益的基础上,相互之间的关系在深入健康地发展。这种关系表明,推进世界针灸医学事业的发展,已经成为世界卫生工作中的一个组成部分。

1. 与非政府组织的合作情况

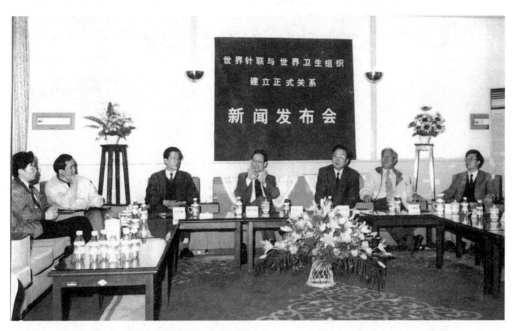

1998 年 3 月,北京。世界卫生组织与世界针灸学会联合会建立正式关系新闻发布会。世界针灸学会联合会主席陈绍武(左五)发布新闻。

行业卷

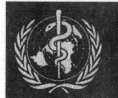

101st Session   **EB101.R21**

Agenda item 17.1   27 January 1998

Collaboration with nongovernmental organizations

Report of the Standing Committee on Nongovernmental Organizations

The Executive Board,

Having examined the report of its Standing Committee on Nongovernmental Organizations,[1]

1. DECIDES to establish official relations with the following nongovernmental organizations:

Council on Health Research for Development
Italian Association of Friends of Raoul Follereau
Federation for International Cooperation of Health Services and Systems Research Centers
The World Federation of Acupuncture-Moxibustion Societies
The International Society on Thrombosis and Haemostasis, Inc.
Islamic Organization for Medical Sciences

2. NOTES that the International Committee of the Red Cross which, at its request, is invited to attend the World Health Assembly as an observer, is no longer in official relations with WHO.

Sixteenth meeting, 27 January 1998
EB101/SR/16

= = =

---

[1] Document EB101/32.

《与非政府组织的合作》——非政府组织常设委员会的报告

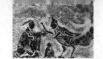

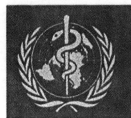

世界卫生组织执行委员会 决议
RESOLUTION OF THE EXECUTIVE BOARD OF THE WHO
RESOLUTION DU CONSEIL EXÉCUTIF DE L'OMS
РЕЗОЛЮЦИЯ ИСПОЛНИТЕЛЬНОГО КОМИТЕТА ВОЗ
RESOLUCION DEL CONSEJO EJECUTIVO DE LA OMS

第一〇一届会议　　　　　　　　　　　　　　EB101.R21

议程项目　17.1　　　　　　　　　　　　　1998年1月27日

与非政府组织的合作

非政府组织常设委员会的报告

执行委员会，

审议了其非政府组织问题常设委员会的报告[1]，

1.　**决定**与如下非政府组织建立正式关系：

　　卫生研究促进发展理事会
　　意大利Raoul Follereau之友协会
　　卫生服务和系统研究中心国际合作联合会
　　世界针灸学会联合会
　　国际血栓形成和止血联合协会
　　伊斯兰医学科学组织

2.　注意到国际红十字委员会与世界卫生组织不再存在正式关系，但根据其要求，被邀请作为观察员参加世界卫生大会。

　　　　　　　　　　　　　　第十六次会议，1998年1月27日
　　　　　　　　　　　　　　　　　　EB101／SR／16

　　　　　　　=　　　　=　　　　=

_____

(1)　文件EB101／32。

行业卷

WORLD HEALTH ORGANIZATION ORGANISATION MONDIALE DE LA SANTE

Téléphone Central/Exchange: 791. 21.11
Direct: 791 27.90

In reply please refer to:
Prière de rappeler la référence: INA-N61/348/1(98)

Your reference:
Votre référence:

Dr Deng Liangyue
Secretary-General
World Federation of Acupuncture-Moxibustion
  Societies
18 Beixincang
Beijing 100700
Chine

3 MAR 1998

Dear Dr Deng,

I have pleasure in informing you that at its 101st session in January 1998, the WHO Executive Board decided, by resolution EB101.R21, to admit the World Federation of Acupuncture-Moxibustion Societies into official relations with the World Health Organization. A copy of the resolution is attached.

I am pleased that the Board has taken this decision and take this opportunity to convey my hope that it will serve to enhance our collaboration. For this purpose Dr X.-R. Zhang, Medical Officer, Traditional Medicine has been designated as the technical officer responsible for collaboration with your organization. I invite you to make contact with Dr Zhang in order to finalize a programme of collaboration for the coming three-year period; this is in line with paragraph 4.5 of the attached copy of the *Principles governing relations between the World Health Organization and nongovernmental organizations*.

You may also wish to take note of sections 6 and 7 of the Principles which set out the privileges and responsibilities of nongovernmental organizations in official relations with WHO. Should you have any queries of a non-technical nature, or about your status, please do not hesitate to contact the Division of Interagency Affairs in WHO.

I should also like to mention the provision made in paragraph 4.6 of the Principles for a periodic review of relations with nongovernmental organizations by the WHO Executive Board. You will, of course, be contacted in advance for details of your collaborative activities with WHO when the time comes for such a review.

I look forward to the continuing support and collaboration of the World Federation of Acupuncture-Moxibustion Societies in implementing health-for-all strategies.

Yours sincerely,

Hiroshi Nakajima, M.D., Ph.D.
Director-General

ENCLS.: (2)

50 1948 1998
WORLD HEALTH ORGANIZATION
ORGANISATION MONDIALE DE LA SANTÉ

三九八

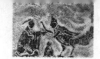

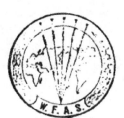

THE WORLD FEDERATION OF
ACUPUNCTURE-MOXIBUSTION SOCIETIES

世 界 针 灸 学 会 联 合 会

18 Beixincang, Beijing 100700, China Tel. (01)4014411-3050 Fax. (01)4013968

邓医生：

　　我很愉快地通知您：世界卫生组织执委会在1998年1月召开的第101次会议上，根据EB101和R21决议，决定接纳世界针灸学会联合会与世界卫生组织建立正式关系。 决议副本附后。

　　我对执委会所做出的决定感到高兴，并借此机会表达我的希望，愿该决定能促进我们之间合作。为此，传统医学官员张小璃医生已被指定为负责与你们组织合作的技术官员。我请求您与张医生联系，以便商定今后三年的合作规化；这符合世界卫生组织与非政府组织关系准则副本的第4．5段。

　　您也许注意到准则中的第6项和第7项，里面阐述了与世界卫生组织建立正式关系后，非政府组织的权利和职责。如果您对非技术性质的问题或有关你会地位的问题有疑问，请立即同世界卫生组织社团处进行联系。

　　我还想指出准则中的4．6段规定了世界卫生组织执委会对与之建立关系的非政府组织审查年限。审查期到来时，我们会提前就你会与世界卫生组织合作活动细节与你进行联系。

　　在落实人人享有卫生保健的战略中，我将继续支持针联并与之合作。

中岛宏博士
世界卫生组织总干事
1998年3月3日

行业卷

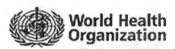 **World Health Organization**

20, AVENUE APPIA – CH-1211 GENEVA 27 – SWITZERLAND – TEL CENTRAL +41 22 791 2111 – FAX CENTRAL +41 22 791 3111 – WWW.WHO.INT

Telephone, direct:	+41 22 791 2790
Fax direct:	+41 22 791 1380
E-mail :	

In reply please refer to: GPR N61/348/1 (2007)
T18/348/4

Your reference:

Dr Shen Zhixiang
Secretary-General
The World Federation of Acupuncture-
   Moxibustion Societies
No.16. Dongzhimennei, nanxiaojie
Beijing 100700
Chine (Republique Populaire de)

5 April 2007

Dear Dr Zhixiang,

Further to exchanges last year concerning the review of our relations by the Executive Board at its 120th session, January 2007, I am pleased to inform you that the Board decided to maintain The World Federation of Acupuncture-Moxibustion Societies in official relations with WHO. The Board commended the organization you represent for its continuing dedication to the work of WHO.

I hope the plan for collaboration between our two organizations for the review period 2007-2009 will be as fruitful. If not already agreed, please contact the Designated Technical Officer for our relations, Dr X.-R. Zhang, Traditional Medicine, with a view to reaching agreement on such a plan. To that end, you may wish to bring up to date the report to EB120, especially if it contains ongoing or recurring activities, or begin a new report as attached. Requests for electronic versions of the report may be addressed to: civilsociety@who.int.

Yours sincerely,

Yunfu Song
Coordinator, a.i.
Government Agencies, Civil Society and
   Private Sector Relations

Enc.

cc: Mr L. Deng, President, WFAS, Beijing, China
   Ms L. Song, Executive Vice Secretary.General, WFAS, Beijing, China

منظمة الصحة العالمية • 世界卫生组织
Organisation mondiale de la Santé • Всемирная организация здравоохранения • Organización Mundial de la Salud

四〇〇

信件原文翻译：

尊敬的沈志祥医生：

　　2007 年 1 月世界卫生组织执行委员会第 120 次会议上，我们回顾了在过去的一年里，与世界针灸学会联合会的联系，我很高兴地通知你们，为了促进交流，执委会决定保留世界针灸学会联合会与世界卫生组织建立的正式关系。执委会赞扬了您领导下的世界针灸学会联合会一直以来为世界卫生组织的工作所做出的贡献。

　　我希望世界卫生组织与世界针灸学会联合会合作的计划能在 2007 至 2009 年的复查期中取得丰硕成果。如果有异议的话，请提出能够在该计划上达成共识的意见，与我们专门指派的官员张小瑞传统医学博士联系。最后，您需要向第 120 次执委会提交之前的工作报告，尤其是正在进行或是重新开展的活动，或者做一份新报告作为附件。报告电子版的要求请发送到邮箱：civilsociety@who.int.

　　此致

敬礼

宋允孚

与政府、社会团体和私人部门联络的协调员

二〇〇七年四月五日

附：本文件抄送世界针灸学会联合会主席邓良月教授

2. 学会历年的活动

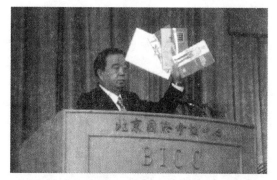

1997 年 世界针灸学会联合会积极配合世界卫生组织工作。世界针灸学会联合会秘书长邓良月教授在世界针灸学会联合会成立十周年学术大会上宣布世界针灸学会联合会执行委员会"关于推动世界卫生组织《经穴名称国际标准》等文件的决议"。

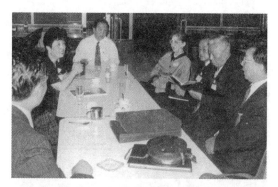

1998 年 10 月 18 日，巴塞罗那。世界卫生组织官员中岛宏夫妇、张小瑞与世界针灸学会联合会官员陈绍武、王雪苔、邓良月座谈。

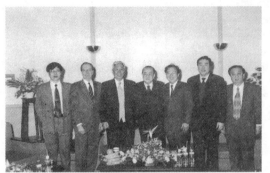

世界卫生组织总干事中岛宏博士在北京会见世界针灸学会联合会主席陈绍武（右三），世界针灸学会联合会前任主席王雪苔（左三），世界针灸学会联合会秘书长邓良月（右一）等人并合影。

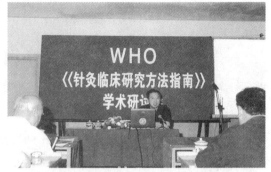

世界卫生组织西太区医学官员陈垦医生在世界针灸学会联合会"针灸临床研究方法指南"学术研讨会上发言。

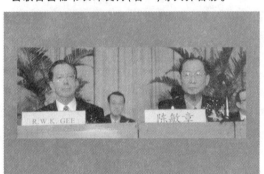

世界卫生组织驻华代表 R. W. K. GEE，中国卫生部部长陈敏章参加世界针灸学会联合会成立十周年学术大会（1997.11.1－3 北京）。

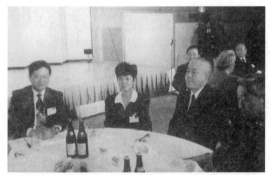

世界卫生组织总干事助理胡庆礼、世界卫生组织传统医学项目官员张小瑞和中国卫生部副部长胡熙明参加世界针灸学会联合会 1993 年 11 月 21－23 日京都学术大会。

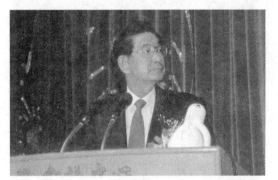

1997 年 11 月 1－3 日，世界卫生组织西太区主任韩相泰参加世界针灸学会联合会成立十周年学术大会。

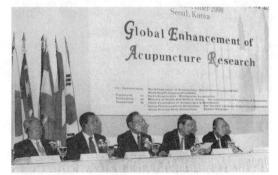

世界卫生组织荣誉总干事、世界针灸学会联合会高级名誉顾问中岛宏（左五），世界卫生组织西太区原主任韩相泰（左四）参加汉城 2000 年第五届世界针灸学术大会。

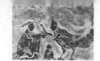
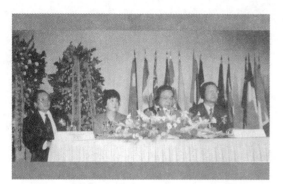

世界卫生组织官员张小瑞(左二)、中国卫生部副部长张文康(左四)参加 1994 年 11 月 12—14 日汉城学术研讨会。

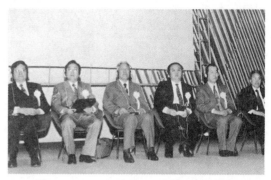

1993 年 11 月 21 日,京都。世界卫生组织助理部干事胡庆礼(左一)参加第三届世界学术大会针灸学术会议。

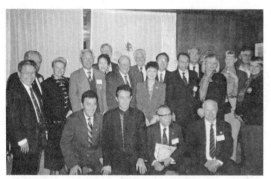

1994 年 11 月 13 日,汉城。世界卫生组织官员张小瑞与世界针灸学会联合会执委和部分会员代表合影。

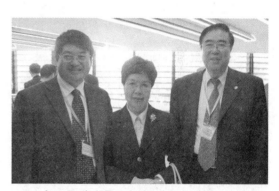

2007 年 5 月,在世界卫生组织会议上,世界卫生组织总干事陈冯富珍会见世界针灸学会联合会秘书长沈志祥、世界针灸学会联合会执委会委员刘保延。

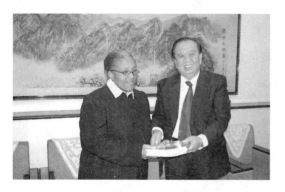

2006 年 10 月,世界卫生组织传统医学与基础药物技术合作司司长 Matsoso Malebona 女士访问世界针灸学会联合会。

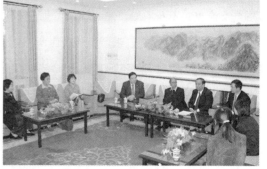

世界针灸学会联合会主席邓良月向世界卫生组织传统医学与基础药物技术合作司司长 Matso-soMalebona 女士赠送世界卫生组织标准化文件《经穴名称国际标准》等书籍。

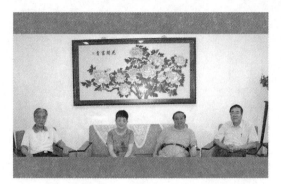

2007年8月,世界卫生组织官员张小瑞医生与世界针灸学会联合会官员就2008年世界卫生组织传统医学峰会进行商谈。

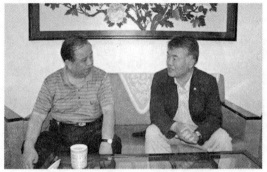

2007年8月,世界卫生组织官员崔勋访问世界针灸学会联合会,并与世界针灸学会联合会邓良月主席商谈针灸国际标准的工作。

(二)世界针灸学会联合会与各国政府及团体的合作

积极发展与各国政府、学术机构及民间组织的合作与交流。世界针灸学会联合会在不同的国家召开学术大会时,许多国家的高官政要也都曾为世界针灸学会联合会的学术活动给予了密切关注和支持。如1990年在巴黎召开世界针灸学会联合会第二届世界针灸学术大会时,巴黎市市长密特朗先生出席开幕式并致词;1993年在京都召开第三届世界针灸学术大会时,日本三笠宫宽仁亲王、文部大臣赤松良子及京都市市长田边朋之出席大会并讲话;1996年在纽约召开第四届世界针灸学术大会时,克林顿总统和夫人致贺信,联合国总部副秘书长金永健、美国联邦卫生部官员、纽约州州长、市长代表及州教育局官员出席大会;2000年在汉城召开第五届世界针灸学术大会时,韩国卫生工作国务委员、韩国保社部部长代表出席大会并讲话等。

此外,随着针灸在全球的发展,世界针灸学会联合会与国外的一些医学机构、学术团体之间的接触与交流也在不断增加。仅2004年,世界针灸学会联合会总部接待来访的团组有20余家,如意大利负责卫生事务的议员、俄罗斯传统医学中心、阿塞拜疆国立医科大学、泰国卫生部代表团、印尼卫生部传统医学管理局等,还有的组织被授权代表政府参与针灸合作项目的对外谈判。

相关照片如下。

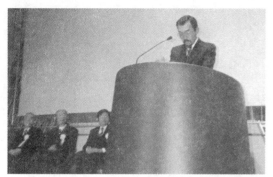

1993年11月21日,京都。第三届世界针灸学术大会,日本天皇皇室三笠宫亲王出席开幕式并致辞。

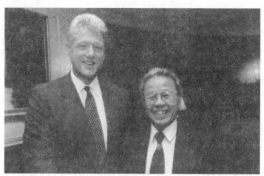

1996年9月20—23日,美国纽约。世界针灸学会联合会会员大会和第四届世界针灸学术大会,美国总统克林顿发来欢迎辞,并与世界针灸学会联合会副主席、美国针灸医学会主席洪伯荣合影。

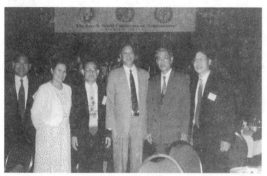

1996年9月21日,第四届世界针灸学术大会在纽约召开。中国卫生部高级顾问张凤楼(左四)中国国家中医药管理局副局长李振吉(左三)出席会议。

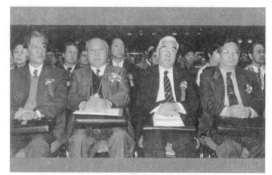

中国国家中医药管理局副局长房书亭(右一)、中国中医研究院名誉院长施奠邦(右二)参加世界针灸学会联合会成立十周年学术大会(1997年11月1—3日)。

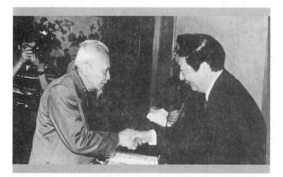

1998年10月中国国务院总理朱镕基在人民大会堂会见世界针灸学会联合会顾问委员会副主任程莘农院士。

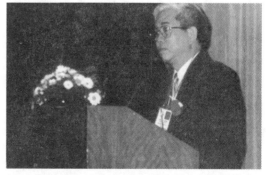

1999年11月11日,河内。越南卫生部部长杜元芳在世界针灸专题研讨会上发言。

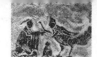
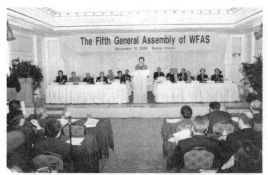

2000 年 11 月 12 日,汉城。中国卫生部副部长兼中国国家中医药管理局局长佘靖参加"世界针灸学会联合会第五届会员大会"并讲话。

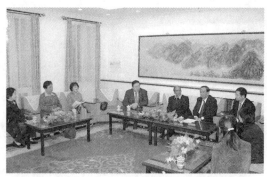

2001 年 12 月 7—9 日,新加坡国际针灸学术研讨会,新加坡总理公署兼社会发展及体育部政务部长曾士生出席会议并讲话。

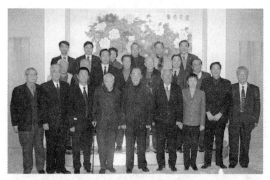

中国卫生部部长高强(前左 5)、世界针灸学会联合会高级顾问张凤楼(前右 2)、中国卫生部副部长兼中国国家中医药管理局局长佘靖(前右 3)、中国中医科学院院长曹洪欣(前左 3)、中国中医科学院书记李怀荣(2 排右 2)等领导出席 2006 年世界针灸学会联合会和中国针灸学会共同举办的名老专家新春团拜会。

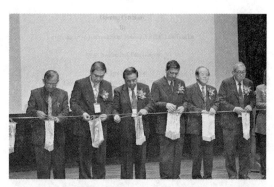

2006 年 4 月在马来西亚召开世界针灸学会联合会学术会议,马来西亚青年与体育部副部长廖中莱参加开幕式并剪彩。

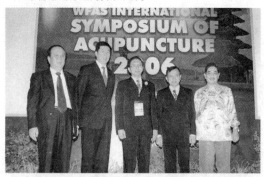

2006 年 11 月,中国国家中医药管理局副局长李大宁率团参加由印度尼西亚全国针灸学会主办的世界针灸学会联合会学术研讨会,并与世界针灸学会联合会主席,印度尼西亚卫生部、科技部官员共同主持开幕式。

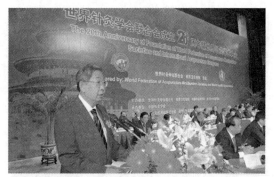

2007 年 10 月,中华人民共和国全国人民代表大会常务委员会副委员长许嘉璐在世界针灸学会联合会成立 20 周年暨世界针灸学术大会上讲话。

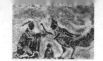

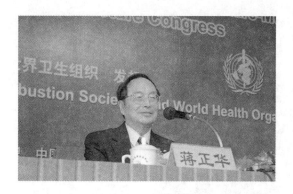

2007 年 10 月,中华人民共和国全国人民代表大会常务委员会副委员长蒋正华宣布世界针灸学会联合会成立 20 周年暨世界针灸学术大会开幕。

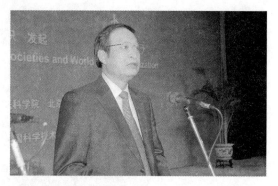

2007 年 10 月,中华人民共和国卫生部副部长兼中国国家中医药管理局局长王国强出席世界针灸学会联合会成立 20 周年暨世界针灸学术大会并讲话。

　　2006 年 3 月 14 日世界针灸学会联合会主席邓良月教授、常务副秘书长宋莉女士与来访的俄罗斯莫斯科科学保健中心主任、全俄内脏按摩保健疗法学会会长亚历山大·基莫费伊维奇一行五人就在莫斯科市共同合作建立传统医学保健中心一事进行了友好的会谈。双方就针灸与反射疗法的关系及针灸的科学研究、规范教育、国际针灸医师水平考试等多领域的某些具体事项进行了较为深入地探讨,并达成了初步的合作共识。

　　全俄内脏按摩保健疗法学会成立于 1995 年,该学会主要从事内脏按摩疗法的研究工作。近年来他们在自己的学术领域吸收借鉴了传统中医学内脏保健医学理论的精华,升华了自己的特色疗法。该学会主席为医学科学院院士、传统医学科主任亚历山大·基莫费伊维奇教授。

　　2007 年 12 月 19 日,世界针灸学会联合会主席邓良月在总部北京会见了俄罗斯圣彼得堡中国中心主任韩丹星。双方就如何在俄罗斯圣彼得堡开展针灸方面的合作进行了深入地探讨,并最终签订合作计划,确立了长期合作关系。

　　根据世界针灸学会联合会章程和世界针灸学会联合会一贯地支持针灸医学发展的宗旨,在世界卫生组织关于针灸标准和针灸临床指南的框架内,双方实现的合作,一方面可以充分发挥世界针灸学会联合会在针灸领域的专业技术与科研水平的优势,另一方面可以充分利用俄罗斯圣彼得堡中国中心在俄罗斯的广泛资源与社会影响,共同促进传统针灸医学在俄罗斯的发展,实现在俄罗斯推广针灸医疗技术,让针灸造福俄罗斯人民,持续扩大针灸在世界上的影响。

(三)世界针灸学会联合会与国际标准组织(ISO)的合作

　　2010 年 6 月,世界针灸学会联合会与国际标准组织(ISO)建立 A 级联络关系。并在 ISO 成立中医药技术委员会(ISO/TC249)期间给予了诸多技术援助,使 ISO/TC249 秘书处最终落户上海。ISO/TC249 成立后,就针灸标准化的课题举行了多次会议,世界针灸学会联合会每次均派针灸专家参会,籍此将"针灸针国际标准"等列为在研标准。

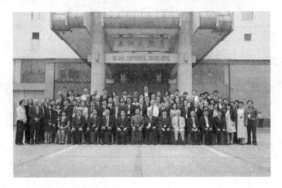

ISO/TC249 **第一次会议**

由中国中医科学院中医临床基础医学研究所承办的 ISO/TC249 第一次会议于 2010 年 6 月 7 日至 8 日在北京召开。来自澳大利亚、加拿大、芬兰、德国、美国、南非、韩国、日本、荷兰、以色列、挪威、泰国、中国的 13 个正式成员国(P 成员),来自奥地利、新加坡 2 个观察员国(O 成员)参加了会议。WHO、ISO/TC215、世界中医药学会联合会、世界针灸学会联合会作为联络组织列席了会议。ISO 中央秘书处派联络官员出席了会议。会议正式代表 70 多人,列席的观察员 20 多人,约百余人参加了会议。

2011 年 5 月 2 日至 4 日 ISO/TC249 第二次会议在荷兰海牙召开。

本次会议共有来自澳大利亚、奥地利、加拿大、中国、芬兰、德国、日本、荷兰、挪威、韩国、南非、西班牙、泰国、美国等 14 个国家参加了会议。世界针灸学会联合会作为 A 级联络组织列席了会议。欧洲中医药联合会、欧洲中医药学会、ISO 中央秘书处派联络官员出席了会议。会议正式代表 70 多人,列席的观察员 12 人,约 80 余人参加了会议。中国中医科学院中医临床基础医学研究所常务副所长吕爱平教授作为中方代表团团长参加了会议,并做会议发言。

会议讨论了 8 项中医药国际标准提案,并建立了 5 个国际标准工作组。

国际标准组织(ISO)于 2009 年成立的中医标准技术委员会(TC249)着力于有关中医贸易品的相关标准制定,而针灸针工作组(WG3)专事针灸针的国际标准制定工作。

为推动针灸的进一步发展,中国首先向 ISO/TC249 提交了制定针灸针国际标准的项目提案。2011 年 7 月 8 日提案被表决通过并立项,成立了针灸针工作组,正式开展了针灸针国际标准的制定工作。

本次会议主要讨论 WG3 工作范围与计划,以及《一次性使用无菌毫针》标准草案。在听取《一次性使用无菌针灸针》项目组汇报后,各国专家就标准草案逐条进行讨论,基本达成共识。同时与会专家还表示回国后进一步调查各自国家针灸针的种类及使用情况,并及时报告

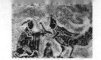

WG3 秘书处,为制定今后工作计划提供数据资料的支撑。

三、世界针灸学会联合会推动标准化工作与行业接轨

世界针灸学会联合会自成立以来一直重视针灸规范和标准化工作。

第一,积极参与世界各国的标准化活动。首先参与世界卫生组织的标准化活动,翻译了《针灸命名标准》《针灸临床研究方法指南》《针灸基础培训与安全规范》三项标准,并制成合订本出版。委派专家参与世界卫生组织西太区标准《经穴定位》的研究与制定。参与韩国主办的一次性针灸针国际标准国际论坛,参与中国以及 ISO/TC249 成立后所组织的多次国际标准化会议。

第二,世界针灸学会联合会举办了一系列的标准化会议,如 2007 年二十周年大会中的标准化论坛,2008 年世界传统医学大会中的立法、教育、标准化专题研讨会,2009 年的世界针灸学会联合会国际标准化专题研讨会,2010 年 5 月,在北京举办的针灸标准化国际研讨会。

第三,为保证世界针灸学会联合会的标准制定公开透明,制定程序民主,能够反映全局利益,世界针灸学会联合会根据 ISO 导则制定了《世界针灸学会联合会行业标准制定导则》,世界针灸学会联合会所有的标准将严格按照该导则执行。

第四,为加强标准化工作的领导,完善组织机构,2010 年 11 月的针灸标准化工作委员会上,通过了关于《增补标准化工作委员会成员的建议》,加大执委会对标准工作的领导力度。

第五,经过 3 年的努力,于 2011 世界针灸学会联合会已经完成并发布了针灸针、耳穴名称、头皮针和艾灸操作规范的标准。

第四节　学术与教育

一、学术期刊

世界针灸学会联合会的针灸学术期刊《世界针灸杂志》于 1991 年 6 月创刊。期刊为季刊、英文版,大 16 开本,每期 64 页,国内外公开发行。目前已发行 76 个国家和地区。并与意大利中医针灸学会合作出版了意大利文版。

2010 年开始,《世界针灸杂志》作为《中国针灸》杂志的英文版继续公开发行。

本刊开辟临床观察、实验研究、针麻及原理、针灸教育与学术讲座、医史文献、综述、消息报道、针灸仪器等栏目。在报道方面力图全面反映针灸学科各领域的最新研究成果,传递针灸学术的最新动态与消息,注重针灸医学的实用性,重点反映针灸临床各科的最新治疗经验。为全

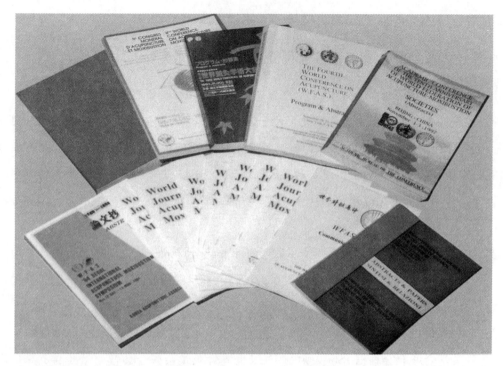

世界针灸学会联合会部分论文集和出版物

世界针灸工作提供一个学习和经验交流的园地。本刊受到国内外针灸界的好评。

2007年8月29日,意大利针灸和传统中医协会班格拉兹·佩蒂博士一行访问世界针灸学会联合会总部,就《世界针灸杂志》意大利文版的编辑、出版、发行等事宜进行会谈。《世界针灸杂志》杂志社社长刘炜宏出席会谈,并与意大利针灸和传统中医协会最终达成一致意见,继续与意大利针灸和传统中医协会合作出版《世界针灸杂志》意大利文版。

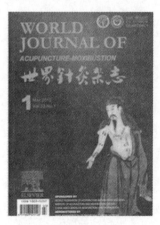

世界针灸杂志

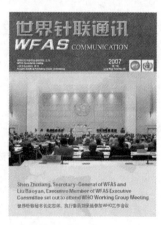

世界针联通讯

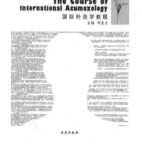

《国际针灸学教程》

世界针灸学会联合会网站 http://www.wfas.org.cn。

2007年6月14日,世界针灸学会联合会秘书处与俄罗斯 PISAREVSKIY/IGOR 签署网站合作共建协议,共同建设世界针灸学会联合会的俄文版网站,使俄语地区也能及时了解世界针灸学会联合会的工作情况,并能更好地向俄语地区传播正统的针灸文化。

二、继续教育

世界针灸学会联合会的工作呈现出向宽领域、高层次拓展的良好势头,从以开展学术交流、促进针灸合法化为主,向针灸教育与考试、针灸医疗、针灸科学研究与信息平台建设等工作领域拓展。如编写出版了世界针灸学会联合会《国际针灸学教程》、为国外著名大学培训针灸师资队伍,举办世界针灸学会联合会国际针灸培训班、开展国际针灸医师水平考试、合作创建世界针灸学会联合会针灸医疗机构,开展针灸国际标准研究等;合作层面从以学术团体、民间机构为主,提高到与国立著名大学、政府机构加强联系与合作的层次。

为提高世界针灸学会联合会的学术水平,吸收高层次的人才和机构参与世界针灸学会联合会活动,发展针灸教育,2004 年葡萄牙会议决定成立大学协作工作委员会。该委员会 2008年 11 月 7 日正式成立,制定了工作规程,确定了组织机构。大学协作工作委员会成立以来,已经有 30 所大学加入,中国大学共计 16 所,其他国家 14 所,如北京中医药大学、美国马里兰大学、澳门科技大学等。大学协作工作委员会还在中国 9 所大学建立了教育基地。

大学协作工作委员会的主要任务是:建立大学交流的平台,为世界各国大学开展针灸教育服务;建立世界针灸学会联合会教育基地,规范针灸教育,提高针灸教育水平;帮助会员建立友好学校关系,推动合作办学,制定学生、教师互换计划;研究针灸教学学制、教学大纲、合作编写针灸教科书和教学参考用书;积极推广针灸经验和新技术,提高针灸医生医疗水平。

大学协作工作委员会成立以来,组织编写了《国际针灸学教程》英文版和法文版,组织召开学术会议 2 次,工作会议 5 次。

世界针灸学会联合会成立以来在推广针灸标准化方面做了许多卓有成效的努力,1997 年成立国际针灸医师水平考试办公室,推行标准化的针灸医师认定工作,截止 2010 年,共培养了近万名合格的国际针灸医师。

世界针灸学会联合会还在针灸的培训上开展工作,成立北京世针传统医学培训中心专门负责国内外的针灸人才培训,20 年来,先后为数十个国家培训了数万名针灸人才。

2006 年 3 月 20 日,墨西哥医生团结束了对世界针灸学会联合会、北京世针传统医学培训中心为期一周的访问。自从 2005 年 9 月墨西哥颁布了针灸管理条例以来,针灸治疗在墨西哥取得了合法地位。访问团的医生表示说现如今墨西哥人民能够放心的享受中医针灸这一医学奇葩了。访问期间他们参观了北京中医药大学、和平里医院、鼓楼中医医院等多个优秀临床医院,并与世界针灸学会联合会领导就在墨西哥进一步推广针灸,开展针灸国际培训以及对针灸从业人员进行国际医师资格认证等问题交换了意见。据来访的医生称,目前在墨西哥从事针灸的医师数量不断增加,已超万人,这次中国之行他们开阔了眼界,加深了对中医针灸的理解总体收获颇多。

2006年7月17日意大利针灸和传统中医协会瑟琳娜女士等一行14人医生团抵达北京,在北京世针传统医学培训中心开始为期两周的中医针灸、推拿培训。世界针灸学会联合会秘书处常务副秘书长宋莉女士向瑟琳娜女士介绍了世界针灸学会联合会上半年的各项工作,听取、了解了意大利传统中医的发展现状。

为了推进中医药国际发展,世界针灸学会联合会、中国中医科学院及印度尼西亚国立艾兰卡大学决定建立密切关系。2006年10月22日,三方在北京签署了合作谅解备忘录。国家中医药管理局国际合作司司长张奇、中国中医科学院院长曹洪欣、世界针灸学会联合会主席邓良月、印度尼西亚艾兰卡大学校长法希赫等30余人出席了签字仪式。中国中医科学院副院长梁菊生主持签字仪式。

曹洪欣院长在讲话中说,中国中医科学院为促进印尼传统医学的发展,先期已为艾兰卡大学培养了60多名具有医学背景的中医药教师队伍,这些教师在掌握中医基本知识的同时,也开展了相应的科研工作,为进一步开展合作奠定了基础。

艾兰卡大学校长法希赫教授表示,感谢中国中医科学院为人才培养所做的工作,对今后在科研、医疗教育全方位的合作充满信心。

张奇司长表示,中医药发展的目的就是促进人类健康,使更多的人民和国家受益。现代医学模式由生物模式向生物、心理、社会和环境相结合模式的转变,使中医药为代表的传统医药理论思维和辨证论治方法的生命力进一步凸显出来。中国中医科学院、世界针灸学会联合会与印度尼西亚艾兰卡大学进行友好合作,强强联合、优势互补,积极推进中医药医疗、教学、科研与学术和技术交流,从而使中医药知识与文化得到有效的传播,是对促进中医药国际发展的有益探索。希望签约各方共同努力,尊重和保护参与各方的经济利益和知识产权,互惠互利,实现合作共赢。

2007年11月29日,世界针灸学会联合会主席邓良月教授、秘书长沈志祥教授,会见英国诺森比亚大学健康社会教育学院院长罗易·史帝芬森教授。

世界针灸学会联合会主席邓良月教授,首先对英国诺森比亚大学健康社会教育学院罗易·史帝芬森教授的到来表示了热烈欢迎,并向他简要介绍了世界针灸学会联合会的建立发展等情况,介绍了世界针灸学会联合会与世界卫生组织建立的正式工作关系及与其开展的合作。之后介绍了中国中医科学院及其附属医院的情况,中国中医科学院针灸所多年来开展的临床等方面的研究。同时也介绍了即将成立的世界针灸学会联合会大学协作工作委员会的情况,罗易·史帝芬森教授对此表示非常感兴趣,并希望与更多中国的医科大学建立交流与合作。

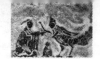

最后邓良月主席通报了世界针灸学会联合会将于 2008 年 10 月,承担 2008 年世界卫生组织传统医药峰会针灸论坛,并诚挚地邀请英国诺森比亚大学派代表参加会议。

罗易·史帝芬森教授首先向邓良月主席表示了来访的喜悦,说明了此次来访的目的:

①英国诺森比亚大学健康社会教育学院开展了国际教育发展项目,并希望与更多中国的大学建立合作平台;②英国诺森比亚大学健康社会教育学院,作为医学学院,对加入世界针灸学会联合会大学协作工作委员会,与更多中国的医学高等院校建立交流与合作表示了浓厚兴趣;③英国诺森比亚大学健康社会教育学院,希望与中国有关中医药大学、医疗机构共同开展临床研究、临床疗效评价等。

2007 年 12 月 9 日,世界针灸学会联合会秘书长沈志祥等一行 5 人赴济南参加山东中医药大学针灸推拿学院建院 20 周年,同时参加首届济南国际扁鹊文化及学术思想研讨会。

2008 年伊始,北京世针传统医学培训中心迎来了第一批学员,分别来自俄罗斯和哈萨克斯坦。培训期间,学员们认真系统地学习了中医推拿按摩的基础理论和十几大类基本的按摩手法,并针对具体的疾病与授课教师进行了细致、深入的探讨。在谈到学习体会时,来自莫斯科的卡莉娅女士表示,现在西方国家的中医按摩越来越多,他们传递了中医推拿手法的"自然疗法"、"绿色疗法"的观念,而其中关键的是中医推拿按摩有预防效果,中医提倡"预防胜于治疗",这些观念被很多外国人接受,而且越来越受欢迎。西医经常用抗生素或手术治疗,虽然疗效比较快,但副作用也很大。而中医疗法让人很放松。最突出的例子即对腰椎间盘突出症的治疗,虽然中医按摩疗效慢些,但重要的是通过推拿按摩治疗效果好,痛苦少。

2008 年 3 月 26 日,来华学习的日本东京福利专科学校的学员完成了为期一周的针灸培训,世界针灸学会联合会培训中心为学员们举行了隆重的结业典礼。世界针灸学会联合会常务副秘书长侯泽民出席结业典礼并为学员们颁发了结业证书并发表了热情洋溢的讲话。侯泽民副秘书长赞扬了学员们勤奋好学的精神,祝贺他们学有所成,并把所学到的针灸知识真正运用到临床上去,为广大患者服务。同时,他还希望通过这次学习交流加深中日两国的针灸交流,共同推动针灸医学的发展。

第五节　世界针灸学会联合会学术大会

1. 世界针灸学会联合会成立暨第一届世界针灸学术大会

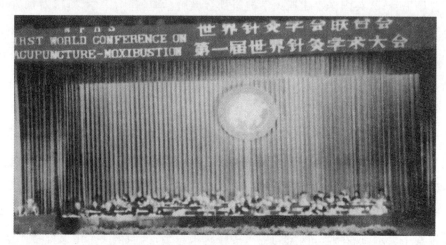

世界针灸学会联合会成立大会暨第一届世界针灸学术大会主会场

　　1987 年 11 月,世界针灸学会联合会在中国北京成立。胡熙明教授当选为世界针灸学会联合会主席。

　　会议时间:1987 年 11 月 23 日

　　会议地点:中国北京

　　会议主题:庆祝世界针灸学会联合会成立

　　主办单位:世界针灸学会联合会

　　承办单位:中国中医研究院、中国针灸学会

2. 世界针灸学会联合会第二届会员大会暨世界针灸学术大会

　　会议时间:1990 年 12 月 4 日

　　会议地点:法国巴黎

　　会议主题:第二届世界针灸学术大会、世界针灸学会联合会会员大会

　　主办单位:世界针灸学会联合会、世界卫生组织

　　承办单位:法国全国针灸医学会联合会

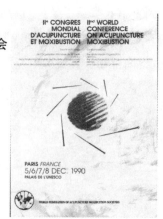

第二届世界针灸学术大会论文集

3. 世界针灸学会联合会第三届会员大会暨世界针灸学术大会

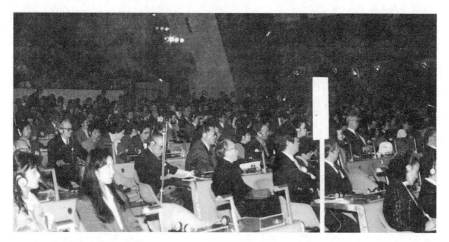

第三届世界针灸学术大会主会场

会议时间:1993 年 11 月 20 日

会议地点:日本京都

会议主题:第三届世界针灸学术大会、世界针灸学会联合会会员大会

主办单位:世界针灸学会联合会、世界卫生组织

承办单位:全日本针灸学会

4. 世界针灸学会联合会第四届会员大会暨世界针灸学术大会

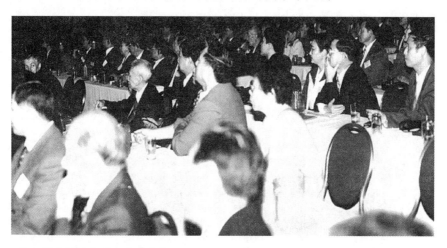

第四届世界针灸学术大会主会场

会议时间:1996 年 9 月 21 日

会议地点:美国纽约

会议主题:第四届世界针灸学术大会、世界针灸学会联合会会员大会

行业卷

主办单位：世界针灸学会联合会、世界卫生组织

承办单位：美国针灸医学会

5. 世界针灸学会联合会成立 10 周年暨世界针灸学术大会

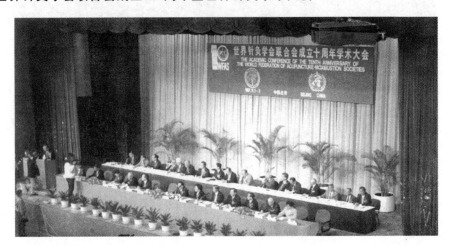

大会主席台

会议时间：1997 年 10 月 31 日

会议地点：中国北京

会议主题：纪念世界针灸学会联合会成立十周年

主办单位：世界针灸学会联合会、世界卫生组织

6. 世界针灸学会联合会第五届会员大会暨世界针灸学术大会

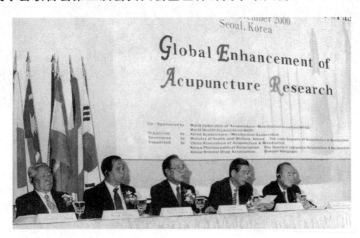

第五届世界针灸学术大会开幕式

第五届世界针灸学术大会 2000 年 11 月 13—15 日在首尔召开。中国卫生部副部长兼中国国家中医药管理局局长佘靖在开幕式上致辞。

会议时间:2000 年 11 月 12 日

会议地点:韩国首尔

会议主题:提高全球针灸研究水平、世界针灸学会联合会会员大会、主办单位:世界针灸学会联合会、世界卫生组织

承办单位:大韩针灸师协会

7. 世界针灸学会联合会第六届会员大会暨世界针灸学术大会

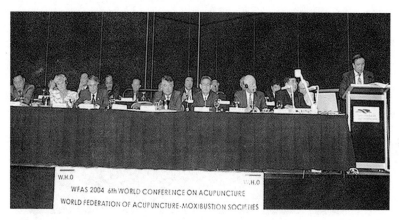

世界针灸学会联合会邓良月主席在 2004 年国际针灸学术大会致辞

会议时间:2004 年 10 月 28-31 日

会议地点:澳大利亚黄金海岸

会议主题:当代的针灸和中医——临床实践、政策、法规、科研、教育、标准、安全,世界针灸学会联合会会员大会

主办单位:世界针灸学会联合会、世界卫生组织

承办单位:澳大利亚针灸中医学会

8. 世界针灸学会联合会成立 20 周年暨世界针灸学术大会

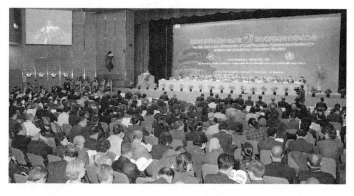

世界针灸学会联合会成立 20 周年暨世界针灸学术大会开幕式

会议时间：2007 年 10 月 20 日

会议地点：中国北京

会议主题：针灸医学的回顾与展望

主办单位：世界卫生组织、世界针灸学会联合会、中国中医科学院、北京市中医管理局

支持单位：中国国家卫生部、中国科学技术协会、中国国家中医药管理局

承办单位：中国针灸学会

9. 世界针灸学会联合会第七届会员大会暨世界针灸学术大会

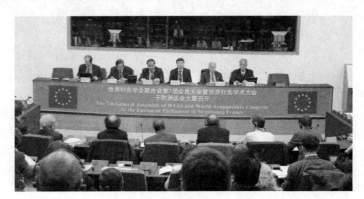

2009 年 11 月 5 日世界针灸学会联合会第七届世界针灸学术大会在
法国斯特拉斯堡欧洲议会大厦隆重开幕

会议时间：2009 年 11 月 5 日

会议地点：法国斯特拉斯堡

会议主题：有效的针灸疗法和针灸研究

主办单位：世界卫生组织、世界针灸学会联合会

承办单位：法国国家针灸传统医学学会（CFA－MTC）、欧洲中医药发展促进协会（APE-
MEC）、德国针灸中医医师学会（ATCAE）

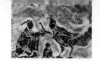

附录　世界针灸学会联合会执行委员会名单

世界针灸学会联合会第一届执行委员会名单（1987－1990）

职　位	姓　名	国　籍
主席	胡熙明	中国
副主席	蒋庆棠	澳大利亚
副主席	果戈里	埃及
副主席	阮文仪	法国
副主席	山村秀夫	日本
副主席	吉普	新西兰
副主席	赫尔姆斯	美国
秘书长	王雪苔	中国
司库	陈佑邦	中国
执委	苏丁	阿根廷
执委	张金达	加拿大
执委	开斯比	法国
执委	波特曼	德国
执委	巴苏	印度
执委	黑须幸男	日本
执委	桑迪	摩洛哥
执委	嘎尔努谢夫斯基	波兰
执委	梁世海	新加坡
执委	洪伯荣	美国

世界针灸学会联合会第二届执行委员会名单（1990－1993）

职　位	姓　名	国　籍
前任主席	胡熙明	中国
主席	王雪苔	中国
副主席	山村秀夫	日本
副主席	洪伯荣	美国
副主席	张金达	加拿大

续表

职 位	姓 名	国 籍
副主席	果戈里	埃及
副主席	克里斯蒂·伯利	澳大利亚
副主席	斯比	法国
秘书长	邓良月	中国
司库	王凤岐	中国
执委	黑须幸男	日本
执委	嘎尔努谢夫斯基	波兰
执委	尼·巴苏	印度
执委	陈水兴	新加坡
执委	王钰	阿根廷
执委	苏丁	阿根廷
执委	徐意根	朝鲜
执委	迪努尔特	法国
执委	吉普	新西兰
执委	赫尔姆斯	美国

世界针灸学会联合会第三届执行委员会名单(1993－1997)

职 位	姓 名	国 籍
前任主席	王雪苔	中国
主席	陈绍武	中国
副主席	黑须幸男	日本
副主席	洪伯荣	美国
副主席	张金达	加拿大
副主席	嘎尔努谢夫斯基	波兰
副主席	迪努尔特	法国
副主席	陈水兴	新加坡
秘书长	邓良月	中国
司库	陈佑邦	中国
执委	渡仲三	日本
执委	博西	法国
执委	班嘎拉兹	意大利

职　位	姓　名	国　籍
执　委	许昶会	韩国
执　委	吉普	新西兰
执　委	古德曼	英国
执　委	王钰	阿根廷
执　委	赫尔姆斯	美国
执　委	果戈里	埃及
执　委	徐意根	朝鲜

世界针灸学会联合会第四届执行委员会名单(1997－2000)

职　位	姓　名	国　籍
主　席	陈绍武	中国
递补主席	洪伯荣	美国
副　主　席	黑须幸男	日本
副　主　席	张金达	加拿大
副　主　席	洪伯荣	美国
副　主　席	博西	法国
副　主　席	陈水兴	新加坡
副　主　席	嘎尔努谢夫斯基	波兰
秘　书　长	邓良月	中国
司　库	陈佑邦	中国
执　委	班嘎拉兹	意大利
执　委	津谷喜一郎	日本
执　委	果戈里	埃及
执　委	伦伯	法国
执　委	王钰	阿根廷
执　委	古德曼	英国
执　委	黄焕松	澳大利亚
执　委	阮才秋	越南
执　委	申泰镐	韩国
执　委	凯温	新西兰

世界针灸学会联合会第五届执行委员会名单(2000—2004)

职 位	姓 名	国 籍
前任主席	洪伯荣	美国
主 席	邓良月	中国
副主席	李科元	澳大利亚
副主席	李国瑞	意大利
副主席	阮才秋	越南
副主席	伦伯	法国
副主席	王钰	阿根廷
副主席	张金达	加拿大
副主席	果戈里	埃及
副主席	黑须幸男	日本
秘书长	沈志祥	中国
司 库	李维衡	中国
执 委	申泰稿	韩国
执 委	刘保延	中国
执 委	宋达铺	西班牙
执 委	考斯兰	挪威
执 委	凯 温	新西兰
执 委	林子强	澳大利亚
执 委	戈尔曼	德国
执 委	曾缙云	印度尼西亚
执 委	古德曼	英国
执 委	博佛雷托	法国
执 委	陈水兴	新加坡
执 委	刘之明	巴西
执 委	津谷喜一郎	日本

世界针灸学会联合会第六届执行委员会名单(2004—2008)

职 位	姓 名	国 籍
前任主席	洪伯荣	美国
名誉主席	王雪苔	中国
主 席	邓良月	中国
副 主 席	李国瑞	意大利
副 主 席	考斯兰	挪威
副 主 席	张金达	加拿大
副 主 席	伦伯	法国
副 主 席	果戈里	埃及
副 主 席	刘之明	巴西

职 位	姓 名	国 籍
副 主 席	阮才秋	越南
副 主 席	李科元	澳大利亚
副 主 席	申泰镐	韩国
副 主 席	黑须幸男	日本
秘 书 长	沈志祥	中国
司 库	李维衡	中国
执 委	刘保延	中国
执 委	克拉克里西	意大利
执 委	曾缙云	印度尼西亚
执 委	凯温	新西兰
执 委	津谷喜一郎	日本
执 委	金容奭	韩国
执 委	翁玉祥	印度尼西亚
执 委	李琳	阿根廷
执 委	刘蕴	美国
执 委	戈尔曼	德国
执 委	土屋光春	葡萄牙
执 委	阮曰太	越南
执 委	巴苏	印度
执 委	博佛雷托	法国
执 委	宋达镛	西班牙
执 委	陈必廉	新加坡
执 委	林子强	澳大利亚

世界针灸学会联合会第七届执行委员会名单(2009—2013)

职 位	姓 名	国 籍
前 主 席	洪伯荣	美国
主 席	邓良月	中国
副 主 席	李科元	澳大利亚
副 主 席	惠青	巴西
副 主 席	张金达	加拿大
副 主 席	刘保延	中国
副 主 席	果戈理	埃及
副 主 席	高林	法国
副 主 席	戈尔曼	德国
副 主 席	曾缙云	印度尼西亚
副 主 席	李国瑞	意大利
副 主 席	津谷喜一郎	日本

职 位	姓 名	国 籍
副主席	申泰镐	韩国
副主席	帕迪·布瑞德	新西兰
副主席	考斯兰	挪威
副主席	刘嘉扬	新加坡
副主席	拉蒙	西班牙
副主席	刘蕴	美国
副主席	阮才秋	越南
执 委	伊格尔	俄罗斯
秘 书 长	沈志祥	中国
司 库	李维衡	中国
执 委	朱克新	阿根廷
执 委	孙榕榕	阿根廷
执 委	张仲民	澳大利亚
执 委	保罗·诺莱多	巴西
执 委	张冬月	加拿大
执 委	吴滨江	加拿大
执 委	麻颖	中国
执 委	陈家泽	中国香港
执 委	黄琼	中国澳门
执 委	黄诚仁	中国台北
执 委	林昭庚	中国台北
执 委	蒙格里斯	法国
执 委	博佛雷托	法国
执 委	安德烈	德国
执 委	尼尔斯	德国
执 委	汤米	印度尼西亚
执 委	克拉克里希	意大利
执 委	班格拉兹·裴蒂	意大利
执 委	高泽直美	日本
执 委	若山育郎	日本
执 委	金容奭	韩国
执 委	廖春华	马来西亚
执 委	凯温	新西兰
执 委	土屋光春	葡萄牙
执 委	卡巴·安内德	美国
执 委	林榕生	美国
执 委	阮巴强	越南

第六章

针灸行业发展的思考

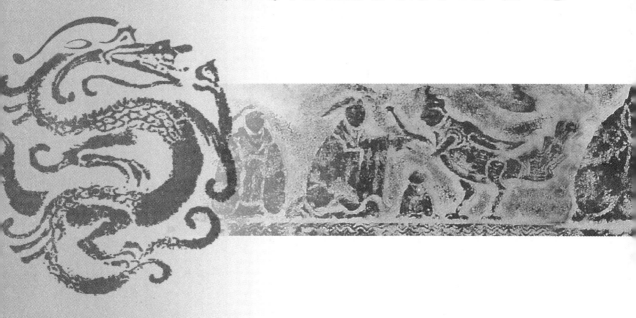

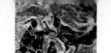

本章对针灸医学行业发展的背景、特点及趋势进行了分析,希望通过这种抛砖引玉似的分析,让更多的人关注针灸的发展,推动针灸行业更好的发展。

第一节　背景分析

一、医疗环境的变化

(一)医疗重点的转移

随着感染和传染性疾病的有效控制,近年来威胁人类健康及生命的主要疾病已逐渐转变为心脑血管疾病、糖尿病、恶性肿瘤等慢性疾病。致病因素的多样化、病理变化的复杂性,以及高龄多器官慢性疾病发病率的不断增加,导致传统的、以清除病因为主要手段的生物医学模式在这些慢性疾病的治疗上一直难有突破。

(二)医学模式的转变

社会经济的发展和科学技术的进步,不仅提高了人们的物质生活水平、延长了人均寿命,也改变了人们的传统生活方式与生活习惯;现代社会日趋激烈的竞争更使人们所承受的来自社会、工作和家庭等各方面的压力越来越大。精神心理因素、生活习惯因素对健康的影响,以

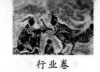

及与各种慢性疾病发病的相互关联不断明确,西方医学正在从单纯的生物医学模式向生物－心理－社会医学模式转变。

自法国学者路易斯·巴斯德发现细菌,并确认了病原微生物是引起疾病并复制传播的原因以来,西方医学一直倾向于"病因是指引起某一疾病发生的特定因素,是引起某种疾病发生必不可少的、决定性的、特异性因素"的病因学认识,以青霉素为代表的抗生素在感染和传染性疾病治疗上的巨大成功,更坚定了人们的这种认识。

然而,随着感染和传染性疾病的有效控制,近年来威胁人类健康及生命的主要疾病已逐渐转变为心脑血管疾病、糖尿病、恶性肿瘤等慢性疾病。这些慢性疾病大多不是由某种单一的致病因素所引起的,而是与多种因素有关。以常见的原发性高血压为例,目前现代医学界普遍认为其发病 30％～40％与遗传因素有关,60％～70％与环境因素有关,而所谓的环境因素主要包括摄取食盐过多、肥胖、运动不足、饮酒、吸烟等不良日常生活习惯以及精神、心理因素等。而老年人口在总人口中所占比例的不断增加及其特殊的生理、病理特点,也使得如何面对不断增加的高龄、超高龄以及虚弱高龄群体的多器官慢性疾病的治疗成为当今医学界的一个全新的课题。致病因素的多样化和发病机理的复杂性,使得传统的、以清除病因为主要手段的生物医学模式在这些慢性疾病的治疗上一直难有突破,西方医学正在逐步从单纯的生物医学模式向生物－心理－社会医学模式转变。

此外,因疾病治疗的长期化而潜在的各种药物不良反应,以及医源性疾病、药源性疾病的发生,也正在逐渐成为世界医学界不得不面对的新问题。例如,由于抗菌药物的不合理使用或滥用,目前已有多种细菌对几乎所有抗生素耐药,一些新的感染类型不断出现,许多几乎已经销声匿迹或普遍认为对人类健康不再构成重大威胁的疾病如结核、肺炎和性病等,又一次侵袭人类的健康。由于新型抗菌药物的研发速度远不及细菌产生耐药的速度快,专家们甚至担心,长此以往人类将面临没有抗菌药物可用的局面;而由于对疾病治疗的长期化而潜在的各种对药物不良反应,以及医源性、药源性疾病的担忧,导致近年来选择接受传统或补充替代医学诊疗的患者数量逐年增加。

二、个人健康意识和自我选择能力的不断提高

人类社会的进步、生活条件和医疗环境的改善、知识水平的提高以及信息的高度普及,使人们对健康、疾病的概念有了新的理解和认识,医疗的范围已不再仅仅局限于疾病的诊断和治疗,而是进一步扩展到了预防、保健和康复的范畴。此外,过去那种在疾病诊断、治疗过程中患者始终处于被动接受地位的传统医疗模式也已不再能够适应和满足民众的诊疗需求;生活质量(Quality Of Life,QOL)、知情同意原则(Informed consent)、第二种意见(Second Opinion)等新的诊疗概念在发达国家的医疗界日益得到普及。

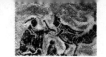

生活质量所强调的不再仅仅是既往的"生存期"有多长这样的"量"的概念,而是更多地考虑到了如何生活的"质"的问题。知情同意的基本内容是临床医师在为病人做出诊断和治疗方案后,必须向病人提供包括诊断结果、治疗方案、病情预后及诊治费用等方面真实、充分的信息,在得到患者明确承诺后,才可最终确定和实施由其确认的诊治方案。第二种意见则主要是指就目前的诊断或治疗方案咨询主治医生以外的其他医生的意见,尤其重要的是主治医生应主动询问患者或其家属是否需要第二种意见,并有义务为患者提供和推荐第二种意见咨询的相关信息。知情同意原则和第二种意见观念的介入已彻底改变了既往以医生为主导的诊疗方式和医患关系,并促使患者能够积极、主动地参与到疾病的诊断和治疗过程当中。

生活、知识水平的提高和信息的普及,使患者的个人健康意识不断提高,"自己的健康要靠自己来保护"的健康生活观念日益深入人心。生活质量、知情同意原则和第二种意见等新的诊疗概念的普及,则彻底改变了人们既往的疾病诊疗观念和以医生为主导的传统诊疗方式,并促使患者更加积极、主动地参与到疾病的诊断和治疗过程当中。

三、医疗费用的日益增长和对疾病预防重要性的再确认

伴随着人口结构的日益高龄化和疾病治疗的长期化,医疗费用的支出日益增加,而各种高科技检查仪器以及治疗药物和治疗方法的不断更新更进一步加重了医疗费用高涨。庞大的医疗费用支出成了目前发达国家政府不得不面对的一个重要问题,也促使现代医学界开始倾向于寻找另一种安全、有效而且价格低廉的替代方法用于慢性疾病的治疗,并再次确认了疾病预防的重要性。

四、先贤的智慧和长期临床实践的丰富积累不断得到验证

生物—心理—社会医学模式的确立,个性化医学、心身医学等新兴学科的诞生,以及心身疾病、生活习惯病等新的疾病概念的出现和饮食、运动等非药物疗法的日益普及,已从生命科学、现代医学以及临床实践等角度为,传统医学"天人合一"、"心身合一"的"整体观念",强调心理因素(内因)和生活习惯因素(不内外因)影响的病因学说和疾病预防的"治未病"观点,以及因人、因地、因时制宜的、个性化的"辨证论治",和针灸、按摩、运动、食疗等非药物疗法的实用性、有效性和安全性等优势和特点提供了依据。而各国政府对传统医学事业的支持,则为传统医学医疗、科研、教育、产业的可持续发展和国际交流与合作提供了重要的保障。

正是在上述的背景条件下,注重人与自然的相互统一、强调人体内在因素在疾病发病过程中的重要作用的传统医学理论,和以心身关怀、"扶正祛邪"为特征的个性化辨证论治,以及草药、针灸、推拿、气功等自然、非药物疗法的低成本、安全性等引起了西方主流医学界的关注,并希冀能够从古老的东方传统医学中寻求另一种医学的智慧,一方面寻找对于慢性疾病更好的

治疗方法,另一方面则试图通过传统医学的应用来降低日益增长的医疗费用。

其中,最重要的一点当属传统医学先贤们所创造的"整体观念"、"辨证论治"和强调预防的"治未病"理论和经过长期临床实践积累的丰富经验,以及中草药、针灸、推拿、气功等自然、非药物疗法的低成本、安全性等优势特点逐渐得到了验证和人们的理解。

第二节　区域特点分析

一、欧美等现代医学发达的国家和地区

(一)患者与民众的积极参与

疾病谱的变化、个人健康意识的提高,以及生活质量、知情同意原则和第二种意见等新的诊疗概念的普及,已彻底改变了人们既往的疾病诊疗观念和以医生为主导的传统诊疗方式,并促使患者更加积极、主动地参与到疾病的诊断和治疗过程当中。选择针刺疗法、顺势疗法、草药疗法、按摩疗法等补充替代医学(CAM)治疗方法的比率急剧增长正是这种现象的一个具体反映。

在哈佛大学大卫·爱森博格(David Eisenberg)博士的论文中我们可以发现,接受补充与替代医学诊疗的人群超越所有的生活背景,但比较而言受过高水平教育的人士和过去曾经住过院的人更喜欢补充替代医学疗法;此外女性比男性,过去曾经吸过烟的人比目前正在吸烟或从来没有吸过烟的人更容易接受补充与替代医学。而在 NIH 实施的一项关于接受补充与替代医学的理由的调查中,人们对事先拟订的 5 种问题的回答(可选择一个以上的理由)分别为:

(1)与现代医学的治疗共同使用有利于改善健康状态 54.9%;

(2)补充与替代医学值得一试 50.1%;

(3)采用现代医学的治疗已经得不到帮助 27.7%;

(4)现代医学的医生推荐 25.8%;

(5)现代医学的治疗费用太贵 13.2%。

在接受过补充替代医学治疗的人群中,有 80% 对所接受的治疗和经历表示满意。人们选择替代医学不仅仅是由于对现代医疗不满,而是因为补充替代医学的诊疗方式反映了自身的信仰、价值,以及对健康和生活的哲学观,而这种健康意识的核心是"自己的健康要靠自己来保护"。

医学发展的最高目标是解除患者的病痛,提高人类的健康水平。因此患者的需求和选择是决定医学发展方向的一个重要影响因素。纽约贝丝·以斯雷尔医疗中心的负责人伍德森·

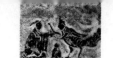

梅里尔博士(医师兼针灸师)就曾明确指出:"我们按照病人的需要提供医疗服务,我认为综合医学是未来医学发展的趋势。"

(二)主要科研机构和著名学府的高端介入

不可否认,普通民众和患者对传统医学日益增加的关心和兴趣,对促进补充替代医学在欧美等西方国家的应用和普及发挥了重大的影响和作用。但另一方面,西方医学界对传统医学态度的转变也是一个不容忽视的重要因素。其中最具有代表意义的就是现代医学的权威机构——美国国立卫生研究院(NIH)对传统医学的积极评价,以及国立补充替代医学中心(NCCAM)的成立。

在 NIH 的影响下,哈佛大学等 20 多所著名大学的医学院或附属医院相继成立了补充替代医学中心。如哈佛大学的 Division for Research and Education in Complementary and Integrative Medical Therapies, Harvard Medical School,哥伦比亚大学的 Richard and Hinda Rosenthal Center for Complementary & Alternative Medicine, Columbia University's College of Physicians & Surgeons,加利福尼亚大学旧金山分校的 Osher Center for Integrative Medicine,School of Medicine,University of California San Francisco,斯坦福大学的 Stanford Center for Integrative Medicine,Stanford University School of Medicine,马里兰大学的 Division of Complementary Medicine,University of Maryland School of Medicine 等。这些机构除了从事传统医学的医疗、科研工作外,还担负着专修或选修学生的中医教学和在职医师培训工作。

补充替代医学不仅受到综合大学医学部以及医科院校的关注,一些药学院和护理学院也开始进行课程设置上的改革,将补充替代医学的多种内容纳入其教学内容。美国明尼苏达大学药学院对院内的教学人员、学生进行的一项有关补充替代医学的问卷调查结果表明,学生和教学人员均认为将补充替代医学纳入教学内容十分重要。认为补充替代医学相关知识对于他们很重要的师生比例分别为 87% 和 88%;认为补充替代医学应该被纳入教学内容的师生比例分别为 84%和 83%;认为执业医师应该给予病人有关补充替代医学常规疗法的建议的师生比例分别为 94%和 88%。

从 2005 年对美国 1,400 家医院的调查来看,已有超过四分之一的医院提供补充替代医学服务。在德国有 3 万西医医生经常使用针灸治疗的方法;而全法国的 12 万名医师中,有 8%在临床实践中运用针灸、中医或其他传统医学疗法。

西方主流医学界对传统医学态度的转变主要可以考虑有以下几个方面的因素的影响:

(1)心脑血管疾病、糖尿病、恶性肿瘤等慢性疾病发病率的不断增加,和传统的、以清除病因为主要手段的生物医学治疗模式在这些慢性疾病治疗上的局限;

（2）人口结构的变化及其不断增加的高龄、超高龄以及虚弱高龄群体的多器官慢性疾病对全身的、整体医学的需求；

（3）对因疾病治疗的长期化而潜在的对药物不良反应、医源性、药源性疾病的担忧，和对疾病预防重要性的再确认；

（4）医疗费用的日益高涨；

（5）心身医学（Psychosomatic Medicine）、个性化医疗（Personalized Medicine）等新兴学科或研究成果对传统医学理念的肯定；

（6）生活质量（Quality Of Life QOL）、知情同意原则（Informedconsent）、第二种意见（Second opinion）等新的诊疗概念的普及和因此而导致的对患者自主选择的尊重。

（三）政府的积极推动

NCCAM 在 NIH 内的设立，与美国政府和议会的支持有着密切的关系，因为 NIH 的所有预算都必须得到政府和议会的批准。除联邦政府外，至今已有 42 个州制定了针灸、中医的法律法规，并有 5 个州正在制定相关法律。

比利时于 1999 年通过了针对补充替代医学的法律，并对补充替代医学的行医者的注册开业、行医规范、及违法处罚等进行了明确规定。加拿大的不列颠哥伦比亚、艾伯特、和魁北克等省均将针灸纳入其所规范的卫生专业中。2006 年德国卫生部批准采用中医针灸治疗慢性腰脊椎和膝部关节等疼痛的医疗费可以从医疗保险中支出。

二、历史上深受中医药传统影响的亚洲国家和地区

（一）深厚的民众基础

日、韩等亚洲国家在历史上曾深受中国传统文化的影响，中医药早在隋唐时期就开始传入上述国家并在相当长的一段时间内占据着当地主流医学的地位。虽然从近代开始，这些国家均因现代医学教育制度的导入逐渐限制、并进而取消了传统医学的合法地位，但针灸、按摩等传统治疗手段始终在民间流传，而同样使用汉字等文化背景也为理解和认识传统中医药的一些复杂概念（诸如阴阳、五行、脏腑、经络、穴位等）奠定了良好的基础。

（二）欧美的影响

由于日本从明治维新开始，就采取了"西方医学"一边倒的政策和体制，所以主流医学界对传统医学的态度也在相当程度上受到欧美国家的影响。因此，分别成立于 1972 年、1975 年和 1977 的北里研究所附属东洋医学研究所，近畿大学医学部附属东洋医学研究所和兵库县立尼崎医院东洋医学研究所三个传统医学研究机构，将中药处方（汉方制剂）纳入医疗保险范畴（1976），以及世界上第一所正规针灸大学——明治针灸大学的成立（1983），均与 1972 年美国

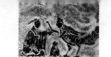

总统尼克松访华后所掀起的世界范围的"针灸热"、"中医热"有着密切的联系。

而近年来汉方医学教育课程在全日本 80 所综合大学医学部及医学院校的普及，分别以或"汉方医学"、"东洋医学"或"补充替代医学"等为名义在各大学附属医院开设的传统医学门诊，以及几个补充替代医学学会的诞生，更明显受到补充与替代医学在欧美各国的广泛应用与迅猛发展的影响。韩国是从近十年才开始重视传统医学的发展。如 1998 年颁布国家 R&D 计划，1999 年开始实施传统医药国家健康服务指南计划，2005 年颁布了发展韩医药的长期综合战略计划——《韩医药发展第一个五年综合计划》。

（三）传统医药产业界的推动

日本是世界上除中国之外生产和使用中药复方（日本称汉方制剂，也就是方剂而且更多的是张仲景的方剂）最多的国家，共有 200 多家制药公司生产"汉方制剂"。传统的文化氛围和民众基础，特别是 1976 年开始将汉方制剂纳入医疗保险的措施为日本汉方产业的发展奠定了坚实的基础。汉方制剂专门生产厂家最大的是津村，独占日本 78％ 的汉方市场份额，2006 年度的销售额达 861 亿 2,500 万日元。而韩国仅高丽参一项就创汇达 2 亿美元左右，接近我国中药出口额的 1/3。

三、印度等拥有独自传统医学体系的国家

（一）与中医药同样悠久的历史和丰富的内容

印度是世界上少数拥有完整传统医药体系的国家之一，据统计，印度现有 70％ 的人口选择传统医学门诊看病。阿育吠陀医学（Ayurveda）是印度传统医学中最主要的组成部分，通常泛指的印度传统医学就是指阿育吠陀医学。Ayurveda 这一梵文词的本意是关于生命的科学，大概可以理解为"养生之道"，它还包括古代人们对人和人体本身的认识及哲学理解。西达（Siddha）医学主要在印度南部各地流行，其诊病原理与阿育吠陀医学相似，突出的特点是强调以毒攻毒的诊疗思想。瑜伽（Yoga）在医学上可以理解为一种以预防为主的强身健体防病治病方法。在印度，瑜伽通常与自然疗法（Naturopathy）相提并论。瑜伽强调通过保持和恢复人体健康来防治疾病。瑜伽医学认为，通过思维和意念的力量，类似于现代医学的心理疗法和习练气功，可以改善人体各器官或系统的功能，从而预防疾病，延长寿命。瑜伽是印度传统医学体系中国际推广最为成功的一种传统医学。

在印度，传统医学主要是为城市贫民和边远农村地区提供初级的卫生服务，收费较低，甚至不收费；但也有一些面向富裕层的、环境较好、收费较高的传统医院。这两种传统医学诊疗机构都有一个共同的特点，就是临床上均采用纯粹的传统诊疗方法，例如，在孟买的一家大型传统医院甚至还在采用水蛭吸血这样的传统治疗手段，这对保存、传承、评价和发扬古老的传

统医学治疗方法和手段具有非常重要的意义。

(二)政府的支持与传统医学领域的扩大

自上个世纪 90 年代开始,印度政府开始逐步加大对传统医学的重视和支持力度,并将传统医药的发展纳入国民经济发展规划。1995 年在卫生部与家庭福利部下专设了副部级的传统医药部;2002 年,为进一步发挥印度传统医学在国家卫生服务体系中的作用,印度政府颁布了《2002 年传统医学及顺势疗法国家政策》,明确了传统医学发展目标和具体政策;2003 年,传统医药部更名为阿育吠陀(Ayurveda)、瑜伽与自然疗法(Yoga and Naturopathy)、尤纳尼(Unani)、西达和顺势疗法(Homoeopathy)部,将阿育吠陀医学、瑜伽和自然疗法、西达医学、尤那尼医学以及顺势疗法都列在名称中加以明确,统称为印度传统医学(简称 AYUSH)。

值得注意的是,在当前的印度传统医学体系中,阿育吠陀医学、西达医学和瑜伽才是印度土生土长的传统医学;尤纳尼医学起源于希腊,顺势疗法由德国医生创立。从传统医学领域的扩大和传统医药部的更名我们不难看出印度政府对传统医学发展所持的积极的态度。在印度西医和传统医学为完全独立的两个体系。在现代综合医院中,极少设有传统医学科室;绝大多数西医医生都没有接受过传统医学的训练,西医医师也不能开具传统药物的处方。传统医药医院一般不使用西医的诊疗法,传统医药医生一般不能开西药。

第三节　发展趋势分析

一、民众需求不断扩大

生活、知识水平的提高和信息的普及,使患者的个人健康意识不断提高,"自己的健康要靠自己来保护"的健康、生活观念日益深入人心,在世界范围内寻求并接受传统或补充替代医学治疗的患者不断增加,传统医学的诊疗领域不断扩大。90％的德国人认为针灸可以作为一种治疗方法,39.3％的德国人曾接受过针灸治疗;英国 2005 年接受中医药治疗的患者总人数超过 100 万;大约 15.6％的意大利成年人每年至少接受过一次补充替代医学的治疗,其中针灸是最受欢迎的。而澳大利亚 2005 年度的一项全国调查显示,有 69％的居民使用着 17 种不同形式的补充替代医学,诊疗费用超过 20 亿澳元/年。

在 NIH 实施的一项关于接受补充与替代医学的理由的调查中,人们对事先拟订的 5 种问题的回答(可选择一个以上的理由)内容:①与现代医学的治疗共同使用有利于改善健康状态 54.9％;②补充与替代医学值得一试 50.1％;③采用现代医学的治疗已经得不到帮助 27.7％;④现代医学的医生推荐 25.8％;⑤现代医学的治疗费用太贵 13.2％。这也客观地反映了人们

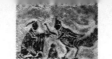

对传统或补充替代医学的接受和认可程度。而接受过高水平教育的人士、高收入人群（＞65,000 美元/年）和过去曾经住过院的人更喜欢补充替代医学疗法,以及女性比男性,过去曾经吸过烟的人比目前正在吸烟或从来没有吸过烟的人更容易接受补充与替代医学的调查分析结果更显示出人们对传统或补充替代医学的接受和认可绝不是简单的盲从。

在接受过补充替代医学治疗的人群中,有 80％对所接受的治疗和经历表示满意。人们选择替代医学不仅仅是由于对现代医疗不满,而是因为补充替代医学的诊疗方式反映了自身的信仰、价值,以及对健康和生活的哲学观,而这种健康意识的核心是"自己的健康要靠自己来保护"。美国医院协会 2005 年对 1,400 家医院进行的调查结果证实,有 27％的医院在门诊或病房提供补充替代医疗服务;而促使这些医院选择提供补充替代医疗服务的前三位的理由分别是:患者的要求 87％、医院的使命 62％和临床疗效 61％。

二、传统医学应用领域不断拓宽

传统医学的主要理念与生物－心理－社会医学模式适应,如其"整体观念"强调"天人合一"、"心身合一",病因学说强调心理因素（内因）和生活习惯因素（不内外因）响,治疗强调预防为主的"治未病"观点,采用因人、因地、因时制宜的个性化治疗方式。随着个性化医学、心身医学等新兴学科的诞生,以及心身疾病、生活习惯病等新的疾病概念的出现和饮食、运动等非药物疗法的日益普及,传统医学中的各种疗法,如针灸、按摩、运动、食疗等非药物疗法已在很大程度上拓宽了应用领域。

三、传统医学将纳入各国医疗保健体系

世界卫生组织的统计资料显示,在许多亚洲和非洲国家,有 80％的人口依赖传统医学提供初级卫生保健,在一些发达国家,70％～80％的人口使用某种形式的替代或补充医学（例如针灸）。目前世界上已有 57 个国家建立了国家传统或类似的医药专家委员会,100 多个国家已制定草药管制条例;37 个国家有传统医学研究所,43 个国家有草药研究所。

2002 年 1 月公布的《世界卫生组织传统医学战略 2002－2005（*WHO Traditional Medicine Strategy 2002 - 2005*）》中,世界卫生组织已明确提出了将传统医学或补充替代医学纳入各国医疗保健体系的发展方向。在世界卫生组织执行委员会第 124 次会议（2009 年 1 月 19－26 日）上形成并提交第六十二届世界卫生大会审议通过的有关"传统医学"的 EB124.R9 决议中,世界卫生组织（WHO）敦促各会员国制定国家政策、法规和标准,以促进传统医学的适当、安全和有效使用;同时根据国家能力、工作重点、相关立法和具体情况,在有安全性、有效性和质量方面证据的情况下,考虑通过和实施《传统医学北京宣言》,并酌情考虑将传统医学纳入国家卫生系统。在世界卫生组织及会员国的共同努力下,传统医学有望早日纳入世界各国的国

家医疗保健体系。

结　语

生命科学以及临床医学领域的最新研究进展和成果为我们从宏观的角度评价和认识以中医药为主要内容的传统医学的潜在优势提供了大量的参考依据。例如，心身医学（Mind－body Medicine）以及生活习惯病（Life－Style Related Diseases）等新的临床领域和疾病概念的产生为人们重新理解中医的喜、怒、忧、思等"内因"和饮食劳逸等"不内外因"发挥了重要的作用；人类基因组计划（Human Genome Project，HGP）的完成不仅从基因水平证明了个体差异存在的物质基础，更揭示了个体差异与疾病易感性和对药物敏感性的内在联系，以及未来"个性化医学（Personalized Medicine）"的发展方向，间接地为人们长期以来一直难以理解的、具有显著"个性化"倾向的中医辨证论治提供了强有力的理论支持；饮食、运动等非药物疗法的临床作用和效果的肯定，也将进一步推动针灸、推拿、食疗、药膳、太极、气功等传统中医治疗方法的普及。

世界卫生组织总干事陈冯富珍在 2008 年 11 月召开的北京世界卫生组织传统医学大会上指出："中医有着 3,000 年的悠久历史，它全面对待健康问题，首创了食疗、健身、注重环境对健康的影响以及草药治疗等。其他国家的一些古老医疗体系，例如印度传统医学，也对健康持类似的观点。它们是珍贵的历史遗产，面对 21 世纪不健康生活方式的全球化、毫无节制的迅速城市化以及人口老龄化这三大顽疾，尤其弥足珍贵。这些不良的全球趋势对全球健康造成了影响，其中最显著的是，心脏病、癌症、糖尿病和精神疾患等慢性非传染病发病率普遍上升。针对这些以及其他疾患，传统医学可以大有作为，发挥预防、抚慰、温心和治疗作用。"

第七章

针灸国际标准

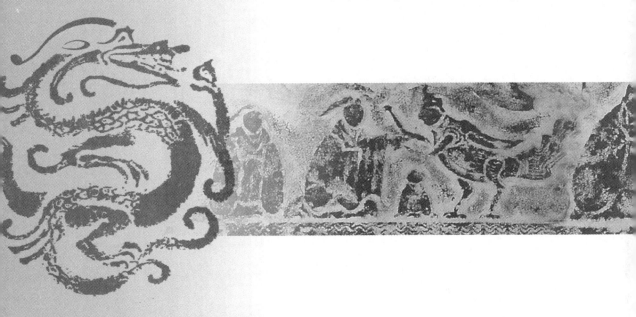

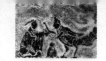

从2003年世界卫生组织西太区正式启动制定《针灸经穴定位》标准,在针灸行业掀起了标准热,针灸标准的制定,特别是针灸国际标准的制定,是行业逐步成熟的标志,对于行业规范化发展具有重要作用,本章收集了5项已经发布的针灸国际标准。

第一节　针灸经穴定位标准

针灸经穴定位国际标准
WHO STANDARD
ACUPUNCTURE POINT LOCATIONS
World Health Organization Western Pacific Region

一、针灸经穴定位总则

在西太区,针灸应用已有2,500多年的历史。近几十年来,针灸已成为一种世界范围内的治疗方法。然而,据报道,不同的针灸医生使用的腧穴多达25％互不相同,由此产生了对针灸有效性和安全性的怀疑,给针灸研究和教育带来了不便。西太区成员国对经穴定位标准化的需求逐渐增加。鉴于此,世界卫生组织西太区事务处(WHO/WPRO)启动了经穴定位标准化项目,并召开了11次国际会议,制定了该标准。

本标准穴位命名依据 WHO 90/8579－Atar－8000 针灸国际标准命名法（*A proposed standard international acupuncture nomenclature*）。一般标准中所涉及的长度、宽度的计量都要求采用国际单位制，但是人体高矮胖瘦的差异很大，无法采用绝对的标准值描述针灸腧穴部位，只有通过等分折量的方法——骨度折量法描述腧穴部位，才能适用于所有人群和所有个体。这种方法已于 1987 年由世界卫生组织在韩国汉城召开的国际会议上被确定为针灸经穴标准计量单位。因此，本标准的经穴定位采用这种计量单位。

General Guidelines for Acupuncture Point Locations

Acupuncture has been practised for more than 2500 years in the Western Pacific Region and has become a global therapeutic method in recent decades. However, it was reported that acupuncturists differed by up to 25% in the acupuncture points they used, raising doubts and uncertainty regarding the efficacy and safety of acupuncture treatment, as well as causing difficulties in the fields of acupuncture research and education. Member States therefore increasingly began to demand standardization in acupuncture point locations. Responding to this request, the WHO Western Pacific Regional Office initiated a project to reach consensus on acupuncture point locations and thus convened 11 serial meetings, resulting in these guidelines.

The standard for acupuncture points names used in the guidelines is based on WHO 90/8579-Atar-8000, *A Proposed Standard for International Acupuncture Nomenclature*. However, while standardized measurement systems for length and width generally require adoption of an international unit system, it is impossible to use any absolute standard value to determine the location of acupuncture points on the human body due to the vast differences in people's sized and heights. Only by using the Equal Proportional Measurement method, also known as the Proportional Bone(skeletal) Measurement method, can the proper location of acupuncture points be established for all population groups and individuals. This method was adopted by WHO as the standard measuring unit for acupuncture points at an international conference held in Seoul, Republic of Korea, in 1987. This measuring unit has therefore been adopted in these guidelines for location of acupuncture points.

(一)范围

本标准规定了人体腧穴体表定位的方法和 361 个经穴的定位。

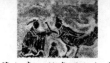
本标准适用于针灸教学、科研、医疗、出版及针灸学术交流。

Ⅰ Scope

This standard stipulates the methodology for locating acupuncture points on the surface of human body，as well as the locations of 361 acupuncture points. The standard is applicable for teaching，research，clinical service，publication and academic exchanges involving acupuncture.

（二）术语和定义

下列术语和定义适用于本标准。

1. 标准计量单位

骨度分寸：

将标准人体的高度设定为 75 等分寸，依此比例以体表骨节为主要标志折合全身各部的长度和宽度。具体方法：将人体的高度定为 75 等分寸，再将人体一定区段的长度和宽度折合为一定的等份，一份即为"一寸"。全身常用骨度分寸见相关"'骨度'折量定位法"章节。

手指同身寸：

依据被取穴者本人手指所规定的分寸以量取腧穴的方法。常用的折算方法见"'指寸'定位法"章节。

横指寸：

以中指末节的宽度为一寸，与中指寸有别，这种方法应用很少，如见于颊车（ST6）和丰隆穴（ST40）的定位。

Ⅱ Terms and definitions

The following terms and definitions are used in this Standard.

1. Standard measuring units

Proportional bone(skeletal) cun (B-cun)

This method divides the height of the human body into 75 equal units. Using joints on the surface of the body as the primary landmarks，the length and width of every body part is measured by such proportions. The specific method is：divide the height of the human body into 75 equal units，then estimate the length and width of a certain part of the body according to such units. One unit is equal to one cun. For further information on the commonly used proportional(skeletal) bone cun of a whole body，refer to the related section on page 11.

Finger cun （F-cun）

This method is based on the finger cun of the person to be measured for acupuncture point locations. For information on the commonly used method of measurement, refer to the section on Locating Method by "finger-cun measurement" on page 13.

Fingerbreadth(F-breadth)

This method utilizes the width of the distal phalanx of the middle finger. This should be distinguished from the middle finger cun. This method is rarely used e. g. for locating ST6 and ST40.

2. 标准体位和方位术语

传统腧穴定位所规定的人体体位与方位术语与现代解剖学不完全相同。例如:将上肢的掌心一侧即屈侧称为"内侧",是手三阴经穴所分布的部位;将手背一侧即伸侧称为"外侧",是手三阳经穴所分布的部位。将下肢向正中线的一侧称为"内侧",是足三阴经穴分布的部位;将下肢远离正中线的一侧称为"外侧",下肢的后部称为"后侧",是足三阳经穴分布的部位。头面躯干部的前后正中线分别为任脉穴和督脉穴的分布部位,是确定分布于其两侧腧穴的基准。

本标准经穴定位的描述采用标准解剖学体位,即:身体直立,两眼平视前方,两足并拢,足尖向前,上肢下垂于躯干两侧,掌心向前。对于某些特殊腧穴的定位,需要采用其他体位,如膝胸位(会阳穴)、侧位屈髋屈膝(环跳穴)等。

方位术语

方位术语采用标准解剖学术语。

(1)内侧与外侧:近于正中面者为内侧,远于正中面者为外侧。在描述前臂时,相同的概念用"尺侧"、"桡侧"表示;描述小腿时,用"胫侧"和"腓侧"表示。

(2)上与下:靠近身体的上端(头)者为上,靠近身体下端(足)者为下。上下也用于描述位于同一直线上的腧穴之间或解剖标志之间的上下关系。

(3)前与后:距身体腹面近者为前,距身体背面近者为后。

(4)近侧(端)与远侧(端):距躯干部近者为近侧(端),距躯干部远者为远侧(端)。

3. standard position and terms of direction

The standard position and the terms for the orientation of the human body used in traditional acupuncture point location are not the same as those used in modern anatomy. For example, according to the traditional method, the palmar side of the upper limbs, or the flexional side, is called the medial aspect. This medial aspect is the distribution area of the acupuncture points of the three Yin hand meridians. The dorsal side of the upper limbs, or the extensional side, is called the lateral aspect. This lateral aspect is the distribution area of the

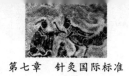

acupuncture points of the three Yang hand meridians. The side of the lower limbs closer to the midline is called the medial aspect, which is the distribution area of the acupuncture points of the three Yin foot meridians. The side of the lower limbs away from the midline is called the lateral aspect. The posterior portion of the lower limbs is called posterior aspect, and this apsect, along with the lateral aspect, is the distribution area of the acupuncture points of the three Yang foot meridians. The anterior and posterior median line of the head, face and trunk are the respective distribution areas of the Conception Vessel and the Governer Vessel. These median lines are the baselines for locating acupuncture points on either side of each pair of the two meridians.

The modern anatomical position is adopted by this Standard to describe acupuncture point locations: the body stands upright, eyes look forward, feet together with toes pointing forward and upper limbs hanging by the sides with palms facing forward. For the location of certain specific points, other positions are recommended, such as the knee-chest position (BL35), lying on the side with the thigh flexted(GB30), etc.

Terms of direction

The terms of direction follow standard anatomical terminology.

(1)Medial and lateral: closer to the median sagittal plane is medial; further away from the median sagittal plane is lateral. On the forearm, the same concepts are replaced with ulnar and radial, and on the legs, with tibial and fibular.

(2)Superior and inferior: closer to the upper (head) extremity of the body is superior; closer to the lower (feet) extremity of the body is inferior. Superior and inferior may also be used to relate the location of acupuncture points to other points or anatomical landmarks. In this case they refer to directly above or below on a straight line.

(3)Anterior and posterior: closer to the ventral surface of the human body is anterior; closer to the dorsal surface is posterior.

(4)Proximal and distal: closer to the trunk is proximal; further away from the trunk is distal.

3. 定穴体表标志

头部	
前发际正中	头部有发部位的前缘正中
后发际正中	头部有发部位的后缘正中
额角发际	前发际额部曲角处
眉间	两眉头之间的中点
耳尖	当耳向前折时耳的最高点处
上肢	
腋窝正中央	腋窝正中央
腋前纹头	腋窝皱襞前端
腋后纹头	腋窝皱襞后端
肘横纹	屈肘90°时肘窝处横纹
腕掌侧横纹	屈腕时,连结尺骨茎突和桡骨远端的横纹,如多于1条时,以远端为准
腕背侧横纹	伸腕时,连结尺骨茎突和桡骨远端的横纹,如多于1条时,以远端为准
赤白肉际	手掌、手背皮肤移行处;足底、足背皮肤移行处
甲根角	指甲或趾甲侧缘和甲体基底缘所形成的夹角
下肢	
臀沟	臀部和股后侧之间的皱褶
腘横纹	腘窝处横纹
外踝尖	外踝最凸起处
内踝尖	内踝最凸起处

4. Landmarks on the body surface for locating acupuncture points

Head	
The midpoint of the anterior hairline	The midpoint of the anterior hairline
The midpoint of the posterior hairline	The midpoint of the posterior hairline
The corner of the forehead	The lateral corner of the anterior hairline on the forehead
The glabella	The midpoint between the eyebrows
The auricular apex	The highest point of the auricle when the ear is folded forwards

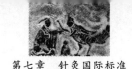

Upper limbs	
The center of the axillary fossa	The center of the axillary fossa
〗 The anterior axillary fold（crease）	The anterior end of the axillary fold
The posterior axillary fold	The posterior end of the axillary fold
The cubital crease	The crease of elbow when it is flexed 90 degrees
The palmar wrist crease	The crease on the line connecting the distal ends of the styloid processes of the ulna and radius when the wrist is flexed. When more than one crease is present，the most distal is used
The dorsal wrist crease	The crease on the line connecting the distal ends of the styloid processes of the ulna and radius when the wrist is extended. When more than one crease is present，the most distal is used
The boder between the red and white flesh	The junction of the palmar and dorsal skin/The junction of the plantar and dorsal skin where there is a change in the texture and colour
The corner at the root of the nail	The angle formed by the medial/lateral border of the nail and the base of the nail bed
Lower limbs	
The gluteal fold	The fold between the buttock and the thigh on the posterior side of lower limbs
The popliteal crease	The crease of the popliteal fossa
The prominence of the lateral malleolus	The most prominent point of the lateral malleolus
The prominence of the medial malleolus	The most prominent point of the medial malleolus

5. 人体分区

经穴定位表述中有关解剖分区采用 1998 年由解剖名词联合委员会（FCAT）制定的最新版《国际解剖学名词》（*International Anatomical Terminology*），其中部分内容不适用于经穴定位。因此，本标准将人体分区为：头部、颈部、背部、胸部、腹部、上下肢及会阴部。具体分区如下：

分区		界线
头	头部	眶上缘、颧弓上缘、外耳门上缘、乳突尖端、上项线与枕外隆凸的连线
	面部	眶上缘、颧弓上缘、外耳门上缘、乳突尖端、上项线与下颌骨下缘的连线
颈	颈前部	上界:头部与面部的下界线 下界:锁骨 后界:斜方肌前缘
	颈后部	上界:头部与面部的下界线 下界:第7颈椎(C_7)棘突与肩峰的连线 前界:斜方肌前缘
背	背部	上界:第7颈椎(C_7)棘突与肩峰的连线 外侧界:腋后线 内侧界:第十二肋尖端与第十二胸椎(T_{12})棘突的连线
	肩胛区	用表面解剖术语无法描述以下分区:肩胛部、腹股沟、肩带、腋区、臀部,宜遵循常规分法
	腰部	上界:第十二肋尖端与第十二胸椎(T_{12})棘突的连线 外侧界:腋后线 下界:第5腰椎(L_5)棘突与髂峰的连线
	骶部	上界:第5腰椎(L_5)棘突与髂峰的连线 外侧界:骶骨外侧缘 下界:尾骨
胸	前胸部	上界:锁骨 下界:剑胸结合、肋弓与第11、12肋骨下缘的连线 外侧界:腋前线
	侧胸部	上界:腋前、后纹头的连线 下界:肋弓与第11、12肋下缘的连线 前界:腋前线 后界:腋后线
腹	上腹部	上界:剑胸结合、肋弓与骨下缘的连线 下界:脐水平线 外侧界:腋前线
	下腹部	上界:脐水平线 下界:耻骨联合上缘 外侧界:腹股沟斜纹、腋前线

分区		界线
腹	侧腹部	上界:侧胸部的下界 下界:髂嵴 前界:腋前线 后界:腋后线
	腹股沟	参见肩胛部
腹	上腹部	上界:剑胸结合、肋弓与骨下缘的连线 下界:脐水平线 外侧界:腋前线
	下腹部	上界:脐水平线 下界:耻骨联合上缘 外侧界:腹股沟斜纹、腋前线
	侧腹部	上界:侧胸部的下界 下界:髂嵴 前界:腋前线 后界:腋后线
	腹股沟	参见肩胛部
上肢	肩带部	参见肩胛部
	腋区	参见肩胛部
	上臂	分为臂前侧、后侧、内侧、外侧
	肘部	分为肘前侧、后侧、内侧、外侧
	前臂部	分为前臂前侧、后侧、内侧、外侧
	手	手背、手掌
下肢	臀部	参见肩胛部
	股	分为股前侧、后侧、内侧、外侧
	膝部	分为膝前侧、后侧、内侧、外侧
	小腿	分为小腿前侧、后侧、内侧、外侧
	足	足背、足底,足内侧、外侧
	踝	分为踝前侧、内侧、外侧
	足趾	
会阴		参见肩胛部

位于界线上的腧穴属于上区。

脐属于上腹部,臀沟属于臀部。

6. Regions of body

The regions of human body used in the description of acupuncture point locations are based mainly on the latest version of *International Anatomical Terminology*, issued by the Federative Committee on Anatomical Terminology (FCAT) in 1998. Some regions in the *International Anatomical Terminology* are too difficult a fit for location of acupuncture points. Here regions of the body are divided into the head, neck, back, chest, abdomen, limbs and perineum. The smaller subdivisions of the body are as follows:

Regions		Borderline
Head	Head	Line connecting the superior margin of orbit, the upper border of the zygomatic arch, the upper border of the external ear, the tip of the mastoid process, the upper border of the neck, and the external occipital protuberance
	Face	Line connecting the superior margin of orbit, the upper border of the zygomatic arch, the upper border of the external ear, the tip of the mastoid process, the upper border of the neck, and the lower border of the mandible
Neck	Anterior region of neck	Superior: inferior borderline of the head and face Inferior: clavicle Posterior: anterior margin of the trapezius muscle
	Posterior region of neck	Superior: inferior borderline of the head and face Inferior: line across the spinous process of the seventh cervical vertebra (C_7) and the acromion Anterior: anterior margin of the trapezius muscle
Back	Upper back region	Superior: line across the spinous process of the seventh cervical vertebra (C_7) and the acromion Lateral: vertical line across the end of the posterior axillary fold Inferior: curved line across the spinous process of the 12th thoracic vertebra (T_{12}) and the end of the the 12th rib
	Scapular region	The borderline regions, including the scapular region, groin region, shoulder girdle, axilla and buttock region, cannot be clearly described using the terms in surface anatomy. It would be better to follow the conventional conceptions of those regions.

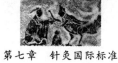

续表

Regions		Borderline
Back	Lumbar region	Superior：curved line across the spinous process of the 12th thoracic vertebra（T_{12}）and the end of the the 12th rib Lateral：vertical line across the end of the posterior axillary fold Inferior：line across the spinous process of the fifth lumbar vertebra（L_5）and the iliac crest
	Sacral region	Superior：line across the spinous process of the fifth lumbar vertebra（L_5）and the iliac crest Lateral：lateral border of the sacrum Inferior：coccyx
Chest	Anterior thoracic region	Superior：clavicle Inferior：curved line across the sternoxyphoid symphisis，rib arch and inferior margin of the 11th and 12th ribs Lateral：vertical line across the end of the anterior axillary fold
	Lateral thoracic region	Superior：line across the anterior axillary fold and posterior axillary fold Inferior：line connecting the rib arch and the inferior margin of the 11th and 12th ribs Anterior：vertical line across the end of the anterior axillary fold Posterior：vertical line across the end of the posterior axillary fold
Abdomen	Upper abdomen	Superior：curved line across the sternoxyphoid symphisis，rib arch and inferior margin of the rib Inferior：transverse line across the umbilicus Lateral：vertical line across the end of the anterior axillary fold
	Lower abdomen	Superior：transverse line across the umbilicus Inferior：upper margin of the symphisis pubis Lateral：fold of the groin，vertical line across the end of the anterior axillary fold
	Lateral abdomen	Superior：inferior borderline of the lateral thoracic region Inferior：iliac crest Anterior：vertical line across the end of the anterior axillary fold Posterior：vertical line across the end of the posterior axillary fold
	Groin region	See the scapular region

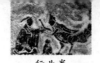
Regions		Borderline
Upper limbs	Shoulder girdle	See the scapular region
	Axilla region	See the scapular region
	Arm	Anterior, posterior, medial and lateral aspects of the arm
	Elbow	Anterior, posterior, medial and lateral aspects of the lbow
	Forearm	Anterior, posterior, medial and lateral aspects of the forearm
	Hand	Dorsum and palm of the hand
Lower limbs	Buttock region	See the scapular region
	Thigh	Anterior, posterior, medial and lateral aspects of the thigh
	Knee	Anterior, posterior, medial and lateral aspects of the knee
	Leg	Anterior, posterior, medial and lateral aspects of the leg
	Foot	dorsum and sole of the foot, medial and lateral aspects of the foot
	Ankle	Anterior, medial and lateral aspects of the ankle
	Toes	
Perineal region		See the scapular region

Points which are on the borderline belong to the upper region.

Umbilicus belongs to upper abdomen, gluteal fold belongs to buttock region.

5. 基准穴点

基准穴点的性质、作用与体表解剖标志点相同。

基准穴：

尺泽　Chǐzé(LU5)：在肘前侧，肘横纹上，肱二头肌腱桡侧缘凹陷中。

太渊　Tàiyuān(LU9)：在腕前外侧，桡骨茎突与舟状骨之间，拇长展肌腱尺侧凹陷中。

阳溪　Yángxī(LI5)：在腕后外侧，腕背侧远端横纹桡侧，桡骨茎突远端，解剖学"鼻烟窝"凹陷中。

曲池　Qūchí(LI11)：在肘外侧，尺泽穴(LU5)与肱骨外上髁连线的中点处。

肩髃　Jiānyú(LI15)：在肩带部，肩峰外侧缘前端与肱骨大结节两骨间凹陷中。

头维　Tóuwéi(ST8)：在头部，额角发际直上 0.5 寸，头正中线旁开 4.5 寸。

气冲　Qìchōng(ST30)：在腹股沟，耻骨联合上缘，前正中线旁开 2 寸，股动脉搏动处。

犊鼻　Dúbí(ST35)：在膝前侧，髌韧带外侧凹陷中。

解溪　Jiěxī(ST41)：在踝前侧，踝关节前面中央凹陷中，拇长伸肌腱与趾长伸肌腱之间。

阴陵泉　Yīnlíngquán(SP9)：在小腿内侧，胫骨内侧髁下缘与胫骨内侧缘之间的凹陷中。

冲门　Chōngmén(SP12)：在腹股沟，腹股沟斜纹中，股动脉搏动处的外侧。

昆仑　Kūnlún(BL60)：在踝后外侧，外踝尖与跟腱之间的凹陷中。

太溪　Tàixī(KI3)：在踝后内侧，内踝尖与跟腱之间的凹陷中。

翳风　Yìfēng(TE17)：在颈前部，耳垂后方，乳突下端前方凹陷中。

角孙　Jiǎosūn(TE20)：在头部，耳尖正对发际处。

曲鬓　Qūbìn(GB7)：在头部，耳前鬓角发际后缘的垂线与耳尖水平线的交点处。

天冲　Tiānchōng(GB9)：在头部，耳根后缘直上，入发际 2 寸。

完骨　Wángǔ(GB12)：在颈前部，耳后乳突的后下方凹陷中。

风池　Fēngchí(GB20)：在颈前部，枕骨之下，胸锁乳突肌上端与斜方肌上端之间的凹陷中。

百会　Bǎihuì(GV20)：在头部，前发际正中直上 5 寸。

5. Reference acupuncture points

The nature and function of a reference acupuncture point are the same as those of an anatomical landmark.

Reference acupuncture points：

LU5：On the anterior aspect of the elbow, at the cubital crease, in the depression lateral to the biceps brachii tendon.

LU9：On the anterolateral aspect of the wrist, between the radial styloid process and the scaphoid bone, in the depression ulnar to the abductor pollicis longus tendon.

LI5：On the posterolateral aspect of the wrist, at the radial side of the dorsal wrist crease, distal to the radial styloid process, in the depression of the anatomical snuffbox.

LI11：On the lateral aspect of the elbow, at the midpoint of the line connecting LU5 with the lateral epicondyle of the humerus.

LI15：On the shoulder girdle, in the depression between the anterior end of lateral border of the acromion and the greater tubercle of the humerus.

ST8：On the head, 0. 5 B-cun directly superior to the anterior hairline at the corner of the forehead, 4. 5 B-cun lateral to the anterior median line.

ST30：In the groin region, at the same level as the superior border of the pubic symphysis，2 B-cun lateral to the anterior median line，over the femory artery.

ST34：On the anterolateral aspect of the thigh，between the vastus lateralis muscle and the lateral border of the rectus femoris tendon，2 B－cun superior to the base of the patella.

ST35：On the anterior aspect of the knee，in the depression lateral to the patellar ligament.

ST41：On the anterior aspect of the ankle，in the depression in the centre of the front surface of the ankle joint，between the tendons of extensor hallucis longus and extensor digitorum longus.

SP9：On the tibial aspect of the leg，in the depression between the inferior border of the medial condyle of the tibia and the medial border of the tibia.

SP12：In the groin region，at the inguinal crease，lateral to the femoral artery.

BL60：On the posterolateral aspect of the ankle，in the depression between the prominence of the lateral malleolus and the calcaneal tendon.

KI3：On the posteromedial aspect of the ankle，in the depression between the prominence of the medial malleolus and the calcaneal tendon.

TE17：In the anterior region of the neck，posterior to the ear lobe，in the depression anterior to the inferior end of the mastoid process.

TE20：On the head，just superior to the auricular apex.

GB7：On the head，at the junction of the vertical line of the posterior border of the temple hairline and the horizontal line of the apex of the auricle.

GB9：On the head，directly superior to the posterior border of the auricular root，2 B-cun superior to the hairline.

GB12：In the anterior region of the neck，in the depression posteroinferior to the mastoid process.

GB20：In the anterior region of the neck，inferior to the occipital bone，in the depression between the origins of sternocleidomastoid and the trapezius muscles.

GV20：On the head，5 B-cun superior to the anterior hairline，on the anterior median line.

（三）腧穴体表定位的原则和方法

1.腧穴体表定位的原则

采用文献分析、临床实际应用及实测比量相结合的方式确定经穴定位。在文献的选择上，特别注重古今具有国家标准性质的腧穴定位文献，如《黄帝明堂经》《针灸甲乙经》《备急千金方》《铜人腧穴针灸图经》。当古代文献定位文字描述不明确时，根据以下 4 条原则综合判定：

（1）体表解剖标志定位法与"指寸"定位法不吻合时，优先考虑体表解剖标志定位法；

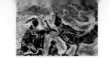

（2）充分考虑原文献中包括腧穴排列区域及次序、穴名、取穴法在内的一切相关信息；

（3）在确定某一经穴定位时，综合考察其相关腧穴的定位；

（4）如原文献存有相应的穴图或腧穴模型，则需参照穴图或腧穴模型理解原文献。

Ⅲ. Principles and methods for locating acupuncture points on the surface of the body

1. Principles for locating acupuncture points on the surface of the body

To locate an acupuncture point, a combined approach using literature analysis, clinical practice and actual and proportional measurements is used. In selecting literature for analysis, special importance is attached to ancient and modern literature about acupuncture point locations that has a 'national standard' nature, such as *Huangdi Mingtang Jing*, *Zhenjiu Jiayi Jing*, *Benji Qianjin Fang* and *Tongren Shuxue Zhenjiu Tujing*. When descriptions of acupuncture point locations in ancient literature were not clear, the following four principles are used to determine the proper location：

（1）Priority is given to the anatomical landmark method when it does not conform to the finger-cun measurement.

（2）Full consideration should be given to all relevant information in the original literature about the acupuncture point and its location area, sequence and name.

（3）When determining the location of an acupuncture point, it is important to check its location in relation to the location of other relevant points.

（4）Relevant acupuncture point charts or models in the original literature should be referred to in order to better understand the location of the acupuncture point.

2. 腧穴体表定位的方法

经穴定位方法分三种：①体表解剖标志定位法；②"骨度"折量定位法；③"指寸"定位法。三者在应用时需互相结合，即主要采用体表解剖标志定位法、"骨度"折量定位法，而对少量难以完全采用上述两种方法定位的腧穴，则配合使用"指寸"定位法。

体表解剖标志定位法

指以体表解剖学的各种体表标志为依据来确定经穴定位的方法。体表解剖标志，可分为固定标志和活动标志两种。

固定标志指由骨节和肌肉所形成的突起或凹陷、五官轮廓、发际、指（趾）甲、乳头、脐窝等。例如，于腓骨头前下方定阳陵泉（GB34）。

活动标志指各部的关节、肌肉、肌腱、皮肤随着活动而出现的空隙、凹陷、皱纹、尖端等。例如：微张口，耳屏正中前缘凹陷中取听宫（SI19）。

常用定穴解剖标志的体表定位：

(1)第2肋：平胸骨角水平；锁骨下可触及的肋骨即第2肋。

(2)第4肋间隙：男性乳头平第4肋间隙。

(3)第7颈椎棘突：颈后隆起最高且能随头旋转而转动者为第7颈椎棘突。

(4)第3胸椎棘突：直立，两手下垂时，两肩胛冈内侧端连线与后正中线的交点。

(5)第7胸椎棘突：直立，两手下垂时，两肩胛骨下角的水平线与后正中线的交点。

(6)第12胸椎棘突：直立，两手下垂时，横平两肩胛骨下角与两髂嵴最高点连线的中点。

(7)第4腰椎棘突：两髂嵴最高点连线与后正中线的交点。

(8)第2骶椎：两髂后上棘连线与后正中线的交点。

(9)骶管裂孔：取尾骨上方左右的骶角，与两骶角平齐的后正中线上。

2. Methods for locating acupuncture points on the surface of the body

Three methods are used for locating acupuncture points：

①The anatomical landmark method；

②The proportional bone(skeletal) measurement method；

③The finger-cun measurement method

In practice，it is often necessary to combine all three methods when locating an acupuncture point. The methods primarily used are the anatomical landmark and proportional bone (skeletal) measurement. The finger-cun measurement can be used when it is difficult to locate the acupuncture point with the above two methods.

The anatomical landmark method：

This method utilizes anatomical landmarks on the surface of the body to locate acupuncture points. Anatomical landmarks may be classified into two types：fixed landmarks and movable landmarks.

Fixed landmarks refer to such protuberances or depressions formed by the joints and muscles；contours of the eyes，ears，nose and mouth；fingernails and toenails；the nipples；the navel and so on. For example，the location of GB34 is described as "anterior and inferior to the head of the fibula".

Movable landmarks refer to the gaps，depressions，wrinkles and peaks which appear along with the movement of joints，muscles，tendons and skin. For example，SI19 is located in the depression formed just anterior to the center of the tragus when the mouth is opened slightly.

Locations of commonly used anatomical landmarks on the surface of the body for loca-

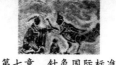

ting acupuncture points include：

（1）The second rib：the rib at the same level as the sternal angle；it can be palpated inferior to the clavicle.

（2）The fourth intercostal space：at the same level as the nipples in males.

（3）The spinous process of the seventh cervical vertebra：the most prominent spinous process on the posterior median line of the neck，which moves with the turning of the head.

（4）The spinous process of the third thoracic vertebra：the intersection of the posterior median line and the line connecting the medial ends of the two spines of the scapula，when the subject stands upright with arms by the sides.

（5）The spinous process of the seventh thoracic vertebra：the intersection of the posterior median line and the line connecting the two inferior angle of the scapulae when the subject stands upright with arms by the sides.

（6）The spinous process of the twelfth thoracic vertebra：on the posterior midline，at the same level as the midpoint of the line connecting the inferior angle of the scapula with the highest point of the iliac crest when the subject stand upright with arms by the sides.

（7）The spinous process of the fourth lumbar vertebra：the intersection of the posterior median line and the line connecting the highest points of the two iliac crests.

（8）The spinous process of the second sacral vertebra：the intersection of the line connecting the inferior boders of the two posterior superior iliac spines and the posterior median line.

（9）The sacral hiatus：at the same level as the two sacral cornu superior to the coccyx，on the posterior median line.

"骨度"折量定位法

指以体表骨节为主要标志折量全身各部的长度和宽度，定出分寸，用于经穴定位的方法。即以《灵枢·骨度》规定的人体各部的分寸为基础，并结合历代学者创用的折量分寸（将设定的两骨节点之间的长度折量为一定的等份，每1等份为1寸，10等份为1尺），作为定穴的依据。全身主要"骨度折量寸"见下表。

骨度折量寸表(图 19、图 20、图 21)

头面部	出处
前发际正中→后发际正中:12 寸	《灵枢》
眉间(印堂)→前发际正中:3 寸	《圣惠方》
两额角发际(头维)之间:9 寸	《甲乙经》
耳后两乳突(完骨)之间:9 寸	《灵枢》
胸腹部	
胸骨上窝(天突)→剑胸结合中点(歧骨):9 寸	《灵枢》
剑胸结合中点(歧骨)→脐中:8 寸	《灵枢》
脐中→耻骨联合上缘(曲骨):5 寸	《针灸甲乙经》
两乳头之间:8 寸	《针灸甲乙经》
背腰部	
两肩胛骨内侧缘之间:6 寸	《针灸甲乙经》
上肢	
腋前、后纹头→肘横纹:9 寸	《针灸甲乙经》及《循经考穴编》
肘横纹→腕横纹:12 寸	《灵枢》
下肢	
耻骨联合上缘→髌底:18 寸	《灵枢》
髌尖(膝中)→内踝尖:15 寸 (胫骨内侧髁下方阴陵泉→内踝尖: 13 寸,胫骨内侧髁下方→髌尖:2 寸)	《灵枢》
股骨大转子→腘横纹:19 寸	《灵枢》
臀沟→腘横纹:14 寸	《铜人腧穴针灸图经》
腘横纹(平髌尖)→外踝尖:16 寸	《灵枢》
内踝尖→足底:3 寸	《灵枢》

The proportional bone(skeletal) measurement method

The proportional bone(skeletal) measurement method is also used to locate acupuncture points on the body. This method uses landmarks on the body surface, primarily joints, to measure the length and width of various parts of the body. Acupuncture point location is based on the measurements of various parts of the body from the book*Ling Shu* chapter on *Gudu*, combined with the proportional measurements created by later scholars. (The method is to divide the length between two points of particular joints into equal portions. Each portion is equivalent to one cun, and ten portions equal one chi). The primary proportional bone

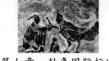

(skeletal) measurements of the whole body can be seen in the following table.

Proportional Bone Measurements（Figures 19，20 and 21）

Head and face	Source
From the midpoint of the anterior hairline to the midpoint of posterior hairline：12 B-cun	*Ling Shu*
From the glabella to the midpoint of anterior hairline：3 B-cun	*Sheng Hui Fang*
Between the bilateral corners of the anterior hairline on the forehead：9 B-cun	*Zhenjiu Jia Yi Jing*
Between the bilateral mastoid processes：9 B-cun	*Ling Shu*
Chest，abdomen and hypochondrium	
From the suprasternal notch to the midpoint of the xiphisternal junction：9 B-cun	*Ling Shu*
From the midpoint of the xiphisternal synchondrosis to the centre of the umbilicus：8 B-cun	*Ling Shu*
From the centre of the umbilicus to the superior border of the pubic symphysis：5 B-cun	*Zhenjiu Jia Yi Jing*
Between the two nipples：8 B-cun	*Zhenjiu Jia Yi Jing*
Back and lumbar region	
Between the bilateral medial borders of the scapula：6 B-cun	*Zhenjiu Jia Yi Jing*
Upper limbs	
From the anterior or posterior axillary fold to the cubital crease：9 B-cun	*Zhenjiu Jia Yi Jing* & *Xunjing Kaoxue Bian*
From the cubital crease to the wrist crease：12 B-cun	*Ling Shu*
Lower limbs	
From the superior border of the pubic symphysis to the base of the patella：18 B-cun	*Ling Shu*
From the apex of the patella (the centre of the popliteal fossa) to the prominence of the medial malleolus：15 B-cun	*Ling Shu*

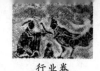

续表

Head and face	Source
Notes：From the inferior border of the medial condyle of the tibia（SP9）to the prominence of the medial malleolus is 13 cun. From the inferior border of the medial condyle of the tibia to the apex of the patella is converted into 2 B-cun.	
From the lateral prominence of the greater trochanter to the popliteal crease：19 B-cun	*Ling Shu*
From the gluteal fold to the popliteal crease：14 B-cun	*Tongren Shuxue Zhenjiu Tujing*
From the popliteal crease to the prominence of the lateral malleolus：16 B-cun	*Ling Shu*
From the prominence of medial malleolus to the sole：3 B-cun	*Ling Shu*

"指寸"定位法

是指依据被取穴者本人手指所规定的分寸以量取腧穴的方法。此法主要用于下肢部。在具体取穴时,医者应当在骨度折量定位法的基础上,参照被取穴者自身的手指进行比量,以确定腧穴的标准定位。

中指同身寸:以被取穴者的中指中节桡侧两端纹头(拇指、中指屈曲成环形)之间的距离作为1寸。

拇指同身寸:以被取穴者拇指的指间关节的宽度作为1寸。

横指同身寸(一夫法):被取穴者手四指并拢,以其中指中节横纹为准,其四指的宽度作为3寸。

The finger-cun measurement method

The finger-cun measurement method refers to the proportional measurement method for locating acupuncture points based on the size of the fingers of the person to be measured. This method is mainly used on the lower limbs. When locating an acupuncture point，the practitioner，in addition to using the proportional bone(skeletal) measurement method，may use the finger-cun measurement of the patient being measured in order to verify the standard location of the acupuncture point.

Middle-finger cun：The distance between the two ends of the radial creases of the inter-

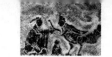

phalangeal joints of the middle finger is taken as 1 F-cun when the thumb and the middle finger are flexed to be a circle.

Thumb measurement：the width of the interphalangeal joint of a person's thumb is taken as 1 F-cun.

Finger width measurement：when the index, middle, ring and little fingers of the subject are extended and closed together, the width of the four fingers on the dorsal crease of the proximal interphalangeal joint of the middle finger is taken as 3 F-cun.

（四）经穴定位的表述

经穴定位"部位"尽量采用明确的纵横两坐标法,即两线相交定一点,先确定纵坐标（Y 轴）上距离,再定横坐标（X 轴）上距离。经穴定位表述中有关解剖分区采用最新版《国际解剖名词》（*International Anatomical Terminology*）。

经穴定位的表述中不涉及"取穴法"内容。根据需要,将有关经穴定位所要求的特定体位、解剖标志的体表定位的技法、骨度寸的折取方法等"取穴法"内容,以及与相邻经穴的位置关系等内容,以注文的形式说明。

将取穴的一般体位集中说明,某些经穴定位所需的特殊体位,在相关经穴定位条目下,加注具体说明。

"注"是根据经穴定位文字描述,给出相应的取穴要领,补充说明以下相关信息：

(1)取穴所要求的特殊体位；

(2)骨度分寸的折取方法；

(3)对于某些解剖标志取法的说明；

(4)与相邻穴或标志穴的毗邻关系；

(5)体表标志的性别及个体差异情况的说明。

Ⅳ. Description of the acupuncture point locations

In acupuncture point location, a vertical and horizontal coordinate method is adopted as much as possible. Using two intersecting lines to make a crossing point, first, the distance on the y-coordinate (the Y axis) is determined to draw the horizontal line on the body, then the distance on the x-coordinate (X axis) is determined to draw the vertical line on the body. The latest edition of International Anatomy Terminology is utilized to describe the relevant anatomical parts of acupuncture point locations.

The description for acupuncture point locations does not include methods for locating the acupuncture points. Notes will be added, when required, to explain the specific body pos-

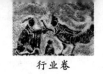

tures that are required to locate certain acupuncture points, as well as the techniques for locating body surface landmarks, proportional bone(skeletal) measurements, and the relationship with adjacent acupuncture points.

The focus of explanations for location of acupuncture points is on general body positions. Only those special body positions required for certain acupuncture points have specific notes under relevant items to explain their locations.

Notes offer supplementary explanations on the following related key points for location of acupuncture points.

(1)A special body position required for acupuncture point location.

(2)The proportional bone (skeletal) measurement.

(3)Explanations of the method of locating certain anatomical landmarks.

(4)The relationship with adjacent acupuncture points or reference acupuncture points.

(5)Explanations of the differences in surface landmarks between different genders and individuals.

(五) 定位有分歧的腧穴

WHO 西太区事务处组织了多次会议讨论 92 个定位有分歧的腧穴,结果 86 个腧穴的定位达成共识。然而,针对 6 个尚未达成共识的腧穴,专家形成了临时决议:应开展进一步的科学研究,如多中心临床试验,以解决这 6 个有分歧腧穴的定位。

有分歧的 6 个腧穴分别是:口禾髎(LI19),迎香(LI20),劳宫(PC8),中冲(PC9),环跳(GB30)和水沟(GV26)。本标准中以备注的形式表述 6 个有分歧腧穴的不同定位。

Ⅴ. Controversial acupuncture point locations

Through several meetings with Member States organized by the WHO Regional Officer for the Western Pacific to review the 92 controversial acupuncture point locations, 86 were standardized. However, the experts could only make a tentative decision on the six remaining points. It was agreed that further scientific research, such as multi-centred clinical trials, should be conducted on the six remaining controversial acupuncture point locations.

The six controversial acupuncture points are LI19, LI20, PC8, PC9, GB30 and GV26. Their alternative acupuncture point locations are described under "Remarks" in this document.

二、世界卫生组织经穴定位标准

WHO standard acupuncture point locations

（一）手太阴肺经 LUNG MERIDIAN

手太阴肺经穴

中府 Zhōngfǔ(LU1)

在前胸部，横平第 1 肋间隙，锁骨下窝外侧，前正中线旁开 6 寸。

注 1：先确定云门(LU2)，中府即在云门下 1 寸。

注 2：横平内侧的库房(ST14)、或中(KI26)、华盖(CV20)，4 穴略呈一弧形分布，其弧度与第一肋间隙弧度相应。

On the anterior thoracic region，at the same level as the first intercostal space，lateral to the infraclavicular fossa, 6 B-cun lateral to the anterior median line.

Note 1：After locating LU2, LU1 is located 1 B-cun inferior to LU2.

Note 2：ST14，KI26，CV20 and LU1 are located on the transverse line along the first intercostal space.

中府 LU1

云门 Yúnmén(LU2)

在前胸部，锁骨下窝凹陷中，肩胛骨喙突内缘，前正中线旁开 6 寸。

注 1：向前半举臂，稍外展，用力收缩肌肉（或抗阻力内收），以显现胸三角，云门穴即在此三角最凹陷中。

注 2：横平内侧的气户(ST13)、俞府(KI27)、璇玑(CV21)，4 穴略呈一弧形分布，其弧度与锁骨下缘弧度相应。

On the anterior thoracic region，in the depression of the infraclavicular fossa，medial to the coracoid process of the scapula，6 B-cun lateral to the anterior median line.

Note 1：After identifying the deltopectoral triangle when the arm is flexed and slightly abducted against resistance，LU2 is in the centre of the deltopectoral triangle.

Note 2：ST13，KI27，CV21 and LU2 are located on the transverse line along the inferior border of the clavicle.

云门 LU2

天府 Tiānfǔ(LU3)

在臂前外侧，腋前纹头下 3 寸，肱二头肌桡侧缘处。

注：肱二头肌外侧沟平腋前纹头处至尺泽(LU5)连线的上 1/3 与下 2/3 的交界处。

On the anterolateral aspect of the arm，just lateral to the border of the biceps brachii muscle，3 B-cun inferior to the anterior axillary fold.

Note：Longitudinally，LU3 is located at the same level as the junction of the upper one third and lower two thirds of the line connecting level with the anterior axillary fold to LU5.

天府 LU3

侠白　Xiábái(LU4)

在臂前外侧，腋前纹头下 4 寸，肱二头肌桡侧缘处。

On the anterolateral aspect of the arm，just lateral to the border of the biceps brachii muscle，4 B-cun inferior to the anterior axillary fold.

侠白 LU4

尺泽　Chǐzé(LU5)

在肘前侧，肘横纹上，肱二头肌腱桡侧缘凹陷中。

注：屈肘，肘横纹上，曲池(LI11)与曲泽(PC3)之间，与曲泽相隔一肌腱(肱二头肌腱)。

On the anterior aspect of the elbow，at the cubital crease，in the depression lateral to the biceps brachii tendon.

Note：With the elbow flexed，LU5 is located at the cubital crease，between LI11 and PC3，separated from PC3 by the biceps brachii tendon.

尺泽 LU5

孔最　Kǒngzuì(LU6)

在前臂前外侧，腕掌侧远端横纹上 7 寸，尺泽(LU5)与太渊(LU9)连线上。

注：尺泽(LU5)下 5 寸，即尺泽(LU5)与太渊(LU9)连线的中点上 1 寸。

On the anterolateral aspect of the forearm，on the line connecting LU5 with LU9，7 B-cun superior to the palmar wrist crease.

Note：LU6 is 5 B-cun inferior to LU5，1 B-cun superior to the midpoint of the line connecting LU5 with LU9

孔最 LU6

列缺　Lièquē(LU7)

在前臂外侧，腕掌侧远端横纹上 1.5 寸，拇短伸肌腱与拇长展肌腱之间，拇长展肌腱沟的凹陷中。

On the radial aspect of the forearm，between the tendons of the abductor pollicis longus

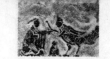

and the extensor pollicis brevis muscles, in the groove for the abductor pollicis longus tendon，1. 5 B-cun superior to the palmar wrist crease.

列缺 LU7

经渠　Jīngqú(LU8)

在前臂前外侧，腕掌侧远端横纹上1寸，桡骨茎突与桡动脉之间。

注：太渊上1寸。

On the anterolateral aspect of the forearm，between the radial styloid process and the radial artery，1 B-cun superior to the palmar wrist crease.

Note：1 B-cun superior to LU9.

经渠 LU8

太渊　Tàiyuān(LU9)

在腕前外侧，桡骨茎突与舟状骨之间，拇长展肌腱尺侧凹陷中。

注：在腕掌侧远端横纹桡侧，桡动脉搏动处。

On the anterolateral aspect of the wrist，between the radial styloid process and the scaphoid bone，in the depression ulnar to the abductor pollicis longus tendon.

Note：On the radial side of the palmar wrist crease，over the radial artery.

太渊 LU9

鱼际　Yújì(LU10)

在手掌第1掌骨桡侧中点，赤白肉际处。

On the palm，radial to the midpoint of the first metacarpal bone，at the border between the red and white flesh.

鱼际 LU10

少商　Shàoshāng(LU11)

在手指 拇指末节桡侧，指甲根角侧上方0.1寸(指寸)，沿爪甲桡侧画一垂线与爪甲基底缘水平线交点处。

On the thumb，radial to the distal phalanx，0. 1 F-cun proximal-lateral to the radial corner of the thumb nail，at the intersection of the vertical line of the radial border and the horizontal line of the base of the thumb nail.

少商 LU11

(二)手阳明大肠经 LARGE Intestine MERIDIAN

商阳　Shāngyáng(LI1)

在手指食指末节桡侧,指甲根角侧上方 0.1 寸(指寸),沿爪甲桡侧画一垂线与爪甲基底缘水平线交点处。

On the index finger, radial to the distal phalanx, 0.1 F-cun proximal-lateral to the radial corner of the index fingernail, at the intersection of the vertical line of the radial border of the fingernail and the horizontal line of the base of the index fingernail.

商阳 LI1

二间　Èrjiān(LI2)

在手指第 2 掌指关节桡侧远端赤白肉际处。

On the index finger, in the depression distal to the radial side of the second metacarpophalangeal joint, at the border between the red and white flesh.

二间 LI2

三间　Sānjiān(LI3)

在手背第 2 掌指关节桡侧近端凹陷中。

On the dorsum of the hand, in the depression radial and proximal to the second metacarpophalangeal joint.

三间 LI3

合谷　Hégǔ(LI4)

在手背第 2 掌骨桡侧的中点处。

On the dorsum of the hand, radial to the midpoint of the second metacarpal bone.

合谷 LI4

阳溪　Yángxī(LI5)

在腕后外侧,腕背侧远端横纹桡侧,桡骨茎突远端,解剖学"鼻烟窝"凹陷中。

注:手拇指充分外展和后伸时,手背外侧部拇长伸肌腱与拇短伸肌腱之间形成一明显的凹陷即是解剖学"鼻烟窝"。

On the posterolateral aspect of the wrist, at the radial side of the dorsal wrist crease, distal to the radial styloid process, in the depression of the anatomical snuffbox.

Note:The depression of the anatomical snuffbox is formed when the thumb is fully ab-

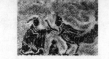

ducted and extended between the tendons of the extensor pollicis longus and the extensor pollicis brevis.

阳溪 LI5

偏历 Piānlì(LI6)

在前臂后外侧,腕背侧远端横纹上 3 寸,阳溪(LI5)与曲池(LI11)连线上。

注:阳溪(LI5)至曲池(LI11)连线的上 3/4 与下 1/4 的交点处。

On the posterolateral aspect of the forearm, on the line connecting LI5 with LI11, 3 B-cun superior to the dorsal wrist crease.

Note:LI6 is located at the junction of the upper three fourths and lower one fourth of the line connecting LI5 with LI11.

偏历 LI6

温溜 Wēnliū(LI7)

在前臂后外侧,腕背侧远端横纹上 5 寸,阳溪(LI5)与曲池(LI11)连线上。

On the posterolateral aspect of the forearm, on the line connecting LI5 with LI11, 5 B-cun superior to the dorsal wrist crease.

温溜 LI7

下廉 Xiàlián(LI8)

在前臂后外侧,肘横纹下 4 寸,阳溪(LI5)与曲池(LI11)连线上。

注:阳溪(LI5)至曲池(LI11)连线的上 1/3 与下 2/3 的交点处,上廉(LI9)下 1 寸。

On the posterolateral aspect of the forearm, on the line connecting LI5 with LI11, 4 B-cun inferior to the cubital crease.

Note:LI8 is located at the junction of the upper one third and lower two thirds of the line connecting LI5 with LI11, 1 B-cun inferior to LI9.

下廉 LI8

上廉 Shànglián(LI9)

在前臂后外侧,肘横纹下 3 寸,曲池(LI11)与阳溪(LI5)连线上。

On the posterolateral aspect of the forearm, on the line connecting LI5 with LI11, 3 B-cun inferior to the cubital crease.

上廉 LI9

手三里　Shǒusānlǐ(LI10)

在前臂后外侧,肘横纹下 2 寸,曲池(LI11)与阳溪(LI5)连线上。

On the posterolateral aspect of the forearm，on the line connecting LI5 with LI11，2 B-cun inferior to the cubital crease.

手三里 LI10

曲池　Qūchí(LI11)

在肘外侧,尺泽穴(LU5)与肱骨外上髁连线的中点处。

注:极度屈肘时,肘横纹桡侧端凹陷中。

On the lateral aspect of the elbow，at the midpoint of the line connecting LU5 with the lateral epicondyle of the humerus.

Note：When the elbow is fully flexed，LI11 is located in the depression on the lateral end of the cubital crease.

曲池 LI11

肘髎　Zhǒuliáo(LI12)

在肘后外侧,肱骨外上髁上缘,髁上嵴的前缘。

On the posterolateral aspect of the elbow，superior to the lateral epicondyle of the humerus，anterior to the lateral supraepicondylar ridge.

肘髎 LI12

手五里　Shǒuwǔlǐ(LI13)

在臂外侧,肘横纹上 3 寸处,曲池(LI11)与肩髃(LI15)连线上。

On the lateral aspect of the arm，on the line connecting LI11 with LI15，3 B-cun superior to the cubital crease.

手五里 LI13

臂臑　Bìnào(LI14)

在臂外侧,曲池(LI11)上 7 寸,三角肌前缘处。

On the lateral aspect of the arm，just anterior to the border of the deltoid muscle，7 B-cun superior to LI11.

臂臑 LI14

肩髃　Jiānyú(LI15)

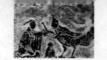

在肩带部,肩峰外侧缘前端与肱骨大结节两骨间凹陷中。

注:屈臂外展,肩峰外侧缘前后端呈现两个凹陷,前一较深凹陷即本穴,后一凹陷为肩髎(TE14)。

On the shoulder girdle, in the depression between the anterior end of lateral border of the acromion and the greater tubercle of the humerus.

Note: When the arm is abducted, two depressions appear, anterior and posterior to the acromion. LI15 is located in the deeper depression anterior to the acromion. TE14 is located in the posterior depression.

肩髃 LI15

巨骨　Jùgǔ(LI16)

在肩带部,锁骨肩峰端与肩胛冈之间凹陷中。

注:冈上窝外端两骨间凹陷中。

On the shoulder girdle, in the depression between the acromial end of the clavicle and the spine of the scapula.

Note: In the depression between the two bones lateral to the suprascapular fossa.

巨骨 LI16

天鼎　Tiāndǐng(LI17)

在颈前部,横平环状软骨,胸锁乳突肌后缘。

注:扶突(LI18)直下,横平水突(ST10)。

On the anterior aspect of the neck, at the same level as the cricoid cartilage, just posterior to the border of the sternocleidomastoid muscle.

Note: Directly inferior to LI18, at the same level as ST10.

天鼎 LI17

扶突　Fútū(LI18)

在颈前部,横平甲状软骨上缘,胸锁乳突肌前、后缘中间。

On the anterior aspect of the neck, at the same level as the superior border of the thyroid cartilage, between the anterior and posterior borders of the sternocleidomastoid muscle.

扶突 LI18

口禾髎　Kǒuhéliáo(LI19)

案 1：在面部，横平人中沟中点处，鼻孔外缘直下。

案 2：在面部，横平人中沟上 1/3 与下 2/3 交点处，鼻孔外缘直下。

注：水沟（GV26）旁开 0.5 寸。

On the face, at the same level as the midpoint of the philtrum, inferior to the lateral margin of the nostril.

Note：0.5 B-cun laterals to GV 26.

Remark：alternative location for LI19 - On the face, at the same level as the junction of the upper one third and lower two thirds of the philtrum, inferior to the lateral margin of the nostril.

口禾髎 LI19

迎香 Yíngxiāng（LI20）

案 1：在面部，鼻翼外缘中点旁，鼻唇沟中。

案 2：在面部，鼻唇沟中，横平鼻翼下缘。

On the face, in the nasolabial sulcus, at the same level as the midpoint of lateral border of the ala of nose.

Remark：alternative location for LI20 - On the face, in the nasolabial sulcus, at the level of the inferior border of the ala of nose.

迎香 LI20

（三）足阳明胃经 Stomach Meridian

承泣　Chéngqì（ST1）

在面部，眼球与眶下缘之间，瞳孔直下。

On the face, between the eyeball and the infraorbital margin, directly inferior to the pupil.

承泣 ST1

四白　Sìbái（ST2）

在面部，眶下孔处。

On the face, in the infraorbital foramen.

四白 ST2

巨髎　Jùliáo（ST3）

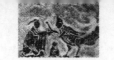

在面部,横平鼻翼下缘,瞳孔直下。

注:两目平视,瞳孔垂线与鼻翼下缘水平线的交点处。

On the face, directly inferior to the pupil, at the same level as the inferior border of the ala of the nose.

Note: When looking straight ahead, ST3 is located at the intersection of the vertical line of the pupil and the horizontal line of the inferior border of the ala of nose.

巨髎 ST3

地仓 Dìcāng(ST4)

在面部,口角旁开 0.4 寸(指寸)。

注:口角旁,当鼻唇沟或鼻唇沟延长线上。

On the face, 0.4 F-cun lateral to the angle of the mouth.

Note: Lateral to the angle of mouth, the point is located in the nasolabial sulcus or on the continuation of the nasolabial sulcus.

地仓 ST4

大迎 Dàyíng(ST5)

在面部,下颌角前方,咬肌附着部的前缘凹陷,面动脉搏动处。

On the face, anterior to the angle of the mandible, in the depression anterior to the masseter attachment, over the facial artery.

颊车 Jiáchē(ST6)

在面部,下颌角前上方一横指(中指)。

注:沿下颌角角平分线一横指,闭口咬紧牙时咬肌隆起,放松时按之有凹陷处。

On the face, one fingerbreadth (middle finger) anterosuperior to the angle of mandible.

Note: On the bisector of the angle of mandible. When the mouth is closed and the teeth are clenched, this point is located at the prominence of the masseter and in the depression felt when the clenched teeth are released.

颊车 ST6

下关 Xiàguān(ST7)

在面部,颧弓下缘中央与下颌切迹之间凹陷中。

注:闭口,上关(GB3)直下,颧弓下缘凹陷中。

On the face, in the depression between the midpoint of the inferior border of the zygomatic arch and the mandibular notch.

Note：When the mouth is closed，ST7 is located at the depression inferior to the zygo-matic arch，directly inferior to GB3.

下关 ST7

头维　Tóuwéi(ST8)

在头部，额角发际直上 0.5 寸，头正中线旁开 4.5 寸。

On the head，0. 5 B-cun directly superior to the anterior hairline at the corner of the forehead，4. 5 B-cun lateral to the anterior median line.

头维 ST8

人迎　Rényíng(ST9)

在颈前部，横平甲状软骨上缘，胸锁乳突肌前缘，颈总动脉搏动处。

注 1：头部抗阻力转向对侧时胸锁乳突肌显露更明显。

注 2：本穴横平扶突(LI18)、天窗(SI16)与甲状软骨上缘。三穴的关系为：胸锁乳突肌前缘处为人迎(ST9)，后缘为天窗(SI16)，中间为扶突(LI18)。

In the anterior region of the neck，at the same level as the superior border of the thyroid cartilage，just anterior to the sternocleidomastoid muscle，over the common carotid artery.

Note 1：The sternocleidomastoid muscle is more distinct when the head is turned to the opposite side against resistance.

Note 2：ST9 is located at the same level as LI18，SI16 and the superior border of the thyroid cartilage. ST9 is located anterior to the sternocleidomastoid muscle，and SI16，pos-terior to the sternocleidomastoid muscle and LI18，between the anterior and posterior bor-ders of the sternocleidomastoid muscle.

人迎 ST9

水突　Shuǐtū(ST10)

在颈前部，横平环状软骨，胸锁乳突肌前缘。

In the anterior region of the neck，at the same level as the cricoid cartilage，just anterior to the border of the sternocleidomastoid muscle.

水突 ST10

气舍　Qìshè(ST11)

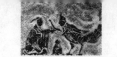

在颈前部,锁骨上小窝,锁骨胸骨端上缘,胸锁乳突肌胸骨头与锁骨头中间的凹陷中。

注1:头部抗阻力转向对侧时胸锁乳突肌显露更明显。

注2:人迎(ST9)直下,当锁骨的上缘处。

In the anterior region of the neck, in the lesser supraclavicular fossa, superior to the sternal end of the clavicle, in the depression between the sternal and clavicular heads of the sternocleidomastoid muscle.

Note 1: The sternocleidomastoid muscle is more distinct when the head is turned to the opposite side against resistance.

Note 2: ST11 is located superior to the clavicle, directly inferior to ST9.

气舍 ST11

缺盆 Quēpén(ST12)

在颈前部,锁骨上大窝,锁骨上缘凹陷中,前正中线旁开4寸。

In the anterior region of the neck, in the greater supraclavicular fossa, 4 B-cun lateral to the anterior median line, in the depression superior to the clavicle.

缺盆 ST12

气户 Qìhù(ST13)

在前胸部,锁骨下缘,前正中线旁开4寸。

In the anterior thoracic region, inferior to the clavicle, 4 B-cun lateral to the anterior median line.

气户 ST13

库房 Kùfáng(ST14)

在前胸部,第1肋间隙,前正中线旁开4寸。

In the anterior thoracic region, in the first intercostal space, 4 B-cun lateral to the anterior median line.

库房 ST14

屋翳 Wūyì(ST15)

在前胸部,第2肋间隙,前正中线旁开4寸。

注:先于胸骨角水平确定第2肋,其下为第2肋间隙。

In the anterior thoracic region, in the second intercostal space, 4 B-cun lateral to the anterior median line.

Note：The second intercostal space is inferior to the second rib which is located at the same level as the sternal angle.

屋翳 ST15

膺窗　Yīngchuāng(ST16)

在前胸部,第3肋间隙,前正中线旁开4寸。

In the anterior thoracic region，in the third intercostal space，4 B-cun lateral to the anterior median line.

膺窗 ST16

乳中　Rǔzhōng(ST17)

在前胸部,乳头中央。

注:男性可以乳头定第4肋间隙。

In the anterior thoracic region，at the centre of the nipple.

Note：In males, the centre of the nipple is located in the fourth intercostal space.

乳中 ST17

乳根　Rǔgēn(ST18)

在前胸部,第5肋间隙,前正中线旁开4寸。

注:男性乳中线与第5肋间隙的相交处。女性在乳房根部弧线中点处。

In the anterior thoracic region，in the fifth intercostal space，4 B-cun lateral to the anterior median line.

Note：In males, ST18 is located at the intersection of nipple line and the fifth intercostal space．In females, ST18 is located at the midpoint of the inferior crease of the breast.

乳根 ST18

不容　Bùróng(ST19)

在上腹部,脐中上6寸,前正中线旁开2寸。

注1:巨阙(CV14)旁2寸。

注2:对于某些肋弓角较狭小的人,此穴下可能正当肋骨,可采用斜刺的方法。

On the upper abdomen，6 B-cun superior to the centre of the umbilicus，2 B-cun lateral to the anterior median line.

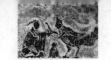
Note 1：ST 19 is 2 B-cun lateral to CV14.

Note 2：If the infrasternal angle is too sharp and the rib is located inferior to ST19，ST19 can be reached by oblique needling.

不容 ST19

承满　Chéngmǎn(ST20)

在上腹部，脐中上 5 寸，前正中线旁开 2 寸。

注：天枢(ST25)上 5 寸，不容(ST19)下 1 寸，上脘(CV13)旁 2 寸。

On the upper abdomen，5 B-cun superior to the centre of the umbilicus，2 B-cun lateral to the anterior median line.

Note：ST20 is 5 B-cun superior to ST25，1 B-cun inferior to ST19，2 B-cun lateral to CV13.

承满 ST20

梁门　Liángmén(ST21)

在上腹部，脐中上 4 寸，前正中线旁开 2 寸。

注：天枢(ST25)上 4 寸，承满(ST20)下 1 寸，中脘(CV12)旁 2 寸。

On the upper abdomen，4 B-cun superior to the centre of the umbilicus，2 B-cun lateral to the anterior median line.

Note：ST21 is 4 B-cun superior to ST25，1 B-cun inferior to ST20，2 B-cun lateral to CV12.

梁门 ST21

关门　Guānmén(ST22)

在上腹部，脐中上 3 寸，前正中线旁开 2 寸。

注：本穴与内侧的石关(KI18)、建里(CV11)相平。

On the upper abdomen，3 B-cun superior to the centre of the umbilicus，2 B-cun lateral to the anterior median line.

Note：ST22 is located at the same level and lateral to KI18 and CV11.

关门 ST22

太乙　Tàiyǐ(ST23)

在上腹部，脐中上 2 寸，前正中线旁开 2 寸。

注：本穴与内侧的商曲（KI17）、下脘（CV10）相平。

On the upper abdomen, 2 B-cun superior to the centre of the umbilicus, 2 B-cun lateral to the anterior median line.

Note：ST23 is located at the same level and lateral to KI17 and CV10.

太乙 ST23

滑肉门　Huáròumén(ST24)

在上腹部，脐中上 1 寸，前正中线旁开 2 寸。

注：本穴与内侧的水分（CV9）相平。

On the upper abdomen, 1 B-cun superior to the centre of the umbilicus, 2 B-cun lateral to the anterior median line.

Note：ST24 is located at the same level and lateral to CV9.

滑肉门 ST24

天枢　Tiānshū(ST25)

在上腹部，脐中旁开 2 寸。

On the upper abdomen, 2 B-cun lateral to the centre of the umbilicus.

天枢 ST25

外陵　Wàilíng(ST26)

在下腹部，脐中下 1 寸，前正中线旁开 2 寸。

注：本穴与内侧的中注（KI15）、阴交（CV7）相平。

On the lower abdomen, 1 B-cun inferior to the centre of the umbilicus, 2 B-cun lateral to the anterior median line.

Note：ST26 is at the same level and lateral to KI15 and CV7.

外陵 ST26

大巨　Dàjù(ST27)

在下腹部，脐中下 2 寸，前正中线旁开 2 寸。

注：本穴与内侧的四满（KI14）、石门（CV5）相平。

On the lower abdomen, 2 B-cun inferior to the centre of the umbilicus, 2 B-cun lateral to the anterior median line.

Note：ST27 is at the same level and lateral to KI14 and CV5.

大巨 ST27

水道 Shuǐdào(ST28)

在下腹部,脐中下 3 寸,前正中线旁开 2 寸。

注:天枢(ST25)下 3 寸,大巨(ST27)下 1 寸,关元(CV4)旁 2 寸。

On the lower abdomen, 3 B-cun inferior to the centre of the umbilicus, 2 B-cun lateral to the anterior median line.

Note：ST28 is 3 B-cun inferior to ST25, 1 B-cun inferior to ST27, 2 B-cun lateral to CV4.

水道 ST28

归来 Guīlái(ST29)

在下腹部,脐中下 4 寸,前正中线旁开 2 寸。

注:天枢(ST25)下 4 寸,水道(ST28)下 1 寸,中极(CV3)旁 2 寸。

On the lower abdomen, 4 B-cun inferior to the centre of the umbilicus, 2 B-cun lateral to the anterior median line.

Note：ST29 is 4 B-cun inferior to ST25, 1 B-cun inferior to ST28, 2 B-cun lateral to CV3.

归来 ST29

气冲 Qìchōng(ST30)

在腹股沟,耻骨联合上缘,前正中线旁开 2 寸,股动脉搏动处。

注:天枢(ST25)下 5 寸,曲骨(CV2)旁开 2 寸。

In the groin region, at the same level as the superior border of the pubic symphysis, 2 B-cun lateral to the anterior median line, over the femoral artery.

Note：ST30 is 5 B-cun inferior to ST25, 2 B-cun lateral to CV2.

气冲 ST30

髀关 Bìguān(ST31)

在股前侧,股直肌近端、缝匠肌与阔筋膜张肌 3 条肌肉之间凹陷中。

注 1:跷足,稍屈膝,大腿稍外展外旋,绷紧肌肉,在股直肌近端显现出 2 条相交叉的肌肉(斜向内侧为缝匠肌,外侧为阔筋膜张肌),3 条肌肉间围成 1 个三角形凹陷,其三角形尖下深陷处即为本穴。

注 2:髂前上棘、髌底外侧端连线与耻骨联合下缘水平线的交点处。

On the anterior aspect of the thigh, in the depression among three muscles: the proximal portion of the rectus femoris muscle, the sartorius muscle and the tensor fasciae latae muscle.

Note 1: With the hip and the knee in slight flexion, and the thigh slightly abducted when resistance is placed against the anteromedial aspect of the thigh, a triangular depression appears. The proximal portion of the rectus femoris muscle is found in the depression between the sartorius muscle medially and the tensor fascia latae muscle laterally. ST31 is located at the deepest point in the depression inferior to the apex of this triangle.

Note 2: ST31 is located at the intersection of the line connecting the lateral end of the base of the patella with the anterior superior iliac spine, and the horizontal line of the inferior border of the pubic symphysis.

髀关 ST31

伏兔　Fútù(ST32)

在股前外侧,髌底上 6 寸,髂前上棘与髌底外侧端的连线上。

On the anterolateral aspect of the thigh, on the line connecting the lateral end of the base of the patella with the anterior superior iliac spine, 6 B - cun superior to the base of the patella.

伏兔 ST32

阴市　Yīnshì(ST33)

在股前外侧,髌底上 3 寸,股直肌肌腱外侧缘。

注:伏兔(ST32)与髌底外侧端连线中点。

On the anterolateral aspect of the thigh, lateral to the rectus femoris tendon, 3 B - cun superior to the base of the patella.

Note: ST33 is at the midpoint of the line connecting ST32 with the lateral end of the base of the patella.

阴市 ST33

梁丘　Liángqiū(ST34)

在股前外侧,髌底上 2 寸,股外侧肌与股直肌肌腱之间。

注:令大腿肌肉绷紧,显现股直肌肌腱与股外侧肌,于两肌之间,阴市(ST33)直下 1 寸处

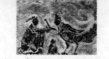

取穴。

On the anterolateral aspect of the thigh，between the vastus lateralis muscle and the lateral border of the rectus femoris tendon，2 B - cun superior to the base of the patella.

Note：Putting the thigh muscle under tension，the rectus femoris tendon and the vastus lateralis muscle are more distinct. ST34 is located between the muscle and the tendon，1 B-cun directly inferior to ST33.

梁丘 ST34

犊鼻　Dúbí(ST35)

在膝前侧,髌韧带外侧凹陷中。

注:屈膝,髌骨外下方的凹陷中。

On the anterior aspect of the knee，in the depression lateral to the patellar ligament.

Note：When the knee is flexed，ST35 is located in the depression lateral and inferior to the patella.

犊鼻 ST35

足三里　Zúsānlǐ(ST36)

在小腿前侧,犊鼻(ST35)下 3 寸,犊鼻与解溪(ST41)连线上。

注：在胫骨前肌上取穴。

On the anterior aspect of the leg，on the line connecting ST35 with ST41，3 B-cun inferior to ST35.

Note：ST36 is located on the tibialis anterior muscle.

足三里 ST36

上巨虚　Shàngjùxū(ST37)

在小腿前侧,犊鼻(ST35)下 6 寸,犊鼻与解溪(ST41)连线上。

注：在胫骨前肌上取穴。

On the anterior aspect of the leg，on the line connecting ST35 with ST41，6 B-cun inferior to ST35.

Note：ST37 is located on the tibialis anterior muscle.

上巨虚 ST37

条口　Tiáokǒu(ST38)

在小腿前侧,犊鼻(ST35)下 8 寸,犊鼻与解溪(ST41)连线上。

注：在胫骨前肌上取穴,横平丰隆。

On the anterior aspect of the leg, on the line connecting ST35 with ST41, 8 B-cun inferior to ST35.

Note：ST38 is located on the tibialis anterior muscle, at the same level as ST40.

条口 ST38

下巨虚　Xiàjùxū(ST39)

在小腿前侧,犊鼻(ST35)下 9 寸,犊鼻与解溪(ST41)连线上。

注：在胫骨前肌上取穴,横平外丘(GB36)、阳交(GB35)。

On the anterior aspect of the leg, on the line connecting ST35 with ST41, 9 B-cun inferior to ST35.

Note：ST39 is located on the tibialis anterior muscle, at the same level as GB35 and GB36.

下巨虚 ST39

丰隆　Fēnglóng(ST40)

在小腿前外侧,外踝尖上 8 寸,胫骨前肌的外缘。

注：条口(ST38)外侧 1 横指(中指)处。

On the anterolateral aspect of the leg, lateral border of the tibialis anterior muscle, 8 B-cun superior to the prominence of the lateral malleolus.

Note：ST40 is one fingerbreadth (middle finger) lateral to ST38.

丰隆 ST40

解溪　Jiěxī(ST41)

在踝前侧,踝关节前面中央凹陷中,拇长伸肌腱与趾长伸肌腱之间。

注：令足趾上跷,显现足背部两肌腱,穴在两腱之间,相当于内外踝尖连线的中点处。

On the anterior aspect of the ankle, in the depression in the centre of the front surface of the ankle joint, between the tendons of extensor hallucis longus and extensor digitorum longus.

Note：ST41 is located between two tendons on the dorsum of the foot which are more distinct when the ankle is in dorsiflexion, and is at the midpoint of the line connecting the prominences of the lateral malleolus and the medial malleolus.

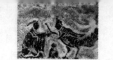

解溪 ST41

冲阳　Chōngyáng(ST42)

在足背,第2跖骨基底部与中间楔状骨关节处,足背动脉搏动处。

On the dorsum of the foot, at the joint of the base of the second metatarsal bone and the intermediate cuneiform bone, over the dorsalis pedis artery.

冲阳 ST42

陷谷　Xiàngǔ(ST43)

在足背,第2、3跖骨间,第2跖趾关节近端凹陷中。

On the dorsum of the foot, between the second and third metatarsal bones, in the depression proximal to the second metatarsophalangeal joint.

陷谷 ST43

内庭　Nèitíng(ST44)

在足背,第2、3趾间,趾蹼缘后方赤白肉际处。

On the dorsum of the foot, between the second and third toes, posterior to the web margin, at the border between the red and white flesh.

内庭 ST44

厉兑　Lìduì(ST45)

在足趾,第2趾末节外侧,趾甲根角侧后方0.1寸(指寸),沿爪甲外侧画一直线与爪甲基底缘水平线交点处。

On the second toe, lateral to the distal phalanx, 0.1 F-cun proximal-lateral to the lateral corner of the second toenail, at the intersection of the vertical line of the lateral border and the horizontal line of the base of the second toenail.

厉兑 ST45

(四)足太阴脾经穴 Spleen Meridian

隐白　Yǐnbái(SP1)

在足趾,大趾末节内侧,趾甲根角侧后方0.1寸(指寸),沿爪甲内侧画一直线与爪甲基底缘水平线交点处。

On the great toe, medial to the distal phalanx, 0.1 F-cun proximal-medial to the medial corner of the toenail, at the intersection of the vertical line of the medial border and horizontal line of the base of the toe nail.

隐白 SP1

大都　Dàdū(SP2)

在足趾,第1跖趾关节远端赤白肉际凹陷中。

On the great toe, in the depression distal to the first metatarsophalangeal joint, at the border between the red and white flesh.

大都 SP2

太白　Tàibái(SP3)

在足内侧,第1跖趾关节近端赤白肉际凹陷中。

On the medial aspect of the foot, in the depression proximal to the first metatarsophalangeal joint, at the border between the red and white flesh.

太白 SP3

公孙　Gōngsūn(SP4)

在足内侧,第1跖骨底的前下缘赤白肉际处。

注:沿太白(SP3)向后推至一凹陷,即为第1跖骨底的前缘凹陷中。

On the medial aspect of the foot, anteroinferior to the base of the first metatarsal bone, at the border between the red and white flesh.

Note: A depression can be felt when moving proximally from SP3. SP4 is located in the depression distal to the base of the first metatarsal bone.

公孙 SP4

商丘　Shāngqiū(SP5)

在足内侧,内踝前下方,舟骨粗隆与内踝尖连线中点凹陷中。

注1:内踝前缘直线与内踝下缘横线的交点处。

注2:本穴前为中封(LR4),后为照海(KI6)。

On the medial aspect of the foot, anteroinferior to the medial malleolus, in the depression midway between the tuberosity of the navicular bone and the prominence of the medial malleolus.

Note 1: SP5 is located at the intersection of two imaginary lines: the vertical line of the

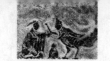

anterior border of the medial malleolus and the horizontal line of the inferior border of the medial malleolus.

Note 2：SP5 is located posterior to LR4 and anterior to KI 6.

商丘 SP5

三阴交 Sānyīnjiāo(SP6)

在小腿内侧,内踝尖上 3 寸,胫骨内侧缘后际。

注:交信(KI8)上 1 寸。

On the tibial aspect of the leg, posterior to the medial border of the tibia, 3 B-cun superior to the prominence of the medial malleolus.

Note：1 B-cun superior to KI 8.

三阴交 SP6

漏谷 Lòugǔ(SP7)

在小腿内侧,内踝尖上 6 寸,胫骨内侧缘后际。

注:三阴交(SP6)上 3 寸处。

On the tibial aspect of the leg, posterior to the medial border of the tibia, 6 B-cun superior to the prominence of the medial malleolus.

Note：3 B-cun superior to SP6.

漏谷 SP7

地机 Dìjī(SP8)

在小腿内侧,阴陵泉(SP9)下 3 寸,胫骨内侧缘后际。

注:髌尖至内踝尖连线的上 1/3 与下 2/3 处。

On the tibial aspect of the leg, posterior to the medial border of the tibia, 3 B-cun inferior to SP9.

Note：SP8 is located at the junction of the upper one third and lower two thirds of the line connecting the apex of the patella with the prominence of the medial malleolus.

地机 SP8

阴陵泉 Yīnlíngquán(SP9)

在小腿内侧,胫骨内侧髁下缘与胫骨内侧缘之间的凹陷中。

注:用手指沿胫骨内缘由下往上推至膝关节下触摸到一个凹陷即是本穴,该凹陷由胫骨内

侧髁下缘与胫骨后缘交角形成。

On the tibial aspect of the leg, in the depression between the inferior border of the medial condyle of the tibia and the medial border of the tibia.

Note：A depression can be felt inferior to the knee joint when moving proximally along the medial border of the tibia. SP9 is located in a depression at the angle formed by the inferior border of the medial condyle of the tibia and the posterior border of the tibia.

阴陵泉 SP9

血海　Xuèhǎi(SP10)

在股前内侧，髌底内侧端上 2 寸，股内侧肌隆起处。

On the anteromedial aspect of the thigh, on the bulge of the vastus medialis muscle, 2 B-cun superior to the medial end of the base of the patella.

血海 SP10

箕门　Jīmén(SP11)

在股内侧，髌底内侧端与冲门(SP12)的连线上 1/3 与下 2/3 交点，长收肌和缝匠肌交角的股动脉搏动处。

On the medial aspect of the thigh, at the junction of the upper one third and lower two thirds of the line connecting the medial end of the base of the patella with SP12, between the sartorius muscle and the adductor longus muscle, over the femoral artery.

箕门 SP11

冲门　Chōngmén(SP12)

在腹股沟，腹股沟斜纹中，股动脉搏动处的外侧。

注：横平曲骨(CV2)，府舍(SP13)内下方。

In the groin region, at the inguinal crease, lateral to the femoral artery.

Note：At the same level as CV2, medial and inferior to SP13.

冲门 SP12

府舍　Fǔshè(SP13)

在下腹部，脐中下 4.3 寸，前正中线旁开 4 寸。

On the lower abdomen, 4.3 B-cun inferior to the centre of the umbilicus, 4 B-cun lateral to the anterior median line.

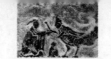
府舍 SP13

腹结　Fùjié(SP14)

在下腹部,脐中下 1.3 寸,前正中线旁开 4 寸。

On the lower abdomen, 1.3 B-cun inferior to the centre of the umbilicus, 4 B-cun lateral to the anterior median line.

腹结 SP14

大横　Dàhéng(SP15)

在上腹部,脐中旁开 4 寸。

注:本穴与内侧的天枢(ST25)、肓俞(KI16)、神阙(CV8)相平。

On the upper abdomen, 4 B-cun lateral to the centre of the umbilicus.

Note: At the same level and lateral to ST25, KI16 and CV8.

大横 SP15

腹哀　Fùāi(SP16)

在上腹部,脐中上 3 寸,前正中线旁开 4 寸。

注:大横(SP15)直上 3 寸,横平建里(CV11)。

On the upper abdomen, 3 B-cun superior to the centre of the umbilicus, 4 B-cun lateral to the anterior median line.

Note: 3 B-cun superior to SP15, at the same level as CV11.

腹哀 SP16

食窦　Shídòu(SP17)

在前胸部,第 5 肋间隙,前正中线旁开 6 寸。

注:本穴与内侧的乳根(ST18)、步廊(KI22)位于第 5 肋间,4 穴略呈一弧形分布,其弧度与肋间隙弧度相应。

In the anterior thoracic region, in the fifth intercostal space, 6 B-cun lateral to the anterior median line.

Note: SP17, ST18, and KI22 are located along the curve of the fifth intercostal space.

食窦 SP17

天溪　Tiānxī(SP18)

在前胸部,第 4 肋间隙,前正中线旁开 6 寸。

注:本穴与内侧的乳中(ST17)、神封(KI23)均位于第4肋间,3穴略呈一弧形分布,其弧度与肋间隙弧度相应。

In the anterior thoracic region, in the fourth intercostal space, 6 B-cun lateral to the anterior median line.

Note:SP18,ST17 and KI23 are located along the curve of the intercostal space.

天溪 SP18

胸乡 Xiōngxiāng(SP19)

在前胸部,第3肋间隙,前正中线旁开6寸。

注:本穴与内侧的膺窗(ST16)、灵墟(KI24)均位于第3肋间,3穴略呈一弧形分布,其弧度与肋间隙弧度相应。

In the anterior thoracic region, in the third intercostal space, 6 B-cun lateral to the anterior median line.

Note:SP19,ST6 and KI24 are located along the curve of the intercostal space.

胸乡 SP19

周荣 Zhōuróng(SP20)

在前胸部,第2肋间隙,前正中线旁开6寸。

注:本穴与内侧的屋翳(ST15)、神藏(KI25)均位于第2肋间,3穴略呈一弧形分布,其弧度与肋间隙弧度相应。

In the anterior thoracic region, in the second intercostal space, 6 B-cun lateral to the anterior median line.

Note:SP20,ST15 and KI25 are located along the curve of the intercostal space.

周荣 SP20

大包 Dàbāo(SP21)

在侧胸部,第6肋间隙,当腋中在线。

注:侧卧举臂,在第6肋间隙与腋中线的交点处。

In the lateral thoracic region, in the sixth intercostal space, on the midaxillary line.

Note:With the subject lying on the side and the arm abducted,SP21 is located at the intersection of the midaxillary line and the sixth intercostal space.

大包 SP21

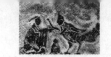

(五)手少阴心经 Heart Meridian

极泉 Jíquán(HT1)

在腋窝中央,腋动脉搏动处。

In the axilla, in the centre of the axillary fossa, over the axillary artery.

极泉 HT1

青灵 Qīnglíng(HT2)

在臂内侧,肘横纹上 3 寸,肱二头肌的内侧沟中。

注:曲肘举臂,在极泉(HT1)与少海(HT3)连线的上 2/3 与下 1/3 交点处。

On the medial aspect of the arm, just medial to the biceps brachii muscle, 3 B-cun superior to the cubital crease,

Note: With the elbow flexed and the arm abducted, HT2 is located at the junction of the upper two thirds and lower one third of the line connecting HT1 with HT3.

青灵 HT2

少海 Shàohǎi(HT3)

在肘前内侧,横平肘横纹,肱骨内上髁前缘。

注:屈肘,在肘横纹内侧端与肱骨内上髁连线的中点处。

On the anteromedial aspect of the elbow, just anterior to the medial epicondyle of the humerus, at the same level as the cubital crease.

Note: With the elbow is flexed, HT3 is located at the midpoint of the line connecting the medial end of the cubital crease and the medial epicondyle of the humerus.

少海 HT3

灵道 Língdào(HT4)

在前臂前内侧,腕掌侧远端横纹上 1.5 寸,尺侧腕屈肌腱的桡侧缘。

注 1:神门(HT7)上 1.5 寸,横平尺骨头上缘。

注 2:豌豆骨上缘桡侧直上 1.5 寸取穴。

On the anteromedial aspect of the forearm, just radial to the flexor carpi ulnaris tendon, 1.5 B-cun proximal to the palmar wrist crease.

Note 1: 1.5 B-cun proximal to HT7, at the same level as the superior border of the head of the ulna.

Note 2: 1.5 B-cun proximal to the radial side of the superior border of the pisiform bone.

灵道 HT4

通里　Tōnglǐ(HT5)

在前臂前内侧,腕掌侧远端横纹上 1 寸,尺侧腕屈肌腱的桡侧缘。

注 1:神门(HT7)上 1 寸。该穴与灵道(HT4)、阴郄(HT6)2 穴的位置关系为:横平尺骨头根部是灵道(HT4),横平尺骨头中部是通里(HT5),横平尺骨头头部是阴郄(HT6)。

注 2:豌豆骨上缘桡侧直上 1 寸取穴。

On the anteromedial aspect of the forearm, radial to the flexor carpi ulnaris tendon, 1 B-cun proximal to the palmar wrist crease,.

Note 1：1 B-cun proximal to HT7. HT 4 is located at the level with the root of the head of the ulna, HT 5, the body of the head of the ulna and HT 6, the base of the head of the ulna.

Note 2：1 B-cun proximal to the radial side of the proximal border of the pisiform bone.

通里 HT5

阴郄　Yīnxì(HT6)

在前臂前内侧,腕掌侧远端横纹上 0.5 寸,尺侧腕屈肌腱的桡侧缘。

注 1:神门(HT7)上 0.5 寸,横平尺骨头的下缘(头部)。

注 2:豌豆骨上缘桡侧直上 0.5 寸取穴。

On the anteromedial aspect of the forearm, radial to the flexor carpi ulnaris tendon, 0.5 B-cun proximal to the palmar wrist crease,.

Note 1：0.5 B-cun proximal to HT7, at the same level as the distal border of the head of the ulna.

Note 2：0.5 B-cun proximal to the radial side of the proximal border of the pisiform bone.

阴郄 HT6

神门　Shénmén(HT7)

在腕前内侧,腕掌侧远端横纹上,尺侧腕屈肌腱的桡侧缘。

注:于豌豆骨上缘桡侧凹陷中,当腕掌侧远端横纹上取穴。

On the anteromedial aspect of the wrist, radial to the flexor carpi ulnaris tendon, on the palmar wrist crease.

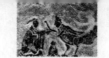

Note: In the depression radial to the proximal border of the pisiform bone, on the palmar wrist crease.

神门 HT7

少府　Shàofǔ(HT8)

在手掌,第5掌指关节近端,第4、5掌骨之间。

注:第4、5掌骨之间,握拳时,小指尖所指处,横平劳宫(PC8)。

On the palm of the hand, in the depression between the fourth and fifth metacarpal bones, proximal to the fifth metacarpophalangeal joint.

Note: Between the fourth and fifth metacarpal bones, where the tip of the little finger rests when a fist is made, at the same level as PC8.

少府 HT8

少冲　Shàochōng(HT9)

在手指,小指末节桡侧,指甲根角侧上方0.1寸(指寸),沿爪甲桡侧画一直线与爪甲基底缘水平线交点处。

On the little finger, radial to the distal phalanx , 0.1 F-cun proximal-lateral to the radial corner of the little fingernail, at the intersection of the vertical line of the radial border of the nail and horizontal line of the base of the little fingernail.

少冲 HT9

(六)手太阳小肠经 Small Intestine Meridian

少泽　Shàozé(SI1)

在手指,小指末节尺侧,指甲根角侧上方0.1寸(指寸),沿爪甲尺侧画一直线与爪甲基底缘水平线交点处。

On the little finger, ulnar to the distal phalanx, 0.1 F-cun proximal-medial to the ulnar corner of the little fingernail, at the intersection of the vertical line of ulnar border of the nail and horizontal line of the base of the little fingernail.

少泽 SI1

前谷　Qiángǔ(SI2)

在手指,第5掌指关节尺侧远端赤白肉际凹陷中。

注:半握拳,第5掌指横纹尺侧端。

On the little finger，in the depression distal to the ulnar side of the fifth metacarpopha-langeal joint，at the border between the red and white flesh.

Note：When the hand is slightly flexed，the point is located at the ulnar end of the pal-mar metacarpophalangeal crease of the little finger.

前谷 SI2

后溪　Hòuxī(SI3)

在手背,第5掌指关节尺侧近端赤白肉际凹陷中。

注:半握拳,掌远侧横纹头尺侧赤白肉际处。

On the dorsum of the hand，in the depression proximal to the ulnar side of the fifth metacarpophalangeal joint，at the border between the red and white flesh.

Note：When the hand is slightly flexed，the point is located at the ulnar end of the distal transverse skin crease of the palm，at the border between the red and white flesh.

后溪 SI3

腕骨　Wàngǔ(SI4)

在腕后内侧,第5掌骨底与三角骨之间的赤白肉际凹陷中。

注:由后溪(SI3)穴向上沿第5掌骨直推至一突起骨,于两骨之间凹陷中取穴。

On the posteromedial aspect of the wrist，in the depression between the base of the fifth metacarpal bone and the triquetrum bone，at the border between the red and white flesh.

Note：With one finger placed on SI3，push and slide proximally along the fifth metacar-pal bone to the bony projection，SI4 is located in the depression between these two bones.

腕骨 SI4

阳谷　Yánggǔ(SI5)

在腕后内侧,尺骨茎突与三角骨之间的凹陷中。

On the posteromedial aspect of the wrist，in the depression between the triquetrum bone and the ulnar styloid process.

阳谷 SI5

养老　Yǎnglǎo(SI6)

在前臂后内侧,腕背横纹上1寸,尺骨头桡侧凹陷中。

注:掌心向下,用一手指按在尺骨头的最高点上,然后手掌旋后,当手指滑入的骨缝中。

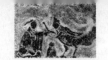

On the posteromedial aspect of the forearm, in the depression radial to the head of the ulnar bone，1 B-cun proximal to the dorsal wrist crease.

Note：With the palm facing downwards, press the highest point of the head of ulnar bone with a finger, and then turn the palm towards the chest; SI6 is located at the cleft between the bones where the finger slides.

养老 SI6

支正 Zhīzhèng(SI7)

在前臂后内侧,腕背侧远端横纹上 5 寸,尺骨尺侧与尺侧腕屈肌之间。

注：阳谷(SI5)与小海(SI8)连线的中点下 1 寸。

On the posteromedial aspect of the forearm, between the medial border of the ulnar bone and the flexor carpi ulnaris muscle，5 B-cun proximal to the dorsal wrist crease,.

Note：1 B-cun distal to the midpoint of the line connecting SI5 with SI8.

支正 SI7

小海 Xiǎohǎi(SI8)

在肘后内侧,尺骨鹰嘴与肱骨内上髁之间凹陷中。

注：微曲肘,当尺神经沟中。

On the posteromedial aspect of the elbow, in the depression between the olecranon and the medial epicondyle of the humerus bone.

Note：When the elbow is slightly flexed，SI 8 is located in the groove of the ulnar nerve.

小海 SI8

肩贞 Jiānzhēn(SI9)

在肩带部,肩关节后下方,腋后纹头直上 1 寸。

注：臂内收时,腋后纹头直上 1 寸,三角肌后缘。

On the shoulder girdle, posteroinferior to the shoulder joint，1 B-cun superior to the posterior end of the axillary fold.

Note：When the arm is adducted，SI 9 is located 1 B-cun superior to the posterior end of the axillary fold, posterior to the deltoid muscle.

肩贞 SI9

臑俞　Nàoshū(SI10)

在肩带部，腋后纹头直上，肩胛冈下缘凹陷中。

On the shoulder girdle, superior to the posterior end of the axillary fold, in the depression inferior to the spine of the scapula.

臑俞 SI10

天宗　Tiānzōng(SI11)

在肩胛区，肩胛冈中点与肩胛骨下角连线约当上 1/3 与下 2/3 交点凹陷处。

In the scapular region, in the depression between the upper one third and the lower two thirds of the line connecting the midpoint of the spine of the scapula with the inferior angle of the scapula.

天宗 SI11

秉风　Bǐngfēng(SI12)

在肩胛区，肩胛冈中点上方冈上窝中。

In the scapular region, in the supraspinatous fossa, superior to the midpoint of the spine of the scapula.

秉风 SI12

曲垣　Qūyuán(SI13)

在肩胛区，肩胛冈内侧端上缘凹陷中。

注：臑俞(SI10)与第 2 胸椎棘突连线的中点处。

In the scapular region, in the depression superior to the medial end of the spine of the scapula.

Note：SI13 is located at the midpoint of the line connecting SI10 with the spinous process of the second thoracic vertebra (T2).

曲垣 SI13

肩外俞　Jiānwàishū(SI14)

在背部，横平第 1 胸椎棘突下，后正中线旁开 3 寸。

注 1：肩胛骨脊柱缘的垂线与第 1 胸椎棘突下的水平线相交处。

注 2：本穴与内侧的大杼(BL11)、陶道(GV13)均位于第 1 胸椎棘突下水平。

In the upper back region, at the same level as the inferior border of the spinous process

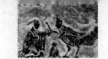

of the first thoracic vertebra（T1），3 B-cun lateral to the posterior median line.

Note 1：SI14 is located at the intersection of two imaginary lines：the vertical line of the medial extremity of the spine of the scapula and the horizontal line inferior to the spinous process of the first thoracic vertebra（T1）

Note 2：SI14 is at the same level as BL11，GV13，and the inferior border of the spinous process of the first thoracic vertebra（T1）.

肩外俞 SI14

肩中俞　Jiānzhōngshū(SI15)

在背部，横平第 7 颈椎棘突下，后正中线旁开 2 寸。

注：两臂自然下垂，经第 7 颈椎棘突下作一水平线，经后正中线与肩胛骨内侧缘外 1/3 与内 2/3 交点作一垂线，两线之交点即本穴。

In the upper back region，at the same level as the inferior border of the spinous process of the seventh cervical vertebra（C7），2 B-cun lateral to the posterior median line.

Note：SI15 is located at the intersection of two imaginary lines：the vertical line of the junction of the lateral one third and the medial two thirds of the line connecting the posterior median line with the medial border of the scapula and the horizontal line inferior to the spinous process of the seventh cervical vertebra（C7）.

肩中俞 SI15

天窗　Tiānchuāng(SI16)

在颈前部，横平甲状软骨上缘，胸锁乳突肌的后缘。

注 1：头部抗阻力转向对侧时胸锁乳突肌显露更明显。

注 2：本穴与人迎(ST9)、扶突(LI18)均横平甲状软骨上缘(喉结)，三者的位置关系为：胸锁乳突肌前缘处为人迎(ST9)，后缘为天窗(SI16)，前后缘中间为扶突(LI18)。

In the anterior region of the neck，posterior to the sternocleidomastoid muscle，at the same level as the superior border of the thyroid cartilage.

Note 1：The sternocleidomastoid muscle is more distinct when the head is turned to the opposite side against resistance.

Note 2：SI16 is located at the same level as ST9，LI18 and the superior border of the thyroid cartilage. ST9 is located anterior to the sternocleidomastoid muscle，SI16，posterior to the sternocleidomastoid muscle and LI18，midway between the anterior and posterior borders of the sternocleidomastoid muscle.

天窗 SI16

天容　Tiānróng(SI17)

在颈前部,下颌角后方,胸锁乳突肌的前缘凹陷中。

注:头部抗阻力转向对侧时胸锁乳突肌显露更明显。

In the anterior region of the neck, posterior to the angle of the mandible, in the depression anterior to the sternocleidomastoid muscle.

Note: The sternocleidomastoid muscle is more distinct when the head is turned to the opposite side against resistance.

天容 SI17

颧髎　Quánliáo(SI18)

在面部,颧骨下缘,目外眦直下凹陷中。

On the face, inferior to the zygomatic bone, in the depression directly inferior to the outer canthus of the eye.

颧髎 SI18

听宫　Tīnggōng(SI19)

在面部,耳屏正中与下颌骨髁突之间的凹陷中。

注:微张口,耳屏正中前缘凹陷中,在耳门(TE21)与听会(GB2)之间。

On the face, in the depression between the anterior border of the centre of the tragus and the posterior border of the condylar process of the mandible.

Note: When the mouth is slightly opened, SI19 is located in the depression anterior to the centre of the tragus, between TE21 and GB2.

听宫 SI19

(七)足太阳膀胱经 Bladder Meridian

睛明　Jīngmíng(BL1)

在面部,目内眦内上方眶内侧壁凹陷中。

注:闭目,在目内眦内上方0.1寸许的凹陷中。

On the face, in the depression between the superomedial parts of the inner canthus of the eye and the medial wall of the orbit.

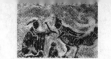

Note：When the eye is closed，BL1 is located in the depression 0. 1 B-cun superior and medial to the inner canthus of the eye.

睛明 BL1

攒竹　Cuánzhú(BL2)

在头部，眉头陷中。

注：沿睛明穴(BL1)直上至眉头边缘可触及一凹陷，即额切迹处。

On the head，in the depression at the medial end of the eyebrow.

Note：A depression，the frontal notch，can often be palpated on the medial end of the eyebrow directly superior to BL1.

攒竹 BL2

眉冲　Méichōng(BL3)

在头部，额切迹直上入前发际0.5寸。

注：神庭(GV24)与曲差(BL4)中点。

On the head，superior to the frontal notch，0. 5 B-cun superior to the anterior hairline.

Note：Midway between GV24 and BL4.

眉冲 BL3

曲差　Qūchā(BL4)

在头部，前发际正中直上0.5寸，旁开1.5寸。

注：神庭(GV24)与头维(ST8)连线的内1/3与外2/3的交点处。

On the head，0. 5 B-cun superior to the anterior hairline，1. 5 B-cun lateral to the anterior median line.

Note：At the junction of the medial one third and lateral two thirds of the line connecting GV24 with ST8.

曲差 BL4

五处　Wǔchù(BL5)

在头部，前发际正中直上1寸，旁开1.5寸。

注：曲差(BL4)直上0.5寸处，横平上星(GV23)。

On the head，1 B-cun superior to the anterior hairline，1. 5 B-cun lateral to the anterior median line.

Note：0.5 B-cun superior to BL4，at the same level as GV23.

五处 BL5

承光 Chéngguāng(BL6)

在头部，前发际正中直上 2.5 寸，旁开 1.5 寸。

注：五处(BL5)直上 1.5 寸，曲差(BL4)直上 2 寸处。

On the head，2.5 B-cun superior to the anterior hairline，1.5 B-cun lateral to the anterior median line.

Note：1.5 B-cun superior to BL5. 2 B-cun superior to BL4.

承光 BL6

通天　Tōngtiān(BL7)

在头部，前发际正中直上 4 寸，旁开 1.5 寸。

注：在承光(BL6)与络却(BL8)中点处。

On the head，4 B-cun superior to the anterior hairline，1.5 B-cun lateral to the anterior median line.

Note：Midway between BL6 and BL8.

通天 BL7

络却　Luòquè(BL8)

在头部，前发际正中直上 5.5 寸，旁开 1.5 寸。

注：百会(GV20)后 0.5 寸，旁开 1.5 寸。

On the head，5.5 B-cun superior to the anterior hairline，1.5 B-cun lateral to the anterior median line.

Note：0.5 B-cun posterior and 1.5 B-cun lateral to GV20.

络却 BL8

玉枕　Yùzhěn(BL9)

在头部，横平枕外隆凸上缘，后正中线旁开 1.3 寸。

注：斜方肌外侧缘直上与枕外隆凸上缘水平线的交点，横平脑户(GV17)。

On the head，at the same level as the superior border of the external occipital protuberance，and 1.3 B-cun lateral to the posterior median line.

Note：BL9 is located at the intersection of two imaginary lines：the vertical line of the

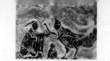

lateral border of the trapezius muscle and the horizontal line of the superior border of the external occipital protuberance. At the same level as GV17.

玉枕 BL9

天柱　Tiānzhù(BL10)

在颈后部,横平第 2 颈椎棘突上际,斜方肌外缘凹陷中。

In the posterior region of the neck，at the same level as the superior border of the spinous process of the second cervical vertebra（C2），in the depression lateral to the trapezius muscle.

天柱 BL10

大杼　Dàzhù(BL11)

在背部,第 1 胸椎棘突下,后正中线旁开 1.5 寸。

In the upper back region，at the same level as the inferior border of the spinous process of the first thoracic vertebra（T1），1.5 B-cun lateral to the posterior median line.

大杼 BL11

风门　Fēngmén(BL12)

在背部,第 2 胸椎棘突下,后正中线旁开 1.5 寸。

In the upper back region，at the same level as the inferior border of the spinous process of the second thoracic vertebra（T2），1.5 B-cun lateral to the posterior median line.

风门 BL12

肺俞　Fèishū(BL13)

在背部,第 3 胸椎棘突下,后正中线旁开 1.5 寸。

In the upper back region，at the same level as the inferior border of the spinous process of the third thoracic vertebra（T3），1.5 B-cun lateral to the posterior median line.

肺俞 BL13

厥阴俞　Juéyīnshū(BL14)

在背部,第 4 胸椎棘突下,后正中线旁开 1.5 寸。

In the upper back region，at the same level as the inferior border of the spinous process of the fourth thoracic vertebra（T4），1.5 B-cun lateral to the posterior median line.

厥阴俞 BL14

心俞　Xīnshū(BL15)

在背部,第 5 胸椎棘突下,后正中线旁开 1.5 寸。

In the upper back region, at the same level as the inferior border of the spinous process of the fifth thoracic vertebra (T5), 1.5 B-cun lateral to the posterior median line.

心俞 BL15

督俞　Dūshū(BL16)

在背部,第 6 胸椎棘突下,后正中线旁开 1.5 寸。

In the upper back region, at the same level as the inferior border of the spinous process of the sixth thoracic vertebra (T6), 1.5 B-cun lateral to the posterior median line.

督俞 BL16

膈俞　Géshū(BL17)

在背部,第 7 胸椎棘突下,后正中线旁开 1.5 寸。

注:肩胛骨下角横平第 7 胸椎棘突。

In the upper back region, at the same level as the inferior border of the spinous process of the seventh thoracic vertebra (T7), 1.5 B-cun lateral to the posterior median line.

Note: The inferior angle of the scapula is at the same as the spinous process of the seventh thoracic vertebra.

膈俞 BL17

肝俞　Gānshū(BL18)

在背部,第 9 胸椎棘突下,后正中线旁开 1.5 寸。

In the upper back region, at the same level as the inferior border of the spinous process of the ninth thoracic vertebra (T9), 1.5 B-cun lateral to the posterior median line.

肝俞 BL18

胆俞　Dǎnshū(BL19)

在背部,第 10 胸椎棘突下,后正中线旁开 1.5 寸。

In the upper back region, at the same level as the inferior border of the spinous process of the tenth thoracic vertebra (T10), 1.5 B-cun lateral to the posterior median line.

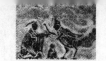

胆俞 BL19

脾俞 Píshū(BL20)

在背部,第 11 胸椎棘突下,后正中线旁开 1.5 寸。

In the upper back region, at the same level as the inferior border of the spinous process of the eleventh thoracic vertebra (T11), 1.5 B-cun lateral to the posterior median line.

脾俞 BL20

胃俞 Wèishū(BL21)

在背部,第 12 胸椎棘突下,后正中线旁开 1.5 寸。

In the upper back region, at the same level as the inferior border of the spinous process of the twelfth thoracic vertebra (T12), 1.5 B-cun lateral to the posterior median line.

胃俞 BL21

三焦俞 Sānjiāoshū(BL22)

在腰部,第 1 腰椎棘突下,后正中线旁开 1.5 寸。

In the lumbar region, at the same level as the inferior border of the spinous process of the first lumbar vertebra (L1), 1.5 B-cun lateral to the posterior median line.

三焦俞 BL22

肾俞 Shènshū(BL23)

在腰部,第 2 腰椎棘突下,后正中线旁开 1.5 寸。

In the lumbar region, at the same level as the inferior border of the spinous process of the second lumbar vertebra (L2), 1.5 B-cun lateral to the posterior median line.

肾俞 BL23

气海俞 Qìhǎishū(BL24)

在腰部,第 3 腰椎棘突下,后正中线旁开 1.5 寸。

In the lumbar region, at the same level as the inferior border of the spinous process of the third lumbar vertebra (L3), 1.5 B-cun lateral to the posterior median line.

气海俞 BL24

大肠俞 Dàchángshū(BL25)

在腰部,第 4 腰椎棘突下,后正中线旁开 1.5 寸。

In the lumbar region, at the same level as the inferior border of the spinous process of the fourth lumbar vertebra (L4), 1.5 B-cun lateral to the posterior median line.

大肠俞 BL25

关元俞　Guānyuánshū(BL26)

在腰部,第 5 腰椎棘突下,后正中线旁开 1.5 寸。

In the lumbar region, at the same level as the inferior border of the spinous process of the fifth lumbar vertebra (L5), 1.5 B-cun lateral to the posterior median line.

关元俞 BL26

小肠俞　Xiáochángshū(BL27)

在骶部,横平第 1 骶后孔,骶正中脊旁开 1.5 寸。

注:横平上髎(BL31)。

In the sacral region, at the same level as the first posterior sacral foramen, and 1.5 B-cun lateral to the median sacral crest.

Note: At the same level as BL31

小肠俞 BL27

膀胱俞　Pángguāngshū(BL28)

在骶部,横平第 2 骶后孔,骶正中脊旁开 1.5 寸。

注:横平次髎(BL32)。

In the sacral region, at the same level as the second posterior sacral foramen, and 1.5 B-cun lateral to the median sacral crest.

Note: At the same level as BL32.

膀胱俞 BL28

中膂俞　Zhōnglǚshū(BL29)

在骶部,横平第 3 骶后孔,骶正中脊旁开 1.5 寸。

注:横平中髎(BL33)。

In the sacral region, at the same level as the third posterior sacral foramen, 1.5 B-cun lateral to the median sacral crest.

Note: At the same level as BL33

中膂俞 BL29

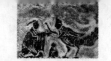

白环俞　Báihuánshū(BL30)

在骶区,横平第4骶后孔,骶正中脊旁开1.5寸。

注:骶管裂孔旁开1.5寸,横平下髎(BL34)。

In the sacral region, at the same level as the fourth posterior sacral foramen, 1.5 B-cun lateral to the median sacral crest,

Note: 1.5 B-cun lateral to the sacral hiatus, at the same level as BL34

白环俞 BL30

上髎　Shàngliáo(BL31)

在骶部,正对第1骶后孔中。

注:次髎(BL32)上触摸到的凹陷即第1骶后孔。

In the sacral region, in the first posterior sacral foramen.

Note: The first posterior sacral foramen is palpated in the depression, moving superiorly from BL32.

上髎 BL31

次髎　Cìliáo(BL32)

在骶部,正对第2骶后孔中。

注:髂后上棘与第2骶椎棘突连线的中点凹陷处,即第2骶后孔。

In the sacral region, in the second posterior sacral foramen.

Note: The second posterior sacral foramen is located in the depression, midway between the posterior superior iliac spine and the spinous process of the second sacral vertebra.

次髎 BL32

中髎　Zhōngliáo(BL33)

在骶部,正对第3骶后孔中。

注:次髎(BL32)下触摸到的第1个凹陷即第3骶后孔。

In the sacral region, in the third posterior sacral foramen.

Note: The third posterior sacral foramen is located in the first depression, moving downward from BL32.

中髎 BL33

下髎　Xiàliáo(BL34)

在骶部，正对第 4 骶后孔中。

注：次髎(BL32)下触摸到的第 2 个凹陷即第 4 骶后孔，横平骶管裂孔。

In the sacral region，in the fourth posterior sacral foramen.

Note：The fourth posterior sacral foramen is located in the second depression，moving downward from BL32，at the same level as the sacral hiatus.

下髎 BL34

会阳　Huìyáng(BL35)

在臀部，尾骨端旁开 0.5 寸。

注：俯卧，或跪伏位，按取尾骨下端旁软陷处取穴。

In the buttock region，0.5 B-cun lateral to the extremity of the coccyx.

Note ：The subject may be in prone position or knee-chest position. BL35 is located at the soft depression lateral to the extremity of the coccyx. .

会阳 BL35

承扶　Chéngfú(BL36)

在臀部，臀沟的中点。

In the buttock region，at the midpoint of the gluteal fold.

承扶 BL36

殷门　Yīnmén(BL37)

在股后侧，臀沟下 6 寸，股二头肌与半腱肌之间。

注 1：俯卧，膝关节抗阻力屈曲时，半腱肌和股二头肌显露更明显；同时大腿作内旋和外旋时，半腱肌和股二头肌更易触摸到。

注 2：于承扶(BL36)与委中(BL40)连线的中点上 1 寸处取穴。

On the posterior aspect of the thigh，between the biceps femoris and the semitendinosus muscles，6 B-cun inferior to the gluteal fold.

Note 1：In the prone position，the semitendinosus and the biceps femoris muscles are more distinct when the knee is flexed against resistance. In addition，it is easier to find the two muscles with internal and external rotation of the hip.

Note 2：1 B-cun superior to the midpoint of the line connecting BL36 with BL40.

殷门 BL37

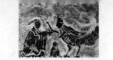

浮郄　Fúxì(BL38)

在膝后侧,腘横纹上 1 寸,股二头肌腱的内侧缘。

注:稍屈膝,委阳(BL39)上 1 寸,股二头肌腱内侧缘取穴。

On the posterior aspect of the knee, just medial to the biceps femoris tendon, 1 B-cun proximal to the popliteal crease,

Note: With the knee in slight flexion, BL38 is located medial to the biceps femoris tendon, 1 B-cun proximal to BL39.

浮郄 BL38

委阳　Wěiyáng(BL39)

在膝后外侧,腘横纹上,股二头肌腱的内侧缘。

注:稍屈膝,股二头肌腱显露更明显。

On the posterolateral aspect of the knee, just medial to the biceps femoris tendon.

in the popliteal crease,

Note: The biceps femoris tendon is more prominent when the knee is slightly flexed.

委阳 BL39

委中　Wěizhōng(BL40)

在膝后侧,腘横纹中央。

On the posterior aspect of the knee, at the midpoint of the popliteal crease.

委中 BL40

附分　Fùfēn(BL41)

在背部,第 2 胸椎棘突下,后正中线旁开 3 寸。

注:本穴与内侧的风门(BL12)均位于第 2 胸椎棘突下水平。

In the upper back region, at the same level as the inferior border of the spinous process of the second thoracic vertebra (T2), 3 B-cun lateral to the posterior median line.

Note: BL41 and BL12 are located at the same level as the inferior border of the spinous process of the second thoracic vertebra (T2).

附分 BL41

魄户　Pòhù(BL42)

在背部,第 3 胸椎棘突下,后正中线旁开 3 寸。

注：本穴与内侧的肺俞(BL13)、身柱(GV12)均位于第 3 胸椎棘突下水平。

In the upper back region, at the same level as the inferior border of the spinous process of the third thoracic vertebra (T3), 3 B-cun lateral to the posterior median line.

Note：BL42, BL13 and GV12 are located at the same level as the inferior border of the third thoracic vertebra (T3).

魄户 BL42

膏肓　Gāohuāng(BL43)

在背部，第 4 胸椎棘突下，后正中线旁开 3 寸。

注：本穴与内侧的厥阴俞(BL14)均位于第 4 胸椎棘突下水平。

In the upper back region, at the same level as the inferior border of the spinous process of the fourth thoracic vertebra (T4), 3 B-cun lateral to the posterior median line.

Note：BL43 and BL14 are located at the same level as the inferior border of the spinous process of the fourth thoracic vertebra (T4).

膏肓 BL43

神堂　Shéntáng(BL44)

在背部，第 5 胸椎棘突下，后正中线旁开 3 寸。

注：本穴与内侧的心俞(BL15)、神道(GV11)均位于第 5 胸椎棘突下水平。

In the upper back region, at the same level as the inferior border of the spinous process of the fifth thoracic vertebra (T5), 3 B-cun lateral to the posterior median line.

Note：BL44, BL15 and GV11 are located at the same level as the inferior border of the spinous process of the fifth thoracic vertebra (T5).

神堂 BL44

譩譆　Yìxǐ(BL45)

在背部，第 6 胸椎棘突下，后正中线旁开 3 寸。

注：本穴与内侧的督俞(BL16)、灵台(GV10)均位于第 6 胸椎棘突下水平。

In the upper back region, at the same level as the inferior border of the spinous process of the sixth thoracic vertebra (T6), 3 B-cun lateral to the posterior median line.

Note：BL45, BL16 and GV10 are located at the same level as the inferior border of the spinous process of the sixth thoracic vertebra (T6).

譩譆 BL45

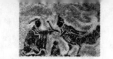

膈关 Géguān(BL46)

在背部,第 7 胸椎棘突下,后正中线旁开 3 寸。

注:本穴与内侧的膈俞(BL17)、至阳(GV9)均位于第 7 胸椎棘突下水平。

In the upper back region, at the same level as the inferior border of the spinous process of the seventh thoracic vertebra (T7), 3 B-cun lateral to the posterior median line.

Note: BL46, BL17 and GV9 are located at the same level as the inferior border of the spinous process of the seventh thoracic vertebra (T7).

膈关 BL46

魂门 Húnmén(BL47)

在背部,第 9 胸椎棘突下,后正中线旁开 3 寸。

注:本穴与内侧的肝俞(BL18)、筋缩(GV8)均位于第 9 胸椎棘突下水平。

In the upper back region, at the same level as the inferior border of the spinous process of the ninth thoracic vertebra (T9), 3 B-cun lateral to the posterior median line.

Note: BL47, BL18 and GV8 are located at the same level as the inferior border of the spinous process of the ninth thoracic vertebra (T9).

魂门 BL47

阳纲 Yánggāng(BL48)

在背部,第 10 胸椎棘突下,后正中线旁开 3 寸。

注:本穴与内侧的胆俞(BL19)、中枢(GV7)均位于第 10 胸椎棘突下水平。

In the upper back region, at the same level as the inferior border of the spinous process of the tenth thoracic vertebra (T10), 3 B-cun lateral to the posterior median line.

Note: BL48, BL19 and GV7 are located at the same level as the inferior border of the spinous process of tenth thoracic vertebra (T10).

阳纲 BL48

意舍 Yìshè(BL49)

在背部,第 11 胸椎棘突下,后正中线旁开 3 寸。

注:本穴与内侧的脾俞(BL20)、脊中(GV6)均位于第 11 胸椎棘突下水平。

In the upper back region, at the same level as the inferior border of the spinous process of the eleventh thoracic vertebra (T11), 3 B-cun lateral to the posterior median line.

Note: BL49, BL20 and GV6 are located at the same level as the inferior border of the spinous process of the eleventh thoracic vertebra (T11)

意舍 BL49

胃仓　Wèicāng(BL50)

在背部,第 12 胸椎棘突下,后正中线旁开 3 寸。

注:本穴与内侧的胃俞 (BL21)均位于第 12 胸椎棘突下水平。

In the upper back region, at the same level as the inferior border of the spinous process of the twelfth thoracic vertebra (T12), 3 B-cun lateral to the posterior median line.

Note: BL50 and BL21 are located at the same level as the inferior border of the spinous process of the twelfth thoracic vertebra (T12).

胃仓 BL50

肓门　Huāngmén(BL5l)

在腰部,第 1 腰椎棘突下,后正中线旁开 3 寸。

注:本穴与内侧的三焦俞(BL22)、悬枢(GV5)均位于第 1 腰椎棘突下水平。

In the lumbar region, at the same level as the inferior border of the spinous process of the first lumbar vertebra (L1), 3 B-cun lateral to the posterior median line.

Note: BL51, BL22 and GV5 are located at the same level as the inferior border of the spinous process of the first lumbar vertebra (L1).

肓门 BL51

志室　Zhìshì(BL52)

在腰部,第 2 腰椎棘突下,后正中线旁开 3 寸。

注:本穴与内侧的肾俞(BL23)、命门(GV4)均位于第 2 腰椎棘突下水平。

In the lumbar region, at the same level as the inferior border of the spinous process of the second lumbar vertebra (L2), 3 B-cun lateral to the posterior median line.

Note: BL52, BL23 and GV4 are located at the same level as the inferior border of the spinous process of the second lumbar vertebra (L2).

志室 BL52

胞肓　Bāohuāng(BL53)

在骶部,横平第 2 骶后孔,骶正中脊旁开 3 寸。

注:本穴与内侧的膀胱俞(BL28)、次髎(BL32)均位于第二骶后孔水平。

In the buttocks region，at the same level as the second posterior sacral foramen，3 B-cun lateral to the median sacral crest.

Note：BL53，BL28 and BL32 are located at the same level as the second posterior sacral foramen.

胞肓 BL53

秩边 Zhìbiān(BL54)

在骶部，横平第 4 骶后孔，后正中线旁开 3 寸。

注：骶管裂孔旁开 3 寸，横平白环俞(BL30)。

In the buttocks region，at the same level as the fourth posterior sacral foramen，3 B-cun lateral to the median sacral crest.

Note：3 B-cun lateral to the sacral hiatus，at the same level as BL30.

秩边 BL54

合阳 Héyáng(BL55)

在小腿后侧，腘横纹下 2 寸，腓肠肌内、外侧头之间。

注：在委中与承山的连线上，委中(BL40)直下 2 寸。

On the posterior aspect of the leg，between the lateral head and medial head of the gastrocnemius muscle，2 B-cun distal to the popliteal crease.

Note：2 B-cun distal to BL40，on the line connecting BL40 with BL57.

合阳 BL55

承筋 Chéngjīn(BL56)

在小腿后侧，腘横纹下 5 寸，腓肠肌两肌腹之间。

注：合阳(BL55)与承山(BL57)连线的中点。

On the posterior aspect of the leg，between the two muscle bellies of the gastrocnemius muscle，5 B-cun distal to the popliteal crease，

Note：Midway between BL55 and BL57.

承筋 BL56

承山 Chéngshān(BL57)

在小腿后侧，腓肠肌两肌腹与肌腱交角处。

注：伸直小腿或足跟上提时，腓肠肌腹下出现尖角凹陷中（即腓肠肌内、外侧头分开的地

方,呈"人"字形沟)。

On the posterior aspect of the leg, at the connecting point of the calcaneal tendon with the two muscle bellies of the gastrocnemius muscle.

Note：With the leg stretched (plantar flexion) or the heel up, BL57 is located at the sharp angled depression inferior to the muscle belly of the gastrocnemius muscle. The two heads of the gastrocnemius muscle are separated to make a lambda shape (Λ).

承山 BL57

飞扬　Fēiyáng(BL58)

在小腿后外侧,昆仑(BL60)直上 7 寸,腓肠肌外下缘与跟腱移行处。

注:承山穴(BL57)外侧斜下方 1 寸处,下直昆仑(BL60)。

On the posterolateral aspect of the leg, between the inferior border of the lateral head of the gastrocnemius muscle and the calcaneal tendon, at the same level as 7 B-cun proximal to BL60.

Note：BL58 is located 1 B-cun lateral and distal to BL57, proximal to BL60.

飞扬 BL58

跗阳　Fūyáng(BL59)

在小腿后外侧,昆仑穴(BL60)直上 3 寸,腓骨与跟腱之间。

On the posterolateral aspect of the leg, between the fibula and the calcaneal tendon, at the same level as 3 B-cun proximal to BL60.

跗阳 BL59

昆仑　Kūnlún(BL60)

在踝后外侧,外踝尖与跟腱之间的凹陷中。

On the posterolateral aspect of the ankle, in the depression between the prominence of the lateral malleolus and the calcaneal tendon.

昆仑 BL60

仆参　Púcān(BL61)

在足外侧,昆仑(BL60)直下,跟骨外侧,赤白肉际处。

On the lateral aspect of the foot, distal to BL60, lateral to the calcaneus, at the border between the red and white flesh.

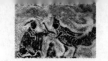

仆参 BL61

申脉　Shēnmài(BL62)

在足外侧,外踝尖直下,外踝下缘与跟骨之间缝中。

注:外踝下缘下方凹陷中。与照海(KI6)内外相对。

On the lateral aspect of the foot, directly inferior to the prominence of the lateral malleolus, in the depression between the inferior border of the lateral malleolus and the calcaneus.

Note：BL62 is located in the depression distal to the inferior border of the lateral malleolus. The corresponding medial acupuncture point to BL 62 is KI6.

申脉 BL62

金门　Jīnmén(BL63)

在足背,外踝前缘直下,第5跖骨粗隆后方,骰骨下缘凹陷中。

On the dorsum of the foot, distal to the anterior border of the lateral malleolus, posterior to the tuberosity of the fifth metatarsal bone, in the depression inferior to the cuboid bone.

金门 BL63

京骨　Jīnggǔ(BL64)

在足外侧,第5跖骨粗隆前方,赤白肉际处。

注:约当足跟与跖趾关节连线的中点处可触到明显隆起的骨第5跖骨粗隆。

On the lateral aspect of the foot, distal to the tuberosity of the fifth metatarsal bone, at the border between the red and white flesh.

Note：The tuberosity of the fifth metatarsal bone is located approximately midway between the heel and the fifth metatarsophalangeal joint.

京骨 BL64

束骨　Shùgǔ(BL65)

在足外侧,第5跖趾关节的近端,赤白肉际处凹陷中。

On the lateral aspect of the foot, in the depression proximal to the fifth metatarsophalangeal joint, at the border between the red and white flesh.

束骨 BL65

足通谷　Zútōnggǔ(BL66)

在足趾,第 5 跖趾关节的远端外侧,赤白肉际处。

On the little toe, in the depression distal and lateral to the fifth metatarsophalangeal joint, at the border between the red and white flesh.

足通谷 BL66

至阴　Zhìyīn(BL67)

在足趾,小趾末节外侧,趾甲根角侧后方 0.1 寸(指寸),沿爪甲外侧画一直线与爪甲基底缘水平线交点处。

On the little toe, lateral to the distal phalanx, 0.1 F-cun proximal to the lateral corner of the toenail; at the intersection of the vertical line of the lateral side of the nail and the horizontal line of the base of the toenail.

至阴 BL67

(八)足少阴肾经 Kidney Meridian

涌泉　Yǒngquán(KI1)

在足底,屈足卷趾时足心最凹陷中。

注:卷足时,约当足底第 2、3 趾蹼缘与足跟连线的前 1/3 与后 2/3 交点凹陷中。

On the sole of the foot, in the deepest depression of the sole when the toes are flexed.

Note: When the toes are flexed, KI1 is located approximately in the depression at the junction of the anterior one third and the posterior two thirds of the line connecting the heel with the web margin between the bases of the second and third toes.

涌泉 KI1

然谷　Rángǔ(KI2)

在足内侧,足舟骨粗隆下方,赤白肉际处。

On the medial aspect of the foot, inferior to the tuberosity of the navicular bone, at the border between the red and white flesh.

然谷 KI2

太溪　Tàixī(KI3)

在踝后内侧,内踝尖与跟腱之间的凹陷中。

On the posteromedial aspect of the ankle, in the depression between the prominence of the medial malleolus and the calcaneal tendon.

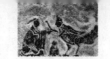

太溪 KI3

大钟　Dàzhōng(KI4)

在足内侧,内踝后下方,跟骨上缘,跟腱附着部前缘凹陷中。

On the medial aspect of the foot, posteroinferior to the medial malleolus, superior to the calcaneus, in the depression anterior to the medial attachment of the calcaneal tendon.

大钟 KI4

水泉　Shuǐquán(KI5)

在足内侧,太溪(KI3)直下 1 寸,跟骨结节前缘凹陷处。

On the medial aspect of the foot, 1 B-cun inferior to KI3, in the depression anterior to the calcaneal tuberosity.

水泉 KI5

照海　Zhàohǎi(KI6)

在足内侧,内踝尖下 1 寸,内踝下缘边际凹陷中。

注:与申脉内外相对。

On the medial aspect of the foot, 1 B-cun inferior to the prominence of the medial malleolus, in the depression inferior to the medial malleolus.

Note: The corresponding lateral point to KI6 is BL62.

照海 KI6

复溜　Fùliū(KI7)

在小腿后内侧,内踝尖上 2 寸,跟腱的前缘。

注:前平交信(KI8)。

On the posteromedial aspect of the leg, anterior to the calcaneal tendon, 2 B-cun superior to the prominence of the medial malleolus.

Note: At the same level and posterior to KI8.

复溜 KI7

交信　Jiāoxìn(KI8)

在小腿内侧,内踝尖上 2 寸,胫骨内侧缘后际凹陷中。

注:复溜(KI7)前 0.5 寸。

On the medial aspect of the leg, in the depression posterior to the medial border of the tibial bone, 2 B-cun superior to the prominence of the medial malleolus.

Note：0.5 B-cun anterior to KI7

交信 KI8

筑宾　Zhùbīn(KI9)

在小腿后内侧，内踝尖直上 5 寸，比目鱼肌与跟腱之间 。

注 1：屈膝，小腿抗阻力绷紧，胫骨内侧缘后呈现一条明显的纵形肌肉，即比目鱼肌。

注 2：太溪(KI3)与阴谷(KI10)的连线上，横平蠡沟(LR5)。

On the posteromedial aspect of the leg, between the soleus muscle and the calcaneal tendon, 5 B-cun superior to the prominence of the medial malleolus,.

Note 1：With the knee flexed and the leg stretched (plantar flexion) against resistance, the soleus muscle can be seen more clearly along the medial border of the tibia.

Note 2：At the same level as LR5, on the line connecting KI3 with KI10.

筑宾 KI9

阴谷　Yīngǔ(KI10)

在膝后内侧，腘横纹上，半腱肌肌腱外侧缘。

On the posteromedial aspect of the knee, just lateral to the semitendinosus tendon, in the popliteal crease.

阴谷 KI10

横骨　Hénggǔ(KI11)

在下腹部，脐中下 5 寸，前正中线旁开 0.5 寸。

On the lower abdomen, 5 B-cun inferior to the centre of the umbilicus, 0.5 B-cun lateral to the anterior median line.

横骨 KI11

大赫　Dàhè(KI12)

在下腹部，脐中下 4 寸，前正中线旁开 0.5 寸。

On the lower abdomen, 4 B-cun inferior to the centre of the umbilicus, 0.5 B-cun lateral to the anterior median line.

大赫 KI12

气穴　Qìxué(KI13)

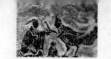

在下腹部,脐中下 3 寸,前正中线旁开 0.5 寸。

On the lower abdomen, 3 B-cun inferior to the centre of the umbilicus, 0. 5 B-cun lateral to the anterior median line.

气穴 KI13

四满 Sìmǎn(KI14)

在下腹部,脐中下 2 寸,前正中线旁开 0.5 寸。

On the lower abdomen, 2 B-cun inferior to the centre of the umbilicus, 0. 5 B-cun lateral to the anterior median line.

四满 KI14

中注 Zhōngzhù(KI15)

在下腹部,脐中下 1 寸,前正中线旁开 0.5 寸。

On the lower abdomen, 1 B-cun inferior to umbilicus, 0. 5 B-cun lateral to the anterior median line.

中注 KI15

肓俞 Huāngshū(KI16)

在上腹部,脐中旁开 0.5 寸。

On the upper abdomen, 0. 5 B-cun lateral to the centre of the umbilicus.

肓俞 KI16

商曲 Shāngqū(KI17)

在上腹部,脐中上 2 寸,前正中线旁开 0.5 寸。

On the upper abdomen, 2 B-cun superior to the centre of the umbilicus, 0. 5 B-cun lateral to the anterior median line.

商曲 KI17

石关 Shíguān(KI18)

在上腹部,脐中上 3 寸,前正中线旁开 0.5 寸。

On the upper abdomen, 3 B-cun superior to the centre of the umbilicus, 0. 5 B-cun lateral to the anterior median line.

石关 KI18

阴都　Yīndū(KI19)

在上腹部,脐中上4寸,前正中线旁开0.5寸。

On the upper abdomen, 4 B-cun superior to the centre of the umbilicus, 0.5 B-cun lateral to the anterior median line.

阴都 KI19

腹通谷　Fùtōnggǔ(KI20)

在上腹部,脐中上5寸,前正中线旁开0.5寸。

On the upper abdomen, 5 B-cun superior to the centre of the umbilicus, 0.5 B-cun lateral to the anterior median line.

腹通谷 KI20

幽门　Yōumén(KI21)

在上腹部,脐中上6寸,前正中线旁开0.5寸。

On the upper abdomen, 6 B-cun superior to the centre of the umbilicus, 0.5 B-cun lateral to the anterior median line.

幽门 KI21

步廊　Bùláng(KI22)

在前胸部,第5肋间隙,前正中线旁开2寸。

In the anterior thoracic region, in the fifth intercostal space, 2 B-cun lateral to the anterior median line.

步廊 KI22

神封　Shénfēng(KI23)

在前胸部,第4肋间隙,前正中线旁开2寸。

In the anterior thoracic region, in the fourth intercostal space, 2 B-cun lateral to the anterior median line.

神封 KI23

灵墟　Língxū(KI24)

在前胸部,第3肋间隙,前正中线旁开2寸。

In the anterior thoracic region, in the third intercostal space, 2 B-cun lateral to the anterior median line.

灵墟 KI24

神藏 Shéncáng(KI25)

在前胸部,第 2 肋间隙,前正中线旁开 2 寸。

In the anterior thoracic region, in the second intercostal space, 2 B-cun lateral to the anterior median line.

神藏 KI25

彧中 Yùzhōng(KI26)

在前胸部,第 1 肋间隙,前正中线旁开 2 寸。

In the anterior thoracic region, in the first intercostal space, 2 B-cun lateral to the anterior median line.

彧中 KI26

俞府 Shūfǔ(KI27)

在前胸部,锁骨下缘,前正中线旁开 2 寸。

In the anterior thoracic region, inferior to the clavicle, 2 B-cun lateral to the anterior median line.

俞府 KI27

(九)手厥阴心包经 Pericardium Meridian

天池 Tiānchí(PC1)

在前胸部,第 4 肋间隙,前正中线旁开 5 寸。

In the anterior thoracic region, in the fourth intercostal space, 5 B-cun lateral to the anterior median line.

天池 PC1

天泉 Tiānquán(PC2)

在臂前侧,腋前纹头下 2 寸,肱二头肌的长、短头之间。

On the anterior aspect of the arm, between the long head and short head of the biceps brachii muscle, 2 B-cun distal to the anterior axillary fold.

天泉 PC2

曲泽 Qūzé(PC3)

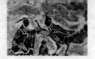
在肘前侧,肘横纹上,肱二头肌腱的尺侧缘凹陷处。

注:仰掌,屈肘45°,肱二头肌腱内侧缘。

On the anterior aspect of the elbow, at the cubital crease, in the depression medial to the biceps brachii tendon.

Note: When the elbow is flexed at 45 degrees, PC3 is located medial to the biceps brachii tendon.

曲泽 PC3

郄门　Xìmén(PC4)

在前臂前侧,腕掌侧横纹上5寸,掌长肌腱与桡侧腕屈肌腱之间。

注1:握拳,腕旋后,微屈腕时,显现两肌腱。郄门穴在曲泽(PC3)与大陵(PC7)连线中点下1寸,两肌腱之间。

注2:若两手的一侧或双侧摸不到掌长肌腱,则以桡侧腕屈肌腱尺侧定穴。

On the anterior aspect of the forearm, between the tendons of the palmaris longus and the flexor carpi radialis, 5 B-cun proximal to the palmar wrist crease.

Note 1: With the fist clenched, the wrist supinated, and the elbow slightly flexed, the two tendons become more prominent. PC4 is located 1 B-cun distal to the midpoint of the line connecting PC3 with PC7.

Note 2: If the palmaris longus tendon is not present, PC4 is medial to the flexor carpi radialis tendon.

郄门 PC4

间使　Jiānshǐ(PC5)

在前臂前侧,腕掌侧横纹上3寸,掌长肌腱与桡侧腕屈肌腱之间。

注1:握拳,腕旋后,微屈腕时,显现两肌腱。间使穴在大陵(PC7)直上3寸,两肌腱之间。

注2:若两手的一侧或双侧摸不到掌长肌腱,则以桡侧腕屈肌腱尺侧定穴。

On the anterior aspect of the forearm, between the tendons of the palmaris longus and the flexor carpi radialis, 3 B-cun proximal to the palmar wrist crease.

Note 1: With the fist clenched, the wrist supinated and the elbow slightly flexed, the two tendons become more prominent. PC5 is located 3 B-cun proximal to PC7.

Note 2: If the palmaris longus tendon is not present, PC5 is medial to the flexor carpi radialis tendon.

间使 PC5

内关 Nèiguān(PC6)

在前臂前侧,腕掌侧横纹上 2 寸,掌长肌腱与桡侧腕屈肌腱之间。

注 1:握拳,腕旋后,微屈腕时,显现两肌腱。内关穴在大陵(PC7)直上 2 寸,两肌腱之间,与外关(TE5)相对。

注 2:若两手的一侧或双侧摸不到掌长肌腱,则以桡侧腕屈肌腱尺侧定穴。

On the anterior aspect of the forearm, between the tendons of the palmaris longus and the flexor carpi radialis, 2 B-cun proximal to the palmar wrist crease.

Note 1: With the fist clenched, the wrist supinated and the elbow slightly flexed, the two tendons become more prominent. PC6 is located 2 B-cun proximal to PC7. The posterior point corresponding to PC6 is TE5.

Note 2: If the palmaris longus tendon is not present, PC6 is medial to the flexor carpi radialis tendon.

内关 PC6

大陵 Dàlíng(PC7)

在腕前侧,腕掌侧横纹中,掌长肌腱与桡侧腕屈肌腱之间。

注:握拳,微屈腕时,显现两肌腱。大陵穴在腕掌远侧横纹的中点,两肌腱之间,横平豌豆骨上缘处的神门(HT7)。

On the anterior aspect of the wrist, between the tendons of palmaris longus and the flexor carpi radialis, on the palmar wrist crease.

Note: With the fist clenched, the wrist slightly flexed, the two tendons become more prominent. PC7 is located at the midpoint of the palmar wrist crease, between the tendons of palmaris longus and the flexor carpi radialis, at the same level as HT7, at the proximal extremity of the pisiform bone.

大陵 PC7

劳宫 Láogōng(PC8)

案 1:在手掌横平第 3 掌指关节近端,第 2、3 掌骨之间凹陷中。

案 2:在手掌横平第 3 掌指关节近端,第 3、4 掌骨之间凹陷中。

On the palm of the hand, in the depression between the second and third metacarpal bones, proximal to the metacarpophalangeal joint.

Remarks：Alternative location for PC8 - On the palm of the hand，in the depression，between the third and fourth metacarpal bones，proximal to the metacarpophalangeal joints.

劳宫 PC8

中冲　Zhōngchōng(PC9)

案 1：在手指中指末端最高点。

案 2：在手指中指末节桡侧指甲根角侧上方 0.1 寸（指寸），沿爪甲桡侧画一直线与爪甲基底缘水平线交点处。

On the middle finger，at the centre of the tip of the middle finger.

Remark：alternative location for PC9 - On the middle finger 0.1 F-cun proximal to the radial corner of the middle finger，at the intersection of the vertical line of the radial side of the nail and the horizontal line of the base of the fingernail.

中冲 PC9

（十）手少阳三焦经 Triple Energizer Meridian

关冲　Guānchōng(TE1)

在手指第 4 指末节尺侧，指甲根角侧上方 0.1 寸（指寸），沿爪甲尺侧画一直线与爪甲基底缘水平线交点处。

On the ring finger，ulnar to the distal phalanx，0.1 F-cun proximal to the ulnar corner of the fingernail，at the intersection of the vertical line of the ulnar side of the nail and the horizontal line of the base of the fingernail.

关冲 TE1

液门　Yèmén(TE2)

在手背第 4、5 指间，指蹼缘上方赤白肉际凹陷中。

On the dorsum of the hand，in the depression superior to the web margin between the ring and little fingers，at the border between the red and white flesh.

液门 TE2

中渚　Zhōngzhǔ(TE3)

在手背第 4、5 掌骨间，第 4 掌指关节近端凹陷中。

On the dorsum of the hand，between the fourth and fifth metacarpal bones，in the depression proximal to the fourth metacarpophalangeal joint.

中渚 TE3

阳池 Yángchí(TE4)

在腕后侧,腕背侧远端横纹上,指伸肌腱的尺侧缘凹陷中。

注1:俯掌,沿第4、5掌骨间向上至腕背侧远端横纹处的凹陷中,横平阳溪(LI5)、阳谷(SI5)。

注2:指伸肌腱,在抗阻力伸指、伸腕时可明显触及。

On the posterior aspect of the wrist, in the depression ulnar to the extensor digitorum tendon, on the dorsal wrist crease.

Note 1: TE4 can be palpated when moving proximally along the gap between the fifth and fourth metacarpal bones, at the same level as LI5 and SI5.

Note 2: When the wrist is extended against resistance, the extensor digitorum tendon can be palpated more easily.

阳池 TE4

外关 Wàiguān(TE5)

在前臂后侧,腕背侧远端横纹上2寸,尺骨与桡骨间隙中点。

注:阳池(TE4)上2寸,两骨之间凹陷中。与内关穴(PC6)相对。

On the posterior aspect of the forearm, midpoint of the interosseous space between the radius and the ulna, 2 B-cun proximal to the dorsal wrist crease.

Note: 2 B-cun proximal to TE4, in the depression between the radius and the ulna. The anterior point corresponding to TE5 is PC6.

外关 TE5

支沟 Zhīgōu(TE6)

在前臂后侧,腕背侧远端横纹上3寸,尺骨与桡骨间隙中点。

注:外关上1寸,两骨之间,横平会宗(TE7)。

On the posterior aspect of the forearm, midpoint of the interosseous space between the radius and the ulna, 3 B-cun proximal to the dorsal wrist crease. ,.

Note: 1 B-cun proximal to TE5, between the radius and the ulna, at the same level as TE7.

支沟 TE6

会宗　Huìzōng(TE7)

在前臂后侧,腕背侧远端横纹上 3 寸,尺骨的桡侧缘。

注:支沟(TE6)尺侧。

On the posterior aspect of the forearm, just radial to the ulna, 3 B-cun proximal to the dorsal wrist crease.

Note：TE7 is ulnar to TE6.

会宗 TE7

三阳络　Sānyángluò(TE8)

在前臂后侧,腕背侧远端横纹上 4 寸,尺骨与桡骨间隙中点。

注:阳池(TE4)与肘尖连线的上 2/3 与下 1/3 的交点处。

On the posterior aspect of the forearm, midpoint of the interosseous space between the radius and the ulna, 4 B-cun proximal to the dorsal wrist crease.

Note：At the junction of the upper two thirds and lower one third of the line connecting TE4 with the tip of the elbow.

三阳络 TE8

四渎　Sìdú(TE9)

在前臂后侧,肘尖下 5 寸,尺骨与桡骨间隙中点。

On the posterior aspect of the forearm, midpoint of the interosseous space between the radius and the ulna, 5 B-cun distal to the prominence of the olecranon.

四渎 TE9

天井　Tiānjǐng(TE10)

在肘后侧,肘尖上 1 寸凹陷中。

注:屈肘 90°时,鹰嘴窝中。

On the posterior aspect of the elbow, in the depression 1 B-cun proximal to the prominence of the olecranon.

Note：When the elbow is flexed, TE10 is located in the olecranon fossa.

天井 TE10

清冷渊　Qīnglěngyuān(TE11)

在臂后侧,肘尖上 2 寸,肘尖与肩峰角连线上。

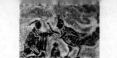

注：伸肘，肘尖上 2 寸。

On the posterior aspect of the arm，on the line connecting the prominence of olecranon with the acromial angle，2 B-cun proximal to the prominence of the olecranon.

Note：With the elbow extended，2 B-cun superior to the the prominence of the olecranon.

清冷渊 TE11

消泺　Xiāoluò(TE12)

在臂后侧，肘尖上 5 寸，肘尖与肩峰角连线上。

On the posterior aspect of the arm，on the line connecting the prominence of olecranon with the acromial angle，5 B-cun proximal to the prominence of the olecranon.

消泺 TE12

臑会　Nàohuì(TE13)

在臂后侧，肩峰角下 3 寸，三角肌的后下缘。

On the posterior aspect of the arm，posteroinferior to the deltoid muscle，3 B-cun inferior to the acromial angle.

臑会 TE13

肩髎　Jiānliáo(TE14)

在肩带部，肩峰角与肱骨大结节两骨间凹陷中。

注：屈臂外展时，肩峰外侧缘前后端呈现两个凹陷，前一较深凹陷为肩髃(LI15)，后一凹陷即本穴。

On the shoulder girdle，in the depression between the acromial angle and the greater tubercle of the humerus.

Note：When the elbow is flexed and the arm is abducted，two depressions appear respectively anterior and posterior to the acromion. LI15 is located in the anterior one，deeper than the posterior one，in which TE14 is located.

肩髎 TE14

天髎　Tiānliáo(TE15)

在肩胛区，肩胛骨上角上缘凹陷中。

注：正坐垂肩，肩井(GB21)与曲垣(SI13)连线的中点。

In the scapular region, in the depression superior to the superior angle of scapula.

Note：With the upper limb hanging by the side of trunk in a seated position，TE15 is located midway between GB21 and SI13.

天髎 TE15

天牖 Tiānyǒu(TEl6)

在颈前部，横平下颌角，胸锁乳突肌的后缘凹陷中。

In the anterior region of the neck，at the same level as the angle of the mandible，in the depression posterior to the sternocleidomastoid muscle.

天牖 TEl6

翳风 Yìfēng(TE17)

在颈前部，耳垂后方，乳突下端前方凹陷中。

In the anterior region of the neck，posterior to the ear lobe，in the depression anterior to the inferior end of the mastoid process.

翳风 TE17

瘈脉 Chìmài(TE18)

在头部，乳突中央，角孙与翳风之间沿耳轮弧形连线的上 2/3 与下 1/3 的交点处。

On the head，at the centre of the mastoid process，at the junction of the upper two thirds and lower one third of the curved line from TE17 to TE20.

瘈脉 TE18

颅息 Lúxī(TE19)

在头部，角孙(TE20)与翳风(TE17)沿耳轮弧形连线的上 1/3 与下 2/3 的交点处。

On the head，at the junction of the upper one third and lower two thirds of the curved line from TE17 toTE20.

颅息 TE19

角孙 Jiǎosūn(TE20)

在头部，耳尖正对发际处。

注:将耳郭折向前按于头部，头部正对耳尖处即是本穴。

On the head，just superior to the auricular apex.

Note：With the auricle folded forward and pressed against the head，the point is located

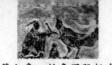

where the auricular apex touches the head.

角孙 TE20

耳门　Ěrmén(TE21)

在面部,耳屏上切迹与下颌骨髁突之间的凹陷中。

注:微张口,耳屏上切迹前的凹陷中,听宫(SI19)直上。

On the face, in the depression between the supratragic notch and the condylar process of the mandible.

Note:When the mouth is slightly opened, TE21 is located in the depression anterior to the supratragic notch, directly superior to SI19.

耳门 TE21

耳和髎　Ěrhéliáo(TE22)

在头部,鬓发后缘,耳郭根之前方,颞浅动脉的后缘。

On the head, posterior to the temple hairline, anterior to the auricular root, posterior to the superficial temporal artery.

耳和髎 TE22

丝竹空　Sīzhúkōng(TE23)

在头部,眉梢凹陷中。

注:瞳子髎(GB1)直上。

On the head, in the depression at the lateral end of the eyebrow.

Note:TE23 is superior to GB1.

丝竹空 TE23

(十一)足少阳胆经 Gallbladder Meridian

瞳子髎　Tóngzǐliáo(GB1)

在头部,目外眦外侧 0.5 寸凹陷中。

On the head, in the depression, 0.5 B-cun lateral to the outer canthus of the eye.

瞳子髎 GB1

听会　Tīnghuì(GB2)

在面部,耳屏间切迹与下颌骨髁突之间的凹陷中。

注：张口，耳屏间切迹前方的凹陷中。

On the face，in the depression between the intertragic notch and the condylar process of the mandible.

Note：When the mouth is opened，GB2 is located in the depression anterior to the intertragic notch.

听会 GB2

上关　Shàngguān(GB3)

在头部，颧弓上缘中央凹陷中。

注：下关(ST7)直上颧弓上缘凹陷中。

On the head，in the depression superior to the midpoint of the zygomatic arch.

Note：In the depression anterior to the zygomatic arch，superior to ST7.

上关 GB3

颔厌　Hànyàn(GB4)

在头部，从头维(ST8)至曲鬓(GB7)弧形连线的上 1/4 与下 3/4 交点处。

On the head，at the junction of the upper one fourth and lower three fourths of the curved line from ST8 to GB7.

颔厌 GB4

悬颅　Xuánlú(GB5)

在头部，从头维(ST8)至曲鬓(GB7)弧形连线的中点处。

On the head，at the midpoint of the curved line from ST8 to GB7.

悬颅 GB5

悬厘　Xuánlí(GB6)

在头部，从头维(ST8)至曲鬓(GB7)弧形连线的上 3/4 与下 1/4 的交点处。

On the head，at the junction of the upper three fourths and lower one fourth of the curved line from ST8 to GB7.

悬厘 GB6

曲鬓　Qūbīn(GB7)

在头部，耳前鬓角发际后缘的垂线与耳尖水平线的交点处。

On the head，at the junction of the vertical line of the posterior border of the temple

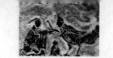

hairline and the horizontal line of the apex of the auricle.

曲鬓 GB7

率谷　Shuàigǔ(GB8)

在头部,耳尖直上入发际 1.5 寸。

注:角孙(TE20)直上,入发际 1.5 寸。咀嚼时,以手按之肌肉鼓动处。

On the head, superior to the auricular apex, 1.5 B-cun superior to the temporal hairline.

Note：Superior to TE20，1.5 B-cun within the hairline, it is easier to palpate the point while the subject is chewing.

率谷 GB8

天冲　Tiānchōng(GB9)

在头部,耳根后缘直上,入发际 2 寸。

注:率谷(GB8)之后 0.5 寸。

On the head, directly superior to the posterior border of the auricular root, 2 B-cun superior to the hairline.

Note：GB9 is 0.5 B-cun posterior to GB8.

天冲 GB9

浮白　Fúbái(GB10)

在头部,耳后乳突的后上方,从天冲(GB9)至完骨(GB12)的弧形连线的上 1/3 与下 2/3 交点处。

注:耳尖后方,入发际 1 寸。

On the head, posterosuperior to the mastoid process, at the junction of the upper one third and lower two thirds of the curved line from GB9 to GB12.

Note：Posterior to the auricular apex, 1 B-cun superior to the hairline.

浮白 GB10

头窍阴　Tóuqiàoyīn(GB11)

在头部,耳后乳突的后上方,从天冲(GB9)到完骨(GB12)的弧形连线的上 2/3 与下 1/3 交点处。

On the head, posterosuperior to the mastoid process, at the junction of the upper two thirds and lower one third of the curved line from GB 9 to GB12.

头窍阴 GBll

完骨　Wángǔ(GBl2)

在颈前部,耳后乳突的后下方凹陷中。

In the anterior region of the neck, in the depression posteroinferior to the mastoid process.

完骨 GBl2

本神　Běnshén(GBl3)

在头部,前发际上 0.5 寸,前正中线旁开 3 寸。

注:神庭(GV24)与头维(ST8)弧形连线的内 2/3 与外 1/3 的交点处。

On the head, 0.5 B-cun superior to the anterior hairline, 3 B-cun lateral to the anterior median line.

Note: GB13 is at the junction of the medial two thirds and lateral one third of the curved line from GV24 to ST8.

本神 GBl3

阳白　Yángbái(GBl4)

在头部,眉上 1 寸,瞳孔直上。

On the head, 1 B-cun superior to the eyebrow, superior to the centre of the pupil.

阳白 GBl4

头临泣　Tóulínqì(GB5)

在头部,前发际上 0.5 寸,瞳孔直上。

注:两目平视,瞳孔直上,正当神庭(GV24)与头维(ST8)弧形连线的中点处。

On the head, 0.5 B-cun within the anterior hairline, superior to the centre of the pupil.

Note: When looking straight ahead, GB15 is superior to the centre of the pupil, at the midpoint of the curved line from GV24 to ST8.

头临泣 GB15

目窗　Mùchuāng(GB16)

在头部,前发际上 1.5 寸,瞳孔直上。

注:头临泣(GB15)直向上 1 寸处。

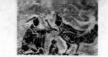

On the head, 1. 5 B-cun within the anterior hairline, superior to the centre of the pupil.

Note：GB16 is 1 B-cun superior to GB15.

目窗 GB16

正营　Zhèngyíng(GB17)

在头部，前发际上 2.5 寸，瞳孔直上。

注：头临泣(GB15)直向上 2 寸处。

On the head, 2. 5 B-cun within the anterior hairline, superior to the centre of the pupil.

Note：GB17 is 2 B-cun superior to GB15.

正营 GB17

承灵　Chénglíng(GB18)

在头部，前发际上 4 寸，瞳孔直上。

注：正营(GB17)后 1.5 寸，横平通天(BL7)。

On the head, 4 B-cun within the anterior hairline, superior to the centre of the pupil.

Note：GB18 is 1. 5 B-cun posterior to GB17，at the same level as BL7.

承灵 GB18

脑空　Nǎokōng　(GB19)

在头部，横平枕外隆凸的上缘，风池穴(GB20)直上。

注：横平脑户(GV17)、玉枕(BL9)。

On the head, at the same level as the superior border of the external occipital protuberance, superior to GB20.

Note：GB19 is at the same level as GV17 and BL9.

脑空 GB19

风池　Fēngchí(GB20)

在颈前部，枕骨之下，胸锁乳突肌上端与斜方肌上端之间的凹陷中。

注：横平风府(GV16)。

In the anterior region of the neck, inferior to the occipital bone, in the depression between the origins of sternocleidomastoid and the trapezius muscles.

Note：GB20 is at the same level as GV16.

风池 GB20

肩井　Jiānjǐng(GB21)

在颈后部,第 7 颈椎棘突与肩峰最外侧点连线的中点。

In the posterior region of the neck，at the midpoint of the line connecting the spinous process of the seventh cervical vertebra（C7）with the lateral end of the acromion.

肩井 GB21

渊腋　Yuānyè(GB22)

在侧胸部,第 4 肋间隙中,当腋中线上。

In the lateral thoracic region，in the fourth intercostal space，on the midaxillary line.

渊腋 GB22

辄筋　Zhéjīn(GB23)

在侧胸部,第 4 肋间隙中,腋中线前 1 寸。

In the lateral thoracic region，in the fourth intercostal space，1 B-cun anterior to the midaxillary line.

辄筋 GB23

日月　Rìyuè(GB24)

在前胸部,第 7 肋间隙中,前正中线旁开 4 寸。

注 1:乳头直下,期门(LR14)下 1 肋。

注 2:女性可在锁骨中线与第 7 肋间交点处取。

In the anterior thoracic region，in the seventh intercostal space，4 B-cun lateral to the anterior median line.

Note 1：GB24 is inferior to the centre of the nipple，one rib inferior to LR14.

Note 2：In females，GB24 can be found at the intersection of the midclavicular line and the seventh intercostal space.

日月 GB24

京门　Jīngmén(GB25)

在侧腹部,第 12 肋骨游离端的下际。

注:侧卧举臂,从腋后线的肋弓软骨缘下方向后触及第 12 肋骨游离端,在下方取穴。

On the lateral abdomen，inferior to the free extremity of the twelfth rib.

Note：GB25 can be located while the subject is lying on the side with the shoulder

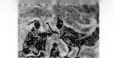

flexed. The free extremity of the twelfth rib can be palpated below the inferior border of the costal arch posterior to the posterior axillary line.

京门 GB25

带脉 Dàimài(GB26)

在侧腹部,第 11 肋骨游离端垂线与脐水平线的交点上。

注 1:尽量收腹,显露肋弓软骨缘,沿此缘向外下方至其底部稍下方可触及第 11 肋骨游离端。

注 2:章门(LR13)直下,横平神阙(CV8)。

On the lateral abdomen, inferior to the free extremity of the eleventh rib, at the same level as the centre of umbilicus.

Note 1:GB26 can be located by first locating the tenth rib, then searching for the free extremity of the eleventh rib that is situated immediately below the inferior border of the costal arch.

Note 2:GB26 is inferior to LR13, at the same level as CV8.

带脉 GB26

五枢 Wǔshū(GB27)

在下腹部,横平脐下 3 寸,髂前上棘内侧。

注:带脉(GB26)下 3 寸处,横平关元(CV4)。

On the lower abdomen, 3 B-cun inferior to the centre of umbilicus, medial to the anterior superior iliac spine.

Note:GB27 is 3 B-cun inferior to GB26, at the same level as CV4.

五枢 GB27

维道 Wéidào(GB28)

在下腹部,髂前上棘内下 0.5 寸。

注:五枢(GB27)内下 0.5 寸。

On the lower abdomen, 0.5 B-cun medio inferior to the anterior superior iliac spine.

Note:GB28 is 0.5 B-cun medio inferior to GB27.

维道 GB28

居髎 Jūliáo(GB29)

在臀部,髂前上棘与股骨大转子最凸点连线的中点处。

In the buttocks region, midpoint of the line connecting the anterior superior iliac spine and the prominence of the greater trochanter.

居髎 GB29

环跳　Huántiào(GB30)

案 1:在臀部,股骨大转子最凸点与骶管裂孔连线的外 1/3 与内 2/3 交点处。

注:侧卧,伸下腿,上腿屈髋屈膝取穴。

案 2:在臀部,股骨大转子最凸点与髂前上棘连线的外 1/3 与内 2/3 交点处。

In the buttocks region, at the junction of the lateral one third and medial two thirds of the line connecting the prominence of the greater trochanter with the sacral hiatus.

Note: GB30 is easier to locate when the subject is lying on the side with the thigh flexed.

Remarks: Alternative location for GB30 - In the buttocks region, at the junction of the lateral one third and medial two thirds of the distance between the prominence of the greater trochanter and the anterior superior iliac spine.

环跳 GB30

风市　Fēngshì(GB31)

在股外侧,直立垂手,掌心贴于大腿时,中指尖所指凹陷中,髂胫束后缘。

注:稍屈膝,大腿稍内收提起,可显露髂胫束。

On the lateral aspect of the thigh, in the depression posterior to the iliotibial band where the tip of the middle finger rests, when standing up with the arms hanging alongside the thigh.

Note: GB31 is located by first finding the iliotibial band when the knee is slightly flexed and the hip is abducted against resistance.

风市 GB31

中渎　Zhōngdú(GB32)

在股外侧,腘横纹上 7 寸,髂胫束后缘。

On the lateral aspect of the thigh, posterior to the iliotibial band, 7 B-cun superior to the popliteal crease.

中渎 GB32

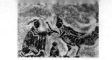
膝阳关　Xīyángguān(GB33)

在膝外侧,股骨外上髁后上缘,股二头肌腱与髂胫束之间的凹陷中。

On the lateral aspect of the knee, in the depression between the biceps femoris tendon and the iliotibial band, posterior and proximal to the lateral epicondyle of the femur.

膝阳关 GB33

阳陵泉　Yánglíngquán(GB34)

在小腿外侧,腓骨头前下方凹陷中。

On the fibular aspect of the leg, in the depression anterior and distal to the head of the fibula.

阳陵泉 GB34

阳交　Yángjiāo(GB35)

在小腿外侧,外踝尖上 7 寸,腓骨后缘。

注:外踝尖与腘横纹外侧端连线中点下 1 寸,外丘(GB36)后。

On the fibular aspect of the leg, posterior to the fibula, 7 B-cun proximal to the prominence of the lateral malleolus.

Note: GB35 is located 1 B-cun distal to the midpoint line connecting the prominence of the lateral malleolus and the lateral end of the popliteal crease, posterior to GB36.

阳交 GB35

外丘　Wàiqiū(GB36)

在小腿外侧,外踝尖上 7 寸,腓骨前缘。

注:外踝尖与腘横纹外侧端连线中点下 1 寸,阳交(GB35)前。

On the fibular aspect of the leg, anterior to the fibula, 7 B-cun proximal to the prominence of the lateral malleolus.

Note: GB36 is located 1 B-cun distal to the midpoint connecting the prominence of the lateral malleolus and the lateral end of the popliteal crease, anterior to GB35.

外丘 GB36

光明　Guāngmíng(GB37)

在小腿外侧,外踝尖上 5 寸,腓骨前缘。

On the fibular aspect of the leg, anterior to the fibula, 5 B-cun proximal to the prominence of the lateral malleolus.

光明 GB37

阳辅　Yángfǔ(GB38)

在小腿外侧,外踝尖上 4 寸,腓骨前缘。

On the fibular aspect of the leg, anterior to the fibula, 4 B-cun proximal to the prominence of the lateral malleolus.

阳辅 GB38

悬钟　Xuánzhōng(GB39)

在小腿外侧,外踝尖上 3 寸,腓骨前缘。

On the fibular aspect of the leg, anterior to the fibula, 3 B-cun proximal to the prominence of the lateral malleolus.

悬钟 GB39

丘墟　Qiūxū(GB40)

在踝前外侧,外踝的前下方,趾长伸肌腱的外侧凹陷中。

注:第 2~5 趾抗阻力伸展,可清楚显现趾长伸肌腱。

On the anterolateral aspect of the ankle, in the depression lateral to the extensor digitorum longus tendon, anterior and distal to the lateral malleolus.

Note：GB40 is easier to locate by finding the extensor digitorum longus tendon when the second to fifth toes are extended against resistance.

丘墟 GB40

足临泣　Zúlínqì(GB41)

在足背,第 4、5 跖骨底结合部的前方,第五趾长伸肌腱外侧凹陷中。

On the dorsum of the foot, distal to the junction of the bases of the fourth and fifth metatarsal bones, in the depression lateral to the fifth extensor digitorum longus tendon.

足临泣 GB41

地五会　Dìwǔhuì(GB42)

在足背,第 4、5 跖骨间,第 4 跖趾关节近端凹陷中。

On the dorsum of the foot, between the fourth and fifth metatarsal bones, in the depression proximal to the fourth metatarsophalangeal joint.

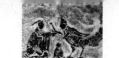

地五会 GB42

侠溪　Xiáxī(GB43)

在足背,第 4、5 趾间,趾蹼缘后方赤白肉际处。

On the dorsum of the foot, between the fourth and fifth toes, proximal to the web margin, at the border between the red and white flesh.

侠溪 GB43

足窍阴　Zúqiàoyīn(GB44)

在足趾,第 4 趾末节外侧,距趾甲根角侧后方 0.1 寸(指寸),沿爪甲外侧画一直线与爪甲基底缘水平线交点处。

On the fourth toe, lateral to the distal phalanx, 0.1 F-cun proximal to the lateral corner of the toenail, at the intersection of the vertical line of the lateral side of the nail and the horizontal line of the base of the fourth toenail.

足窍阴 GB44

(十二)足厥阴肝经 Liver Meridian

大敦　Dàdūn(LR1)

在足趾,大趾末节外侧,趾甲根角侧后方 0.1 寸(指寸),沿爪甲外侧画一直线与爪甲基底缘水平线交点处。

On the great toe, lateral to the distal phalanx, 0.1 F-cun proximal to the lateral corner of the toenail, at the intersection of the vertical line of the lateral side of the nail and the horizontal line of the base of the toe nail.

大敦 LR1

行间　Xíngjiān(LR2)

在足背,第 1、2 趾间,趾蹼缘后方赤白肉际处。

On the dorsum of the foot, between the first and second toes, proximal to the web margin, at the border between the red and white flesh.

行间 LR2

太冲　Tàichōng(LR3)

在足背,第 1、2 跖骨间,跖骨底结合部前方凹陷中,足背动脉搏动处。

注：从第 1、2 跖骨间向后推移至底部的凹陷中取穴。

On the dorsum of the foot，between the first and second metatarsal bones，in the depression distal to the junction of the bases of the two bones，over the dorsalis pedis artery.

Note：LR3 can be felt in the depression when moving proximally from LR2 in the gap between the first and second metatarsal bones towards the base of two metatarsal bones.

太冲 LR3

中封　Zhōngfēng(LR4)

在踝前内侧，足内踝前，胫骨前肌腱的内侧缘凹陷中。

注：商丘（SP5）与解溪（ST41）中间。

On the anteromedial aspect of the ankle，in the depression medial to the tibialis anterior tendon，anterior to the medial malleolus.

Note：LR4 is located midway between SP5 and ST41.

中封 LR4

蠡沟　Lígōu(LR5)

在小腿前内侧，内踝尖上 5 寸，胫骨内侧面的中央。

注：髌尖与内踝尖连线的上 2/3 与下 1/3 交点，胫骨内侧面的中央，横平筑宾（KI9）。

On the anteromedial aspect of the leg，at the centre of the medial border (surface) of the tibia，5 B-cun proximal to the prominence of the medial malleolus.

Note：LR5 is located at the junction of the upper two thirds and lower one third of the line connecting the apex of the patella with the prominence of the medial malleolus，at the centre of the medial border (surface) of the tibia，at the same level as KI9.

蠡沟 LR5

中都　Zhōngdū(LR6)

在小腿前内侧，内踝尖上 7 寸，胫骨内侧面的中央。

注：髌尖与内踝尖连线中点下 0.5 寸，胫骨内侧面的中央。

On the anteromedial aspect of the leg，at the centre of the medial border (surface) of the tibia，7 B-cun superior to the prominence of the medial malleolus.

Note：LR6 is located at 0. 5 B-cun inferior to the midpoint of the line connecting the apex of the patella with the prominence of the medial malleolus，at the centre of the medial border (surface) of the tibia.

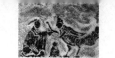

中都 LR6

膝关 Xīguān(LR7)

在小腿内侧,胫骨内侧髁的下方,阴陵泉(SP9)后1寸。

On the tibial aspect of the leg, inferior to the medial condyle of the tibia, 1 B-cun posterior to SP9.

膝关 LR7

曲泉 Qūquán(LR8)

在膝内侧,腘横纹内侧端,半腱肌和半膜肌肌腱内缘凹陷中。

注:屈膝,在膝内侧横纹端最明显的肌腱内侧凹陷中取穴。

On the medial aspect of the knee, in the depression medial to the tendons of the semitendinosus and the semimembranosus muscles, at the medial end of the popliteal crease.

Note:With the knee flexed, LR8 is located in the depression medial to the most prominent tendon on the medial end of the popliteal crease.

曲泉 LR8

阴包 Yīnbāo(LR9)

在股内侧,髌底上4寸,股薄肌与缝匠肌之间。

注:大腿稍屈,稍外展,用力收缩肌肉,显露出明显的缝匠肌,在其后缘取穴。

On the medial aspect of the thigh, between the gracilis and the sartorius muscles, 4 B-cun proximal to the base of the patella.

Note:With the hip slightly flexed and abducted and with the muscle under tension, the sartorius muscle becomes more distinct. LR 9 is located posterior to the sartorius muscle.

阴包 LR9

足五里 Zúwǔlǐ(LR10)

在股内侧,气冲(ST30)直下3寸,动脉搏动处。

On the medial aspect of the thigh, 3 B-cun distal to ST30, over the artery.

足五里 LR10

阴廉 Yīnlián(LR11)

在股内侧,气冲(ST30)直下2寸。

注:稍屈髋,屈膝,外展,大腿抗阻力内收时显露出长收肌。阴廉(LR11)位于长收肌的外缘。

On the medial aspect of the thigh, 2 B-cun distal to ST30.

Note：LR11 is located lateral to the adductor longus muscle. When the thigh is adducted against resistance with the hip slightly flexed, the knee flexed and abducted, the adductor longus muscle becomes more distinct.

阴廉 LR11

急脉　Jímài(LR12)

在腹股沟,横平耻骨联合上缘,前正中线旁开 2.5 寸。

In the groin region, at the same level as the superior border of the pubic symphysis, and 2.5 B-cun lateral to the anterior median line.

急脉 LR12

章门　Zhāngmén(LR13)

在侧腹部,当第 11 肋游离端的下际。

注:侧卧举臂,在肋弓下方可触摸到第 11 肋骨游离端,在其下际取穴。

On the lateral abdomen, inferior to the extremity of the 11th rib.

Note：LR13 can be located while the subject is lying on the side with the shoulder flexed. The extremity of the 11th rib can be palpated below the inferior border of the costal arch.

章门 LR13

期门　Qīmén(LR14)

在前胸部,第 6 肋间隙,前正中线旁开 4 寸。

注:当乳头直下,不容穴(ST19)旁开 2 寸处取之。女性在锁骨中线与第 6 肋间交点处。

In the anterior thoracic region, in the sixth intercostal space, 4 B-cun lateral to the anterior median line.

Note：LR14 is inferior to the centre of the nipple, 2 B-cun lateral to ST19. In females, LR14 is located at the intersection of the midclavicular line and the sixth intercostal space.

期门 LR14

(十三)督脉 Governer Vessel Meridian

长强　Chángqiáng(GV1)

在会阴区,尾骨下方,尾骨端与肛门连线的中点处。

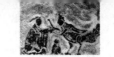

注:俯卧位或膝胸位取穴。

In the perineal region, inferior to the coccyx, midway between the tip of the coccyx and the anus.

Note：The subject may be in prone position or knee-chest position.

长强 GV1

腰俞　Yāoshū(GV2)

在骶部,正对骶管裂孔,后正中线上。

注:臀裂正上方的小凹陷即骶管裂孔。

In the sacral region, at the sacral hiatus, on the posterior median line.

Note：The sacral hiatus is a small depression immediately above the anal cleft.

腰俞 GV2

腰阳关　Yāoyángguān(GV3)

在腰部,第4腰椎棘突下凹陷中,后正中线上。

注:先找到髂脊最高点,此两点连线的中点即第4腰椎棘突下缘,即本穴。

In the lumbar region, in the depression inferior to the spinous process of the fourth lumbar vertebra (L4), on the posterior median line.

Note：GV3 can be located by first palpating the highest points of the iliac crests and the spinous process of the fourth lumbar vertebra (L4) can then be found at the midpoint of the highest points of both iliac crests.

腰阳关 GV3

命门　Mìngmén(GV4)

在腰部,第2腰椎棘突下凹陷中,后正中线上。

In the lumbar region, in the depression inferior to the spinous process of the second lumbar vertebra (L2), on the posterior median line.

命门 GV4

悬枢　Xuánshū(GV5)

在腰部,第1腰椎棘突下凹陷中,后正中线上。

In the lumbar region, in the depression inferior to the spinous process of the first lumbar vertebra (L1), on the posterior median line.

悬枢 GV5

脊中　Jǐzhōng(GV6)

在背部,第 11 胸椎棘突下凹陷中,后正中线上。

In the upper back region, in the depression inferior to the spinous process of the eleventh thoracic vertebra (T11), on the posterior median line

脊中 GV6

中枢　Zhōngshū(GV7)

在背部,第 10 胸椎棘突下凹陷中,后正中线上。

In the upper back region, in the depression inferior to the spinous process of the tenth thoracic vertebra (T10), on the posterior median line.

中枢 GV7

筋缩　Jīnsuō(GV8)

在背部,第 9 胸椎棘突下凹陷中,后正中线上。

In the upper back region, in the depression inferior to the spinous process of the ninth thoracic vertebra (T9), on the posterior median line.

筋缩 GV8

至阳　Zhìyáng(GV9)

在背部,第 7 胸椎棘突下凹陷中,后正中线上。

注:当后正中线与肩胛骨下角水平线交点处,第 7 胸椎棘突下凹陷中。

In the upper back region, in the depression inferior to the spinous process of the seventh thoracic vertebra (T7), on the posterior median line.

Note: The depression inferior to the spinous process of the seventh thoracic vertebra (T7) which is at the intersection of two imaginary lines: the posterior midline and the inferior border of the inferior angle of the scapula.

至阳 GV9

灵台　Língtái(GV10)

在背部,第 6 胸椎棘突下凹陷中,后正中线上。

In the upper back region, in the depression inferior to the spinosus process of the sixth thoracic vertebra (T6), on the posterior median line.

灵台 GV10

神道　Shéndào(GV11)

在背部,第5胸椎棘突下凹陷中,后正中线上。

In the upper back region, in the depression inferior to the spinous process of the fifth thoracic vertebra (T5), on the posterior median line.

神道 GV11

身柱　Shēnzhù(GV12)

在背部,第3胸椎棘突下凹陷中,后正中线上。

注:当后正中线与两肩胛冈内端连线的交点处,第3胸椎棘突下凹陷中。

In the upper back region, in the depression inferior to the spinous process of the third thoracic vertebra (T3), on the posterior median line.

Note: The depression inferior to the spinous process of the third thoracic vertebra (T3) which is at the intersection of two imaginary lines: the posterior median line and the horizontal line of the medial end of the spine of the scapula.

身柱 GV12

陶道　Táodào(GV13)

在背部,第1胸椎棘突下凹陷中,后正中线上。

In the upper back region, in the depression inferior to the spinous process of the first thoracic vertebra (T1), on the posterior median line.

陶道 GV13

大椎　Dàzhuī(GV14)

在颈后部,第7颈椎棘突下凹陷中,后正中线上。

注1:坐姿,头部中间位,于颈后隆起最高且能随头左右旋转而轻微活动者为第7颈椎棘突。

注2:稍低头,第7颈椎可随头左右旋转而轻微旋转。

In the posterior region of neck, in the depression inferior to the spinous process of the seventh cervical vertebra (C7), on the posterior median line.

Note 1: When the head is in a neutral position while the subject is seated, the most prominent site on the posterior aspect of the neck is the spinous process of the seventh cervical vertebra（C7）. Forward flexion of the head may facilitate palpation of the C7 spinous process.

Note 2：Slight rotation of C7 can be palpated by rotating the head with the neck slightly flexed.

大椎 GV14

哑门　Yǎmén（GV15）

在颈后部，第 2 颈椎棘突上际凹陷中，后正中线上。

注：先定风府穴（GV16），再于风府（GV16）下 0.5 寸取本穴。

In the posterior region of neck，in the depression superior to the spinous process of the second cervical vertebra（C2），on the posterior median line.

Note：After locating GV16，GV15 is located 0.5 B-cun inferior to GV16.

哑门 GV15

风府　Fēngfǔ（GV16）

在颈后部，枕外隆凸直下，两侧斜方肌之间凹陷中。

注：正坐，头稍仰，使项部斜方肌松弛，从项后发际正中上推至枕骨而止即是本穴。

In the posterior region of neck，directly inferior to the external occipital protuberance，in the depression between the trapezius muscles.

Note：With the head slightly extended in the seated position，loosen the trapezius muscle，then moving superiorly from the midpoint of the posterior hairline to the occipital bone，GV16 will be found.

风府 GV16

脑户　Nǎohù（GV17）

在头部，枕外隆凸的上缘凹陷中。

注：后正中线与枕外隆凸的上缘交点处的凹陷中。平玉枕（BL9）。

On the head，in the depression superior to the external occipital protuberance.

Note：GV17 is located in the depression at the intersection of two imaginary lines：the vertical line of the posterior median line and the horizontal line of the superior border of the external occipital protuberance，at the same level as BL9.

脑户 GV17

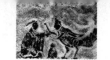

强间 Qiángjiān(GV18)

在头部,后发际正中直上 4 寸。

注:脑户穴(GV17)直向上 1.5 寸凹陷中。

On the head, 4 B-cun superior to the posterior hairline on the posterior median line.

Note：GV18 is located in the depression 1.5 B-cun superior to GV17.

强间 GV18

后顶 Hòudǐng(GV19)

在头部,后发际正中直上 5.5 寸。

注:百会(GV20)向后 1.5 寸处。

On the head, 5.5 B-cun superior to the posterior hairline, on the posterior median line.

Note：GV19 is located 1.5 B-cun posterior to GV20.

后顶 GV19

百会 Bǎihuì(GV20)

在头部,前发际正中直上 5 寸。

注 1:当前、后发际正中连线的中点向前 1 寸凹陷中。

注 2:折耳,两耳尖向上连线的中点。

On the head, 5 B-cun superior to the anterior hairline, on the anterior median line.

Note 1：GV20 is located in the depression 1 B-cun anterior to the midpoint of the line from the anterior hairline to the posterior hairline.

Note 2：When the ears are folded, GV20 is located at the midpoint of the connecting line between the auricular apices.

百会 GV20

前顶 Qiándǐng(GV21)

在头部,前发际正中直上 3.5 寸。

注:百会穴(GV20)与囟会(GV22)连线的中点。

On the head, 3.5 B-cun superior to the anterior hairline, on the anterior median line.

Note：GV21 is located at the midpoint of the line connecting GV20 and GV22.

前顶 GV21

囟会 Xìnhuì(GV22)

在头部,前发际正中直上 2 寸。

On the head，2 B-cun superior to the anterior hairline, on the anterior median line.

囟会 GV22

上星　Shàngxīng(GV23)

在头部,前发际正中直上 1 寸。

On the head，1 B-cun superior to the anterior hairline on the anterior median line.

上星 GV23

神庭　Shéntíng(GV24)

在头部,前发际正中直上 0.5 寸。

注:发际不明或变异者,从眉心直上 3.5 寸处取之。

On the head，0.5 B-cun superior to the anterior hairline，on the anterior median line.

Note：When the anterior hairline is unclear or changed，GV24 is located 3.5 B-cun superior to the midpoint between the medial ends of the eyebrows.

神庭 GV24

素髎　Sùliáo(GV25)

在面部,鼻尖的正中央。

On the face，at the tip of the nose.

素髎 GV25

水沟　Shuǐgōu(GV26)

案 1：在面部,人中沟的中间。

案 2：在面部,人中沟的上 1/3 与下 2/3 交点处。

On the face，at the midpoint of the philtrum midline.

Remarks：Alternative location for GV26：At the junction of the upper one third and lower two thirds of the philtrum midline.

水沟 GV26

兑端　Duìduān(GV27)

在面部,上唇结节的中点。

On the face，at the midpoint of the tubercle of the upper lip.

兑端 GV27

龈交 Yínjiāo(GV28)

在面部,在上唇内,上唇系带与上牙龈的交点。

注:正坐仰头,提起上唇,于上唇系带与齿龈之移行处取穴。

On the face, at the junction of the frenulum of the upper lip with the upper gum.

Note: With the head extended in the seated posture and the upper lip lifted, GV28 is located at the junction of the frenulum of the upper lip with the upper gum.

龈交 GV28

(十四)任脉 Conception Vessel Meridian

会阴 Huìyīn(CV1)

在会阴区,男性当阴囊根部与肛门连线的中点,女性当大阴唇后联合与肛门连线的中点。

注:胸膝位或侧卧位,在前后二阴中间。

In the perineal region, at the midpoint of the line connecting the anus with the posterior border of the scrotum in males and the posterior commissure of labium majoris in females.

Note: CV1 is located midway between the anus and the genital organ, with the subject lying on the side or in knee-chest position.

会阴 CV1

曲骨 Qūgǔ(CV2)

在下腹部,耻骨联合上缘,前正中线上。

On the lower abdomen, superior to the pubic symphysis, on the anterior median line.

曲骨 CV2

中极 Zhōngjí(CV3)

在下腹部,脐中下 4 寸,前正中线上。

On the lower abdomen, 4 B-cun inferior to the centre of the umbilicus, on the anterior median line.

关元 Guānyuán(CV4)

在下腹部,脐中下 3 寸,前正中线上。

On the lower abdomen, 3 B-cun inferior to the centre of the umbilicus, on the anterior median line.

关元 CV4

石门　Shímén(CV5)

在下腹部，脐中下 2 寸，前正中线上。

On the lower abdomen, 2 B-cun inferior to the centre of the umbilicus, on the anterior median line.

石门 CV5

气海　Qìhǎi(CV6)

在下腹部，脐中下 1.5 寸，前正中线上。

On the lower abdomen, 1.5 B-cun inferior to the centre of the umbilicus, on the anterior median line.

气海 CV6

阴交　Yīnjiāo(CV7)

在下腹部，脐中下 1 寸，前正中线上。

On the lower abdomen, 1 B-cun inferior to the centre of the umbilicus, on the anterior median line.

阴交 CV7

神阙　Shénquè(CV8)

在上腹部，脐中央。

On the upper abdomen, in the centre of the umbilicus.

神阙 CV8

水分　Shuǐfēn(CV9)

在上腹部，脐中上 1 寸，前正中线上。

On the upper abdomen, 1 B-cun superior to the centre of the umbilicus, on the anterior median line.

水分 CV9

下脘　Xiàwǎn(CV10)

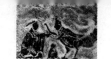
在上腹部,脐中上 2 寸,前正中线上。

On upper abdomen, 2 B-cun superior to the centre of the umbilicus, on the anterior median line.

下脘 CV10

建里 Jiànlǐ(CV11)

在上腹部,脐中上 3 寸,前正中线上。

On the upper abdomen, 3 B-cun superior to the centre of the umbilicus, on the anterior median line.

建里 CV11

中脘 Zhōngwǎn(CV12)

在上腹部,脐中上 4 寸,前正中线上。

注:剑胸结合与脐中连线的中点处。

On the upper abdomen, 4 B-cun superior to the centre of the umbilicus, on the anterior median line.

Note: CV12 is located at the midpoint of the line connecting the xiphisternal junction and the centre of umbilicus.

中脘 CV12

上脘 Shàngwǎn(CV13)

在上腹部,脐中上 5 寸,前正中线上。

On the upper abdomen, 5 B-cun superior to the centre of the umbilicus, on the anterior median line.

上脘 CV13

巨阙 Jùquè(CV14)

在上腹部,脐中上 6 寸,前正中线上。

On the upper abdomen, 6 B-cun superior to the centre of the umbilicus, on the anterior median line.

巨阙 CV14

鸠尾 Jiūwěi(CV15)

在上腹部,剑胸结合下 1 寸,前正中线上。

On the upper abdomen, 1 B-cun inferior to the xiphisternal junction, on the anterior median line.

鸠尾 CV15

中庭　Zhōngtíng(CV16)

在前胸部,剑胸结合中点处,前正中线上。

In the anterior thoracic region, at the midpoint of the xiphisternal junction, on the anterior median line.

中庭 CV16

膻中　Dànzhōng(CV17)

在前胸部,横平第 4 肋间隙,前正中线上。

In the anterior thoracic region, at the same level as the fourth intercostal space, on the anterior median line.

膻中 CV17

玉堂　Yùtáng(CV18)

在前胸部,横平第 3 肋间隙,前正中线上。

In the anterior thoracic region, at the same level as the third intercostal space, on the anterior median line.

玉堂 CV18

紫宫　Zǐgōng(CV19)

在前胸部,横平第 2 肋间隙,前正中线上。

In the anterior thoracic region, at the same level as the second intercostal space, on the anterior median line.

紫宫 CV19

华盖　Huágài(CV20)

在前胸部,横平第 1 肋间隙,前正中线上。

In the anterior thoracic region, at the same level as the first intercostal space, on the anterior median line.

华盖 CV20

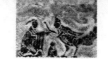
璇玑　Xuánjī(CV21)

在前胸部,胸骨上窝下 1 寸,前正中线上。

注:前正中线上,天突(CV22)下 1 寸。

In the anterior thoracic region,1 B-cun inferior to the suprasternal fossa,on the anterior median line.

Note:CV21 is located 1 B-cun inferior to CV22.

璇玑 CV21

天突　Tiāntū(CV22)

在颈前部,胸骨上窝中央,前正中线上。

注:两侧锁骨中间凹陷中。

In the anterior region of the neck,in the centre of the suprasternal fossa,on the anterior median line.

Note:CV22 is located in the depression midway between the medial ends of each clavicle.

天突 CV22

廉泉　Liánquán(CV23)

在颈前部,甲状软骨上缘上方,舌骨上缘凹陷中,前正中线上。

注:稍仰头,在下颌骨与甲状软骨之间,可触及舌骨结节。

In the anterior region of neck,superior to superior border to thyroid cartilage,in the depression superior to the hyoid bone,on the anterior median line.

Note:With the head slightly extended,the hyoid tubercle can be palpated between the mandible and the thyroid cartilage.

廉泉 CV23

承浆　Chéngjiāng(CV24)

在面部,颏唇沟的正中凹陷中。

On the face,in the depression in the centre of the mentolabial groove.

承浆 CV24

第二节　世界针灸学会联合会针灸针标准

Acupuncture Needles

The World Federation of Acupuncture-Moxibustion Societies

世界针灸学会联合会

Contents

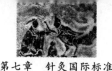

Foreword

The standard of World Federation of Acupuncture-Moxibustion Societies，which is put forward by World Federation of Acupuncture-Moxibustion Societies in accordance with the general requirements of sterile acupuncture needles for single use（refers to Filiform Needles），of clinical practice，and of medical devices.

The adjusted standard is based on WFAS standard 2001-2011 and the recommendations from Standard committee members. The main change is to delete the contents of the un-sterilized acupuncture needles（reusable acupuncture needles that a practitioner must sterilize before each use）.

Details of the modifications are as follows：

1. Deleted the relevant contents of the un-sterilized acupuncture needles in the first paragraph in the "Introduction".

2. Revised "1. *Scope*", deleted the relevant contents of the un-sterilized acupuncture needles. The standard applies to the sterile acupuncture needles for single use（refers to Filiform Needles）.

3. Deleted the original clause 4. 2："*4. 2 The varieties of acupuncture needles include un-sterilized acupuncture needles（reusable acupuncture needles that a practitioner must sterilize before each use）and sterile acupuncture needles（acupuncture needles for single use）.*"

4. Revised "*TABLE* 5：*Hardness of the Needle Body*", "*TABLE* 7：*Appearance Quality and Ra Value*" and "*TABLE* 8：*Pulling Force*", deleted the relevant contents of the un-sterilized acupuncture needles.

5. Revised the original clause8. 1 "*Primary package*"：the information of Sterile Acupuncture Needle for single use should be on the label of the sterile primary package.

6. Revised the original clause8. 2 "*Secondary Package*"：the labels should be on the secondary package of Sterile Acupuncture Needles for single use.

7. Serial numbers of the chapters were re-adjusted.

Annex A，Annex B and Annex C of this standard are normative.

Annex D of this standard is informative.

The drafting Units：Suzhou Medical Appliance Factory，China.

Main drafters：Cao Yang，Xu Ai-min，Jiang Xin-sui.

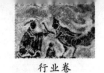
Members of the International working group: James Flowers (Australia), Wu Bin-jiang (Canada), Cao Yang (China), Huang Long-xiang (China), Liu Bao-yan (China), Tan Yuan-sheng (China), Denis Colin (France), Francois Dumont (France), Andreas Rinnoessel (Germany), Sergio Bangrazi (Italy), Cho Geun Sik (Korea), Liao Chun-hua (Malaysia), Liu Yun (USA).

International observers: Naoto Ishizaki (Japan).

Introduction

The Standard applies to Sterile Acupuncture Needles for single use (refers to Filiform Needles) used by professional acupuncturists. The sterile acupuncture needles for single are sterilized before leaving the factory in order to guarantee that the product is germ-free, the healthcare professional can open the sealed package and use the needle immediately.

In order to encourage innovation, the standard will no longer enforce the combination of the needle diameter and length. However, considering the clinical usage requirements, the standard provides the specifications for the needle diameter and length.

The sharpness and puncture performance of the needle tip are of a very important clinical significance. Annex A states the guidelines and the evaluation methods for the strength and the sharpness of the needle tip, while Annex B provides two qualitative and quantitative evaluation methods to determine the tip's puncture performance.

The qualitative methods to evaluate the tip's puncture performance are described in Annex B. The methods are simple, direct and practical. It makes them especially suitable for the routine inspection and for the cross-comparison of the acupuncture needles clinical applications. They also play a very important role in the enhancement of the quality of the acupuncture needle tip. The methods to evaluate the puncture performance of the needle tip can be used to further evaluate the puncture and puncture performance of the acupuncture needle. Currently, the more appropriate method is to use the needle tip to pierce through polyurethane material; however, this method has not yet been implemented internationally.

Considering the consistency of standards in the future, this standard provides the methods to evaluate the puncture performance of the needle tip and ranks Clause5. 4. 2 as a recommendatory one. The standard does not provide the sharpness index of the piercing through polyurethane material by the needle tip. This index will be added to the standard when it becomes appropriate. To improve product quality, all inspection reports should include the in-

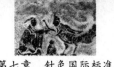
spection information as well as the results of the performance evaluation.

Since every manufacturer's design, production, and sterilization methods are different, no regulations exist for the materials of the acupuncture needle handle. Still, the needle body and the needle handle of acupuncture needle should have good biocompatibility. The guidance for the biological evaluation of the medical devices given in ISO 10993-1 should be applied.

It is highly advised that the manufacturer adheres to the guidelines when evaluating their products in order to enhance their quality. The evaluation should include the effect of the sterilization process on the acupuncture needle.

At the same time, in order to ensure product safety and efficacy, the manufacturer should perform risk analysis and enforce risk management in addition to adhering to the requirements of local rules and regulations, the relevant background data of the medical devices and clinical practice throughout the entire duration of the product's life cycle. ISO14971 has provided manufacturers a framework for the effective management of hazards associated with the use of medical devices.

In some countries, the requirements proposed here are subject to legal sanctions. Such rules and regulations should take precedence over the standards set forth in this document.

Acupuncture Needles

1. Scope

The standard specifies the requirements for the classification, criteria, test methods, inspection rules, packaging, labelling, instructions for use, transport, storage for the sterile acupuncture needles for single use.

The standard applies to the sterile acupuncture needles for single use (refers to Filiform Needles).

2. Normative references

The following references are indispensable for the proper application of the corresponding standards. For dated references, only the edition cited applies. For undated references, the latest edition of the referenced document (including any amendments) applies.

ISO/TS 15510:2007　Stainless steels - Chemical composition

ISO 10993-1:2009　Biological evaluation of medical devices - Part 1: Evaluation and testing

ISO 6507-1:2005   Metallic materials - Vickers hardness test - Part 1: Test method

ISO 11737-2:2007   Sterilization of medical devices - Microbiological methods - Part 2: Tests of sterility performed in the validation of a sterilization process

ISO 15223-1:2007   Medical devices - Symbols to be used with medical device labels, labelling and information to be supplied - Part 1: General requirements

3. Terms and definitions

For the purposes of this document, the following terms and definitions apply.

3.1   body of the needle

the part of the acupuncture needle that is inserted into the body (Figure 1).

3.2   handle of the needle

the part of the acupuncture needle that is not inserted into the body (Figure 1).

3.3   tip of the needle

the sharp apex at the end of the acupuncture needle body that is inserted into the body (Figure 1).

3.4   root of the needle

the part of the acupuncture needle that connects the needle body to the needle handle.

3.5   tail of the needle

the end part of the needle handle at the opposite side of the needle apex.

3.6   sterile acupuncture needles

the acupuncture needles that have been sterilized.

3.7   un-sterilized acupuncture needles

the acupuncture needles that have not been sterilized.

3.8   guide tube

an assistant tool in the shape of slender, long tube into which the needle is put and used for easy inserting.

3.9   hardness of needle body

the body of acupuncture needle has a characteristics of resisting permanent deformation.

3.10   primary package

the material that first envelops the product and holds it. This usually is the smallest unit package of use and is the package which is in direct contact with a piece or several pieces of acupuncture needles.

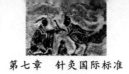
3.11 secondary package

the package of several primary packages for distribution and keeping.

4. Classification

4.1 The configuration of the acupuncture needle and the name of each of its parts are shown in Figure 1.

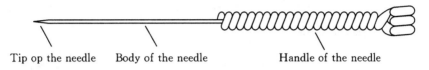

Tip op the needle   Body of the needle   Handle of the needle

Figure 1: Typical Structure of Acupuncture Needle

4.2 The acupuncture needle includes two types, one with needle tube and another without needle tube. The acupuncture needle with guide tube is shown in Figure 2.

Note: No uniform requirement is provided for the fixing method of needle tube as shown in Figure 2.

4.3 The types of needle handles are the ring handle, the plain handle, the flower handle, the metal tube handle, and the plastic handle.

4.4 The types of acupuncture needles are the ones that come with guide tubes and the ones that do not.

4.5 The specifications of the acupuncture needle are marked as:

needle diameter $\times$ needle length

e. g. : φ0. 30mm$\times$40mm

4.6 The types of acupuncture needles are shown in Figure 2 below. The basic dimensions and allowable differences should comply with Tables 1-4.

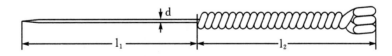

Ring Handle Needle

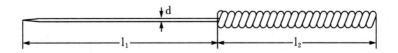

Plain Handle Needle

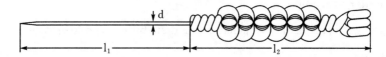

Flower Handle Needle

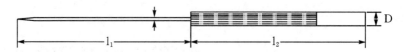

Plastic Handle Needle

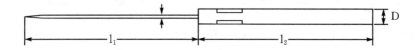

Metal Tube Handle Needle

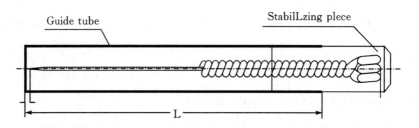

Sterile Acupuncture Needle（with guide tube）

d—Diameter of needle body   D—Diameter of needle handle

L_1—Length of needle body L_2—Length of needle handle

4.7 Figure **2**：The types of acupuncture needles

NOTE： *The types of needles in the above figure show certain kinds of typical structures. There are no uniform regulations regarding the method of using guide tubes to stabilize the needle.*

4.7.1 The needle diameter should comply with Table 1.

TABLE 1：Basic Measurement of Needle Diameter（mm）

Needle Diameter of Standard Range（d）	Allowable Difference
$0.12 \leqslant d < 0.25$	± 0.008
$0.25 \leqslant d \leqslant 0.45$	± 0.015
$0.45 < d \leqslant 0.80$	± 0.020

4.7.2 The needle length should comply with Table 2.

TABLE 2: Basic Measurement of Needle Length (mm)

Needle Length of Standard Range (L_1)	Allowable Difference
$5 < L_1 \leqslant 25$	± 0.50
$25 < L_1 \leqslant 75$	± 1.00
$75 < L_1 \leqslant 150$	± 1.50
$100 < L_1 \leqslant 200$	± 2.00

4.7.3 The length of the needle handle should be no less than 18mm.

4.7.4 The specifications of the coiling handle wire should comply with Table 3. The diameter of the plastic handle and the metal tube handle should comply with Table 4.

TABLE 3: Diameter of the Coiling Handle Wire (mm)

Needle Diameter of Standard Range (d)	Diameter of Coiling Handle Wire
$0.12 \leqslant d < 0.20$	0.30
$0.20 \leqslant d < 0.30$	0.35
$0.30 \leqslant d < 0.40$	0.40
$0.40 \leqslant d < 0.50$	0.45

TABLE 4: Diameter of the Plastic Handle and the Metal Tube Handle (mm)

Type of Needle Handle	Handle Diameter (D)
Metal Tube Handle, Plastic Handle, etc	0.80 - 2.50

5. Requirements

5.1 The basic dimensions of the acupuncture needle should comply with the specifications listed in Clause 4.7.

5.2 There is no uniform regulation regarding the material of the needle handle and body. It should be of good biocompatibility. Currently, the popularly used needle body material is made of X5CrNil8-9, X7CrNil8-9 Austenite Stainless Steel etc are given in ISO/TS 15510:2007.

NOTE: When the material of the acupuncture needle body has been altered, there will be an additional coating (such as Lubricant) on the surface of the needle body or there will be evidence indicating that it can cause harmful side effects to the human body. In such circumstances, in accordance with ISO10993-1:2009 for guidance on biocompatibility, it is necessary to perform biological evaluation of the material and the final product. The basic evaluation and testing are:

(a) Cytotoxicity;

(b) Sensitization;

(c) Intracutaneous Reactivity;

(d) *Ethylene oxide sterilization residuals (if using EO. to sterilize).*

5.3 The hardness of the needle body should comply with the specifications in Table 5.

TABLE 5: Hardness of the Needle Body

Needle Diameter of Standard Range (d; mm)	Hardness ($HV_{0.2kg}$)
$0.12 \leqslant d < 0.25$	$\geqslant 480, \leqslant 650$
$0.25 \leqslant d \leqslant 0.30$	$\geqslant 460, \leqslant 650$
$0.30 < d \leqslant 0.45$	$\geqslant 450, \leqslant 650$
$0.45 < d \leqslant 0.80$	$\geqslant 420, \leqslant 530$

5.4 The Intensity and Puncture Performance of the Needle Tip.

5.4.1 The tip of the acupuncture needle should be round and without defects, and it should have good strength. The needle tip should not have any hooks or bends after a set amount of pressure has been applied. The puncture force should not exceed the values set forth in Table 6.

TABLE 6: Pressure and Puncture Force

Needle Diameter of Standard Range (d; mm)	Pressure (N)	Puncture Force (N)
$0.12 \leqslant d < 0.25$	0.4	0.7
$0.25 \leqslant d \leqslant 0.30$	0.5	0.8
$0.30 < d \leqslant 0.45$	0.6	0.9
$0.45 < d \leqslant 0.80$	0.7	1.0

5.4.2 The tip of the acupuncture needle should be round and without defects, and it should have good puncture performance.

5.5 The acupuncture needle should be of sufficient toughness, and it should not exhibit any cracks, breaks or separation of layers after the winding test.

5.6 The needle surface should be smooth, clean and free of any defect or foreign matter produced during the metal processing course and its appearance quality and coarseness parameter (Ra value) should comply with Table 7.

TABLE 7: Appearance Quality and Ra Value

Appearance Quality	Should not have any obvious defects such as scars, bends, or fine scratches.
Ra value	$\leqslant 0.63 \mu m$

5.7 The point at which the needle handle and body connects should be firm and sturdy, and both axial displacements should be no more than 3 mm during the pulling test by the force values shown in Table 8.

TABLE 8: Pulling Force

Needle Diameter of Standard Range (d; mm)	Pulling Force (N)
$0.12 \leqslant d \leqslant 0.18$	7
$0.18 < d \leqslant 0.25$	9
$0.25 < d \leqslant 0.30$	14
$0.30 < d \leqslant 0.45$	19
$0.45 < d \leqslant 0.80$	24

5.8 If the needle handle is made with winding coils, the spiral loop should be arranged symmetrically without obvious gaps.

5.9 The needle handle should not have any protuberances.

5.10 The acupuncture needle should be straight and without obvious bends or curves.

5.11 The color and luster of the surface of the needle handle should be even. If the handle is made with plating, it should not exhibit layering or shedding.

5.12 No visible microsphere is formed on the surface of needle when observed with normal or corrected visual acuity if lubricant is applied to the needle body.

5.13 The needle body should have good corrosion resistance.

5.14 Sterility assurance for sterile acupuncture needles.

Sterile Acupuncture Needles should be sterilized through a confirmed sterilization procedure in order to assure that the products are sterile.

NOTE: For appropriate sterilization methods, see Annex D. The Requirements for validation and routine control of a sterilization process for medical devices are provided in ISO 11135-1:2007, ISO 11137-1:2006 and ISO 17665-1:2006 should apply.

6. Test Methods

6.1 Appearance

Inspect with the naked eye or corrected visual acuity or with a 10-times magnifier.

6.2 Surface coarseness: inspect with the naked eye or corrected visual acuity or with a 10-times magnifier, compare with the surface coarseness sample.

6.3 Measurement

Measure using general and specialized measuring tools.

6.4 Function

6. 4. 1 Hardness test

Assess the hardness test according to the requirements given in ISO 6507-1:2005, which should comply with Clause 5. 3.

6. 4. 2 Test for needle tip strength, sharpness and puncture performance

Perform the tests according to the requirements noted in Annex A and B, which should comply with clauses5. 4. 1 and 5. 4. 2, respectively.

6. 4. 3 Test for Resilience of the needle body

The needle body should be encircled by a tight coil along the direction of a helical line in the central axis with the diameter of 3 times that of the needle body. The needle body should be wound by two circles if the needle body length is≤15mm, and by five circles if the needle body length is any of the other specifications, which should comply with Clause 5. 5.

6. 4. 4 Test for the firmness of the connecting between the needle body and the handle

Firstly, measure the length of the needle body in advance, then affix the needle body in the clamp. Perform the non-impactive pulling test along the axis of the needle body on the surface of the needle handle according to Clause 5. 7. Afterwards, the needle length should be measured again according to Clause 5. 7.

6. 4. 5 Test for protuberances on the needle handle

When touching the needle handle with the hands, there should be no detectable protuberances according to Clause 5. 9.

6. 4. 6 Test for the corrosive nature of the needle body

Test for the corrosive nature according to the requirements noted in Annex C, which should comply with Clause 5. 13.

6. 4. 7 Test of sterility

Tests of sterility performed in the validation of a sterilization process according to the requirements given in ISO 11737-2:2007, Sterile Acupuncture needles should comply with Clause 5. 14.

7. Packaging

7. 1 Primary package of sterile acupuncture needles should be well sealed; the package should not contain any foreign objects visible to the naked eye. The material and design of the package should be ensured and should not cause any damage to the product contained within:

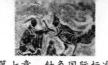

a) When stored in dry, clean, and sufficiently ventilated conditions, the products should be guaranteed to be sterile when used before the expiration date.

b) The packaged product should be exposed to minimal contamination risk when being removed from the package.

c) During normal transference, transport, and storage, the packaged product should be fully protected.

d) Once the package has been opened, it can no longer be easily resealed, and thus it should have noticeable traces of tear when opened.

NOTE: *The Requirements for materials, sterile barrier systems and packaging systems for terminally sterilized medical devices are provided by ISO 11607 and EN 868. The content of the standard should be considered by the manufacturer during the evaluation and design of the packaging of sterile acupuncture needles.*

7. 2 Primary Package should guarantee that the acupuncture needles will not rust before the expiration date.

7. 3 Secondary Package is the smallest package unit for inspection and distribution.

7. 4 Out package should be secure enough to ensure that the products will remain undamaged during normal transport and storage and that the labels or marking should remain clear and legible for many years.

8. Labelling

8. 1 Primary package

The following information should be on the label of both the primary package at least:

a) manufacturer's name, and or trademark;

b) name of product;

c) specifications;

d) quantity (if applicable);

e) date of manufacture or batch number.

f) method of sterilization; the word "sterile" and or symbol;

g) the words "For single use" or "Do not reuse" and or symbol;

h) expiration date.

8. 2 Secondary Package

The same type and specifications for primary package of acupuncture needles should be shown on the secondary package, along with the following information at least:

a) manufacturer's name, address, and trademark;

b) name of product;

c) type, specifications, and quantity;

d) date of manufacture or batch number;

e) certificate number according to the requirements of the regulations;

f) The following labels should be on the secondary package;

g) method of sterilization, the word "Sterile" and symbol;

h) the words "For single use" or "Do not reuse" and or symbol;

i) expiration date;

j) if appropriate, that the name or composition of additive (such as Lubricant) are coated on the surface of needle body;

k) Those who are allergic to the material of needle body should make use with caution or following the instruction of an acupuncture physician;

l) Warning: Electrical stimulation is possible to produce corrosion to needles;

m) Before use, check to see that warnings such as "use is prohibited if package is broken" and "destroy (by melting / burning) after use" are on the secondary package, unless such warnings are already primary package.

8.3 The labels, symbols, and information on the packaging should comply with ISO 15223-1:2007.

8.4 Revisions of the instructions for use should comply with Medical Devices Regulatory.

9. Storage, and Transport

9.1 The transport requirements should comply with the order contract.

9.2 After packaging, the acupuncture needles should be stored in a clean, well-ventilated, non-contaminated environment with a relative humidity level of no more than 80%. The needles should have sufficient protection from damage.

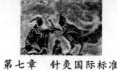

Annex A

(Normative)

Test Methods for the Strength and Sharpness of

the Acupuncture Needle Tip

A1 Definitions

The strength of the acupuncture needle tip: refers to the needle's ability to resist breakage when thrust vertically on the steel block.

The sharpness of the acupuncture needle tip: refers to the force required by the needle tip to vertically pierce the aluminum foil.

A2 Apparatus for Measuring the Strength and Sharpness of the Acupuncture Needle Tip (Table A1).

The apparatus should comply with the following requirements and should be manufactured according to the design and documents approved by the regulated procedure.

A2.1 The unit of the sharpness of the needle tip's puncture force is shown as "N".

A2.2 The full load, minimum value, and speed of the apparatus should comply with Table A1.

TABLE A1

Items	Designation
Full Load	1.2 N
Minimum Value	0.01 N
Speed	$\leqslant 0.1$ mm/s

A2.3 The apparatus's erroneous differences in value should be no more than 0.01 N.

A2.4 The apparatus should have an auto-correction capability and an antishock device. The needle clamp should be stable during use.

A2.5 The transmission of the apparatus should be sensitive and reliable. The pointer should stop automatically when it pierces through the aluminum foil and meets the electrode.

A2.6 The starting inductive quantity of the apparatus should be no more than 0.02N.

A3 The steel block surface of the strength of the sample acupuncture needle tip should be smooth and without rust.

A4 The Aluminum Foil of the Measuring Apparatus Used to Test the Sharpness of the Acupuncture Needle Tip.

A4. 1 The aluminum foil surface should be clean and smooth and without overlaps, severe wrinkles, mildew stains, or sand holes.

A4. 2 The aluminum foil is a pliable material. The thickness should be 0. 05 mm with deviations of ±0. 002 mm and purity of no less than 99. 5%.

A4. 3 The strength of the pull resistance of the aluminum foil should be no less than 3 kg/mm², and the tensility rate should be no less than 3%.

A5 Test Methods

A5. 1 Testing the strength of the needle tip: After the test sample is affixed to the apparatus (with 5 mm of the acupuncture needle tip exposed), the needle tip is thrust vertically onto the steel block. According to the rule in A2. 2, increase force, speed and load until they reach the numerical values of the standard set by4. 4. 1, removing the load after 5 seconds. Then, observe the sample under a 5-times magnifying glass. The needle tip should not have any bends or hooks. In addition, when the needle tip is dragged along the surface of sterilized cotton, it should not pull any fibers.

A5. 2 After the strength test, keep the sample acupuncture needle clamped in the test apparatus and allow the needle to gradually increase its force exerted on the aluminum foil (by way of the transmission); the swaying rod will react accordingly. When the force acting on the acupuncture needle exceeds the resistance of the aluminum foil, the needle tip will pierce through the aluminum foil and come into contact with the electrode. The apparatus will automatically stop increasing the force. At this time, the value indicated by the pointer on the swaying rod is the piercing force of the needle tip.

A5. 3 Press the on-off button of the function controls to allow the swaying rod and pointer to return to their original positions.

A5. 4 Move the aluminum foil in the clamp to allow the diameter of each pierced hole to exceed three times that of the test sample.

A5. 5 Repeat the above steps, A5. 2, A5. 3, and A5. 4; measure 3 times to obtain the average values.

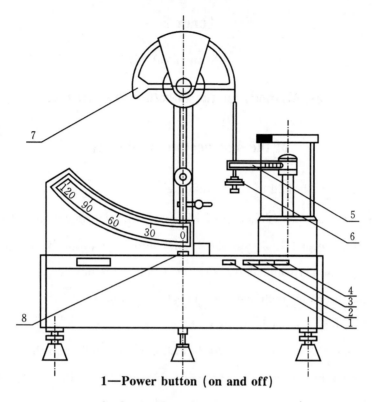

1—Power button〔on and off〕

2，3，4—Function control button〔on and off〕

5—Aluminum foil clamping apparatus

6—Needle clamping apparatus

7—Adjustment rod

8—〔Carpenter's〕 level

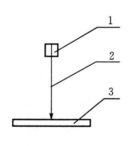
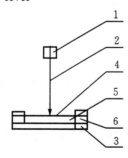

Strength Test Sharpness Test

1—Clamped head   4—Punctured material

2—Needle body   5—Gap

3—Steel block   6—Plate

Figure A1：The Principles of the Method of Testing for the Sharpness and Strength of the Needle Tip.

Annex B

(Normative)

Test Methods for the Puncture Performance

of the Acupuncture Needle Tip

B1 Method **1**: Test Method of the qualitative

Cover the mouth of a cup (diameter of 100 mm) with the membrane of surgical rubber gloves (in accordance with ISO 10282: 2002) and tighten it properly with a rubber band. Puncture the membrane perpendicularly with the acupuncture needle. During the piercing, if the dent of the membrane is small and there is little resistance, this indicates that the needle tip is sharp. Otherwise, the needle tip is blunt.

NOTE: This method can be qualitatively evaluated depending on the needle's puncture performance. This method is suitable for the cross-comparison of the purchaser and the quality control of production.

B2   Method **2**: Test Method of the quantitative

B2. 1 The Testing Apparatus for Evaluating Puncture Force

Figure B1 is a sketch map produced by the typical apparatus for measuring and recording puncture force. Other apparatuses of similar performance and precision can also be used. The apparatus should provide the following:

a) speed V=(50-250)mm/min; the average drive precision≤ established drive speed ±5%

b) average precision of the (0-50) sensor is ±5% of full range

c) puncture diameter of polymerized film after clamping is 10 mm

Figure B1: Sketch Map Produced by the Typical Testing Apparatus for Puncture Performance Evaluation

B2. 2 The Polymerized Film Materials

The polymerized wax suitable for the piercing test is elastic with a thickness of 0. 35 mm ± 0. 05 mm. The Shore Hardness of the polyurethane film is 85 HA ± 10 HA.

B2. 3 The Steps for Evaluating Puncture Force

B2. 3. 1 The polymerized film is placed in 22°C ± 2°C for 24 hours and tested in the same

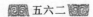

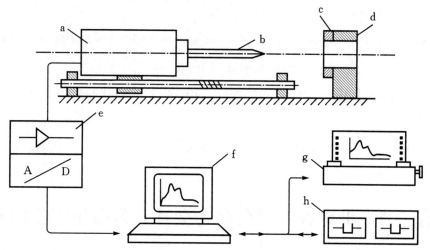

temperature.

B2.3.2 One part of the polymerized film C of sequent length is clamped vertically on the apparatus DK. The polymerized film should not be tense. If the polymerized film has a refined processing surface, this surface should face the needle tip.

B2.3.3 The handle of the test acupuncture needle is installed on the fixed apparatus and the needle body is placed perpendicularly to the surface of the polymerized film. The needle tip points to the center of the round puncture area.

B2.3.4 The movement speed is 100 mm/min.

B2.3.5 Turn on the testing apparatus.

B2.3.6 Pierce the polymerized film and record the graph of force versus corresponding displacement.

B2.3.7 Measure the corresponding peak values (F_0, F_1, and F_2).

B2.3.8 Unused and non-punctured areas should be selected during every piercing of the polymerized film.

B2.4 Recording the Peak Values of the Coordinate Figures

The various force values can be identified by observing the typical peak values during the puncturing of the polymerized film by the needle.

F_0— the peak force of the needle tip piercing through the polymerized film

F_1— the peak force of the slanted surface of the needle tip cutting through the polymerized film

F_2— the frictional peak force of the length of the needle body piercing through the polymerized film

B3　The Results Indicate

Compare with the same types of needles (of known quality and performance) to evaluate the coordinate graph of differences in force and position.

B4 and B5 provide the typical coordinate figures as well as the method for reporting the results of the test.

B4　Diagram of the Typical Features of the Needle Piercing Through the Film

第三节　世界针灸学会联合会耳穴名称与定位标准

Nomenclature and Location of AAP

The World Federation of Acupuncture-Moxibustion Societies

世界针灸学会联合会

Contents

Contents

1. Scope

2. Terms and definitions

3. An Introduction to AAP Nomenclature and Location

4. Names and Locations of AAPs

Appendix A: Figures

Appendix B: Principles of AAP Nomenclature and Location.

Appendix C: Introduction to the Basic Imaginary Points, Lines, and Divisions of the Auricle

Nomenclature and Location of AAP

1. Scope

International Standards for AAP nomenclature and location.

These standards can be applied to AAP nomenclature and location.

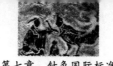

2. Terms and definitions

The following terms and definitions are applicable.

2. 1 Positional nomenclature

2. 1. 1 Front of the auricle

The anterolateral side of the auricle.

2. 1. 2 Back of the auricle

The posteromedial side of the auricle.

2. 1. 3 Anterior

The aspect of the auricle near the cheek.

2. 1. 4 Posterior

The aspect of the auricle near the occiput.

2. 1. 5 Superior

The aspect of the auricle toward the top of the skull.

2. 1. 6 Inferior

The aspect of the auricle toward the foot.

2. 1. 7 Medial

The side of the auricle proximal to the median sagittal plane.

2. 1. 8 Lateral

The side of the auricle distal to the median sagittal plane.

2. 2 Anatomical nomenclature

2. 2. 1 The anterior surface

2. 2. 1. 1 Lobe

2. 2. 1. 1. 1 Lobe

The lowest part of the auricle; devoid of cartilage.

2. 2. 1. 1. 2 Anterior groove of the ear lobe

The groove between the lobe and the cheek.

2. 2. 1. 2 Helix

2. 2. 1. 2. 1 Helix

The prominent, curved, free rim of the auricle.

2. 2. 1. 2. 2 Helix crus

A transverse ridge of the helix that continues posteriorly into the ear cavity.

2.2.1.2.3 Spine of the helix crus

2.2.1.2.4 Notch of the helix crus

The cartilaginous prominence between the helix and the helix crus.

2.2.1.2.5 Helix tubercle

The small prominence located on the posterior-superior portion of the helix.

2.2.1.2.6 Helix cauda

The inferior part of the helix at the junction of the helix and the lobe.

2.2.1.2.7 Helix-lobe notch

The depression between the helix and the posterior rim of the lobe.

2.2.1.2.8 Anterior groove of the helix

The groove formed by the connection between the helix and the cheek.

Antihelix

2.2.1.3.1 Antihelix

The "Y" shape prominence, roughly opposite the helix, formed by the body of the antihelix, the superior antihelix crus, and the inferior antihelix crus.

2.2.1.3.2 Body of antihelix

The principal, rough and vertical part of the antihelix.

2.2.1.3.3 Superior antihelix crus

The superior branch of the bifurcation of the antihelix.

2.2.1.3.4 Inferior antihelix crus

The inferior branch of the bifurcation of the antihelix.

2.2.1.3.5 Antihelix-antitragus notch

The depression between the antihelix and antitragus.

Scapha

The curved depression between the helix and the antihelix; the scaphoid fossa.

Triangular fossa

The triangular depression bordered by the two antihelix crura and the helix.

Concha

2.2.1.6.1 Concha

The hollow area borders the orifice of the external auditory meatus. It is bordered by the helix, the antihelix, the tragus, and the antitragus; composed of the cymba conchae and the cavum conchae.

2. 2. 1. 6. 2 Cymba conchae

The part of the concha superior to the helix crus.

2. 2. 1. 6. 3 Cavum conchae：

The part of the concha inferior to the helix crus.

Tragus

2. 2. 1. 7. 1 Tragus

The curved cartilaginous flap projecting lateral to the external auditory meatus.

2. 2. 1. 7. 2 Supratragic notch

The depression between the tragus and the lower border of the helix crus.

2. 2. 1. 7. 3 Apex of the upper tragus

The superior prominence on the free rim of the tragus.

2. 2. 1. 7. 4 Apex of the lower tragus

The inferior prominence on the free rim of the tragus.

2. 2. 1. 7. 5 Anterior groove of the tragus

The shallow groove between the tragus and the cheek.

Antitragus

2. 2. 1. 8. 1 Antitragus

The flap opposite the tragus and superior to the ear lobe.

2. 2. 1. 8. 2 Apex of the antitragus

The point at the free end of the antitragus.

2. 2. 1. 8. 3 Intertragic notch

The depression between the tragus and antitragus.

Orifice of the external auditory meatus

The foramen anterior to the cavum conchae.

Posterior surface of the auricle

2. 2. 2. 1 Back of the helix

The flat area on the posteromedial surface of the auricle formed by the helix.

2. 2. 2. 2 Back of the helix cauda

The flat area on the posteromedial surface of the auricle formed by the helix cauda.

2. 2. 2. 3 Back of the ear lobe

The flat area on the posteromedial surface of the ear lobe.

2.2.2.4 Prominence of the scapha

The prominence formed by the scapha on the posteromedial surface of the auricle.

2.2.2.5 Prominence of the triangular fossa.

The prominence formed by the triangular fossa on the posteromedial surface of the auricle.

2.2.2.6 Prominence of the cymba conchae

The prominence formed by the cymba conchae on the posteromedial surface of the auricle.

2.2.2.7 Prominence of the cavum conchae

The prominence formed by the cavum conchae on the posteromedial surface of the auricle.

2.2.2.8 Groove of the superior antihelix crus

The depression formed by the anterior antihelix crus on the posteromedial surface of the auricle.

2.2.2.9 Groove of the inferior antihelix crus

The depression formed by the inferior antihelix crus on the posteromedial surface of the auricle.

2.2.2.10 Groove of the antihelix

The depression formed by the antihelix on the posteromedial surface of the auricle.

2.2.2.11 Groove of the helix crus

The depression formed by the helix crus on the posteromedial surface of the auricle.

2.2.2.12 Groove of the antitragus

The depression formed by the antitragus on the posteromedial surface of the auricle.

Auricular root

2.2.3.1 Superior auricular root

The highest part of the auricular attachment to the scalp.

2.2.3.2 Inferior auricular root

The lowest part of the auricular attachment where the ear lobe attaches to the cheek.

3. An Introduction to AAP Nomenclature and Location

The following introduction is applicable to AAP nomenclature and location.

(a) Appendix B gives the principles of AAP nomenclature and location.

(b) Appendix C and Figure 1 show the basic marking lines, points, and areas of the auricle.

(c) Old names, other names, and literature.

(d) Written forms for AAP nomenclature and location: Chinese name, Chinese pinyin, code, and point location are supplied.

(e) AAP names and locations are shown in Figures 2 and 3.

4. Names and Locations of AAPs

4.1 Points on the Helix

4.1.1 ěrzhōng (HX1) ear center

HX1 is located on the helix crus.

4.1.2 zhícháng (HX2) rectum

HX2 is located on the helix anterior to the helix crus.

4.1.3 niàodào (HX3) urethra

HX3 is located on the helix superior to zhichang (HX2).

4.1.4 wàishēngzhíqì (HX4) external genitals

HX4 is located on the helix anterior to the helix crus.

4.1.5 gāngmén (HX5) anus

HX5 is located on the helix anterior to the triangular fossa.

4.1.6 ěrjiānqiánqū (HX6) anterior ear apex

HX6 is located anterior to the ear apex.

4.1.7 ěrjiān (HX6,7 i) ear apex

HX6,7i is the apex formed when the auricle is folded anteriorly at the juncture of HX6 and HX7.

4.1.8 ěrjiānhòuqū (HX7) posterior ear apex

HX7 is posterior to the ear apex.

4.1.9 jiéjié (HX8) node

HX8 is located on the helix at the helix tubercle.

4.1.10 lúnyī (HX9) helix 1

HX9 is located on the inferior border of the helix.

4.1.11 lúnèr (HX10) helix 2

HX10 is located on the helix inferior to HX1.

4.1.12 lúnsān (HX11) helix 3

HX11is located on the helix inferior to HX2.

4.1.13 lúnsì (HX12) helix 4

HX12 is on the helix inferior to HX3.

4.2 Points in the scapha

4.2.1 zhǐ (SF1) finger

SF1 is in the superior scapha.

4.2.2 wàn (SF2) wrist

SF2 is in the area inferior to SF1.

4.2.3 fēngxī (SF1,2 i) windstream

SF1,2 is located in the area anterior to the helix tubercle at the juncture of SF1 and SF2.

4.2.4 zhǒu (SF3) elbow

SF3 is located in the area inferior to SF2.

4.2.5 jiān (SF4,5) shoulder

SF4,5 is located in the area inferior to SF3.

4.2.6 suǒgǔ (SF6) clavicle

SF6 is located in the area inferior to SF4,5.

4.3 Points on the antihelix

4.3.1 gēn (AH1) heel

AH1 is located on the anterosuperior part of the superior antihelix crus.

4.3.2 zhǐ (AH2) toe

AH2 is in the posterosuperior area of the superior antihelix crus inferior to the apex.

4.3.3 huái (AH3) ankle

AH3 is located on the area inferior to AH1 and AH2.

4.3.4 xī (AH4) knee

AH4 is located on the middle 1/3rd of the superior antihelix crus.

4.3.5 kuān (AH5) hip

AH5 is located on the lower 1/3rd of the superior antihelix crus.

4.3.6 zuògǔshénjīng (AH6) sciatic nerve

AH6 is located on the anterior 2/3rds of the inferior antihelix crus.

4.3.7 jiāogǎn (AH6 a) sympathetic nerve

AH6a is anterior to AH6 at the juncture of the end of the inferior antihelix crus and the medial edge of the helix.

4.3.8 tún（AH7）gluteus

AH7 is located on the posterior 1/3rd of the inferior antihelix crus.

4.3.9 fù（AH8）abdomen

AH8 is located on the upper 2/5ths of the body of the antihelix.

4.3.10 yāodǐzhuī（AH9）lumbosacral vertebrae

AH9 is located on the body of the antihelix posterior to AH8.

4.3.11 xiōng（AH10）chest

AH10 is on the middle 2/5ths of the body of the antihelix.

4.3.12 xiōngzhuī（AH11）thoracic vertebrae

AH11 is located on the body of the antihelix posterior to AH10.

4.3.13 jǐng（AH12）neck

AH12 is located on the lower 1/5th of the body of the antihelix.

4.3.14 jǐngzhuī（AH13）cervical vertebrae

AH13 is located on the body of the antihelix posterior to AH12.

4.4 Points in the triangular fossa

4.4.1 jiǎowōshàng（TF1）superior triangular fossa

TF1 is located in the upper part of the superior 1/3 of the triangular fossa.

4.4.2 nèishēngzhíqì（TF2）internal genitals

TF2 is located in the lower part of the superior 1/3 of the triangular fossa.

4.4.3 jiǎowōzhōng（TF3）middle triangular fossa

TF3 is located in the middle 1/3 of the triangular fossa.

4.4.4 shénmén（TF4）shenmen

TF4 is located in the upper part of the posterior 1/3 of the triangular fossa.

4.4.5 pénqiāng（TF5）pelvis

TF5 is located in the lower part of the posterior 1/3 of the triangular fossa.

4.5 Points on the tragus

4.5.1 shàngpíng（TG1）upper tragus

TG1 is located on the upper 1/2 of the external surface of the tragus.

4.5.2 xiàpíng（TG2）lower tragus

TG2 is located at the lower 1/2 of the external surface of the tragus.

4.5.3 wàiěr（TG1 u）external ear

TG1u is inferior to the helix crus and anterior to the supratragic notch on the upper edge of TG1.

4. 5. 4 píngjiān (TG1 p) apex of tragus

TG1p is located on the projection of the upper tragus at the posterior edge of TG1.

4. 5. 5 wàibí (TG1,2 i) external nose

TG1,2 i is located at the midpoint of the external surface of the tragus at the juncture of the TG1 and TG2.

4. 5. 6 shènshàngxiàn (TG2 p) adrenal gland

TG2p is located on the end of the inferior edge of the tragus at the posterior edge of TG2.

4. 5. 7 yānhóu (TG3) pharynx and larynx

TG3 is located at the upper 1/2 of the internal side of the tragus.

4. 5. 8 nèibí (TG4) internal nose

TG4 is located on the lower 1/2 of the internal side of the tragus.

4. 5. 9 píngjiānqián (TG2 l) anterior intertragic notch

TG2 l is located at the lowest part of the front surface of the intertragic notch on the inferior edge of TG2.

4. 6 Points on the antitragus

4. 6. 1 é (AT1) forehead

AT1 is located in the anterior area of the lateral side of the antitragus.

4. 6. 2 píngjiānhòu (AT1 l) posterior intertragicus

AT1l is located at the anteroinferior part of the antitragus, posterior to intertragicus and the lower edge of AT1.

4. 6. 3 niè (AT2) temple

AT2 is located at the middle part of the lateral side of the antitragus.

4. 6. 4 zhěn (AT3) occiput

AT3 is located at the posterior part of the lateral side of the antitragus.

4. 6. 5 pízhìxià (AT4) subcortex

AT4 is located on the medial side of the antitragus.

4. 6. 6 duìpíngjiān (AT1,2,4 i) apex of antitragus

AT1,2,4 i is located at the free end of the apex of the antitragus at the juncture of AT1,

AT2 and AT4.

4.6.7 yuánzhōng (AT2,3,4 i) central rim

AT2,3,4 i is located on the free rim at the midpoint of the apex of the antitragus and antihelix-antitragus notch at the juncture of AT2, AT3, and AT4.

4.6.8 nǎogàn (AT3,4 i) brain stem

AT3,4 is located at the antihelix-antitragus notch at the juncture of AT3 and AT4.

4.7 Points in the concha

4.7.1 kǒu (CO1) mouth

CO1 is located in the concha inferior to the anterior 1/3rd of the helix crus.

4.7.2 shídào (CO2) esophagus

CO2 is located in the concha inferior to the intermediate 1/3rd of the helix crus.

4.7.3 bēnmén (CO3) cardia

CO3 is located in the concha inferior to the posterior 1/3rd of the helix crus.

4.7.4 wèi (CO4) stomach

CO4 is located at the end of the helix crus.

4.7.5 shíèrzhǐcháng (CO5) duodenum

CO5 is located in the posterior 1/3rd of the region between the helix crus and Line AB.

4.7.6 xiǎocháng (CO6) small intestine

CO6 is located at the intermediate 1/3rd of the region between the helix crus and Line AB.

4.7.7 dàcháng (CO7) large intestine

CO7 is located at the anterior 1/3rd of the region between the helix crus and Line AB.

4.7.8 lánwěi (CO6,7 i) appendix

CO6,7 i is located at the juncture of CO6 and CO7.

4.7.9 tǐngjiǎo (CO8) angle of superior concha

CO8 is located in the cymba conchae below the anterior region of the inferior antihelix crus.

4.7.10 pángguāng (CO9) bladder

CO9 is located in the cymba conchae below the intermediate region of the inferior antihelix crus.

4.7.11 shèn (CO10) kidney

CO10 is located in the cymba conchae below the posterior region of the inferior antihelix crus.

4.7.12 shūniàoguǎn (CO9,10 i) ureter

CO9,10 i   is located at the juncture of CO9 and CO10.

4. 7. 13 yídǎn (CO11) pancreas and gallbladder

CO11is located in the posterosuperior part of the cymba conchae.

4. 7. 14 gān (CO12) liver

CO12 is located in the posteroinferior part of the cymba conchae.

4. 7. 15 tǐngzhōng (CO6,10 i) center of superior concha

CO6,10 i is located at the juncture of CO6 and CO10.

4. 7. 16 pí (CO13) spleen

CO13 is located in the region inferior to line BD, posterosuperior to the cavum conchae.

4. 7. 17 xīn (CO15) heart

CO15 is located in the center of the depression of the cavum conchae.

4. 7. 18 qìguǎn (CO16) trachea

CO16 is located between the CO15 and the orifice of the external auditory meatus.

4. 7. 19 fèi (CO14) lung

CO14 is located in the cavum conchae in the region surrounding CO15 and CO16.

4. 7. 20 sānjiāo (CO17) triple energizer

CO17 is located between CO14 and CO18 in the region posteroinferior to the orifice of the external auditory meatus.

4. 7. 21 nèifēnmì (CO18) endocrine

CO18 is inside of the intertragus notch in the anteroinferior region of the cavum conchae.

4. 8 Points on the ear lobe

4. 8. 1 yá (LO1) tooth

LO1 is located in the anterosuperior area of the anterolateral surface of the lobe.

4. 8. 2 shé (LO2) tongue

LO2 is located in the intermediate superior area of the anterolateral surface of the lobe.

4. 8. 3 hé (LO3) jaw

LO3 is located in the posterosuperior area of the anterolateral surface of the lobe.

4. 8. 4 chuíqián (LO4) anterior ear lobe

LO4 is in the anterior intermediate area of the anterolateral surface of the lobe.

4. 8. 5 yǎn (LO5) eye

LO5 is in the center of the anterolateral surface of the lobe.

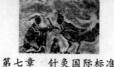

4. 8. 6 nèiěr (LO6) internal ear

LO6 is in the intermediate posterior area of the anterolateral surface of the lobe.

4. 8. 7 miànjiá (LO5,6 i) cheek

LO5,6 i is located in the intermediate posterior part of the anterolateral surface of the lobe at the juncture of LO5 and LO6.

4. 8. 8 biǎntáotǐ (LO7,8,9) tonsil

LO7,8,9 are the three divisions of the inferior anterolateral surface of the lobe.

4. 9 Points on the posterior surface of the ear

4. 9. 1 ěrbèixīn (P1) heart, posteromedial surface of the ear

P1 is located on the superior area of the posteromedial surface of the ear.

4. 9. 2 ěrbèifèi (P2) lung, posteromedial surface

P2 is on the intermediate medial area of the posteromedial surface of the ear.

4. 9. 3 ěrbèipí (P3) spleen, posteromedial surface

P3 is located at the center of the posteromedial surface of the ear.

4. 9. 4 ěrbèigān (P4) liver, posteromedial surface

P4 is on the intermediate lateral area of the posteromedial surface of the ear.

4. 9. 5 ěrbèishèn (P5) kidney, posteromedial surface

P5 is located in the inferior area of the posteromedial surface of the ear lobe.

4. 9. 6 ěrbèigōu (PS) groove, posteromedial surface

Ps is the groove on the posteromedial surface of the ear formed by the superior and inferior antihelix crura.

4. 10 Points at the root of the ear

4. 10. 1 shàngěrgēn (R1) upper ear root

R1 is the highest point at which the ear attaches to the head.

4. 10. 2 ěrmígēn (R2) root of ear vagus

R2 is located on the ear root at the posteromedial groove formed by the helix crus.

4. 10. 3 xiàěrgēn (R3) lower ear root

R3 is the lowest point on the ear root.

Appendix A

Figures

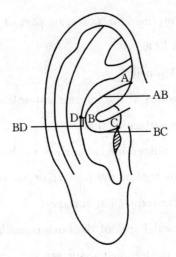

Figure 1. Supplement to the Basic Imaginary Points and Lines

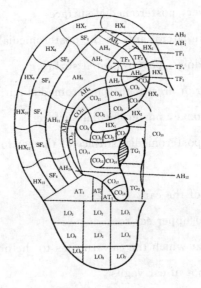

Figure 2. Standard Codes for the Divisions of the Auricle (Anterolateral)

Appendix B

Principles of AAP Nomenclature and Location

B1　Principles for including an AAP in this standardization

B1. 1　The AAP has an extensive practical basis.

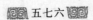

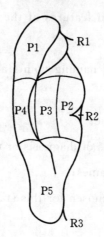

Figure 3. Standard Codes for the Divisions of the Auricle (Posteromedial)

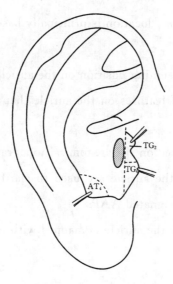

Figure 4. Standard Codes for the Divisions of the Auricle (Medial)

B1. 2 The AAP is commonly used.

B1. 3 The AAP has been proven diagnostic and treatment effects.

B 2 Further principles of inclusion

Named points are selected on the following bases.

B2. 1 Internationally known points or those in common use, e. g. sympathesis.

B2. 2 Points with well-proven therapeutic effects that are recorded in traditional medicine literature, e. g, windstream.

B2. 3 Points named for organs and other parts of the body, e. g. heart, shoulder

B2.4 Points named by anatomical features of the auricle. e. g. upper ear root, middle triangular fossa, ear apex, ear center, etc.

B2.5 The following approach of naming points are not acceptable in this standardization:

a) Naming for a particular disease;

b) Naming according to functions of diagnosis or treatment;

c) Designations based on drug names;

d) Alternative point names not chosen for this standarization;

e) Names referring to gender;

f) Names of points that otherwise do not meet the standards of inclusion.

B3   Principles of AAP Location

B3.1 In this standardization, location is principally based on the anatomical divisions of the auricle.

B3.2 Definite terms and denoting position on the auricle are used.

B3.3 Anatomical names of features on the auricle that have connection with AAP divisions are used.

B3.4 Imaginary points based on the anatomical topography of the auricle are also used.

B3.5 Imaginary lines on the auricle are used to clarify the boundaries of anatomic-al structures and thus identify designated AAPs.

B3.6 The entire surface of the auricle is mapped with named AAPs and regions.

Appendix C

Introduction to the Basic Imaginary Points, Lines, and Divisions of the Auricle

C1 Basic Marking Line Designations on the Auricle

The following basic imaginary lines are applicable:

a) Medial rim of the helix: The boundary between the helix and other parts of the auricle; a fold line formed by the helix, scapha, crura of the antihelix, triangular fossa, and the concha.

b) Fold line of the concha: The boundary between the flat part and the prominent part of the concha.

c) Line of the antihelix spine: A connecting line, formed by the highest prominence stretching from the bifurcation to the body of the antihelix.

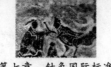

d) Line of the groove of the scapha: A line at the deepest depression of the scapha.

e) Boundary of the antihelix and the scapha: The midline between the antihelix(including the superior antihelix crus) spine and the groove of the scapha.

f) The posterior edge of the triangular fossa: The lower border of the triangular fossa.

g) Boundary of the antihelix and the triangular fossa: The midline between the spine of the antihelix crura and the posterior edge of triangular fossa.

h) The concha edge of the antihelix: The midline between the spine of antihelix (including the inferior antihelix crus), and the anatomical border between the antihelix and the concha.

i) The inferior edge of the antihelix: The boundary between the superior antihelix crus and the body of the antihelix formed by a line extending vertically from the bifurcation of the antihelix to the boudary of the antihelix and the scapha.

j) The posterior edge of the antihelix: The boundary of the inferior antihelix crus and the body of the antihelix formed by a line extending vertically from the bifurcation of the antihelix to the concha edge of the antihelix.

k) The superior line of the ear lobe: The boundary between the lobe and other parts of the auricle.

l) The concha edge of the antitragus: The boundary between the medial rim of the antihelix and the concha.

m) The anterior edge of the tragus: The boundary between the anterior of the tragus and the cheek.

n) The anterior edge of the helix: The boundary between the helix and the cheek.

o) The anterior edge of the ear lobe: The boundary between the lobe and the cheek.

C2 Imaginary Points and Lines on the Auricle

The following basic imaginary points and lines apply to the auricle.

a) Imaginary Point A is located at the medial edge of the helix at the junction between the middle and upper 1/3rd of the line from the notch of helix crus and the inferior edge of the inferior antihelix crus.

b) Imaginary Point D is located where a level line drawn from the end of the helix crus crosses the concha edge of the antihelix.

c) Imaginary Point B is located at the junction of the middle and posterior 1/3rds of the

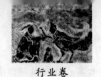
line extending from the end of the helix crus to Point D.

d) Imaginary Point C is located at the junction of the upper 1/4th and lower 3/4ths of the posterior edge of the orifice of the external auditory meatus.

e) Line AB is a curved line that extends from Point A to Point B and mirrors the concha edge of the antihelix.

f) Line BC is a curved line extending from Point B to Point C that mirrors the inferior edge of the helix crus.

C3 Introduction to the Divisions of the Auricle

C3.1　Helix

The helix is equally divided into twelve areas. The helix crus is HX1 (Area 1 of the Helix). The part of the helix from the helix notch to the upper edge of the inferior antihelix crus is divided into three parts, HX2, HX3 and HX4, counting from below to above. The area between the two antihelix crura is designated HX5. HX6 extends between the anterior and posterior edges of the superior antihelix crus. HX7 extends from the apex of the ear to the upper edge of the helix tubercle. The area from the upper edge to the lower edge of the helix tubercle is HX8. The region from the lower edge of the helix tubercle to the notch of the helix lobe is equally divided into four areas, HX9, HX10, HX11, and HX12, from above to below respectively.

C3.2　Scapha

The scapha is divided into six equal areas. From above to below, they are SF1 (Area 1 of the scapha), SF2, SF3, SF4, SF5 and SF6.

C3.3Antihelix

The antihelix is divided into thirteen areas. The superior antihelix crus is divided into three equal parts. The lower third is AH5 (Area 5 of the antihelix). The middle third is AH4, and the upper third is divided horizontally into two equal subparts, of which the lower half is AH3. The upper half is once again divided perpendicularly into two; the posterior half is AH2 and the anterior half is AH1. The inferior antihelix crus is divided into three parts. From the anterior to the posterior, the first two-thirds are AH6; the posterior third is AH7.

The body of the antihelix from its bifurcation to the antihelix-antitragus notch is divided into five equal parts from the superior to the inferior, and once again it is divided into the anterior (one fourth) and the posterior (three fourths) paralleling to the boundary of the anti-

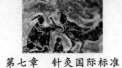

helix and the concha. In this way, the body of the antihelix is divided into ten parts. The anterior superior two parts are AH8; the posterior superior two parts are AH9; the anterior intermediate two parts are AH10; the posterior intermediate two parts are AH11; the anterior inferior part is AH12; the posterior inferior fifth is AH13.

C3. 4　Triangular fossa

The triangular fossa is divided into three equal parts from the edge of helix to the bifurcation of the antihelix. The middle third is TF3 (Area 3 of the triangular fossa). The anterior third is further divided into three subparts: the upper third is TF1, and the middle and lower two-thirds are TF2. The posterior third near the bifurcation is divided into two subparts, the upper half is TF4 and the lower half is TF5.

C3. 5　Tragus

The tragus is divided into four areas. The external surface of the tragus is divided into two parts; the upper part is TG1 (Area 1 of the tragus) and the lower part is TG2. The internal surface of the tragus is also divided into two parts, the upper of which is TG3 and the lower of which is TG4.

C3. 6　Antitragus

The antitragus is divided into four areas. Draw two lines, one extending vertically from the apex of the antitragus to the superior line of the ear lobe, the other vertically from the midpoint of the antitragus to the helix notch. The external surface of the antitragus is thus divided into three areas. The anterior area is AT1 (Area 1 of the antitragus), the intermediate is AT2, and the posterior is AT3. The internal surface of the antitragus is AT4.

C3. 7　Concha

The concha is divided into eighteen areas. The part formed by the inferior edge of the helix crus and line BC (the anterior part) is divided into three equal areas, CO1 (Area 1 of the concha), CO2, and CO3, from front to back. The fan-shaped area at the end of the helix crus is CO4. The part formed by the superior edge of the helix crus and line AB (the anterior part) is divided into three equal areas. From the posterior to the anterior are CO5, CO6 and CO7. CO8 is anterior to a line drawn from point C to the junction of the anterior third and the posterior two-thirds of the lower edge of the inferior antihelix crus. The part posterior to CO8 and superior to CO6 and CO7 is divided into two equal areas; the anterior is CO9 and the posterior is CO10. The part posterior to CO10 and superior to line BD is also divided into

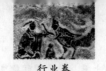
two equal areas; the superior is CO11 and the inferior is CO12. The area marked off by a line drawn from the antihelix-antitragus notch to Point BD is CO13. Taking the midpoint of the cavum conchae as the center of a circle with a radius of half the distance from the center to line BC gives us CO15. The area between two parallel lines drawn respectively from the highest and lowest points of the orifice of the external auditory meatus to the highest and lowest points of CO15 is CO16. The area external to CO15 and CO16 is CO14. The area inferior to a line drawn from the lowest point of the orifice of the external auditory meatus to the midpoint of the concha edge of the antihelix is divided into two equal areas: the upper is CO17 and the lower is CO18.

C3.8　Lobe

The lobe is divided by two equidistant vertical lines extending from superior to inferior border. Two equidistant horizontal lines, parallel to the superior border, cross the verticals to divide the lobe into nine areas. From the anterior to the posterior the upper three areas are LO1 (Area 1 of the lobe), LO2, and LO 3. The middle three areas are LO4, LO5, and LO6. The lower three areas are LO7, LO8, and LO9.

C3.9　Posterior surface of the auricle

The posterior surface of auricle is divided into five areas. Two horizontal lines passing through the back corresponding to the bifurcation of the antihelix crura and the antihelix-antitragus notch were drawn to divide the posterior surface into three parts, the upper being P1 (Area 1 of the posterior surface of the auricle) and the lower being P5. The middle part is divided into three equal areas. The medial area is P2, the middle is P3, and the lateral is P4.

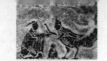
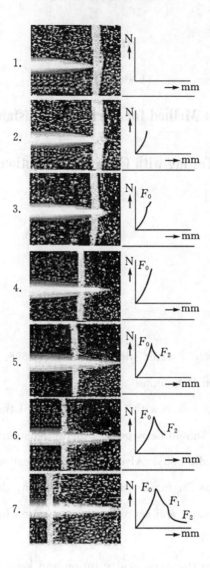

B5 Diagram of the Needle's Typical Puncture Force (F0,F1,F2)

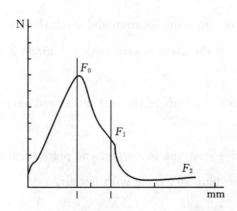

行业卷

Annex C

(Normative)

Test Method for Corrosion Resistance

Testing with Citric Acid Solution

C1 Test Instruments

Glass beaker

C2 Reagent

Citric acid (pure)

C3 Preparation

C3.1 Test Water

The test water is the grade 3 water stipulated in ISO 3696.

C3.2 Citric Acid Solution Compound

The citric acid solution is mixed with 100 g/L (10%) of the grade 3 water.

C3.3 Any grease or dirt should be wiped off of the Austenitic stainless steel of the needle body or manufactured needle body. After wiping, the test articles can be soaked in acetone or other organic solutions for further degreasing. Then, the articles should be washed and rinsed with the grade 3 water and set aside in preparation for later use.

C4 Test Procedure

C4.1 Soak test articles in the citric acid solution and keep them in a room-temperature environment for five hours.

C4.2 Remove the articles from the solution and wash them with the grade 3 water.

C4.3 Place the articles in the glass beaker with the grade 3 water and boil for 30 minutes.

C4.4 Allow the articles to cool off in the test water and keep them in a room-temperature setting for 48 hours.

C4.5 Remove the articles from the test water and place them in an airy environment for natural evaporation to dry or blow-dry them with hot air.

C5 Test Evaluation

Traces of corrosion on the article's surface should be examined by the naked eye or with

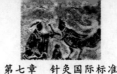

a 10-times magnifier. The degree of corrosion should be of rustless phenomena.

Appendix D

(Informative)

References

[1] ISO 780:1997, Packaging - Pictorial marking for handling of goods.

[2] ISO 2859-1:1999, Sampling procedures for inspection by attributes-Part 1: Sampling schemes indexed by acceptance quality limit (AQL) for lot-by-lot inspection.

[3] ISO 3696:1987, Water for analytical laboratory use-Specification and test methods.

[4] ISO 6507-1:2005, Metallic materials-Vickers hardness test-Part 1: Test method.

[5] ISO 6507-2:2005, Metallic materials-Vickers hardness test-Part 2: Verification and calibration of testing machines.

[6] ISO 6507-3:2005, Metallic materials-Vickers hardness test-Part 3: Calibration of reference blocks.

[7] ISO 6507-4:2005, Metallic materials-Vickers hardness test-Part 4: Tables of hardness values.

[8] ISO 7864:1993, Sterile hypodermic needles for single use.

[9] ISO 7000:1989, Graphical symbols for use one equipment-Index and synopsis.

[10] ISO 10282:2002, Single-use sterile rubber surgical glovers-Specification.

[11] ISO 10993-1:2009, Biological evaluation of medical devices-Part 1: Evaluation and testing.

[12] ISO 10993-5:2009, Biological evaluation of medical devices-Part 5: Tests for in vitro cytotoxicity.

[13] ISO 10993-7:2008, Biological evaluation of medical devices-Part 7: Ethylene oxide sterilization residuals.

[14] ISO 10993-10:2002, Biological evaluation of medical devices-Part 10: Tests for irritation and delayed-type hypersensitivity (ISO 10993-10:2002/Amd 1:2006).

[15] ISO 10993-11:2006, Biological evaluation of medical devices-Part 11: Tests for systemic toxicity.

[16]ISO 11135-1:2007, Sterilization of health care products-Ethylene oxide-Part 1: Requirements for development, validation and routine control of a sterilization process for medical devices.

[17]ISO 11137-1:2006, Sterilization of health care products-Radiation-Part 1: Requirements for development, validation and routine control of a sterilization process for medical devices.

[18]ISO 11137-2:2006, Sterilization of health care products-Radiation-Part 2: Establishing the sterilization dose.

[19]ISO 11138-1:2006, Sterilization of health care products-Biological indicators-Part 1: General requirements.

[20]ISO 11138-2:2006, Sterilization of health care products-Biological indicators-Part 2: Biological indicators for ethylene oxide sterilization processes.

[21]ISO 11607-1:2006, Packaging for terminally sterilized medical devices-Part 1: Requirements for materials, sterile barrier systems and packaging systems.

[22]ISO 11607-2:2006, Packaging for terminally sterilized medical devices-Part 2: Validation requirements for forming, sealing and assembly processes.

[23]ISO 11737-1:2006, Sterilization of medical devices-Microbiological methods- Part 1: Determination of a population of microorganisms on products.

[24]ISO 11737-2-2007, Sterilization of medical devices-Microbiological methods- Part 2: Tests of sterility performed in the validation of a sterilization process.

[25]ISO 13485:2003, Medical devices-Quality management systems-Requirements for regulatory purposes.

[26]ISO 14971:2007, Medical Devices-Application of risk management to medical devices.

[27]ISO 15223-1:2007, Medical devices-Symbols to be used with medical device labels, labelling and information to be supplied-Part 1: General requirements.

[28]ISO 15223-2:2010, Medical devices-Symbols to be used with medical device labels, labelling, and information to be supplied-Part 2: Symbol development, selection and validation.

[29]ISO/TS 15510:2007, Stainless steels-Chemical composition.

[30]ISO 17665-1:2006, Sterilization of health care products-Moist heat-Part 1: Requirements for the development, validation and routine control of a sterilization process for

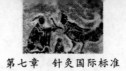

medical devices.

[31]EN 980:2008, Graphical Symbols for Use in the Labelling of Medical Devices.

[32]EN 1041:2008, Information Supplied by the Manufacturer with Medical Devices.

[33]EN 10088-1:2005, Stainless steels.

[34]GB/T 1031-1995, Surface roughness parameters and their values.

[35]GB 2024-1994, Acupuncture needles.

[36]GB/DRT 2024-2010, Acupuncture needles (Draft standard).

[37]GB 15811-2001, Sterile hypodermic needles for single use.

[38]GB 15980-1995, Hygienic standard of disinfection for single use medical products.

[39]YY 0043-2005, Medical suture needle.

[40]YY 0033-2000, Good manufacture practice for sterile medical devices.

[41]YY/T 0149-2006, Stainless steel medical devices - Test methods of corrosive nature.

[42]YY 0666-2008, Method for the test of sharpness and strength of needles tips.

[43]JIS T 9301:2005, Acupuncture needle for single use.

[44]93/42/EEC, Council Directive 93/42/EEC of 14 June 1993 concerning medical devices.

[45]2007/47/EC, Directive of the European Parliament and of the Council of 5 September 2007 amending Council Directive 90/385/EEC on the approximation of the laws of the Member States relating to active implantable medical devices, Council Directive 93/42/EEC concerning medical devices and Directive 98/8/EC concerning the placing of biocidal products on the market.

第四节　世界针灸学会联合会艾灸操作规范

Standardized Manipulations of Moxibustion

The World Federation of Acupuncture-Moxibustion Societies

世界针灸学会联合会

Contents

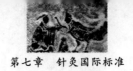
Standardized Manipulations of Moxibustion

1. Scope

This standard defines terms of the common moxibustion, specifies its procedures and requirements, operational methods, gives precautions and contra-indications of moxibustion. This standard is applicable to the common manipulation of moxibustion.

2. Quotation Norms

The following referenced documents are indispensable for the application of this document. For dated references, only the edition cited applies. For undated references, the latest edition of the referenced document (including any amendments) applies.

Guidelines on Basic Training and Safety in Acupuncture World Health Organization (1999)

WHO International Standard Terminologies on Traditional Medicine in the Western Pacific Region World Health Organization(2007)

WHO Standard Acupuncture Point Locations in the Western Pacific Region World Health Organiztion(2008)

3. Terms and Definitions

The following terms and definitions are applicable to this standard.

3. 1 Moxibustion

Moxibustion is a therapy which treats and prevents diseases by mainly using moxa floss. The combustion of the moxa floss permits transmission of heat to the acupoints or other parts of the body that have various pathological change. It is an external therapy to treat and/or prevent diseases and promote health of the body.

3. 2 Moxa floss

Mugwort leaves are processed to create a soft flavescent cashmere-like substance. It is rated into various grades according to its fineness. Moxa floss of high quality is usually used for direct moxibustion.

3. 3 Moxa stick

A long cigar-shaped stick is made by rolling or compressing moxa floss. These moxa sticks are sorted into two categories: pure moxa stick (no substances added) or medicated moxa stick if they contain other herbal ingredients. Smokeless moxa sticks are made with a special process to avoid producing excessive smoke while they are burning.

3. 4 Moxa cone

Moxa cone is the compressed cone-shaped moxa floss. The machine-made ones can be cone-shaped or column-shaped. Their sizes vary from the wheat-grain size to the soybean and the jujube-stone sizes. According to the sizes they are called small cones, medium cones, and large cones, respectively.

3. 5 Warm needling moxibustion

This technique combines acupuncture needling and moxibustion by fixing moxa floss (one section of moxa stick or a ball of moxa floss) on the top of needle handle during the retention of needles of the acupuncture treatment.

3. 6 Direct moxibustion

Direct moxibustion is the method of burning moxa cones directly on the skin. Depending on the degree of the heat stimulation to skin, it can be classified into scarring moxibustion and non-scarring moxibustion.

3. 7 Indirect moxibustion

Indirect moxibustion is performed by placing a material between the moxa cone and the skin. According to the different materials used, it can be classified as moxibustion on ginger, moxibustion on salt, moxibustion on garlic and so on.

3. 8 Moxa burner

A moxa burner is a tool specially designed for moxibustion therapy. Presently, they are commonly called moxibustion stand, moxibustion barrel, moxibustion box, moxibustion cylinder and moxibustion bowl or plate.

3. 9 Fainting due to moxibustion

Fainting due to moxibustion refers to the extreme response symptoms such as sudden dizziness, pale complexion, vertigo, nausea, sweating, palpitation, cold extremities, and a drop in the blood pressure during the moxibustion. In severe cases, there might be loss of consciousness, with stumbling, purple lips and nails, incontinence of urine and stool, profuse sweating and a weak pulse .

4. Procedures and Requirements

4. 1 Preparations before operation

4. 1. 1 Materials needed

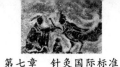

When using a moxa stick, choose a pure moxa stick or medicated moxa stick based on the state of disease and make sure that the package is intact without any mold or moisture.

When using moxa cone, choose pure moxa floss without any mold and moisture.

When using indirect moxibustion, prepare selected materials to place between the moxa cones and the skin. Check that these materials are not moldy or moisture. Make these materials into flat surface/piece with air holes of appropriate size.

When using a moxibustion burner, choose suitable one for the area for moxibustion, such as moxibustion stand, moxibustion barrel and moxibustion box.

Get the ignition tools ready, such as matches, lighters, incense threads and paper strings, etc, as well as the treatment disks, bending plates, forceps and fire extinguishing tube before starting the treatment.

4.1.2 Point selection and location

The selection of acupoints is based on the diagnosis and treatment plan. Select and locate the acupoints according to the disease.

The location of the acupoints should be consistent with the standard location published in the *"WHO Standard Acupuncture Point Locations in the Western Pacific Region"*.

4.1.3 Posture of the body

Choose a suitable body posture which facilitates the manipulation and is also comfortable and safe for the patient during the treatment.

4.1.4 Environmental setting required

Be aware of environmental hygiene and avoid pollution. In order to maintain good ventilation, install ventilation facilities or air purifiers if possible.

4.1.5 Disinfection

4.1.5.1 Needle disinfection

When treating with warm needling moxibustion, disposable needles should be used. If the needles are used repeatedly, they should be sterilized strictly with autoclave or other appropriate methods such as ethylene oxide gas.

4.1.5.2 Skin disinfection

When treating with warm needling moxibustion, clean the treatment area of the skin from the center to the peripheral parts using cotton balls with medical alcohol or $0.5\% \sim 1\%$ iodophor. The area to be strongly stimulated should be sterilized by using cotton balls with

0.5%～1% iodophor.

4.1.5.3 Practitioner's disinfection

Before treating patient with warm needling moxibustion, the acupuncturists can use soapy water to wash the hands, and then clean them again using cotton balls with medical alcohol or any another sterilizer.

All the disinfections mentioned above should follow the instruction on the sterilization mentioned in the "*Guidelines on the Basic Training and Safety in Acupuncture*" published in 1999 by WHO.

4.2 Operating method

4.2.1 Moxa stick moxibustion

4.2.1.1 Suspended moxibustion

The acupuncturist applies a burning moxa stick vertically above a selected point/area without touching the skin so that moderate heat can be felt on the area. The suspended heating modes of moxibustion can be gentle moxibustion, circling moxibustion and pecking sparrow moxibustion.

Gentle moxibustion: ignite a moxa stick at one end and suspend it 2 to 3 cm above the treatment area of the skin to transmit a mild warmth sensation to the area until the skin becomes slightly red without burning sensation.

Circling moxibustion: ignite a moxa stick at one end and suspend it 2 to 3 cm above the treatment area and move it in a circular motion parallel to the skin to bring mild warmth sensation to the area without burning the skin.

Pecking sparrow moxibustion: ignite a moxa stick at one end and suspend it 2 to 3 cm above the treatment area and move the stick up and down over the acupoint without touching the skin like a bird pecking a tree.

4.2.1.2. Pressing moxibustion

Put 6-8 layers of tissue-paper, gauze or cotton cloth etc. on the treatment area and press the area using a burning moxa stick by keeping it for 1 or 2 seconds to bring the heat to the skin. Once the patient feels partial burning and pain, the moxa stick should be removed. Press 3-7 times at each acupoint. When the skin becomes slightly red, the moxa stick and the paper or cloth can be removed.

Pressing moxibustion usually uses medicated moxa stick. Choose the different moxa

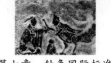

stick according to the pathology of a disease. See the Appendix A.

4.2.2 Warm needling moxibustion

Needle the selected acupoint as usual. After the arrival of*qi* and the suitable manipulations of reinforcing or reducing, directly place a small section of the moxa stick (about 1-3 cm long) on the needle handle and ignite it. You can also wrap a $2\sim3$ g ball-shaped moxa floss on the needle handle and ignite it. When it burns out, remove the ashes and then the needles. A piece of cardboard would be placed on the skin around the needle to catch the ashes as they fall to avoid burning the skin.

4.2.3 Moxa cone moxibustion

4.2.3.1 Direct moxibustion

Start by making an appropriate size of moxa cone with moxa of high quality to suit the patient's condition. Then place the moxa cone directly on the selected point and ignite its top. In order to fix the moxa cone on the skin, apply some adhesive or stimulus such as garlic juice, vaseline, glycerine, water, or medical alcohol before placing the moxa cone. When $50\%\sim80\%$ of the moxa cone has burned and the skin appears flush and burning sensation is felt, removes the moxa cone and replaces it with another one. Repeat the procedure until the required amount of cones is completed. This method involves light stimuli without scar and purulence. Hence, it is called non-scarring moxibustion, or heat sensation moxibustion.

When more than half of the moxa cone is burned and the skin flushes and burning sensation is felt, the acupuncturist can press, tap gently or scratch the skin around the buring moxa to reduce the pain sensation and distract the patient's attention. When the moxa cone is burned out, put another one until the required amount of cones is completed. This strong stimulation may lead to aseptic suppuration with scars. This method is called scarring moxibustion, diathermic moxibustion, and suppurative moxibustion. Various sizes of moxa cone for direct moxibustion are shown in the Appendix D.

4.2.3.2 Indirect moxibustion

Place a selected material on the treatment area and place a moxa cone on the material then ignite the moxa cone from its top. When the skin reddens or the heating pain is felt, lift the material with moxa cone away from the skin for a moment and replace at once. Keep doing so until the end of the treatment. For patients who need a light stimuli, when 2/3 of the moxa cone has burned, remove the moxa cone or replace it with a new one until the required

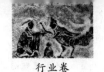

amount of cones is complete. For patients who need strong stimuli, the acupuncturist can gently tap or scratch the surrounding area to distract the patient's attention and relieve the pain. When the moxa cone is burnt out, put another one until the required amount of cones is complete. Refer to Appendix B for the method of common indirect moxibustion and its preparation.

4.2.4 Moxa burner moxibustion

The moxa burner is used by putting moxa sticks or moxa floss into the moxa burner to start the treatment. Its advantages are convenient, safe, and comfortable. Refer to Appendix C for the common moxa burners and their usage.

4.2.4.1 Moxibustion with moxa stand

Insert the burning moxa stick in the moxa stand from the top and fix the stand directing on the acupoint. Acupuncturist or patient can adjust the position of moxa stick in order to regulate the temperature suitable to the patient's tolerance. After the treatment, remove the moxa stand and take out the moxa stick. Then put out the fire and clean up the ashes.

4.2.4.2 Moxibustion with moxa barrel

Firstly take out the inner barrel to put the moxa floss into it and replace the inner barrel. Then ignite the moxa floss and place the moxibustion barrel outdoor. Wait until the smoke becomes less and the exterior surface of outer barrel becomes hot. Bring it back indoor and put a lid on it. Arrange the patient in an appropriate posture and place the moxa barrel on the appropriate chosen area over 8~10 layers of cotton cloth and gauze. Have the patient feel a comfortable level of heat without burning the skin. After the treatment, remove the moxa barrel and put out the fire and clean up the ashes.

4.2.4.3 Moxibustion with moxa box

Place the moxa box on the moxibustion area of the body. Prepare suitable moxa floss or moxa stick according to the required treatment time. Ignite moxa floss or moxa stick on the iron gauze which is in the lower part of the box and place the lid on top. Have the patient feel a comfortable warmth without a burning sensation. The skin flushes. If patient has a burning sensation, open the lid or slightly lift up the moxa box away from skin for a short while, and then place it down again. Keep doing so repeatedly until the required amount of cones is complete. After the treatment, remove the moxa box, put out the fire and clean up the ashes.

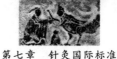

4.2.4.4 Moxibustion with moxa bowl or plate

Ignite the moxa floss and put it into a ceramic bowl or plate. When the bottom of the bowl or plate is hot enough, place it over 8~10 pieces of gauze or cotton on the treatment area. The heat should be felt comfortable by the patient and never burn the skin. After the treatment, remove the instrument, put out the fire and clean up the ashes.

4.2.4.5 Moxibustion with moxa cylinder

Ignite the incense stick and put it into the moxa cylinder. When the head of the cylinder is heated, place it on the layers of gauze or cotton on the treatment area. The heat should be felt comfortable by the patient and make the skin become red without burning the skin. After the treatment, remove the incense stick, put out the fire and clean up the ashes.

4.3 Post-moxibustion disposition

After moxibustion, the skin will appear red and hot. No special care is needed since the redness will gradually disappear on its own. If skin is burned, edema or blistering will occur. Blisters of about 1 cm in diameter can be gradually absorbed by the body without any treatment. Larger blisters can be removed by sterilized scissors or punctured by sterilized needles remove the fluid. Then an anti-inflammatory ointment can be applied to it. There is no need to remove the pus since the scab will form soon. Blistered skin can scab within 5 to 8 days, and the scab will fall off without any scar left.

Scarring moxibustion will damage the basal layer of skin which will cause edema, ulceration, fluid exudation, and even form abscesses. Light damages only destroy the basal layer of skin. Damaged skin will scab within 7 to 20 days and the scab will fall off, leaving a permanent light scar. Heavy damages will destroy the dermis tissues. Damaged skin will scab with a thick crust and the scab will fall off in within 20 to 50 days, leaving a permanent thick scar, which is called moxibustion sores. When the moxibustion sores are festering, the patient should not be engaged in heavy work and need to rest well to prevent infection. If infection, mild redness or swelling appears, disinfection and anti-inflammatory treatment around the moxibustion sores is needed. Generally, these symptoms will disappear in a short period of time. If swelling and burning pain are severe, the patient can take oral or external anti-inflammatory medication. If the suppurative parts are comparatively deep, a surgeon's assistance is needed. The acupuncturist must abide by the law of his/her country when engaging in the scarring moxibustion procedure.

5. Precautions

5.1

In order for the patients to gradually get accustomed to moxibustion the heating intensity of moxibustion fire should start with low heat then high heat; the amount/number of moxibustion should be fewer at beginning then increase. The degree of moxibustion should start from mild to more intensive. Refer to Appendix D for the the amount, time and course of moxibustion treatment.

5.2

Scarring moxibustion should be performed according to the law and with consent of the patients who have understood the process of the therapy thoroughly.

5.3

The body hair should be shaved off if there is too much on the site of moxibustion. The consent of the patients is needed.

5.4

Special care should be taken for moxibustion patients with unclear consciousness, sensory disturbances, mental confusion, local circulatory disorders and diabetes.

5.5

Management needs to be done after the direct moxibustion to prevent infection. For example, avoiding water, and keeping the treatment area clean.

5.6

Be aware of the occurrence of fainting due to moxibustion. If it occurs, see Appendix E for the management methods.

5.7

Do not treat patients when they feel nervous, hungry, sweaty (dehydrated) and fatigued.

5.8

Be cautious of the occurrence of falling ash and moxa cones which may burn the skin or the clothes. When moxibustion treatment is finished, the rest of moxa stick should be put out to prevent its burning elsewhere. Clean up any fallen ashes onto the bed to avoid damage to beddings.

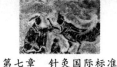
5. 9

When moxibustion is used on infants, the acupuncturist should put his/her index and middle fingers of one hand beside the site of moxibustion to experience the temperature of the heat to avoid burning the skin of the infants.

6. Contraindications

6. 1 Scarring moxibustion is forbidden on the face, precordium, vessels, joints and tendon and non-direct moxibustion is also forbidden on nipples and genitals.

6. 2 Patients with symptoms such as heat-stroke and hypertensive crisis, late-phase tuberculosis with plenty of hemoptysis are not suitable for moxibustion treatment.

6. 3 Scarring moxibustion on the lumbosacral and lower abdominal areas is to be avoided during pregnancy.

Appendix A

(Referential Appendix)

Common Moxa Sticks

A1 Pure moxa stick

A1. 1 Common pure moxa stick

Take 20~30 g of pure moxa floss and wrap it with paper into cylinder shape.

A1. 2 Compressed moxa stick

Take 6~10 g of pure moxa floss and compress it into a paper tube of 8~10 cm long and 2~3 cm in diameter. Expose the moxa floss out of paper tube when use it.

A1. 3 Incense moxa stick

Grind the mugwort, add some adhesive agent, and press it into a thin solid stick. The stick is similar to an incense thread. It is usually used with the moxa cylinder.

A2 Smokeless moxa stick

Heat the moxa stick fully and make it carbonized. The carbonized stick is called smokeless moxa stick. Its usage is similar to the common pure moxa stick.

A3 Commonly-used medicated moxa stick

Medicated moxa stick is made by mixing Chinese herb ingredients into the pure moxa stick. Grind equal amount of bark of Chinese cassia tree, dried ginger, common aucklandia root, angelica, wildginger, dahurian angelica root, Chinese atractylodes, common myrrh tree, frankincense, xanthoxylum piperitum into a powder. Mix the powder with the moxa floss and use 6 g of the powder per stick.

Medicated moxa stick is much stronger in its pungent and warm properties and has a greater penetrating function when compared with the pure moxa stick. It is commonly used for intractable deficiency cold diseases.

A4 Taiyi moxa stick moxibustion

A special moxa roll made of sandalwood, notopterygium rhizome, cassia twig, dahurian angelica root and other Chinese medicinal herbs, used for the treatment of wind-cold-dampness arthralgia, abdominal pain of cold type and dysmenorrhea.

A5 Thunder-fire wonder moxibustion

A type of medicinal moxa roll using Chinese eagle wood, common aucklandia root, frankincense and other Chinese medicinal herbs to treat diseases such as cold and pain in the epigastrium and abdomen, rheumatism and dysmenorrhea.

Appendix B

(Referential Appendix)

Common Indirect Moxibustion

B1 Moxibustion on ginger

Slice fresh ginger into flat pieces with a diameter in about 2~3cm and　0.4~0.6cm in thickness. Pierce several holes in the slice of ginger with a needle. Put the ginger slice on the acupoints or diseased areas, then place moxa cone on the slice and light the cone. When the cone burns out, replace it with another one until completion of treatment. The skin must become red but should not appear burned when completion. This method is frequently used in case of vomiting, abdominal pain, diarrhea and pain due to cold.

B2 Moxibustion on garlic

Slice fresh garlic seeds into pieces of about 0.3~0.5cm in thickness and pierce several holes in the slices with a needle. Put a garlic slice on the acupoint or diseased area, then place a moxa cone on the slice and light it. When the cone burns out, replace it with another one until completion of treatment. This method is frequently used in case of scrofula, tuberculosis and the early stage of pyogenic infection and painful swelling.

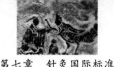

B3 Moxibustion on salt

Apply clean salt in the navel or put a slice of ginger on salt. The size of the moxa cone is bigger than the ones used in other moxibustion method in this case. The moxa cone need to be replaced once they burned out. Repeat the precedure until the end of the treatment. This method is frequently used for *Yin* syndromes of exogenous febrile disease，simultaneous vomiting and diarrhea and depletion due to apoplexy.

B4 Moxibustion on monkshood-cake

Monkhood cake is 2～3cm in diameter and 0.5～0.8cm in thickness. It is made of powdered aconite mixed with wine. Pierce the cake to make several holes with a needle. Place the cake on the acupoint or diseased area，then place a moxa cone on the cake and light it. When the cone burns out，replace it with another one until completion of treatment. This method is frequently used in case of impotence and prospermia caused by insufficiency of the kidney-*yang* and chronic ulcerations of sores and ulcers.

B5 Moxibustion on pepper-cake

Make a pancake that is 2～3cm in diameter and 0.5～0.8cm in thickness made of white pepper powder，flour and water. Put some of powdered Chinese medicines at the center of the cake：lilac，bark of Chinese cassia tree，Artificial musk. Place the pepper-cake on the acupoint or diseased area，place a moxa cone and lighting it. When the cone burns out，replace it with another one until completion of treatment. This method is frequently used in case of paralysis，pain and partial numbness caused by rheumatism.

B6 Moxibustion on bean-cake

Make a cake of yellow rice wine and brown bean powder of 2～3 cm in diameter and about 0.5～0.8cm in thickness. Pierce several holes in the cake with a needle. Place a bean-cake on the acupoint or diseased area，place a moxa cone on the cake and lighting it. When the cone burns out，replace it with another one until completion of treatment. This method is frequently used in case of carbuncle and gangrene on back at the early stage or chronic ulcerations.

Appendix C

(Referential Appendix)

Common Moxa Burner

C1 Moxibustion stand

It is a specially-designed plastic or wooden tool which is either barrel or trapezoid shaped with all sides hollowed. On the top there are round holes to place and fix the moxa sticks. There is an iron gauze in the lower middle part about 3~4 cm from the bottom of the stand and there are two small rings at

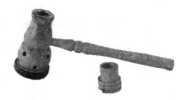

Fig. C1. 1—Barrel shaped stand

the both sides. A rubber belt and a fire extinguishing tube are provided. Position the lighted moxa stick into the hole on the top where it can be moved. Place the stand on acupoint with the rubber belt and raise or lower moxa sticks to adjust the temperature. The patients should feel some hot but no pain. After the treatment, the remaining burning head of the moxa sticks should be removed into the tube to extinguish the fire.

Figs. C1. 1 for common moxibustion stands

C2 Moxibustion barrel

This moxibustion barrel is made of either iron or copper about 2~5mm in thickness and consists of an inner and outer barrel. There are holes at the bottoms and on the walls of the inner and outer barrels. There is also a removable lid which fit in the outer barrel. A stand affixed to the inner barrel keeps a distance with the outer barrel and a handle on the outer barrel

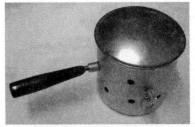

Fig. C2. 1—Moxibustion barrel

for convenience. Fill the moxa floss in the inner barrel and light it then place the inner barrel into the outer one and cover with the lid. (Fig. C2. 1)

C3 Moxibustion box

It is a specially-designed rectangular bottomless wooden box with a removable lid. There is a piece of iron gauze at about 4~6cm from the bottom edge in the lower middle part of the box. Placing the box onan acupoint or diseased area, then add lighted

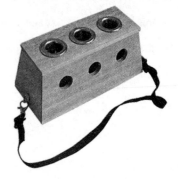

Fig. C3. 1—Moxibustion box

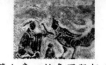

moxa floss or moxa sticks on the gauze, and cover with the lid. (Fig. C3.1)

C4 Moxa cone apparatus

It is a specific metal round tool about 6cm in diameter and 2cm in height which is hollow inside without a bottom. There are several round holes on the top surface to position the moxa cones. These cones will be burned during the moxibustion treatment. After treatment, remove the moxa cone apparatus and store it properly.

C5 Moxibustion with cardboard base

Roll moxa floss with a paper 4～10mm in width and 7～12cm in length. Make the cardboard base 2～5mm in thickness with a vent hole about 15～35mm in diameter at the center. Affix the moxa roll vertically in the center. When the treatment attach the cardboard to the skin with the adhesive glue under the cardboard. The glue al-

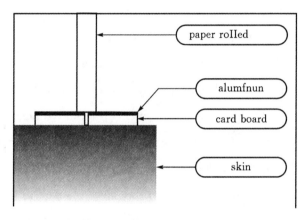

Fig. C5.1—Diagram of cardboard base type moxibustion

Fig. C5.2—Cardboard base type moxibustion

so prevents the moxa from falling and burning the skin. The vent in the center of cardboard allows the heat transmission. The heat intensity of the moxa can be controlled by adjusting the thickness of the cardboard used as well as the diameter of moxa cone and the grade of moxa floss.

C6 Moxibustion with moxa tube

Place about 0.1g of moxa floss on the head of a paper tube of about 7～10mm in diameter and 10～15mm in height. Attach the paper tube to the skin with the adhesive glue under the paper tube. The glue also prevents the moxa from falling and burning the skin. While the moxa floss is ignited, the heat transmit inside the tube to reach the skin. The heat produced by moxa can be controlled

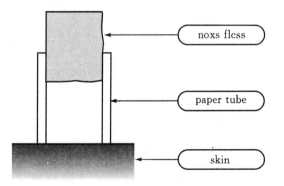

Fig. C6.1—Moxa tube type moxibustion

by adjusting the diameter of paper tube and selecting the proper grade of moxa floss. (Figs. C6. 1)

C7 Moxibustion bowl or plate

Moxibustion bowl or plate is a ceramic round bowl or plate which warms up when holding burning moxa floss. The bowl has the cover with small holes, the plate does not have. The heat intensity varies according to the thickness of the ceramic and can be adjusted by increasing or decreasing the pieces of gauze or cotton laid between the heated skin area and the bowl (plate).

C8 Moxibustion cylinder

This is a handy sized moxibustion tool held in the hand with a wooden handle and metallic tip. Place the burning incense stick or pure moxa stick into the cylinder from the wooden head. Fix the burning stick at a particular point inside so that it does not reach the bottom of metallic tip. Place it on the skin or lay some pieces of gauze or cotton on the heated area below the cylinder bottom in order to regulate the temperature if necessary. After the treatment, turn

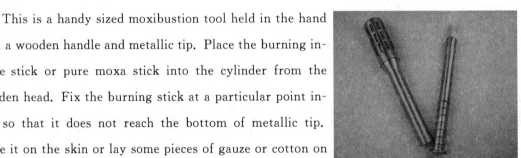

Fig. C8. 1—Moxibustion cylinder and incense moxa stick

the cylinder upside down to remove the stick and put out the fire. Some cylinders are made of ceramic or other materials. (Fig. C8. 1)

Appendix D

(Normative Appendix)

Amount of Moxa, Treatment Time and Course

D1 Amount of moxa

The amount of moxa used in the treatment is related to the dosage of warmth needed in the treament Different amount of moxa will have different efficacy. The amount of moxibustion is calculated according to the size of moxa cones and the number of cones. The small size of the cone and the fewer cones account for the smaller amount and vice versa.

The amount of moxibustion used in moxa stick or with a burner is measured by the time of the treatment. The longer the treatment is, the more amount is measured.

The amount of pressing moxibustion needed is measured by the frequency of pressing.

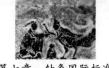
The more frequent the pressing is, the more amount of moxibustion is considered .

D2 Common sizes of moxa cones

The burning temperature is different due to the different size of moxa cones. Generally, an extremely small cone is as thin as a thread; a medium cone is about 2~4mm in diameter and 4~6mm in height; a large cone is about 10~15mm in diameter and 20~25mm in height.

D3 The amount of moxa used for various treated areas, diseases and patient's constitution

Generally speaking, the amount of moxa will vary according to the different treated areas, diseases and patient's constitution. For example, a small amount of moxa is suggested on areas such as the head, face, chest and the end of the extremities since the skin is thin and there are more bones and less muscles. On the other hand, a large amount of moxa is suggested on the waist, abdomen, shoulders, and thighs, where both the skin and muscles are thick.

The disease situation also has to do with the amount of moxa used in the treatment. For example, a large amount of moxa is effective on obstinately cold disease and *yang qi* depletion. On the other hand, a small amount of moxa is used for cold diseases, carbuncle, gangrene, numbness and pain.

The patient's constitution is another consideration. The stronger patient sustains more amount of moxa during the treatment. For weak, senior, or very young patients, a smaller amount is used in treatment.

D4 Time and course of moxibustion

Time used in moxibustion treatment depends on the disease and patients, may vary from 10 to 40 minutes per treatment and 5 to 15 treatments constitute a course of treatment.

In direct moxibustion, an interval of 1~10 days between two treatments is considered depending on the diseases and patients.

Appendix E

(Normative Appendix)

Management of Fainting due to Moxibustion

If a patient faints due to moxibustion, treatment should be stopped immediately. Have the patient lie down and stay warm. Most patients can recover after resting for a short while or after drinking some hot water. Stimulation at Shuigou（水沟 GV26），Neiguan（内关 PC6）and Zusanli（足三里 ST36）may help recover. If the patients don't recover, treat as syncope. If the symptoms persist，it is necessary to refer to professional doctor.

The acupuncturist must follow the law of his/her country when engaging in using the above mentioned manipulation of moxibustion. .

第五节　世界针灸学会联合会头针操作规范

Scalp acupuncture Manipulation

The World Federation of Acupuncture-Moxibustion Societies

世界针灸学会联合会

Contents

1. Scope

2. Terms and definitions

3. Operation steps and requirements

4. Precautions

5. Contraindication

Annex A(Informative)：The locations and indications of scalp acupuncture are presented in appendix A.

Annex B (Normative)：Appendix B presents methods of management for fainting，stuck needle，bent needle，broken needle or hematoma during or after treatment.

Scalp acupuncture Manipulation

1. Scope

The standard defines the terms, definitions, operation steps, requirements, operation methods，attentions，and taboos of scalp acupuncture.

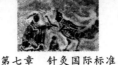
The standard applies to the use of the manipulations of scalp acupuncture.

2. Terms and definitions

For the purposes of this document, the following terms and definitions apply.

2.1 Scalp acupuncture

Scalp acupuncture is a therapeutic method to puncture specific point-line on the scalp with needles.

2.2 Subcutaneous Needling

The needle is inserted subcutaneously with an angle of about $15°\sim30°$ between the needle shaft and the scalp. The method is also known as transverse insertion.

3. Operation steps and requirements

3.1 Preparation

3.1.1 Needles

Filiform needles should be selected according to patients' conditions and scalp site. The needles must have polished and straight bodies (shafts) without rusts or bends, solid handle, and sharp tips without barbs.

3.1.2 Locations

Select locations according to different disease. The locations and indications of scalp acupuncture are presented in appendix A.

3.1.3 Patient' body position for treatment

The sitting position is appropriate, or selects a position comfortable for patient and convenient for practitioner.

3.1.4 Environmental setting for treatment

Be sure that the environment setting should be clean and no pollutant.

3.1.5 Sterilization

3.1.5.1 Sterilization of needles

It is better to select the disposable filiform needles. Reusable needles should be processed with high-pressure sterilization method according to International inspection standards (ISO11737).

3.1.5.2 Disinfection of the skin selected for acupuncture

The location should be disinfected with 75% alcohol cotton or 1% iodophor ball in a circular motion from the center to the periphery, according to International inspection standards

(ISO11737).

3.1.5.3 Personal hygiene of the acupuncturists

Before operation the acupuncturist should wash hands with soapsuds, then disinfect with 75 % alcohol cotton ball according to International inspection standards (ISO11737).

3.2 Needling methods

3.2.1 Angle of Insertion

Normally the needles are inserted obliquely with an angle of about $15°\sim30°$ between the needle shaft and the skin, then the needle is inserted horizontally into the skin.

3.2.2 Fast insertion

Insert the needle into the subgaleal region rapidly and parallel to the skin to reach certain depth.

3.2.3 Depth of insertion

After the needle is inserted into the layer beneath the galea aponeurotica, the needle should be inserted along the skin, the depth of insertion depends on the patient's condition and the requirements of the prescription.

3.2.4 Needle manipulation

After the needle body enters the layer beneath the galea aponeurotic, the acupuncturist should immobilize the shoulder, elbow, and wrist joints and thumb to prevent the needle from moving. Bend the proximal and distal joints of index finger as semi-buckling state, and hold the needle handle with the palm side of the thumb and the radial surface of the index finger. Twist the needle by bending and stretching movement of the metacarpophalangeal joint of the index finger rapidly without stopping, at a frequency of 200 times per minute, and last for at least $1\sim3$ minutes. During the process of treatment, the needles are manipulated intermittently. To strengthen the stimulation and achieve better effect repetitively twirl the needles for about $2\sim3$ times. Each twirling may last $1\sim3$ minutes.

3.2.5 Needle retention

In general needles are retained for $15\sim30$ minutes, but retention for $2\sim24$ hours may be used for severe or complicated cases. Prescribe the patients to do exercises during needle retention can enhance the therapeutic effect. Manipulation is not needed during the needle retention.

3.2.6 Withdrawal of the needle

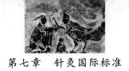
Withdraw the needle quickly and press the puncture hole with a dry sterilized cotton ball for a while to prevent bleeding.

3. 2. 7 Management of possible accidents

Appendix B presents methods of management for fainting , stuck needle, bent needle, broken needle or hematoma during or after treatment.

4. Precautions

4. 1 A small part the needle shaft should be exposed outside the scalp during the needle retention. Do not disturb the needles under the skin to avoid bending or breaking. If the patient feels discomfort in needling site, withdraw the needle 0. 1~ 0. 2 cm. Special attentions should be paid to patients with severe cardio-cerebrovascular diseases during the period of needle retention.

4. 2 Be cautious when treating the patients who are nervous, hungry, or overeat. Strong manipulation is not advised.

4. 3 Carefully check the number of the needles after the needle withdrawal in order to ensure no needles are left.

5. Contraindication

Scalp acupuncture should not be used in the following cases.

5. 1 Infants whose fontanel and seams of the skull are not closed.

5. 2 Patients who have skull defects, open brain injury, severe inflammation, ulcers or scars.

5. 3 Patients who are suffering from severe heart disease, diabetes, anemia, acute inflammation or cardiac failure.

5. 4 Patients who are suffering from stroke should be treated only after their blood pressure and disease conditions were stable.

Annex A

(Normative)

International Standard Proposal of Scalp Acupuncture Point Line

A1 International Standard Proposal of Scalp Acupuncture Point Line

A1. 1 MS 1   Ezhongxian (Middle line of forehead)   额中线

Midle (mid-sagittal line of forehead, 1 cun long from Shenting (DU24) straight downward, extending 0.5 cun superior and inferior anterior to the hairline, belongs to the Governor Vessel.

A1. 2 MS 2 Epangxian I (Lateral line 1 of forehead)　额旁 1 线

Line 1 lateral to mid-sagittal line, superior to the inner canthus, 1 cun long from Meichong (BL 3) straight downward, belongs to the Bladder Meridian.

A1. 3 MS 3 Epangxian Ⅱ　(Lateral line 2 of forehead) 额旁 2 线

Line 2 lateral to Forehead, 1 cun long from Toulinqi (GB 15) straight downward, superior to the pupil, belongs to Gall Bladder Meridian.

A1. 4 MS 4　Epangxian Ⅲ　(Lateral line 3 of forehead) 额旁 3 线

Line 3 Lateral to Forehead, 1 cun long, 0.75 cun medial to Touwei (ST 8) straight downward, 0.5 cun superior and inferior to the hairline, between　Gall Bladder and Bladder Meridians.

A1. 5 MS 5　Dingzhongxian (Middle line of Vertex) 顶中线

Middle line of Vertex, extending from Baihui (DU 20) interiorly to Qianding (DU21), belongs to Governor Vessel.

A1. 6 MS 6　Dingnie Qianxiexian (Anterior Oblique Line of Vertex-temporal) 顶颞前斜线

From Qian Sishengcong (EX-HN 1) oblique to Xuanli(GB6). It traverses the Gall Bladder and Bladder Meridians diagonally.

A1. 7 MS 7　Dingnie Houxiexian(Posterior oblique line of vertex-temporal)顶颞后斜线

From Baihui (DU 20) obliquely to Qubin (GB7). It traverses the Governor Vessel, Gall Bladder and Bladder Meridians diagonally.

A1. 8 MS8　Dingpangxian　I (Line 1 lateral to vertex)顶旁 1 线

Bilaterally 1.5 cun lateral to middle line of vertex, 1.5 cun long posteriorly from Chengguang (BL6)　belongs to the Bladder Meridian.

A1. 9 MS9　Dingpangxian Ⅱ (Line 2 lateral to vertex) 顶旁 2 线

Bilaterally 2.25 cun lateral to middle line of vertex, 1.5 cun posteriorly from Zhengying (GB17) belongs to the Gall Bladder Meridian.

A1. 10 MS10　Nieqianxian　(Anterior temporal line)颞前线

From Hanyan(GB 4) to XuanLi (GB 6), belongs to Gall Bladder Meridian.

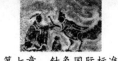
A1. 11 MS11　Niehouxian　(Posterior temporal line)颞后线

From Shuaigu(GB 8) to Qubin (GB 7)，belongs to Gall Bladder Meridian.

A1. 12 MS12　Zhengshang Zhengzhong xian (Upper-middle line of occiput)枕上正中线

From Qiangjian(DU 18) to Naohu (DU17)，belongs to Governor Vessel.

A1. 13 MS13　Zhengshang Pangxian (Upper-middle line of occiput)枕上旁线

0. 5 cun lateral and parallel to upper-middle line of occiput.

A1. 14 MS14　Zhengxia Pangxian (Lower-lateral line of occiput)枕下旁线

2 cun long from Yuzhen(BL 9) straightly inferior，belongs to Bladder Meridian.

A2　Location and Indications

A2. 1 Forehead Area (Referenced chart A. 1).

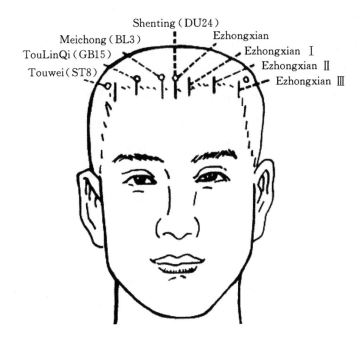

Chart A. 1 Anterior View

A2. 1. 1　Middle line of forehead MS1　Ezhongxian（额中线）

A2. 1. 1. 1 Location：This line is in the middle of the forehead，running 0. 5 cun superiorly and inferiorly respectively to the anterior hair line.　Acupuncture needle is inserted into DU 24（Shen ting），reaching 1 cun anterio-inferiorly.　It is on the Governor Vessel.

A2. 1. 1. 2 Indications：Headache，involuntary laughing，weeping，insomnia，amnesia，dream-disturbed sleep，mania and nasal disorders.

A2. 1. 2 Lateral line of forehead MS 2 Epangxian Ⅰ （额旁 1 线）

A2. 1. 2. 1 Location：This line is lateral to the middle line of forehead, and on the line linking the inner canthus. It extends between 0. 5 cun superior and inferior to the hair line. Acupuncture needle is inserted   intoto BL 3 （Meichong）, reaching 1 cun anterio-inferiorly. It is on the Bladder Meridian.

A2. 1. 2. 2 Indications：Disorders of the upper-jiao, such as coronary heart disease, angina pectoris, bronchial asthma, bronchitis and insomnia.

A2. 1. 3 Lateral line 2 of forehead MS 3 e pang xian Ⅱ （额旁 2 线）

A2. 1. 3. 1 Location：This line is lateral to MS 2, and superior to the pupils, extending 0. 5 cun superior and inferior to the hair line. Acupuncture needle is inserted   into GB 15 （Toulinqi）, reaching 1 cun anterio-inferiorly. It is on the Gallbladder Meridian.

A2. 1. 3. 2 Indications：Disorders of the middle-jiao, such as acute or chronic gastritis, gastro-duodenal ulcer and liver-gallbladder diseases.

A2. 1. 4 Lateral line 3 of forehead MS 4 e pang xian Ⅲ （额旁 3 线）

A. 2. 1. 4. 1 Location：This line is lateral to MS 3. Acupuncture needle is applied to the place 0. 75 cun medial to ST 8 （Touwei）, a line extending 0. 5 cun superior and inferior the hair line. It is the midline between the Gallbladder and Stomach Meridians.

A2. 1. 4. 2 Indications：Disorders of the lower-jiao, such as functional uterine bleeding, impotence, seminal emission, uterine prolapse, above and belowfrequent and urgent urination.

A2. 2 Vertex Area （Reference chart A. 2、chart A. 3、chart A. 4）

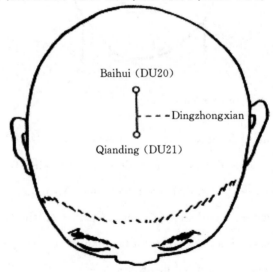

Chart A. 2 Top of Head

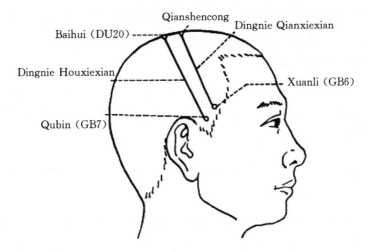

Chart A. 3 Lateral View（一）

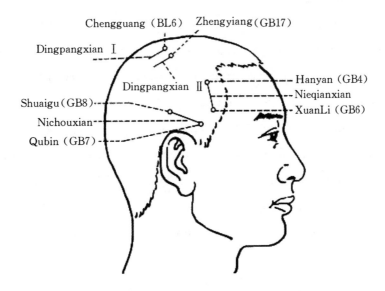

Chart A. 4 Lateral View（二）

A2. 2. 1 Middle line of vertex MS 5 Dingzhongxian（顶中线）

A2. 2. 1. 1 Location：This line is on the mid-sagittal line of vertex. Acupuncture needle is applied to the line 1. 5 cun from DU 21 (Qianding). It is on the Governor Vessel.

A2. 2. 1. 2 Indications：Disorders of lower back, leg and foot, such as paralysis, numbness, pain, cortical polyuria, nocturia in children, prolapse of rectum, gastroptosis, prolapse of uterus, high blood pressure and pain in the top of head.

A2. 2. 2 Anterior oblique line of vertex-temporal MS 6 Dingnieqianxiexian(顶颞前斜线)

A2. 2. 2. 1 Location：This line is on the temporal side of the head，on the line linking EX-HN 1 (Qian Sishencong) and GB 6 (Xuanli)，which obliquely passes through the Bladder and Gallbladder Meridians.

A2. 2. 2. 2 Indications：It is effective for central motor dysfunction of the contralateral limbs. The line is divided into 5 equal segments. Acupuncture applied to the upper 1/5，the middle and lower 2/5，and is used for contralateral central paralysis of the lower limbs，contralateral central paralysis of the upper limbs and facial，motor aphasia，salivation and cerebral arteriosclerosis respectively.

A2. 2. 3 Posterior oblique line of vertex-temporal MS 7 Dingniehouxiexian

A2. 2. 3. 1 Location：This line is on the temporal side of the head，on the line linking DU 20 (Baihui) and GB 7 (Qubin)，and it obliquely passes through the Governor Vessel，Bladder and Gallbladder Meridians.

A2. 2. 3. 2 Indications：It is effective for central sensory disturbance of contralateral limbs. The line is divided into 5 equal segments. Acupuncture needle is applied to the upper 1/5，the middle and lower 2/5，for contralateral sensory disturbance of the lower limbs，the upper limbs，the head and face，respectively.

A2. 2. 4 Lateral line 1 of vertex MS 8 ding pang xian Ⅰ（顶旁 1 线）

A2. 2. 4. 1 Location：This is on the top of the head，1. 5 cun lateral to and　parallel to the middle line of vertex . Acupuncture needle is applied to BL 6 (Chengguang) posteriorly reaching 1. 5 cun. It is on the Bladder Meridian.

A2. 2. 4. 2 Indications：Disorders of the lower back，leg and foot，such as paralysis，numbness and pain.

A2. 2. 5 Lateral line 2 of vertex MS 9 ding pang xian Ⅱ（顶旁 2 线）

A2. 2. 5. 1 Location：This line is on the top of the head，0. 75 cun laterals to the lateral line 1 of vertex and 2. 25 cun laterals to the middle line of vertex. Acupuncture needle is applied to GB 17 (Zhengying) posteriorly reaching 1. 5 cun. It is on the Gallbladder Meridian.

A2. 2. 5. 2 Indication：Disorders of the shoulder，arm and hand，such as paralysis，numbness and pain.

A2. 3 Temporal　Area (Reference chart A. 4、chart A. 5)

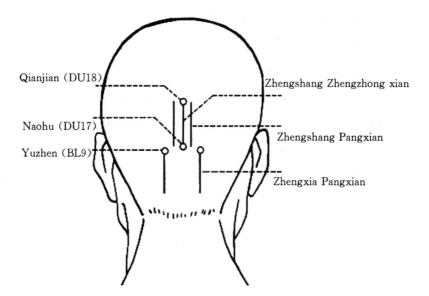

Chart A. 5 posterior View

A2. 3. 1 Anterior temporal line MS 10 Nieqianxian （颞前线）

A2. 3. 1. 1 Location：This line is on the temporal side of the head，on the line linking GB 4 （Hanyan） and GB 6 （Xuanli）. It is on the Gallbladder Meridian.

A2. 3. 1. 2 Indications：Migraine，motor aphasia，peripheral facial palsy and oral disease.

A2. 3. 2 Posterior temporal line MS 11 Niehouxian （颞后线）

A2. 3. 2. 1 Location：This line is on the temporal side of the head，directly above the ear apex，on the line linking GB 8 （Shuaigu） and GB 7 （Qubin）. It is on the Gallbladder Meridian.

A2. 3. 2. 2 Indications：Migraine，dizziness，deafness and tinnitus.

A2. 4 Occipital Area

A2. 4. 1 Upper middle line of occiput MS 12 Zhenshangzhengzhongxian （枕上正中线）

A2. 4. 1. 1 Location：This line is on the occipital area，on the mid-sagittal line superior to the external occipital protuberance，on the line linking DU18 （Qiangjian） and DU 17 （Naohu）. It is on the Governor Vessel.

A2. 4. 1. 2 Indications：Eye diseases.

A2. 4. 2 Upper-lateral line of occiput MS 13 Zhenshangpangxian （枕上旁线）

A2. 4. 2. 1 Location：This line is on the occipital area，on the line 0. 5 cun lateral to and parallel to the upper middle line of occiput.

A2. 4. 2. 2 Indications: Eye diseases, such as cortical visual disorder, cataract, nearsightedness and painful conjunctivitis.

A2. 4. 3 Lower lateral line of occiput MS 14 Zhenxiapangxian(枕下旁线)

A2. 4. 3. 1 Location: This line is on the occipital area. It is 2 cun long from BL 9 (Yuzhen), extending inferiorly. It is on the Bladder Meridian.

A2. 4. 3. 2 Indications: Balance disturbance, posterior headache and bilateral pain of the lower back and imbalance due to cerebellum disease.

Appendix B

(Normative)

B1   Fainting during Acupuncture Treatment

B1. 1   Clinical manifestation of fainting

The symptoms of fainting during scalp acupuncture include listlessness, dizziness, blurred vision, pale face, nausea, vomiting, excessive sweating, palpitation, cold limbs, hypotension, weak and thready pulse, or coma, cyanosis of the lips and nails, urinary and fecal incontinence, and a small and thin pulse as if expiring.

B1. 2 Management

Stop manipulation and withdraw all the needles immediately. Arrange the patient to lie down and keep warm. The mild case can recover soon after lying down for a while and drinking plenty of hot water or sugared water. For severe case, in addition to the above measures, needle DU 26 (Shuigou), PC 6 (Neiguan), ST 36 (Zusanli) or do moxibustion on DU 20 (Bai hui), RN 4 (Guanyuan) and RN 6 (Qihai). If a patient falls into a coma, necessary emergency care must be used immediately.

B1. 3   Precautions

B1. 3. 1 During the first visit, ask if the patient had previous acupuncture treatments fainting history due to the treatment. Then assess his physical constitution carefully and explain the scalp acupuncture treatment thoroughly. Do not offer treatment if the patient is unwilling to accept scalp acupuncture.

B. 1. 3. 2 If a patient has a history of fainting, should arrange a comfortable and safe position for treatment. Lying down is advised and selecting fewer points with mild stimulation.

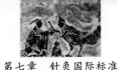

Use superficial needling without retaining the needles. When strong stimulation is needed, use an appropriate frequency, amplitude and intensity that patient can tolerate. Make patient gradually adjust to the treatment.

B1.3.3 Do not give scalp acupuncture to patients who are hungry, fatigued, or after overeating or drunkenness.

B1.3.4 During treatment closely observe the patient's expression and ask how he feels. In case of feeling discomfort proper procedures should be adopted immediately.

B2　Stuck needling

B2.1　Clinical Manifestations

Stuck needle is a common problem in scalp acupuncture. The doctor may experience a sticking feeling when twirling, lifting, thrusting or withdrawing the needle, meanwhile the patient feels pain.

B2.2　Management

Prolong the duration of needle retention when a needle is stuck. Ask the patient to relax and use gentle massage around the needle.

B2.3　Precautions

Stuck needle is often caused by rapid unidirectional twirling of a needle. Special attention should be paid to manipulation techniques. Manipulate the needle with even force and avoid unidirectional twirling.

B3　Bent or Broken Needle

B3.1　Clinical Manifestations

The needle body (shaft) bends or breaks inside or outside the tissue.

B3.2　Management

Stop lifting-thrusting or twirling when a needle is bent or broken. If needle body has slight bend, withdraw it gently. If the bend angle is over curved, withdraw it following the bending direction. Don't withdraw or rotate the needle forcefully to avoid breaking the needle in the patient's body. If the needle is broken, and its broken part protrudes from the skin, remove it with forceps. If the broken part is close to surface beneath the skin, compress the skin with fingers around the needle to expose the shaft, and then remove it with forceps. If the broken part is completely embedded under the skin, surgical removal is required under the X-ray.

B3. 3　Precautions

To prevent bending or breaking needles, it is necessary to check all needles carefully before using. Never use any rusted or bent needles. Also the patient should be told not to disturb the needle to prevent bends or breaks.

B4　Hematoma

B. 4. 1　Clinical Manifestations

Blood vessels are rich in scalp, tissues and needling may cause local pain when a inserting needles into scalp tissue or during needle retention. The needle hole may bleed after withdrawing the needle causing local swelling and pain

B4. 2　Management

The micro subcutaneous hemorrhage does not need special care. It will disappear itself. If local swelling and pain is severe, alternatively apply a cold and warm compresses　to stop bleeding. Mild massage promotes the absorption of blood stasis and decrease the swelling.

B4. 3　Precautions

Before acupuncture treatment, examine needles carefully. Be familiar with the anatomy of head, and avoid puncturing the blood vessels. Press the needle hole with dry disinfected cotton balls after withdrawing the needle. Reduce the time for needle retention, withdraw the needle gently and fast in those who bleed easily, and press the needle hole immediately if bleeding.